AI 시대 보건산업론

김용환 · 김억환 · 문병우 · 엄영진 · 임희정 공저

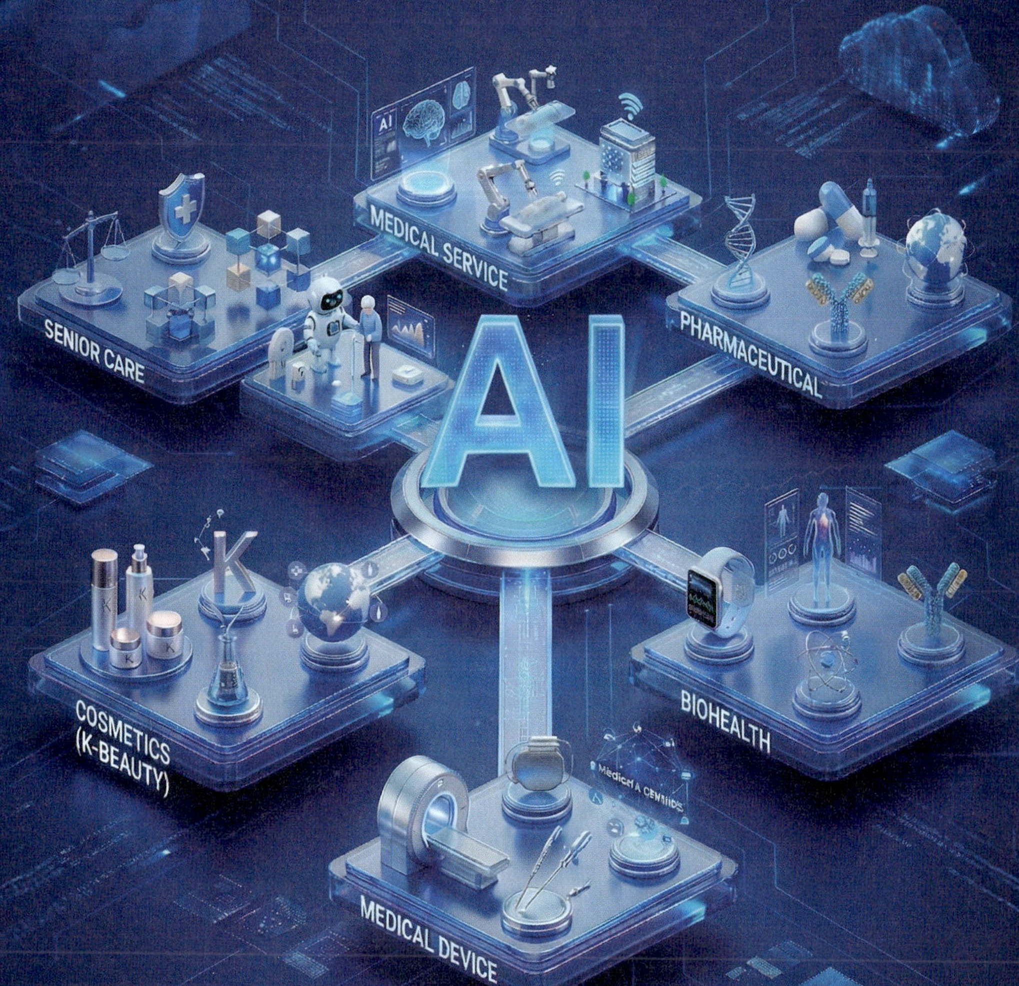

계축문화사

머리말 Preface

2016년 AI 바둑 소프트웨어 알파고가 공개된 이후, 인간처럼 인지하며 대화하고, 인간처럼 추론 및 활동하는 로봇과 인간을 지원하는 지능형 로봇(피지컬 AI 등)과 다양한 디바이스(AIaaS, AI Agent 등)를 함께하는 '새로운 AI 시대(New AI Era)'로 진입하였고, 이런 추세는 양자기술(Quantum Technology) 진보로 이어지고 있다. 특히 2022년 11월 오픈AI가 공개한 챗GPT는 전 세계 사람들에게 AI를 일상생활뿐만 아니라 대부분의 비즈니스에 활용해야 한다는 새로운 의식변화와 협업 패러다임을 전달하고 있다. AI 폰, AI PC, AI 검색, AI 비서, AI 화가, AI 로봇 및 AI 휴머노이드 등이 모든 산업과 생활에서 다양하게 구현되고 있다. 따라서 글로벌 보건산업경제 패러다임을 바꿀 게임체인저로 부상한 AI를 마주하게 된 것이다. 글로벌 저성장 탈피와 미래 먹거리 창출 전략 도구 및 새로운 부가가치 생태계로 AI 비즈니스와 보건산업이 융합 · 발전할 것이다.

4차 산업혁명의 급속한 디지털 혁신을 통해, 디지털 전환(DX, Digital Transformation)과 인공지능 전환(AX, AI Transformation)이 가속화되면서 AI와 보건산업 비즈니스 트렌드가 다양하게 융합 · 변화하고 있다. 구체적으로 AI는 신약 후보물질 발굴, 임상시험 설계, 바이오마커 탐색, 약물 상호작용 예측 등 R&D 전 과정에 필수 인프라로 자리 잡고 있다. 생성형 AI(Generative AI), 에이전틱 AI(Agentic AI), 대형 언어모델(LLM), 피지컬 AI(Physical AI) 등 첨단 AI 기술이 신약 타깃 선정, 분자구조 설계, 임상 데이터 분석, 규제 문서 작성까지 자동화 · 고도화하고 있다. AI를 활용한 신약 개발은 개발 기간을 30~50% 단축하고, 비용을 25~50% 절감하는 효과를 나타내고 있다. 또한 빅데이터 통합과 바이오 인포메틱스의 발전을 통해 유전체, 임상, 실세계 데이터(Real-World Data, RWD) 등 방대한 정보를 분석, 맞춤형 치료와 예측 모델 개발에 활용되고 있다. 따라서 정밀의료(Precision Medicine)와 맞춤형 치료(Personalized Medicine)가 현실에서 가능하게 되는 것이다. 특히 'CES 2026'의 핵심 테마는 AI, 로보틱스, 디지털헬스, 양자 중심이었고, 2026년 1월 미국 샌프란시스코에서 개막한 'JP모건 헬스케어 콘퍼런스(JPMHC)'의 최대 화두도 '피지컬 AI'와 이를 구현하기 위한 빅테크와 빅파마(대형 제약사)의 융합이었다.

결론적으로 보건산업 데이터와 자료의『수집 · 생산 → 저장 · 관리 → 가공 · 유통 → 분석 · 활용』과정에서, 미래를 준비하고 새로운 대응 솔루션 및 역량을 보유하기 위해 노력하는 대학생과 대학원생, 기업인과 비즈니스 관계자 등 산 · 학 · 연 · 관 · 병 전문가들 뿐만 아니라 일반인을 위하여 〈AI 시대 보건산업론〉을 출판하였다.

〈AI 시대 보건산업론〉의 주요 구성 체계와 내용 측면에서 독창성과 차별성을 갖고 있다. 보건의료 서비스산업과 제약산업 및 의료기기 산업을 중심인 기존 보건산업론에는 다루지 않는 화장품산업(한류와 K-뷰티 등)과 시니어케어산업, 그리고 디지털 혁신으로 새롭게 급부상하는 디지털 헬스케어 산업과 AI 헬스케어 산업을 포함하였다. 라이프사이언스(Life Science)에서 AI와 협업이 일상화되면서, AI가 보건산업의 새로운 성장동력이 되는 발전 패러다임과 비즈니스 트렌드를 중심으로 디지털 헬스케어 산업과 AI 헬스케어 산업을 설명하였다. 구체적으로 디지털 혁신으로 주목받는 보건산업과 AI의 발전 패러다임과 융합 트렌드를 중심으로, 주요 핵심 산업들의 체계적인 분석을 설명하였고, 특히 산업구조 및 산업 생태계 분석과 주요 글로벌 기업 및 보건산업 혁신클러스터들의 사례를 체계적으로 구성하였다.

〈AI 시대 보건산업론〉의 주요 체계는 총 3장으로 구성하였다. 대학교 학부나 일반인들은 '1장 보건산업의 이해'을 중심으로 학습하고, 대학원 학생과 직장인 및 비즈니스 관계자들의 경우 '2장 주요 보건 산업들'과 '3장 AI 시대 보건산업'을 중심으로 학습하기를 추천한다.

1장은 보건산업의 정의와 주요 특징, 4차 산업혁명과 보건산업, 보건산업 주요 특징, 헬스케어 경제를 선도하는 보건산업, 글로벌 보건산업 시장, 대한민국 주요 보건산업, 보건산업 클러스터 등을 주요 내용으로 구성하였다. 첫째, 보건산업의 정의와 주요 특징, 그리고 4차 산업혁명과 보건산업의 변화를 구체적인 사례와 함께 설명하였다. 둘째, 보건산업의 주요 개념들과 보건산업의 발전 잠재력과 전망, 헬스케어 경제를 선도하는 보건산업 발전과 주요 성과 사례, 글로벌 보건산업 시장의 발전 잠재력과 전망을 중심으로 설명하였다. 셋째, 주요 국가(미국/일본/중국)들의 보건산업과 대한민국 주요 보건산업의 주요 특징과 전략 및 정책을 설명하였다. 넷째, 보건산업 발전의 혁신 엔진으로 부상하는 보건산업 클러스터를 미국/유럽/아시아/대한민국 사례를 중심으로 설명하였다.

2장은 주요 핵심 보건 산업인 의료서비스 산업, 바이오헬스 산업, 의료기기 산업, 화장품 산업, 시니어케어 산업 등을 주요 내용으로 구성하였다. 첫째, 의료서비스 산업의 주요 특징과 주요 동향, 산업 시장 변화, 글로벌 의료서비스 기업들의 사례(비즈니스 모델 분석 등)를 중심으로 설명하였다. 둘째, 제약산업의 변화 · 발전, 주요 특징과 성과, 최근 급성장한 바이오의약품(Biopharmaceuticals)의 개요와 다양한 분야와 잠재력, 글로벌 제약기업의 사례(비즈니스 모델 분석 등)를 중심으로 설명하였다. 셋째, 바이오헬스 산업의 부상 배경과 주요 개념 및 주요 특징, 글로벌 바이오헬스 시장 규모와 전망, 바이오헬스 산업의 주요 성과 사례, 미국/유럽/아시아의 주요 클러스터, 글로벌 바이오헬스 기업의 사례(비즈니스 모델 분석 등)를 중심으로 설명하였다. 넷째, 의료기기 산업의 개요, 산업의 주요 특성과 동향, 의료기기 산업의 비즈니스 모델과 글로벌 의료기기 기업의 사례(비즈니스 모델 분석 등)를 중심으로 설명하였다. 다섯째, 화장품 산업의 개요(한류와 K-뷰티 등), 산업의 주요 특징과 동향, 글로벌 화장품 기업의 사례(비즈니스 모델 분석 등)를 중심으로 설명하였다. 여섯째, 시니어케어산업의 개요와 주요 특성 및 동향, 글로벌 시니어케어 비즈니스 기업의 사례(비즈니스 모델 분석 등)를 중심으로 설명하였다.

3장은 독창적 · 차별적 구성 체계와 내용을 중심으로 AI 시대 보건산업은 4차 산업혁명과 디지털 혁신, 디지털 헬스케어 산업, AI 헬스케어 산업 등을 주요 내용으로 구성하였다. 첫째, 4차 산업혁명과 디지털 혁신을 중심으로 1차/2차/3차/4차 산업혁명의 주요 특징과 성과 및 사례를 중심으로 설명하였다. 둘째, 디지털 헬스케어 산업을 중심으로 디지털 헬스케어 발전 배경과 산업구조, 주요 국가들의 디지털 헬스케어 정책과 디지털 헬스케어 클러스터 사례를 중심으로 설명하였다. 셋째, AI 헬스케어 산업의 개요와 주요 특징, AI 헬스케어 산업 생태계와 산업구조, 신약 개발 및 의료 혁신 촉진 사례, 피지컬 AI인 AI 헬스케어 로봇, 사회적 및 경제적 발전과 기대 효과 분석, 비즈니스 모델과 빅테크 기업의 AI 헬스케어 혁신 사례를 중심으로 설명하였다.

디지털 혁신으로 보건산업과 인공지능 기술 및 시장은 급속히 변화 발전하고 있어, WHO, 글로벌 전략컨설팅 기관인 맥킨지(McKinsey), 가트너(Gartner), JP모건, BCG 등 국내외 주요 전문 기관과 주요 언론매체 및 기업들이 공개한 최근 자료를 참고로 저술하였다. 또한 국내외 주요 산 · 학 · 연 · 관 · 병 전문 기관과 주요 언론매체 및 기업들의 최신 자료 등 다양한 내용도 참고하였다. 아울러 첨부한 부록에서는 〈AI 시대 보건산업론〉에 소개되는 다양한 기관과 기업들을 산업별로 정리하여 체계적으로 전체 내용을 이해하도록 구성하였다.

끝으로 〈AI 시대 보건산업론〉이 출판될 수 있도록 지원해 준 계축문화사와 차의과학대학교, 그리고 가족의 사랑과 격려에 감사드립니다. 또한 저자들이 가능한 많은 각주 해설과 인용 출처를 표기하기 위해 지속적인 노력을 하였지만, 부족한 점이 있더라도 넓은 배려심과 이해를 부탁드립니다.

2026년 1월

저자 김용환, 김억환, 문병우, 엄영진, 임희정

차례 Contents

보건산업의 이해

1

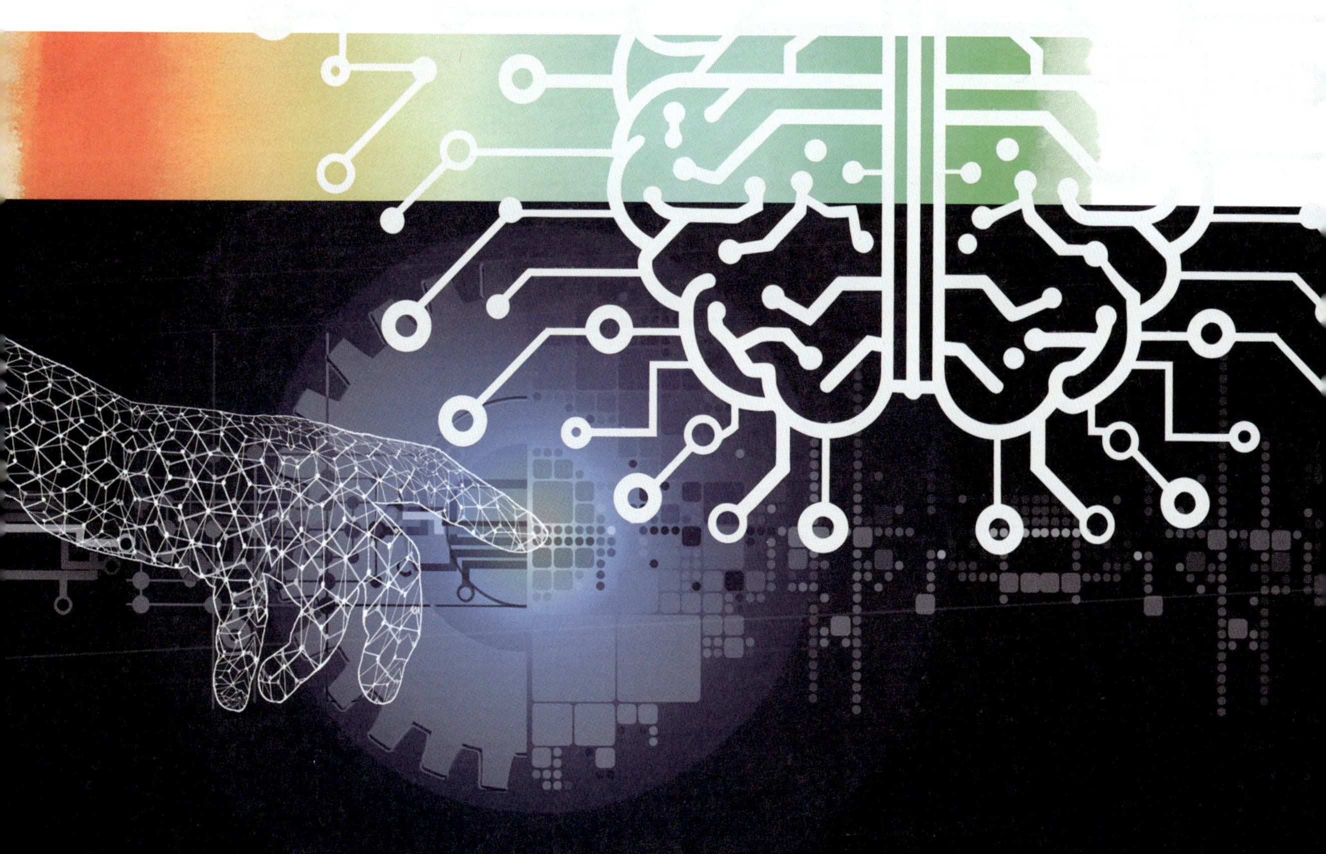

제1장 보건산업의 이해

1. 보건산업의 정의와 주요 특징

1) 보건산업의 정의

보건산업은 건강과 관련된 서비스와 제품을 생산하여 공급하는 산업을 말한다. 서비스를 공급하는 산업에는 의료서비스를 제공하는 병원, 의원, 약국이 있으며 제품을 생산하는 산업에는 의약품, 의료기기, 식품, 화장품 산업 등이 있다.

보건산업에서 핵심적인 산업은 의료서비스 산업이다. 병원과 의원은 질병의 예방 · 치료 · 재활 등 의료서비스 제공을 통해 국민의 생명과 육체적 · 정신적 건강에 직접적인 영향을 미치기 때문이다. 또한 병원과 의원은 보건산업 전체를 이끌어 가는 주도적인 역할을 한다. 이것은 병원과 의원이 보건산업 기술 및 제품을 환자에게 제공하는 소비 주체이기 때문이다. 또한 병원은 자체의 연구소나 벤처산업을 통해 제품생산에 직접 참여하고, 신의료기술이나 신약의 효과를 확인하고 사용하는 마지막 결정권자이다. 약국은 병 · 의원에서 처방한 약품을 제공하고 처방전이 필요 없는 의약품이나 의약부외품을 소비자에게 제공한다.[1]

1 보건산업과 비즈니스는 일반 소비재(FMCG, Fast Moving Consumer Goods) 마케팅과는 대상, 목적, 규제, 구매자 행동 측면에서 본질적으로 다르다. 건강과 생명이라는 고신뢰·고위험 산업 특수성으로 인해 마케팅 접근 방식도 전략적으로 차별화되어야 한다. 보건산업과 비즈니스는 신뢰, 전문성, 공공성을 핵심가치

보건산업에서 제품을 생산하여 공급하는 산업에는 의약품, 의료기기, 식품, 화장품 산업이 있다. 의약품 제조기업은 의약품, 바이오의약품을 생산하여 주로 병 · 의원과 약국에 공급하며, 의료기기 제조기업은 의료기기와 의료재료 등을 생산하여 병 · 의원에 제공하고 허가된 일부 제품은 일반국민에게 제공한다. 반면에 식품이나 화장품 생산기업은 식품이나 화장품을 직접 소비자에게 판매한다.

보건산업 자원인 자금, 인력, 시설은 자본주의 국가에서는 원칙적으로 시장을 통해 확보한다. 정부에서는 법령으로 자금, 인력, 시설에 대한 규제를 한다. 특히 의료서비스 분야 인력에 대하여는 의과대학, 간호대학, 약학대학의 정원과 자격증을 통해 수와 자격을 제한하며, 시설에 대하여도 법령으로 엄격한 기준을 제시한다. 필요한 자금의 조달은 각 국가의 의료제도에 따라 다르다. 영국과 같이 국가의료보장제를 채택한 국가에서는 자금이 주로 정부예산 형태로 지원되며, 한국과 같이 사회보험제도를 택한 국가에서는 건강보험, 국민과 정부가 같이 부담하게 된다. 민간보험 위주의 국가에서는 주로 개인이 재원을 부담하며, 일부 국민에 대하여는 국가가 부담하는 형태를 가진다.

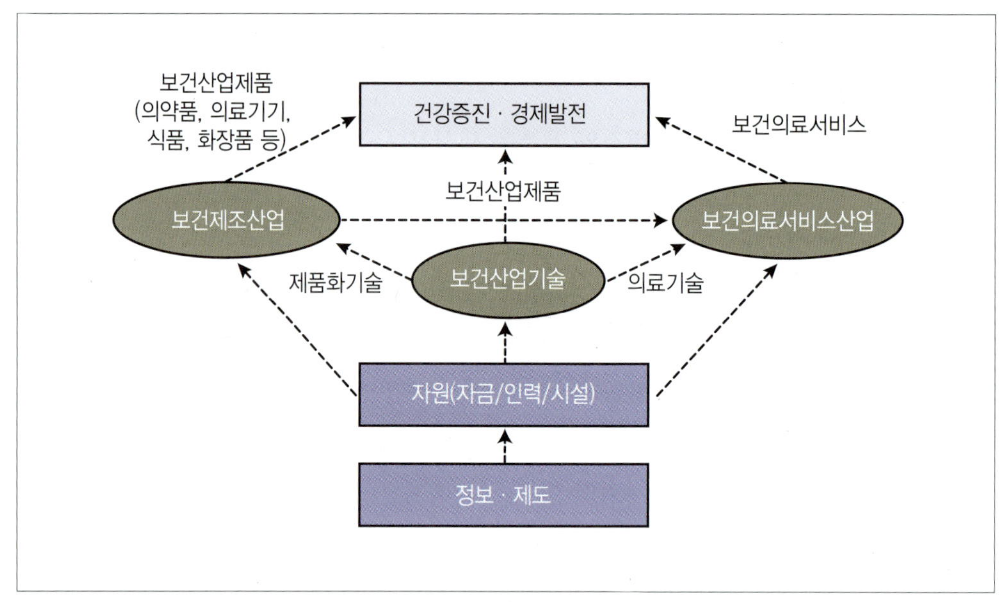

[그림 1-1] 보건산업의 밸류체인(Value Chain)

로 삼아야 하며, 과장된 상업적 접근은 오히려 브랜드에 손실을 줄 수 있다. 소비재 마케팅 기법을 그대로 적용하기보다, 환자 중심 커뮤니케이션, 규제 준수, 고관여형 마케팅 설계가 필요하다. 디지털 전환 환경에서도 개인정보 보호, 의료윤리, 정확성과 데이터 기반 콘텐츠 설계가 마케팅 효과를 결정한다.

2) 보건산업의 특징

보건산업의 첫째 특징은 기술집약적 고부가가치 산업이라는 것이다. 의료서비스 산업은 의학뿐 아니라 약학과 의료기기에 대한 지식과 기술이 요구되며, 의약품 산업은 의학, 약학, 생명공학, 독성학, 재료학, 정보학 등의 지식이 필요하며, 의료기기 산업은 기계, 전기 · 전자, 화학, 재료, 핵, 광학, 나노기술과 정보학 기술이 융합되어야 하는 기술이다. 보건산업은 고위험(high risk)에 고수익(high return)이 보장되는 고부가가치(high value added) 산업이다. 예를 들면, 신약개발의 경우 장기간에 걸쳐 막대한 자본이 투자되나 성공확률은 매우 낮다. 그러나 신약개발에 성공할 경우 지적재산권 보장 협약(Agreement on Trade-Related Aspects of Intellectual Property Rights, TRIPs)에 따라 20년간 특허권이 국제적으로 보장되기 때문에 천문학적인 수입을 올릴 수 있다. 화이자(Pfizer)가 개발한 비아그라(Viagra)나 최근 노보노디스크(Novo Nordisk)에서 개발한 비만치료제 위고비(Wegovy)[2]가 좋은 예가 될 것이다.

둘째, 보건산업은 우수한 연구인력과 막대한 투자가 필요한 산업이다. 따라서 뛰어난 연구인력과 자본력을 갖춘 선진국 기업이 세계시장을 주도하고 있어 중진국이나 후진국의 세계시장 진입이 어려운 산업 분야이다. 결과적으로 신의료기술, 신의료기기와 신약개발은 선진국의 세계적 기업들이 주도하고 있다.

셋째, 보건산업은 국민건강 향상뿐 아니라 국부창출을 통해 경제성장에 기여한다. 의료서비스 산업은 질병의 치료와 예방, 재활을 통해 국민의 건강을 향상시키고, 신약과 바이오의약품 개발은 질병의 치료와 예방은 물론 판매와 해외수출을 통해 국부를 창출한다. 로봇수술기기나 중입자 치료기기와 같은 신의료기기 개발은 질병의 치료와 더불어 국부의 창출에 기여한다. 건강 및 기능성 식품과 기능성 화장품의 개발도 국민의 삶의 질 향상과 국부의 창출에 기여한다. 궁극적으로 보건산업은 국부의 창출을 통해 국가 경제성장에 기여한다. 노보노디스크(Novo Nordisk)는 위고비(Wegovy) 개발로 인한 주가 폭등으로 유럽의 시가총액 1위 기업에 올랐으며 덴마크의 경제성장에 지대한 공헌을 하고 있다.

넷째, 보건산업은 국민의 생명과 직결되는 산업이기 때문에 정부의 규제를 많이 받는

---

2 글로벌 비만치료제 위고비는 음식을 먹으면 소장에서 분비되는 글루카곤 유사 펩타이드(GLP)-1 호르몬을 모방한 약물이다. 원래 혈당을 조절하는 인슐린의 분비를 촉진하는 효과를 보고 당뇨 치료제로 개발됐다가 나중에 체중 감량 효과가 확인돼 비만약으로 발전했다. 위고비는 소화 속도를 늦춰 적은 식사로도 더 오래 포만감을 느끼도록 도와준다. 미국 일라이 릴리의 마운자로도 GLP-1 계열 당뇨·비만 치료제이다.

다. 병원의 경우 많은 국가에서 영리적 사업을 할 수 없을 뿐 아니라 병원의 설립은 정부의 허가를 받아야 하며 병원의 운영이나 진료에 있어 정부의 규제를 받는다. 의약품, 의료기기, 식품, 화장품도 안정성과 유효성이 중요하기 때문에 정부가 생산시설 기준을 설정하고 있다. 의약품의 경우 우수의약품 제조 기준(Good Manufacturing Practice, GMP), 화장품의 경우 우수화장품 제조 및 품질관리기준(Cosmetic GMP), 식품은 위해요소 중점관리 기준(Hazard Analysis Critical Control Points, HACCP)을 통해 의약품, 화장품, 식품의 안정성과 유효성을 확보하고 있다.

다섯째, 보건산업은 상대적으로 큰 시장규모를 가지고 있다. 2022년 세계 보건산업 시장규모는 12조 7,971억 달러이며, 2029년에는 18조 9,925억 달러가 될 것으로 예측하고 있다. 이것은 2022년 한국 GDP 1조 6,739억 달러의 7.6배에 상당하는 규모이다. 2022년 한국의 보건산업 시장규모는 2,029억 달러로서 전세계 시장의 1.6%이며 시장규모에서 세계 11위 순위이다.

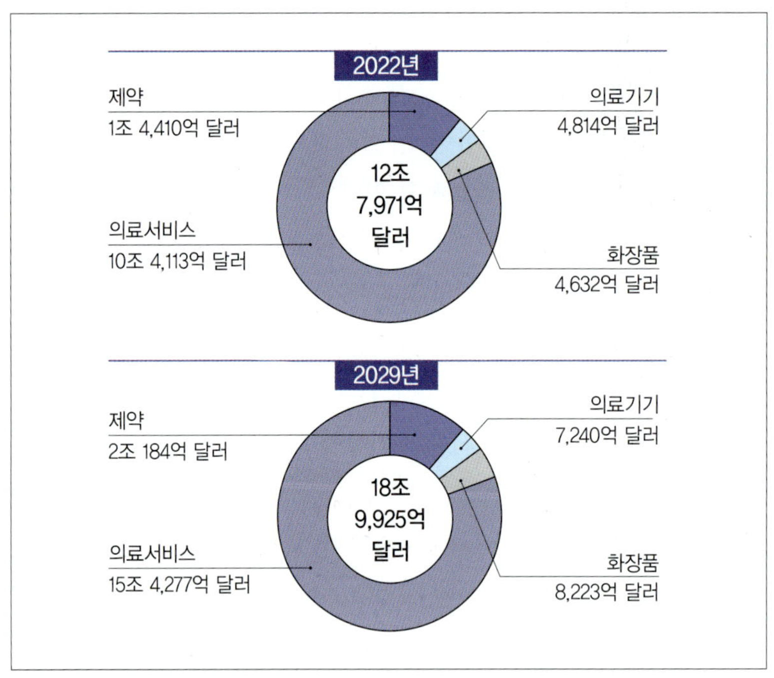

[그림 1-2] 보건산업 시장규모

자료: 한국보건산업진흥원(2024), "2024 글로벌 보건산업 시장규모(2018~2029)", p.5.
주: 1) 제약: Fitchsolutions, 2024.02.15. 기준
2) 의료기기: Fitchsolutions, 2024.03.05. 기준
3) 화장품: Euromonitor International, 2024.02.15. 기준
4) 의료서비스: Fitchsolutions, 2024.03.12. 기준

마지막으로 보건산업은 4차 산업혁명에서 가장 획기적인 발전이 예상되는 산업이다. 4차 산업혁명의 진행과 더불어 의료서비스 산업, 의약품 산업, 의료기기 산업과 화장품 산업은 인공지능과 자동생산 방식을 통해 현재와는 완전히 다른 방향으로 발전해 나갈 것이 예상되는데 여기에 대하여는 다음 장에서 좀 더 상세히 설명할 예정이다.

2. 4차 산업혁명과 보건산업

2016년 1월 스위스 다보스(Davos)에서 개최된 세계경제포럼(World Economic Forum)에서 제기된 4차 산업혁명은 기술뿐 아니라 사회의 모든 분야에서 획기적인 변화를 가져오고 있는데 그 발전속도가 기하급수적으로 빨라 국가와 기업뿐 아니라 개인의 운명까지도 송두리째 변화시킬 것으로 보고 있다.

보건산업은 4차 산업혁명의 발전과 더불어 시장이 고급화 및 다양화 방향으로 발전할 것이다. 보건산업이 미래에 어떠한 방향으로 발전해 나갈것인지에 대해 간략히 요약한 것이 아래의 표이다.

[표 1-1] 보건산업의 고급화와 다양화

현재	미래
대면진료	원격진료
의사진료	인공지능의사 진료
치료중심 의료	정밀, 재생 의료 중심
인간수술	로봇수술
병원진단	웨어러블기기 진단
보편적 진료	환자 맞춤형 진료
화학적 의약품	바이오의약품
대량생산 의약품	다품종 소량생산 의약품
장기기증에 의한 이식	복제 배양장기나 대체 장기이식

'건강 키워드'는 10년을 주기로 변화하고 있다. 2000년대 초반에는 잘 먹고 잘 살기 위한 '웰빙(wellbeing)'이 우리의 삶에 깊숙이 파고들어 자리를 잡았다. 이후 2010년대에는 노화를 막아 건강을 유지하자는 소위 안티에이징(anti-aging)이 주류를 이뤘다. 그리고 10년 뒤인 현재는 천천히 건강하게 늙어가자는 슬로우 에이징(slow-aging), 저속노화

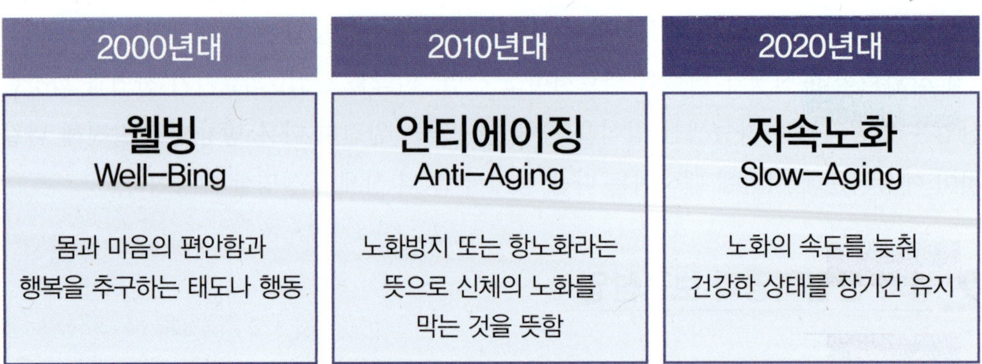

[그림 1-3] 건강 키워드의 변화 추세

가 새로운 트렌드를 형성하고 있다. 웰빙과 안티에이징의 시대를 거쳐 저속노화의 시대로 접어든 것이다. 최근 저속노화를 강조하는 화장품이나 식품들이 다양하게 생산 공급되고 있다. 저속노화와 관련된 의료 강좌나 이색 캠페인 행사들이 많이 진행되고 있다. 뷰티 · 식품유통 · 제약 업계의 마케팅 전략이 하나같이 노화를 늦추는 저속노화에 초점을 맞추고 있다.[3]

1) 4차 산업혁명과 보건산업의 변화

(1) 지능정보기술의 발전

4차 산업혁명은 인공지능, 빅데이터 등 디지털 기술로 촉발되는 지능화혁명을 의미하며, 지능정보 기술이 기술적 변화의 원동력이다. 지능정보 기술은 인공지능(AI)이 데이터를 활용한 학습 기계로 지능화되고 새로운 가치를 창출한다. 지능정보 기술은 기계와 기계, 기계와 인간 등 모든 객체가 사물인터넷(Internet of Things, IoT)으로 연결되어 정보를 교류하고 데이터를 수집, 축적하여 빅데이터(Big Data)를 만들며, 인공지능이 빅데이터를 분석하여 판단과 추론을 한다. 인공지능은 딥러닝(deep learning) 등 기계학습을 통해 스스로 진화하여 성능이 기하급수적으로 향상되고 있다.

결과적으로 인공지능이 인간의 고차원적 판단기능을 수행하여 자동화 및 무인화가 이루어진다. 이러한 변화가 실제적으로 이루어지고 있는 예로서 스마트팩토리(Smart Factory), 스마트 호스피탈(Smart Hospital), 자율자동차(Autonomous Vehicle) 등을 들 수 있다.

---

3 일간스포츠, 2025.03.14.

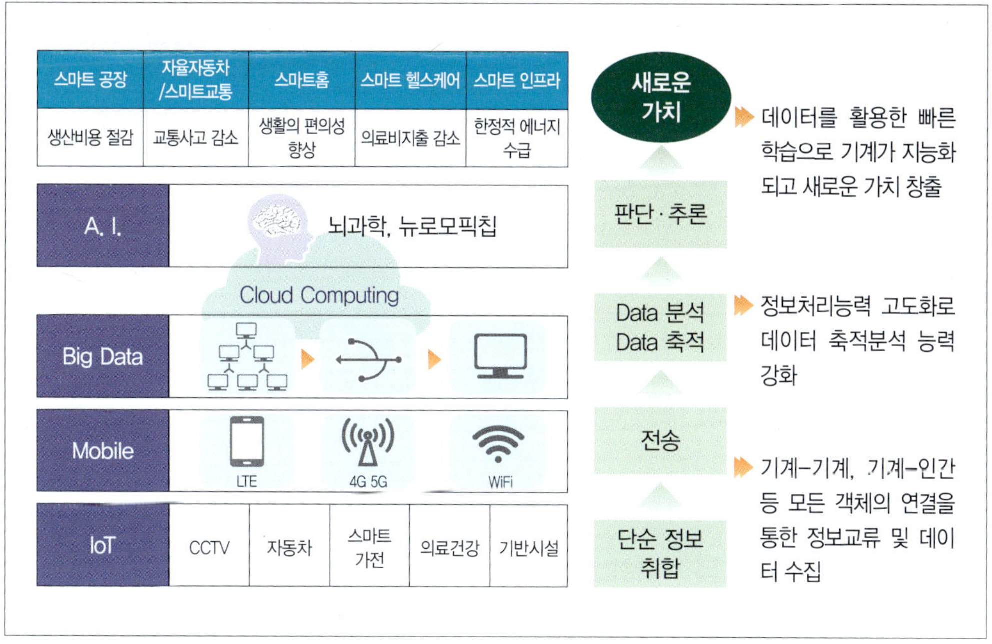

[그림 1-4] 지능정보 기술의 개념

자료: 관계부처합동(2016), "4차 산업혁명에 대응한 지식정보사회 중장기 종합대책", p.3.

(2) 4차 산업혁명으로 인한 산업구조의 변화

① 산업구조의 변화

4차 산업혁명에서 빅데이터가 모든 산업의 가장 중요한 원자재로 부상할 것이다. 이것은 4차 산업혁명에서 핵심적 역할을 수행할 인공지능의 자가학습과 판단은 빅데이터에 기반해 이루어지기 때문이다. 따라서 앞으로는 빅데이터를 확보하는 글로벌 ICT 기업이 세계시장을 주도할 것이며, 현재 세계시장을 주도하고 있는 애플(Apple), 마이크로소프트(Microsoft), 구글(Google), 아마존(Amazon), 메타(Meta) 등이 이를 증명하고 있다.

또한 산업경쟁도 데이터를 생성 · 활용하는 플랫폼 및 생태계 중심으로 변화할 것이고, 더 많은 사용자를 확보한 대규모 플랫폼 기업이 경쟁에서 우위를 확보하여 다양한 서비스 제품군으로 시장을 확대할 것이다. 예를 들면 구글(Google)이나 엔비디아(Nvidia)가 헬스케어 산업에 진출하고 있으며, 더 많은 ICT 기업이 헬스케어 산업에 관심을 가질 것이 예상된다.

[표 1-2] 바이오헬스 산업 범위

제조업	의료, 건강관리 서비스업
① 의약품 ② 의료기기 ③ 화장품 ④ 건강기능식품 ⑤ 재생의료 (세포유전자, 차세대 재생의료 치료제, 조직공학)	① 헬스케어 서비스, 디지털 헬스케어 서비스 ② 의료서비스 ③ 바이오헬스 관련 연구개발업

자료: 1) 관계부처합동(2019), "바이오헬스산업 혁신전략 2019", 5월. 이용하여 한국보건산업진흥원 재가공.
2) 관계부처합동(2023), "바이오헬스 신시장 창출전략 2023", 2월. 이용하여 한국보건산업진흥원 재가공.
3) 한국보건산업진흥원(2024), "2023 보건산업백서", 10월, p.45.

② 고용구조의 변화

4차 산업혁명으로 단순 · 반복 업무나 힘들고 위험한 업무는 자동화하고, 창의성을 중시하는 고부가가치 업무 중심으로 재편될 것이다. 스마트 팩토리에서는 제품의 설계, 생산계획, 생산방법, 생산품의 포장과 배송이 모두 자동화되어 있다.

앞으로 인공지능이 생산과정 전체를 통제하고 로봇이 생산을 주도하게 되면 노동인력은 최소화되고 생산의 확장도 추가의 인력투입 없이 가능하게 된다. 이것은 생산에 있어 노동의 한계비용이 제로에 가까워진다는 것을 의미하며, 기업에 수확체감의 법칙이 적용되지 않는다는 것을 의미한다. 이 같은 상황에서는 해외로 나간 기업이 본국으로 돌아오는 리쇼어링(reshoring)도 가능하게 된다.

4차 산업혁명의 발전과 더불어 인공지능 전문가, 빅데이터 분석가, 반도체와 소프트웨어 개발자, 로봇전문가 등이 새로운 고부가가치 직업으로 인정되고 있으며, 기업이나 국가에서는 이러한 전문가의 양성과 확보에 최우선권을 부여하고 있다.

(3) 보건산업 관련 주요 산업과 특징

① 의료서비스 산업

첫째, 인공지능에 의한 질병의 진단과 치료가 실행되고 있다. IBM에서 개발한 왓슨 포 온콜로지(Watson for Oncology)는 암정밀의료 솔루션 인공지능으로 암진단과 가장 적합한 치료방법과 치료약을 추천해 주고 있다. 현재 한국에도 도입되어 사용되고 있다. 또한 딥러닝 인공지능은 영상의학과에서 영상판독과 병리과에서 병리데이터의 판독에 의사들이 더 정확한 판단을 할 수 있는 판독 지표를 제공하고 있다.

둘째, 인공지능은 의료빅데이터를 분석하여 질병을 사전에 예측하여 필요한 예방조치를 취할 수 있다.

셋째, 정밀의료, 재생의료 등 첨단의료의 발전이 이루어지고 있다. 정밀의료는 개인의 유전정보, 임상정보, 생활습관 정보 등을 활용하여 환자 개개인에게 최적의 의료서비스를 제공하는 의료이며, 재생의료는 사람의 신체구조 및 기능을 재생하거나 치료·예방을 위해 인체 세포 등을 이용하는 의료이다.

넷째, 병원은 4차 산업혁명의 대표기술을 활용해 스마트 병원으로 발전하고 있다. 스마트 병원은 환자 중심의 의료서비스를 제공하고 미래의학을 실현하는 병원으로 AI에 의한 관리와 병원 업무의 자동화가 추진될 것이다.

② 의약품 산업

첫째, 의약품 제조과정은 자동화되어 스마트 팩토리로 발전할 것이다.

둘째, 생성형 인공지능이 신약 후보물질 발견에 주된 역할을 할 것이며, 임상시험 대상자 선정은 클라우드(Cloud)를 이용해 선정하여 신약개발에 필요한 비용과 시간을 대폭 줄일 것이다.

③ 의료기기 산업

최첨단 의료기기를 이용한 진단과 치료가 이루어질 것이다. 수술로봇을 이용한 장기와 인공관절 수술과 마이크로 로봇을 인체에 투입하여 정확한 부위에 약물을 전달하는 표적치료 방법이 개발될 것이다. 중입자 치료와 같은 최신 암치료 방법을 위한 의료기기가 개발될 것이다.

④ 화장품 산업

첫째, 천연추출물 화장품과 바이오 기술에 기반한 바이오 화장품의 개발과 생산이 활발히 이루어지고 있다.

둘째, 줄기세포, 유전자 재조합 기술을 이용한 주름개선, 피부노화방지 화장품의 개발이 이루어질 것이다. 현재 바이오 화장품 기업에서는 줄기세포 배양액을 원료로 사용한 화장품을 생산하고 있다.

3. 보건산업

1) 보건산업의 주요 개념들

보건산업은 보건과 관련된 다양한 경제적 활동과 이론을 포함하며, 이를 통해 헬스케어 서비스, 의료기술, 건강 정책 등 여러 분야에서 경제적 가치를 창출한다. 특히 보건산업 경제의 다양한 개념들은 보건산업 경제의 복잡성을 이해하고, 의료 시스템의 개선과 효율화를 위한 전략을 개발하는 데 중요한 역할을 한다.

(1) 헬스케어 경제(Healthcare Economics)

헬스케어 경제는 의료 자원의 효율적인 배분, 의료서비스의 생산 및 소비에 관한 경제적 분석을 체계적으로 조사 · 연구 · 분석한다. 경제학의 수요와 공급 및 생산 및 소비 원칙을 기반으로 다양한 헬스케어 경제분야 분석, 비용-효과 분석, 건강보험 제도, 의료 정책 등을 포함한다. 비용-효과 분석(Cost-Effectiveness Analysis)의 구체적 사례를 들면, 2021년 미국 건강 관리 연구소 보고서에 따르면, 암 치료제의 비용-효과 분석에서 점증적 비용-효과비(Incremental Cost-Effectiveness Ratio, ICER)는 특정 약물의 비용과 효과를 비교하는 데 사용되며, 이는 약물의 경제적 가치를 평가하는 중요한 도구이다.

(2) 건강보험 경제(Health Insurance Economics)

건강보험 경제는 의료 비용 분담, 보험료 책정, 보험 시스템의 효율성을 분석한다. 주요 분석 항목에는 보험의 보장 범위, 프리미엄, 공동 부담금 등이 포함된다. 2022년 세계보건기구(WHO) 보고서에 따르면, 전 세계적으로 건강보험 시스템의 다양한 모델이 의료 접근성을 개선하는데 중요한 역할을 하고 있으며, 예를 들어 유럽의 국가별 건강보험 시스템은 다양한 비용 절감 전략을 채택하여 의료서비스를 효율적으로 제공하고 있다. 특히 건강보험(Health Insurance)은 개인이 질병이나 사고로 인해 발생하는 의료비용을 부담하기 위해 가입하는 보험 상품을 의미한다. 보험료, 보장 범위, 면책 사항 등을 포함한다. 2022년 OECD 보고서에 따르면, OECD 국가들 중 다수는 건강보험 시스템을 통해 의료서비스의 접근성을 보장하고 있으며, 이는 건강보험의 보편적인 적용과 보험 제도의 개선을 통해 이루어지고 있다.

(3) 디지털 헬스케어 경제(Digital Healthcare Economics)

한편 디지털 헬스(Digital Health)는 모바일 건강 애플리케이션, 원격진료, 웨어러블 기기 등을 포함하여 건강 데이터를 수집하고 관리하는 기술을 의미한다. 2023년 〈Global Digital Health Market〉 보고서에 따르면, 디지털 헬스케어 시장의 성장률은 연평균 25%에 달하며, 이는 의료 접근성을 향상시키고, 병원 방문을 줄이며, 장기적으로 헬스케어 비용 절감에 기여하고 있다. 2023년 Grand View Research에 따르면, 글로벌 디지털 헬스 시장 규모는 2022년에 약 2,600억 달러였으며, 2030년까지 약 1조 달러로 성장할 것으로 예상된다. 원격진료, 모바일 헬스 앱, 개인 건강관리의 수요 증가에 기인한다.

(4) 헬스케어 인프라 경제(Healthcare Infrastructure Economics)

헬스케어 인프라 경제는 병원, 클리닉, 진단 시설 등 헬스케어 인프라의 설계, 운영 및 투자에 관련된 경제적 분석을 포함하여 체계적으로 조사 · 연구 · 분석한다. 2023년 세계은행 보고서에 따르면, 의료 인프라에 대한 투자 증가는 의료서비스의 질을 향상시키고, 의료 접근성을 확대하는 데 기여하고 있다. 예를 들어, 아프리카 국가들은 의료 인프라에 대한 투자를 통해 질병 치료와 예방의 접근성을 높이고 있다. 특히 헬스케어 관리(Healthcare Management)는 병원, 클리닉, 기타 의료시설의 운영, 인력 관리, 재정 관리 등을 포함하는 분야이다. 이는 효율적인 운영과 서비스를 제공하기 위한 관리 전략을 포함한다. 2023년 Harvard Business Review의 연구에 따르면, 병원 경영진의 전략적 의사결정과 데이터 기반 관리가 병원 운영의 효율성을 높이고 환자 만족도를 개선하는 데 중요한 역할을 하고 있다.

(5) 의료 자원 관리(Healthcare Resource Management)

의료 자원 관리는 인력, 장비, 약품 등의 자원을 효과적으로 관리하고 배분하는 방법을 분석한다. 이는 자원의 최적화, 재정 계획, 운영 효율성 등을 포함한다. 2024년 의료 자원의 최적화 연구에 따르면, 인공지능 기반의 자원 관리 시스템은 병원 운영의 효율성을 높이고, 의료 자원의 낭비를 줄이는 데 기여하고 있다. 병원의 운영 비용 절감과 환자 만족도 향상에 도움을 주고 있다.

2) 보건산업의 발전 잠재력과 전망

보건산업은 기술 발전, 인구 변화, 정책 변화 등 다양한 요인에 의해 급성장하고 있으며, 이에 따라 다채로운 잠재력과 전망으로 설명되고 있다. 미국 노동통계국(Bureau of Labor Statistics, BLS)의 2024–2034년 전망 보고서에 따르면, 전체 직업의 고용(employment)은 2024~2034년 사이에 약 5.2백만 개(job)를 추가할 것으로 전망하고, 산업별로는 의료 및 사회복지 분야(Healthcare and social assistance)가 가장 빠른 성장세를 보일 것으로 설명했다.[4] 아래는 보건산업의 주요 잠재력과 전망을 구체적인 자료에 근거하여 설명한 내용이다.

(1) 디지털 헬스케어의 성장

디지털 헬스케어는 원격진료, 모바일 헬스 애플리케이션, 웨어러블 기기 등으로 구성

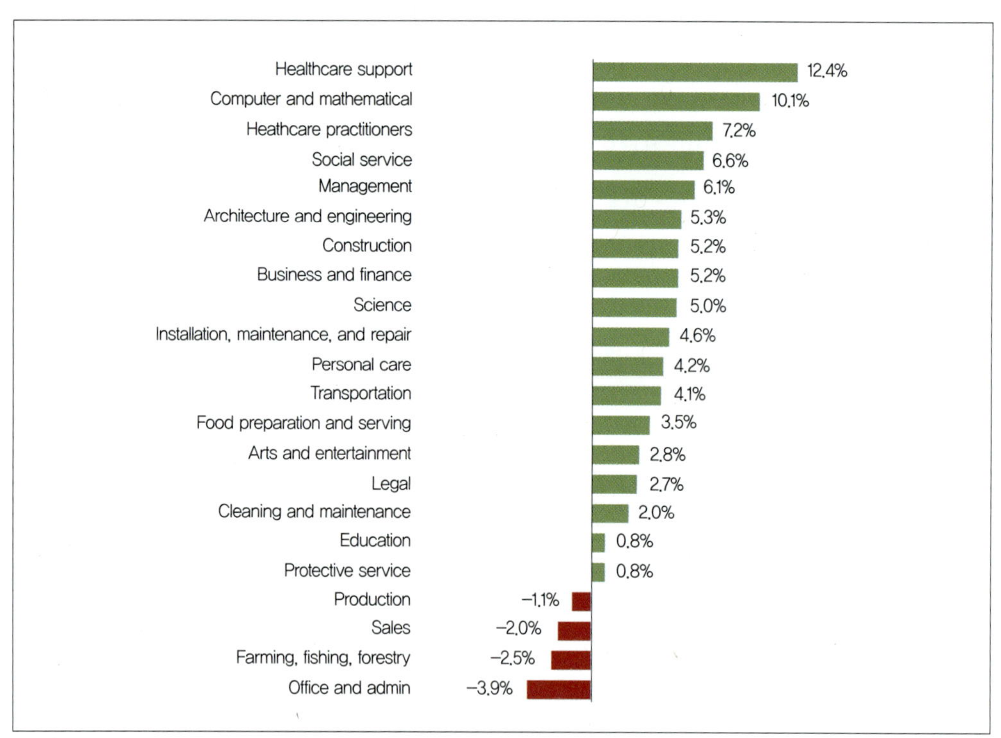

[그림 1–5] 향후 10년 가장 빨리 성장할 산업들(2024–2034): 미국통계국 발표

4 미국 노동통계국(BLS)의 *2024-2034년 Employment Projections* 보고서.

되어 있으며, 헬스케어 서비스의 접근성과 효율성을 크게 향상시키고 있다. 또한 2023년의 연구에 따르면, 원격진료는 코로나19 팬데믹 이후 급격히 성장했으며, 많은 환자들이 원격진료를 통해 의료서비스에 접근하고 있다. 이는 향후 헬스케어 서비스의 표준으로 자리 잡을 가능성이 크다고 평가한다.

(2) 인공지능(AI) 기반 헬스케어 혁신

인공지능(AI)은 진단, 치료 계획, 데이터 분석 등 다양한 분야에서 헬스케어 혁신을 주도하고 있다. 2023년 Statista 보고서에 따르면, 글로벌 AI 헬스케어 시장은 2021년에 약 110억 달러였으며, 2028년까지 360억 달러로 성장할 것으로 예상된다. 또한 2022년의 연구에서 AI 기반 진단 시스템은 영상 분석, 병리학적 진단에서 높은 정확도를 보였으며, 이는 조기 진단과 치료에 기여하고 있다.

특히 유전자 해독은 DNA를 이루는 염기 4종류가 이어진 순서를 알아내는 과정이다. 생명체는 그 순서대로 단백질을 합성해 모든 생명 현상을 관장한다. 데이비드 클레너먼(David Klenerman) 케임브리지대 화학과 · 치매연구소 교수는 '차세대 염기서열 분석(NGS)' 기술을 개발해 생명과학에 혁명적인 발전을 가져왔다. 2003년 인간게놈프로젝트는 인간의 염기 30억쌍을 모두 밝힌 유전체(게놈) 지도를 완성했다. 인류 최초의 게놈 지도가 완성되기까지 13년에 걸쳐 30억달러(한화 4조 3,350억원)가 투입됐지만, 지금은 NGS 기술 덕분에 200달러(29만원)까지 줄었다. 유전자 해독의 대중화 시대가 열린 것이다.[5]

(3) 헬스케어 데이터와 빅데이터 분석

데이터의 『생애주기(수집 · 생산 → 저장 · 관리 → 가공 · 유통 → 분석 · 활용)』 과정에서 헬스케어 데이터와 빅데이터 분석은 환자의 건강 기록, 치료 결과, 유전자 정보 등을 활용하여 개인 맞춤형 치료를 가능하게 하고 있다. 데이터 분석의 중요성 측면에서 2024년 MarketsandMarkets의 보고서에 따르면, 헬스케어 데이터 분석 시장은 연평균 20% 이상의 성장률을 기록하며, 이는 맞춤형 의료와 예방적 건강관리의 발전을 이끌고 있다. 특히 개인 맞춤형 의료와 치료가 아닌 예방이 가능한 정밀의학이 현실화될 것이

---

5 클레너먼 교수는 2000년대 초 동료 샹카르 발라수브라마니안(Shankar Balasubramanian) 교수와 NGS 분석법을 최초로 개발했다. 두 사람이 기술 상용화를 위해 세운 솔렉사(Solexa)사는 2007년 미국 일루미나에 인수됐다. 현재 일루미나는 NGS 기술로 전 세계 유전자 해독 시장의 90%가량을 차지하고 있다.

다. 2023년 연구에 따르면, 정밀의학의 발전은 유전자 분석을 통해 개인 맞춤형 치료를 제공하며, 이는 만성질환 관리의 효과를 크게 향상시키고 있다.

(4) 건강보험 및 정책 변화

건강보험 및 정책 변화는 보건산업의 접근성과 포괄성을 개선하고 있다. 특히, 공공보건 시스템의 강화와 건강보험의 확대는 전 세계적으로 의료서비스의 질과 접근성을 높이는 데 기여하고 있다. 2023년의 연구에 따르면, 미국의 건강보험개혁법(Affordable Care Act, ACA)과 같은 정책은 수백만 명의 미국인에게 건강보험을 제공하며, 이는 의료 비용 절감과 서비스 접근성 향상에 기여하고 있다. 또한 WHO의 보고서에 따르면, 많은 국가들이 보건 시스템의 포괄성을 높이기 위해 정책을 강화하고 있으며, 이는 글로벌 헬스케어 산업의 성장에 기여하고 있다.

(5) 헬스케어 인프라의 확장

헬스케어 인프라의 확장은 특히 개발도상국에서 의료 접근성을 향상시키고 있다. 병원, 클리닉, 진단 시설의 구축 및 개선은 보건산업 경제의 중요한 성장 동력이다. 2023년의 보고서에 따르면, 아프리카와 아시아의 개발도상국들은 의료 인프라에 대한 투자 증가를 통해 질병 예방과 치료 접근성을 향상시키고 있으며, 이는 지역적 건강 개선에 기여하고 있다.

(6) 제약산업의 혁신과 성장

제약산업은 신약 개발, 임상시험, 바이오제약 분야에서 혁신을 통해 지속적으로 성장하고 있다. 제약 시장 성장 측면에서 2024년 GlobalData의 보고서에 따르면, 글로벌 제약 시장 규모는 2023년에 약 1.5조 달러였으며, 2028년까지 1.9조 달러로 성장할 것으로 예상된다. 또한 신약 개발 측면에서 2023년의 연구에 따르면, 새로운 치료제와 백신의 개발은 질병 치료와 예방에 중요한 기여를 하고 있으며, 이는 제약산업의 주요 성장 동력 중 하나이다. 특히 최근에는 항암 치료 분야에서 '유도 미사일'이라고 불리는 ADC(Antibody-Drug Conjugate), 즉 항체-약물 접합체는 암세포에 특이적으로 작용하여 치료 효과를 높이고 부작용을 줄이는 차세대 항암 기술 혁신이 주목받고 있다.[6] 이러한

6 마치 유도 미사일이 목표 지점을 정확하게 타격하듯이, ADC는 암세포 표면에 있는 특정 표적에 항체가 결합하면 세포 안으로 들어가 강력한 항암 약물을 방출하여 암세포를 사멸시키는 원리임

잠재력과 전망들은 보건산업 경제의 미래를 형성하며, 글로벌 헬스케어 시스템의 혁신과 발전에 중요한 역할을 하고 있다.

특히 글로벌 바이오의약품 시장은 2023년 5,044억 달러에서 2027년 6,757억 달러 규모로 연평균 6.2% 성장할 것으로 예상되며, 국내 시장 역시 2021년 10조 4,486억 원에서 2026년에는 약 13조 5,660억 원으로 연평균 5.53%로 성장할 것으로 전망되고 있다. 노인 인구의 증가로 인한 만성질환 관련 의약품의 수요 증가, 블록버스터 바이오의약품의 특허 만료에 따른 바이오시밀러(복제) 의약품 시장의 성장 등이 바이오의약품 시장의 확대를 주도하는 핵심 동력이 되고 있다.

(7) 보건산업과 한류의 융합

보건산업은 국민 건강증진에 기여하는 산업으로, 의료서비스, 제약 · 바이오, 의료기기, 화장품, 건강기능식품, 시니어케어, 디지털 헬스케어와 AI 디지털 헬스케어 등을 포함하고 있다. 최근 한류(K-Culture)의 확장으로, K-Pop, K-Drama, K-Beauty, K-Food 등 콘텐츠를 중심으로 글로벌 팬덤 및 브랜드 신뢰 형성이 되면서 문화 콘텐츠 기반 한국 브랜드의 인지도가 증가하고 있다. 특히 한류의 물결은 K-팝과 드라마를 넘어 대한민국의 역사와 문화 및 일상생활, 의료 및 피부, 옷장, 식탁 그리고 거실 속까지 스며들었다. 즉, 'K-Pop', 'K-Drama', 'K-뷰티'와 'K-패션', 'K-푸드', 'K-리빙'은 단순한 소비재를 넘어 하나의 문화 코드이자 세계가 공유하는 라이프스타일 언어로 자리 잡고 있다. 대한민국 고유의 미학과 전통, 여기에 혁신과 트렌드가 결합하면서, 지금 K-라이프스타일은 글로벌 무대에서 가장 역동적이고 세련된 문화 흐름으로 부상했다.[7]

따라서 보건산업과 한류의 융합으로 의료/헬스 산업까지 연계되고 있다. "보건산업과 한류(K-Health & K-Culture)"의 융합은 의료 · 헬스케어 서비스가 한국 문화 콘텐츠와 결합하여 글로벌 경쟁력을 높이는 전략적 모델로 주목받고 있다. 구체적 성과로 대한민국은 성형외과 · 피부과 중심의 의료관광 1위 국가로 성장하였고, K-뷰티로 글로벌 시장 3위권으로 진입했다.[8] 즉 단순 콘텐츠 수출 비즈니스 모델에서 헬스케어 융합 플랫폼화로 발전하고 있다. 한국보건산업진흥원 '외국인 환자 유치 실적 통계 분석 보고서'에 의하면, 2024년 한국을 찾은 외국인 환자는 117만명(중복 제외)으로 집계됐다. 사상 최대치다. 이들은 최소 1조,4000억원 넘게 소비지출을 했다고 공개했다. 외국인 환자는

7 「여성조선」 2025년 9월호
8 대한민국 화장품 연간 수출액 : ('21) 92억 달러 → ('22) 80억 달러→ ('23) 85억 달러→ ('24) 102억 달러

2009년부터 2024년까지 누적 505만명을 기록했다. 외국인 환자는 지난 2023년 61만명에서 2025년 130만~140만명으로 증가할 것으로 전망된다.[9] 진료 과목은 피부과가 57%로 가장 많았다. 강남 한 피부과에서만 외국인 환자를 1만여 명 유치했다. 외국인 환자는 레이저, 보톡스, 필러 시술 등을 받았다. 뒤이어 성형외과 11%, 내과 10%, 검진센터 5%, 한방 통합 3% 순이다. 외국인 환자 82%는 의원급 의료기관을 찾았다. 종합병원은 6%, 상급종합병원은 5% 이용했다.[10]

[표 1-3] K-보건산업의 한류 융합

분야	한류 융합 사례	효과
K-의료	K-Drama에 등장한 병원/성형외과 방문, 의료관광	신뢰도 및 브랜드 이미지 강화
K-뷰티×보건	화장품 + 피부과/한방의료 연계, '더마코스메틱'	과학적 신뢰성 확보, 의료기반 브랜딩
K-푸드×건강	김치, 홍삼 등 건강식품에 과학적 효과 강조	K-Food[12] → K-Wellness 확장
K-디지털 헬스	디지털 건강관리앱 + K팝 아이돌 마케팅	젊은 세대 대상 글로벌 확산

특히 글로벌 팬덤화로 2025년 애니메이션 '케이팝 데몬 헌터스'[12]가 세계적인 인기를 끌면서 대한민국에 K뷰티와 K의료 등 한류를 체험하러 오는 관광객들이 급증하고 있다. 국내에서 스킨부스터 주사부터 각종 미용 레이저 시술까지 받으려는 이들이 몰려들고 있다. 2025년 9월 미국 월스트리트저널(WSJ)도 이 같은 현상에 주목하면서, WSJ는 '미국 여성들이 미용 주사 리쥬란을 맞기 위해 한국행을 택하고 있다'고 보도하면서, '한

9 환자 국적은 일본 44만1,000여 명으로 가장 많았다. 일본 환자 성별은 여성이 94%였다. 연령대는 20~30대가 74%였다. 중국 26만여 명, 미국 10만1,000여 명, 대만 8만3,000여 명, 태국 3만8,000여 명이다. 러시아는 전쟁으로 비행기 직항이 끊겼지만 환자 1만6,000여 명이 방문했다.

10 의정 갈등 여파로 상급종합병원은 외국인 환자가 감소했다. 외국인 환자는 주로 서울에 있는 병원을 찾았다. 부산과 제주도 병원을 찾기도 했다.

11 삼양식품이 2025년 1분기 매출액 5,000억원, 영업이익률 25%를 돌파하는 등 호실적을 기록했다. 20%가 넘는 영업이익률은 식품업계에서 보기 드문 수치다. 대표 브랜드 '불닭볶음면'을 앞세운 삼양식품은 외국에 생산 공장은 없다. 하지만 제품 10개 중 8개가 외국에서 판매될 만큼 수출 비중이 높았다. 환율 상승(원화 약세)도 수출 비중이 높은 삼양식품에 유리하게 작용했다. 공격적인 글로벌 유통망 확대 전략이 성과를 나타내고 있다.

12 K-팝 아이돌 문화·한국의 전통에 대한 높은 이해도와 함께 작품의 완성도로 호평을 받고 있는 넷플릭스 미국 애니메이션 '케이팝 데몬 헌터스(K-Pop Demon Hunters·케데헌)'가 신드롬을 일으키고 있는 가운데, 마침내 넷플릭스에서 가장 많이 본 영화가 됐다. 2025년 8월 27일 넷플릭스 홈페이지 투둠에 따르면, '케이팝 데몬 헌터스' 누적 시청 수는 2억3,600만으로 집계돼 이 플랫폼 영화 부문 역대 1위를 차지했다. 이전까지는 2021년 11월 공개된 드웨인 존슨·라이언 레이놀즈 주연 액션 스릴러 영화 '레드 노티스'(2억3,090만 시청 수)가 정상을 지켜왔다.

국은 오랫동안 스킨케어 마니아들의 성지로 꼽힌 나라이고, K주사 리쥬란 성공도 K뷰티에 대한 높은 관심 덕분'이라고도 설명했다.[13] K주사 리쥬란은 20국에서 사용이 승인됐으나 미국에선 아직 FDA 승인을 받지 못했다. K주사 리쥬란은 미국과 가까운 캐나다에선 승인이 났지만 가격이 우리나라의 두 배가량으로 상대적으로 비싼 편이다. 미국인 관광객들이 'K주사'를 맞으러 대한민국까지 오는 것이다.

리쥬란 같은 K주사, K리프팅을 찾아 한국을 찾는 관광객은 계속 증가하고 있다. 한국관광데이터랩에 따르면 2025년 초 약 1,078억원이었던 외국인 의료 소비액은 지난 6월 기준 1,687억원으로 약 56% 늘었다. 이 중 53.16%가 피부과, 25.48%가 성형외과에서 소비됐다. 국내 의료 뷰티 기업들의 실적도 좋아지고 있다.[14]

선진 의료서비스 시스템과 인프라를 보유하고 있는 K의료 수출도 계속 증가하고 있다. 클래시스는 리프팅 기기 슈링크(해외명 울트라포머) 시리즈를 지금까지 글로벌 누적으로 1만9,000대 넘게 팔았다. 고주파 기기 볼뉴머도 글로벌 누적 판매 대수 2,000대를 돌파했다. 국내 기업 루트로닉이 미국 기업 사이노슈어와 합병해서 만든 사이노슈어 루트로닉의 고주파 의료기기 '세르프(XERF)'도 수출을 늘리고 있다. 2025년 8월엔 미국 FDA 허가를 받았고, 캐나다에서도 의료기기 허가를 완료하고 판매를 시작했다. 레이저 장비를 판매하는 원텍은 최근 자사 레이저 장비 파스텔과 파스텔 프로를 사우디아라비아 식약청(SFDA) 허가를 받고 수출을 시작했다. 표피 · 진피 병변 치료, 기미, 주근깨, 오타모반, 다양한 색상의 문신 제거, 여드름 흉터 및 모공 개선 등에 쓰이는 기기다. 시장조사업체 프리시던스 리서치에 따르면 전 세계 항노화 시장 규모는 2024년 기준 약 730억 달러(약 101조 9,200억원)에서 2034년까지 1,409억 4,000만 달러(약 196조 7,800억원)로 두 배 가까이 성장할 것으로 예상된다.

4. 헬스케어 경제를 선도하는 보건산업

보건산업은 인간의 건강과 관련된 상품 및 서비스를 제공하는 광범위한 분야이다. 데

13 리쥬란은 2014년 대한민국 피부 미용 전문 기업인 파마리서치가 처음 출시했다. 연어 DNA에서 추출한 생체 적합 물질인 폴리뉴클레오티드(PN)를 피부 진피층에 주입하는 방식의 주사제이다.

14 파마리서치는 2025년 2분기 1,406억원의 매출을 기록했다. 전년 동기보다 69% 증가했다. 영업이익은 전년 동기보다 82% 증가한 559억원이었다. '슈링크' '볼류머' 같은 미용 의료 장비로 알려진 의료 기기 업체 클래시스의 지난 2분기 매출액은 833억원으로 전년 동기 대비 42% 증가했다. 영업이익은 430억원으로 같은 기간 38% 증가했다.

이터의 『생애주기(수집 · 생산 → 저장 · 관리 → 가공 · 유통 → 분석 · 활용)』 과정에서 보건산업은 인간의 건강과 직결된 중요한 분야로, 끊임없이 발전하고 있는 산업이다. 개인의 삶의 질이 향상되고, 더 나아가 사회 전체의 건강 수준이 개선되고 있다. 보건산업 에는 예방, 진단, 치료, 재활 등의 모든 측면이 포함된다. 일반적으로 보건산업은 의료 산업 경제와 의료서비스, 제약, 의료기기, 헬스케어 식품, 디지털 헬스케어, AI 헬스케어 등으로 분류한다. 보건산업은 건강과 경제를 결합한 새로운 패러다임으로, 건강이 개인의 삶의 질뿐만 아니라 국가 경제성장의 중요한 동력이 된다는 개념이다. 즉, 건강을 유지하고 증진하기 위한 다양한 제품, 서비스, 시스템 등이 산업 경제 활동의 주요 부분을 차지하며, 이를 통해 사회 전체의 부가 창출되고 경제성장이 촉진되는 것을 의미한다.

1) 발전 배경

전 세계적으로 인구 고령화가 진행되면서 보건산업 서비스의 수요가 증가하고, 글로벌 보건산업 시장 규모가 급속히 확대되고 있다. NIH의 보고서 〈Digital Health: A Framework for Healthcare Transformation〉(2020)은 디지털 헬스 기술, 인공지능(AI), 원격의료의 발전이 보건산업 분야에 미치는 영향을 다룬다. 기술의 발전은 보건산업 접근성을 높이고, 치료의 효율성과 품질을 개선하여 보건산업 경제의 성장을 이끄는 주요 요인으로 작용하고 있다. 특히 디지털 혁신을 통해 의료기술의 발전은 진단과 치료의 정확성을 높이고, 환자의 편의를 증진시키고 있다. 다양한 디지털 헬스케어 기술이 개발되면서 더 많은 사람들이 쉽게 의료서비스를 이용할 수 있게 되었다. 또한 개인의 유전자 정보 등을 바탕으로 한 맞춤형 의료가 발전하면서 더 효과적인 치료가 가능해졌다.

다양한 보건산업 서비스의 확대는 헬스케어 비용의 증가와 헬스케어 접근성 향상으로 이어지면서, 보건산업 경제의 중요한 발전 배경 요인으로 작용하고 있다. CMS의 〈National Health Expenditure Accounts〉(2023) 보고서에 따르면, 미국의 보건산업 지출이 GDP의 약 18%를 차지하며, 이는 지속적인 비용 상승을 반영한다.[15] 또한, OECD의 〈Health at a Glance〉(2021) 보고서는 보건산업 비용의 증가와 이를 해결하기 위한 정책적 노력을 설명하고 있다. 보건산업 비용의 증가는 보건산업 경제의 중요한 발전 요인으로 작용한다고 설명한다.

보건산업 접근성 향상과 관련하여, World Bank의 〈Universal Health Coverage:

15 Centers for Medicare & Medicaid Services (CMS), "National Health Expenditure Accounts", 2023.

The Path Forward〉(2019) 보고서는 저소득 및 중소득 국가에서의 보건산업 접근성을 향상시키기 위한 노력과 정책을 설명하고 있다. 접근성 향상은 보건산업 시장의 확대와 보건산업 경제의 성장을 지원하는 중요한 요소로 작용한다는 것이다.[16] 그리고 건강관리에 대한 인식 변화도 발생하고 있다. Pew Research Center의 〈Health Care in America: What Does the Public Think?〉(2022) 보고서는 사람들이 건강관리에 대한 인식이 변화하고 있으며, 예방적 건강관리와 웰빙에 대한 관심이 증가하고 있음을 설명한다. 이러한 인식 변화는 개인 맞춤형 헬스케어 서비스의 수요를 증가시키고, 보건산업 경제의 성장을 촉진하는 요인으로 작용하고 있다.[17]

글로벌 보건산업 시장 규모에 대한 연도별 자료를 찾는 것은 구체적인 데이터와 신뢰할 수 있는 출처가 필요하다. 일반적으로 이러한 자료는 시장조사기관, 산업 보고서, 그리고 기업의 연례 보고서 등을 통해 제공된다. 첫째, 글로벌 조사기관에서 발표한 시장조사 보고서가 있다. 프리드먼(Frost & Sullivan), 그랜드 뷰 리서치(Grand View Research), 마켓 리서치 퓨처(Market Research Future), 인포매틱스(Infiniti Research), 딜로이트(Deloitte), 매킨지(McKinsey & Company), 유로모니터 인터내셔널(Euromonitor International) 등 여러 시장조사기관이 보건산업 시장에 대한 보고서를 발행한다. 이들 기관의 보고서는 시장 규모, 성장 추세, 지역별 데이터 등을 상세히 설명한다. 둘째, 글로벌 보건산업 기업들의 기업 연례 보고서가 있다. 대형 보건산업 기업들은 매년 연례 보고서를 발행하며, 이 보고서들에는 시장 규모와 성장 추세에 대한 정보가 포함될 수 있다. 셋째, 글로벌 주요 산업 협회 및 정부 기관이 발표하는 자료 및 보고서가 있다. 세계보건기구(WHO), 미국 보건복지부(HHS), 세계은행 등은 보건산업 관련 데이터와 통계 정보를 제공할 수 있다. 주요 시장조사기관의 보고서를 기준하여, 글로벌 보건산업 시장 규모를 추정할 수 있다. 2010년 글로벌 보건산업 시장 규모 약 6.8조 달러, 2015년 약 8.0조 달러, 2020년 약 11.5조 달러, 2024년(예상) 약 14.8조 달러로 추정한다. 이 숫자는 각 기관의 보고서와 예측에 따라 다를 수 있으며, 특히 COVID-19 팬데믹 이후 보건산업 시장의 변화가 큰 영향을 미쳤다.[18] 이 외에도 각 시장조사기관의 웹사이트나 산

16 World Bank, "Universal Health Coverage: The Path Forward", 2019.

17 Pew Research Center, "Health Care in America: What Does the Public Think?", 2022.

18 대표적인 참고자료들: Grand View Research - "Healthcare Market Size, Share & Trends Analysis Report By Service, By Region, And Segment Forecasts, 2024 - 2030"; Frost & Sullivan - "Global Healthcare Market Report 2024"; Market Research Future - "Healthcare Market Research Report - Forecast to 2030"; World Health Organization(WHO) - "Global Health Estimates" 등

[표 1-4] 보건산업의 주요 구성 요소

구분	주요 구성 요소
의약품 산업	신약 개발, 생산, 유통
의료기기 산업	의료 장비 개발, 생산, 유통
건강식품 산업	건강 기능 식품 개발, 생산, 유통
의료서비스 산업	병원, 의원, 약국 등 의료서비스 제공
바이오 기술 산업	유전자 치료, 줄기세포 치료 등 첨단 바이오 기술 개발
디지털 헬스케어 산업	의료 정보 시스템, 원격의료 등 IT 및 ITC 기술 기반 헬스케어 서비스

업 보고서를 통해 구체적인 연도별 데이터와 예측치를 확인할 수 있다.

보건산업은 개인의 건강을 유지하고 증진하기 위한 서비스와 제품을 제공하는 다양한 분야로 구성된 광범위한 산업이다. 보건산업은 의료서비스 제공, 의약품 및 의료기기 제조, 건강관리 서비스, 헬스케어 기술 등 다양한 요소를 포함하며, 경제와 사회에 중요한 영향을 미친다. 즉, 보건산업은 개인과 사회의 건강증진을 위한 핵심적인 역할을 하며, 경제와 사회 전반에 걸쳐 중요한 영향을 미친다. 이 산업의 발전은 건강증진과 질병 예방, 치료, 관리를 통한 삶의 질 향상에 기여하고 있다. 따라서 보건산업 경제는 건강과 관련된 모든 제품 및 서비스를 생산하고 유통하는 산업 분야의 경제 활동을 의미한다. 즉, 의약품, 의료기기, 건강식품, 의료서비스, 디지털 헬스케어 등 건강과 직접적으로 관련된 모든 산업 분야를 포함하는 광범위한 개념이다. 보건산업 경제는 우리가 건강을 유지하고 증진하기 위해 필요한 모든 것들을 만들고 판매하며, 이를 통해 경제적 가치를 창출하는 활동이라고 할 수 있다.

2) 보건산업의 주요 특징과 발전

데이터의 『생애주기(수집 · 생산 → 저장 · 관리 → 가공 · 유통 → 분석 · 활용)』 과정에서 보건산업 경제는 인간의 건강과 복지를 목표로 하는 다양한 상품과 서비스를 포함하는 복합적인 산업 경제이다.

(1) 다양성과 복잡성을 고려한 통합적 보건산업 시스템

보건산업은 여러 하위 산업으로 구성되어 있으며, 각 분야는 상호 연관성이 있다. 보건산업과 의료서비스, 제약, 의료기기, 보건산업 식품, 디지털 헬스케어, AI 헬스케어 등이 대표적인 예이다. 이러한 복잡성은 산업 내 협업과 통합의 필요성을 강조한다. 첫째, 통합적 보건산업 시스템의 필요성이다. WHO의 〈Global Strategy on Human Resources for Health: Workforce 2030〉(2016) 보고서는 통합적 보건산업 시스템의 필요성을 강조한다. 이 보고서는 다양한 보건산업 제공자와 시스템 간의 협업이 환자 중심의 효율적인 치료를 제공하는 데 중요하다고 설명한다. 통합적인 접근 방식은 보건산업 서비스의 질을 향상시키고, 자원의 효율적인 사용을 촉진한다.[19] 둘째, 예방적 건강관리와 웰빙의 강조이다. Journal of Preventive Medicine and Public Health의 〈Trends in Preventive Health Care〉(2022) 보고서는 예방적 건강관리와 웰빙의 강조가 보건산업 경제의 중요한 특징 중 하나라고 지적한다. 예방적 접근법은 질병을 사전에 예방하고, 건강을 유지하는 데 초점을 맞추며, 이는 보건산업 비용 절감과 더 나은 건강 결과를 가져오는 데 기여하고 있다.[20] 셋째, 보건산업 경제는 환자 중심 접근으로 발전한다. 현대 보건산업은 환자 중심 접근을 강조한다. 이는 환자의 경험, 선호도, 요구를 반영하여 개인 맞춤형 치료와 케어를 제공하는 것을 의미한다. 환자의 참여와 자가 관리도 중요한 요소로 부상하고 있다. 넷째, 보건산업 경제는 급속히 글로벌화가 되고 있다. 보건산업은 전 세계적으로 연결되어 있다. 글로벌 제약 회사, 의료기기 제조업체, 의료서비스 제공자는 다양한 국가에서 활동하고 있으며, 국제 협력과 표준화가 중요한 역할을 한다. 다섯째, 보건산업 경제는 다양한 접근성을 요구하고 있다. 모든 사람들이 양질의 보건산업 서비스를 이용할 수 있도록 하는 접근성은 중요한 이슈이다. 특히 개발도상국이나 의료 취약 지역에서는 의료서비스의 접근성을 높이기 위한 다양한 노력이 필요하다.

(2) 규제 강화와 윤리적 고려

보건산업은 인간의 생명과 건강에 직접적인 영향을 미치므로 엄격한 규제를 받는다. 각국의 식약청(FDA, EMA 등)과 보건당국은 약물과 의료기기의 승인, 생산, 유통을 철저히 관리한다. 특히 건강 데이터의 중요성과 개인 정보 보호의 규제가 이슈화하고 있다. ONC의 〈Federal Health IT Strategic Plan: 2020–2025〉(2020) 보고서는 보건산업 데이터의 중요성과 개인 정보 보호 문제를 설명한다. 건강 데이터의 수집과 분석은

19 World Health Organization (WHO), "Global Strategy on Human Resources for Health: Workforce 2030", 2016.

20 Journal of Preventive Medicine and Public Health, "Trends in Preventive Health Care", 2022.

치료의 질을 개선하고, 예방적 건강관리를 가능하게 하지만, 동시에 개인 정보 보호와 데이터 보안의 중요성이 커지고 있다. 이러한 데이터 관리와 보호의 규제는 보건산업 경제의 핵심 요소로 작용한다. 또한 보건산업은 윤리적 문제와 밀접한 관련이 있다. 임상시험의 윤리성, 개인정보 보호, 환자의 권리 등이 중요한 이슈로 다뤄진다. 보건산업의 신뢰성과도 직결된다.

(3) 연구 및 개발(R&D) 중심과 기술 혁신

보건산업은 지속적인 연구 및 개발(R&D)에 의존한다. 신약 개발, 혁신적인 의료기기 개발, 새로운 치료법 연구 등이 포함되며, 이는 막대한 시간과 자금이 소요되는 과정이다. 의료기술의 혁신은 보건산업의 핵심 요소이다. 인공지능(AI), 빅데이터, 유전자 분석, 원격의료 등 첨단 기술이 진단, 치료, 예방을 혁신적으로 변화시키고 있다. 이는 의료서비스의 효율성과 정확성을 높이며, 환자 맞춤형 치료를 가능하게 한다. 빠른 기술 혁신은 디지털 헬스케어의 확대로 이어진다. NIH의 보고서 〈Digital Health: A Framework for Healthcare Transformation〉(2020)은 디지털 헬스케어 기술의 혁신과 확산이 보건산업 경제의 주요 특징 중 하나라고 강조한다.[21] 이는 원격진료, 모바일 건강 애플리케이션, 웨어러블 기기 등의 발전을 포함하며, 환자 맞춤형 치료와 관리의 가능성을 확대하고 있다. 기술의 발전은 보건산업 서비스의 접근성과 효율성을 개선하며, 시장의 빠른 성장을 촉진한다.

인구 고령화와 만성질환의 증가로 인해 보건산업에 대한 수요가 꾸준히 증가하고 있다. 이는 만성질환 관리, 재활 서비스, 노인 돌봄 서비스 등에 대한 수요 증가로 이어진다. AI 기술이 빠르게 발전하면서 안티에이징(Anti-Aging) 분야에서도 혁신적인 변화가 일어나고 있다. AI는 유전체 분석, 맞춤형 헬스케어, 피부 관리, 약물 개발, 재생 치료 등 다양한 방식으로 노화 과정을 늦추고, 심지어 역전시키는 역할을 한다.

(4) 인구 고령화 및 만성질환 증가

전 세계적으로 인구 고령화가 진행됨에 따라 만성질환(예: 당뇨, 심혈관 질환) 환자가 증가하고 있다. 이에 따라 장기적인 치료와 관리가 필요한 환자를 위한 보건산업 서비스의 수요가 크게 증가하고 있다. 특히 베이비부머 세대의 고령화와 슈퍼센티네리언

---

21 National Institutes of Health (NIH), "Digital Health: A Framework for Healthcare Transformation", 2020.

(Supercentenarian)의 등장이다. 슈퍼센티네리언은 110년 이상 생존한 사람을 의미한다. WHO의 〈World Report on Ageing and Health〉(2015)에서는 전 세계적으로 인구의 고령화가 빠르게 진행되고 있으며, 60세 이상의 인구가 2020년에 12억 명에 달한다고 보고하고 있다. 보건산업 서비스에 대한 수요 증가를 초래하며, 보건산업 경제의 성장을 촉진하는 중요한 배경 중 하나이다.

(5) 비용 관리의 중요성

보건산업에서는 비용 효율성이 중요한 문제이다. 의료비용의 상승은 정부, 보험회사, 개인 모두에게 큰 부담이 되므로, 비용 관리와 효율적인 자원 배분이 중요하다. 비용 증가와 의료서비스의 고급화와 관련하여 CMS의 〈National Health Expenditure Accounts〉(2023) 보고서는 보건산업 비용이 지속적으로 증가하고 있으며, 이는 고급화된 의료서비스와 첨단 기술 도입에 기인한다고 설명한다.[22] 높은 비용은 의료서비스의 질을 높이는 동시에, 경제적 부담을 증가시키고, 비용 절감과 효율성을 목표로 하는 혁신적인 접근 방식을 요구한다.

(6) 공공 및 민간 부문의 협력과 보험 및 재정 메커니즘

보건산업은 공공 및 민간 부문의 협력이 필수적이다. 공공 부문은 보건 정책 수립과 규제, 공공의료 서비스 제공을 담당하며, 민간 부문은 병원, 약국, 의료기기 제조업체 등 다양한 분야에서 활동한다. 이들 간의 협력은 보건 시스템의 효율성과 접근성을 높이는 효과가 발생하고 있다.

보건산업은 건강보험, 민간보험, 공공 의료보장 시스템 등 다양한 재정 메커니즘에 의해 운영된다. 이러한 시스템은 개인이 필요할 때 의료서비스를 받을 수 있도록 재정적 지원을 제공하는 중요한 역할을 한다.

3) 보건산업의 주요 성과 사례

보건산업의 비즈니스 모델은 산업의 세부 영역(예: 제약, 의료기기, 디지털 헬스케어, 병원 서비스 등)에 따라 다양하지만, 공통적으로 환자 중심의 가치 창출, 데이터 활용, 규제 기반 수익화 구조, 공공-민간 협력 구조를 기반으로 진화하고 있다. 보건산업의 주

22 Centers for Medicare & Medicaid Services (CMS), "National Health Expenditure Accounts", 2023.

요 성과 사례들은 질병 예방, 치료, 관리의 새로운 지평을 열며 개인과 공중보건에 큰 영향을 미쳤다. 보건산업의 주요 성과들은 헬스케어 경제의 보건산업이 기술적 진보와 혁신을 통해 인류 건강을 향상시키는 데 중요한 역할을 하고 있음을 보여준다. 새로운 치료법과 기술은 질병 치료뿐만 아니라 예방과 관리에서도 큰 변화를 가져왔으며, 이는 건강한 사회를 만드는 데 필수적이다.

[표 1-5] 보건산업 비즈니스 모델의 진화 방향

과거	현재	미래
공급자 중심	환자 중심	데이터 기반 예측/맞춤형
치료 중심	예방 + 치료	예측 + 관리 + 건강 수명 연장
오프라인 대면	디지털 전환	AI/메타버스 기반 가상케어
단기 수익 모델	지속가능 구독모델	가치 기반 보상(Value-based care)

(1) 백신 개발과 예방접종 사례: COVID-19 백신 개발(Pfizer-BioNTech, Moderna, AstraZeneca 등)

mRNA 기술을 활용하여 역사상 가장 빠르게 개발된 백신 중 하나로, 팬데믹의 확산을 막는 데 중요한 역할을 했다. 빅데이터 기반 AI기술을 활용해, 백신 개발과 임상 절차 및 기간을 효율적으로 처리하여 신속하게 백신 공급과 예방접종을 가능하게 했다. 오픈 이노베이션(Open Innovation) 기반의 대규모 글로벌 협력을 통해 백신의 빠른 배포 및 접종이 이루어 졌다. 높은 예방 효과를 보여주며, 중증 예방에 특히 큰 효과를 발휘했다.

(2) 정밀의학의 발전 사례: HER2 양성 유방암 치료제 허셉틴(트라스투주맙)

허셉틴(Herceptin, 트라스투주맙 · Trastuzumab)으로 개인 맞춤형 치료가 가능했다. 특정 유전자 변이를 가진 환자에게 맞춤형 치료를 제공, 치료 효과를 극대화하는 결과를 낳았다. 정밀 진단 도구 사용과 환자의 유전자 프로파일을 분석하여 최적의 치료법 선택이 가능하다. 치료 성과의 향상과 HER2 양성 유방암 환자의 생존율과 삶의 질을 크게 개선한다.

(3) 면역항암제 개발 사례: 면역관문 억제제 키트루다(펨브롤리주맙)와 옵디보(니볼루맙)

키트루다(Keytruda, 펨브롤리주맙 · pembrolizumab)과 옵디보(Opdivo, 니볼루

맙 · nivolumab) 개발을 통해 면역 요법으로 환자의 면역체계를 활성화하여 암세포를 공격하도록 유도한다. 여러 암종에 대해 효과를 보이며, 특히 흑색종, 폐암 등에서 뛰어난 성과를 보였다. 새로운 혁신적 치료법을 제공한다. 기존의 화학요법과 병행하여 사용되며, 치료 성과와 환자 생존율을 향상시킨다.

(4) 유전자 치료 사례: 유전자 치료제 럭스타나(보레티게네 네파르보베츠)

럭스타나(Luxturna, 보레티게네 네파르보베츠 · voretigene neparvovec)는 유전 질환 치료를 통하여 유전자 돌연변이로 인한 망막질환을 치료, 실명을 예방할 수 있다. 한 번의 유전자 치료로 오랜 기간 효과를 유지할 수 있다. 첨단 기술 활용 측면에서, 아데노연관바이러스(AAV, Adeno-Associated Virus) 벡터를 사용한 유전자 전달 기술을 적용한다.

(5) 원격의료 및 디지털 헬스케어 사례: 텔라닥 헬스, 암웰 등의 원격진료 플랫폼

텔라닥 헬스(Teladoc Health), 암웰(Amwell) 등의 원격진료 플랫폼을 통해 환자들이 시간과 장소의 제약 없이 의료서비스를 받을 수 있도록 한다. COVID-19 팬데믹 동안 대면 접촉을 최소화하며 안전한 진료를 제공한다. 의료비용 절감 및 의료서비스 접근성 향상이 발생한다.

(6) 항바이러스 치료제 개발 사례: 항레트로바이러스 치료(ART)로 사람면역결핍바이러스(HIV) 관리

항레트로바이러스 치료(ART, antiretroviral therapy)를 통해 사람면역결핍바이러스(HIV) 환자의 바이러스 수치를 낮추고 면역 체계의 회복을 촉진한다. 사람면역결핍바이러스(HIV)를 만성질환으로 관리할 수 있게 되어 환자의 삶의 질을 크게 향상할 수 있다. 바이러스 억제 수준 유지로 다른 사람에게 HIV 전파 위험을 감소하고 있다.

5. 글로벌 보건산업 시장

헬스케어 경제를 선도하는 보건산업은 전 세계적으로 중요한 역할을 하며, 그 특성상 여러 요인이 복합적으로 작용하는 글로벌 시장을 형성하고 있다. 즉, 글로벌 보건산업의 복잡성과 중요성을 잘 보여준다. 글로벌 보건산업은 인류의 건강과 복지에 직접적인 영향을 미치며, 경제적, 사회적, 윤리적 측면에서 중요한 역할을 하고 있다.

1) 글로벌 보건산업 시장의 발전 잠재력과 전망

데이터의 『생애주기(수집 · 생산 → 저장 · 관리 → 가공 · 유통 → 분석 · 활용)』 과정에서 글로벌 보건산업 시장의 발전 잠재력과 전망은 여러 요인에 의해 강력하게 영향을 받고 있다.

(1) 시장 규모 및 성장률

글로벌 보건산업 시장은 현재 급격히 성장하고 있다. 시장조사기관인 마켓츠앤마켓츠(MarketsandMarkets)의 보고서에 따르면, 2023년 글로벌 보건산업 시장 규모는 약 12조 달러에 달하며, 2028년까지 연평균 성장률(CAGR) 8% 이상을 기록할 것으로 예상된다.

보건산업은 거대한 시장 규모(수조 달러 규모)의 글로벌 시장을 형성하고 있다. 이 시장은 의약품, 의료기기, 건강관리 서비스 등 여러 분야로 나뉘며, 각각의 시장도 매우 크다. 인구 고령화, 만성질환의 증가, 기술 발전에 따른 새로운 치료법 개발 등으로 인해 보건산업의 성장세는 꾸준하다. 특히 신흥국의 경제성장과 함께 의료서비스에 대한 수요도 급증하고 있다.

(2) 기술 혁신

디지털 혁신이 가속화되면서 디지털 보건산업 시장의 확대가 주목받고 있다. 원격진료, 웨어러블 기기, 헬스케어 앱 등이 빠르게 발전하고 있다. 예를 들어, GlobalData의 보고서에 따르면, 2024년까지 헬스케어 디지털 솔루션 시장은 약 3,000억 달러 규모에 이를 것으로 예상된다. 또한 급속히 인공지능 시대로 진입하고 있다. AI와 머신러닝은 진단, 치료 계획, 약물 개발 등 다양한 분야에서 활용되고 있다. McKinsey의 연구에 따르면, AI는 헬스케어 비용을 20-30% 절감할 수 있는 잠재력을 지니고 있다.

기술 혁신이 가속화되면서 디지털 헬스케어 발전으로 이어지고 있다. 원격의료, 전자의료기록(EMR), 인공지능(AI) 기반 진단 도구 등 디지털 헬스케어 솔루션이 급속히 확산되고 있다. 이는 의료서비스의 효율성과 접근성을 높이는 데 기여하고 있다. 정밀 의학과 개인 맞춤형 치료가 제공되고 있다. 유전자 분석 기술의 발전으로 질병 예방 및 치료에서 개인화된 접근이 가능해지고 있다.

구체적인 사례로 2025년 3월 ABC 뉴스 등 현지 매체에 따르면 호주 스타트업 코티컬랩스(Cortical Labs)는 스페인 바르셀로나에서 진행되는 세계 최대 이동통신 전시회

'MWC(Mobile World Congress) 2025'에서 바이오 컴퓨터 'CL1'을 공개했다. 인간의 뇌 세포로 작동하는 컴퓨터는 공상과학(SF) 영화에서나 볼 법한 소재였다. 하지만 코티컬 랩스는 실제 현실에 재현했다. 인간 뇌세포로 작동하는 세계 최초의 상업용 바이오 컴퓨터를 공개해 주목 받고 있다. 즉, 혈액 샘플에서 유도줄기세포(IPS)를 만드는 과정에서 신경세포를 배양하고 이를 실리콘 칩 위에 배치해 전기적 자극을 주고받을 수 있는 생체 네트워크를 만들어냈다. 외부 컴퓨터 없이도 자체적으로 동작이 가능한 세계 최초 생체 뉴런 시스템이다. CL1은 살아있는 세포로 동작하기 때문에 마치 실험실같은 생명 유지 시스템으로 구성돼 있다. 펌프, 가스, 온도 조절 장치로 신경 세포는 최대 6개월 간 생명을 유지하며 컴퓨터칩처럼 동작하게 된다.[23]

(3) 인구 구조 변화와 의료비용 증가

현대적 의료기관과 서비스가 제공되면서 노령 인구가 증가하고 있다. 세계적으로 고령 인구가 급증하고 있다. UN의 보고서에 따르면, 2050년까지 65세 이상의 인구가 전 세계 인구의 약 16%를 차지할 것으로 보인다. 노인성 질병 관리와 장기 요양 서비스에 대한 수요를 증가시키며, 보건산업 시장의 성장을 견인할 것이다. 또한 다양한 만성질환이 증가하고 있다. 당뇨병, 심혈관 질환 등 만성질환이 증가하면서 지속적인 관리와 치료에 대한 수요가 높아지고 있다. WHO의 통계에 따르면, 만성질환으로 인한 사망자는 전 세계 사망 원인의 약 71%를 차지한다.

보건산업은 높은 R&D 비용, 복잡한 규제, 높은 품질 요구 등으로 인해 비용 구조가 높다. 이는 전 세계적으로 의료비 상승의 원인이 된다. 각국은 공공 건강보험, 민간 보험 등을 통해 의료비를 관리하고 있으나, 고령화와 만성질환의 증가로 재정적 부담이 커지고 있다.

(4) 보건산업 정책과 규제

각국의 보건 당국은 엄격한 규제와 인증 절차를 통해 의약품, 의료기기 등의 안전성과 효능을 보장한다. 미국의 식품의약국(FDA), 유럽의 의약품청(EMA), 일본의 의약품의료

23 생물학적 지능 운영 체제(biOS)는 뉴런을 통해 코드를 배포하고 컴퓨팅 작업을 수행할 수 있도록 한다. 연구팀은 "매우 빠르고 유연하게 학습하기 때문에 챗GPT와 같은 기존의 대규모 언어 모델(LLM)을 훈련하는데 사용하는 기존 AI칩을 앞지른다"고 설명했다. 효율적인 학습 외에도 전력 소모면에서도 이점을 가진다. 현존하는 AI를 구동하기 위해서는 엄청난 양의 전력이 소모되는데, CL1은 스택 당 약 850-1000와트의 전력만 소모하면서도 프로그램이 가능하다.

기기종합기구(PMDA) 등이 대표적인 규제기관이다. 규제 요건은 지역마다 다를 수 있으며, 이는 글로벌 시장 진출 시 추가적인 도전 과제를 제시한다. 다국적 기업들은 다양한 시장의 규제를 준수하기 위해 상당한 노력을 기울여야 한다.

또한 여러 국가 및 정부에서 건강보험과 관련된 정책을 강화하고 있다. 예를 들어, 미국의 환자보호 및 부담적정보험법(Patient Protection and Affordable Care Act, PPACA)과 같은 정책은 보건산업 접근성을 높이고 있다. 이러한 정책은 보건산업 시장의 성장을 지원하는 중요한 요소이다. 또한 데이터 보호 규제가 강화되고 있다. 헬스케어 데이터의 보호와 관련된 규제가 강화되고 있다. 유럽 일반 데이터 보호 규정(GDPR)은 데이터 보호에 대한 기준을 강화하여 헬스케어 기업들이 데이터 관리와 보안에 더욱 신경을 쓰게 만든다.

(5) 투자와 M&A 활동

보건산업 분야는 많은 벤처 캐피탈과 기업의 투자를 집중적으로 받고 있다. 피치북(PitchBook)의 데이터에 따르면, 2023년 헬스케어 스타트업에 대한 투자는 700억 달러를 초과했다. 또한 대형 헬스케어 기업들의 인수합병(M&A) 활동도 활발하게 진행되고 있다. 이는 기술적 혁신과 시장 확장을 가속화하는데 기여하고 있다.

글로벌 기업 화이자(Pfizer), 존슨앤드존슨(Johnson & Johnson), 노바티스(Novartis), 로슈(Roche), 사노피(Sanofi) 등과 같은 대형 다국적 제약 및 의료기기 회사들이 시장을 주도하고 있다. 글로벌 제약기업은 연구개발(R&D)과 마케팅에 막대한 투자를 하며, 글로벌 공급망을 통해 제품을 전 세계에 제공한다. 다국적 기업들은 기술 이전, 현지 생산, 현지 파트너와의 협력 등을 통해 지역 시장에 적응하고 있다. 오픈 이노베이션(Open Innovation) 전략을 통한 협력이 가속화되고 있다.

아시아 및 아프리카의 성장이 주목 받고 있다. 중국, 인도, 브라질 등 신흥국에서 중산층의 증가와 함께 의료서비스에 대한 수요가 급증하고 있다. 이들 시장은 높은 성장 가능성을 지니고 있어 많은 글로벌 기업들이 주목하고 있다. 경제성장과 함께 의료 인프라의 개선이 이루어지고 있으며, 이는 지역 사회의 보건 수준을 높이고 있다.

(6) 윤리적 및 사회적 문제

고가 의약품에 대한 접근성이 제한되는 문제는 글로벌 보건에서 중요한 윤리적 문제이다. 특히 저소득 국가에서는 필수 의약품의 공급이 큰 문제로 남아 있다. 전염병 대응,

백신 배포, 의료서비스의 형평성 등 다양한 글로벌 공중 보건 이슈들이 지속적으로 부각되고 있다.

글로벌 보건산업 시장은 기술 혁신, 인구 구조 변화, 정책 및 규제, 투자 및 M&A 활동 등 여러 요인에 의해 지속적으로 발전할 것으로 보인다. 이러한 요소들은 시장의 성장을 가속화하며, 향후 5~10년 내에 보건산업 시장의 잠재력은 더욱 커질 것으로 예상된다. 추정치에 의하면, 글로벌 보건산업 시장 규모가 2025년 12.5조 달러, 2030년 15.7조 달러, 2035년 20.4조 달러로 급속히 발전할 전망이다.

[표 1-6] 글로벌 보건산업 시장규모, 2018~2022년(십억 달러)

구분		2018	2019	2020	2021	2022(E)	CAGR 최근 5년('18~'22) 연평균 성장률(%)
보건제조산업(A)		1,986	2,028	2,062	2,289	2,302	3.8
	제약	1,200	1,209	1,244	1,396	1,357	3.1
	의료기기	391	404	416	458	475	5.0
	화장품	395	414	403	435	470	4.4
의료서비스(B)		8,606	8,846	9,606	10,388	10,526	5.2
보건산업(A+B)		10,593	10,874	11,668	12,677	12,827	4.9

자료: 1) 한국보건산업진흥원(2024), "2023 보건산업 통계집", 12월, p.32.
2) 한국보건산업진흥원(2024), "2023 보건산업백서", 10월, p.46.

[표 1-7] 글로벌 보건산업 시장규모, 2023~2027년(십억 달러)

구분		2023(E)	2024(E)	2025(E)	2026(E)	2027(E)	CAGR 최근 5년('23~'27) 연평균 성장률(%)
보건제조산업 (A)		2,399	2,555	2,682	2,838	2,979	5.6
	제약	1,392	1,478	1,540	1,628	1,694	5.0
	의료기기	504	541	573	607	639	6.1
	화장품	503	536	570	604	646	6.4
의료서비스(B)		11,151	11,972	12,803	13,717	14,543	6.9
보건산업(A+B)		13,550	14,527	15,485	16,555	17,522	6.6

자료: 한국보건산업진흥원(2024), "2023 보건산업 통계집", 12월, p.32.

[표 1-8] 국내 보건산업 시장규모 총괄(억원)

구분		2018	2019	2020	2021	2022	CAGR(%)
보건산업	생산	431,194	458,559	498,638	550,270	582,785	7.8
	수출	162,553	180,589	253,669	291,245	313,195	17.8
	수입	128,522	143,585	151,769	188,843	193,904	10.8
	무역수지	34,032	37,004	101,900	102,402	119,290	–
	시장규모	397,162	421,555	396,738	447,869	463,495	3.9
GDP		18,981,926	19,244,981	19,407,262	20,801,985	21,617,739	3.3
제조업GDP		5,056,502	4,854,012	4,809,174	5,301,696	5,541,051	2.3
전산업	수출	6,655,275	6,320,539	6,047,733	7,374,642	8,831,576	7.3
	수입	5,888,828	5,867,218	5,518,303	7,039,247	9,448,935	12.5

자료: 1) 생산 · 수입: 식품의약품안전처, 생산 · 수입실적 보도자료 재가공
2) 수출: 한국보건산업진흥원, 한국무역통계진흥원 무역통계 재가공
3) GDP · 제조업GDP: 한국은행 경제통계시스템(ECOS)
4) 전산업 수출입: 한국무역협회 무역통계(K-stat)
5) 한국보건산업진흥원(2024), "2023 보건산업 통계집", 12월, p.37.

주: 1) 보건산업은 제약, 의료기기, 화장품산업을 포함
2) 무역수지=수출 - 수입, 시장규모=생산-수출+수입
3) 수출입액은 한국은행 원/달러 연평균 환율을 적용하여 계산함
4) CAGR은 최근 5년(2018~2022) 연평균 성장률을 의미함

6. 주요 국가들의 보건산업

보건산업은 전 세계적으로 중요한 산업 경제로, 각국의 보건산업 시스템은 그 나라의 경제, 문화, 정치적 상황에 따라 다양한 특징을 보인다. 이러한 다양한 접근 방식을 통해 각국은 국민의 건강과 복지 향상을 위해 노력하고 있다.

1) 미국의 보건산업

미국의 보건산업은 전 세계에서 가장 큰 규모와 복잡성을 자랑하며, 여러 가지 독특한 특징과 사례가 있다. 미국의 보건산업은 복잡하고 다양하며, 높은 비용과 혁신적인 기술, 전문화된 서비스가 특징이다. 미국의 보건산업 시스템은 주로 민간 보험에 의존하고 있으며, 혁신과 R&D에서 두각을 나타내고 있다.

(1) 미국의 보건산업의 주요 특징

코로나 시대 이후 미국의 보건산업 시장이 급속히 증가하고 있다. 미국의 보건산업의 주요한 특징으로는 다음과 같이 설명이 가능하다.

① 민간 보험 중심의 다양한 보험 옵션 제공

미국의 보건산업 시스템은 민간 보험이 중심으로, 고용주 제공 건강보험, 개인 건강보험, 정부 지원 보험(메디케어, 메디케이드) 등이 있다. 여러 보험사가 경쟁하면서 다양한 보험 상품과 서비스가 제공된다. 보험과 접근성 문제와 관련하여 HHS의 〈Health Insurance Coverage in the United States: 2022〉(2023) 보고서에서는 미국 내 보건산업 보험 커버리지의 변화와 불평등 문제를 설명한다. '환자보호 및 부담적정보험법(PPACA, Patient Protection and Affordable Care Act)'과 같은 정책들은 보험 가입률을 증가시켰지만, 여전히 일부 인구는 보건산업 접근성에 어려움을 겪고 있다. 보험 접근성의 향상은 보건산업의 중요한 특징 중 하나로, 이는 보건산업 비용과 품질에 직접적인 영향을 미친다.[24]

② 높은 비용 구조

미국은 의료서비스와 처방약의 비용이 매우 높다. 이는 병원, 약품, 의료기기 등 전반에 걸쳐 높은 가격 구조를 형성하고 있다. 보험료와 함께 본인 부담금(deductible, copayment)도 상당히 높은 편이다. 즉, 보건산업 비용의 급증이 발생한다. CMS의 〈National Health Expenditure Accounts〉(2023) 보고서에 따르면, 미국의 보건산업 지출은 GDP의 약 18%를 차지하며, 이는 세계에서 가장 높은 수준이다. 보건산업 비용의 급증은 주로 고급 의료기술, 만성질환의 증가, 고령화 인구 등에 기인한다. 이러한 비용 상승은 보건산업 시스템의 지속 가능성에 대한 우려를 낳고 있으며, 비용 절감을 위한 다양한 정책과 혁신이 필요하다.[25]

③ 혁신과 R&D

미국은 글로벌 제약 및 생명공학 산업을 선도하고 있으며, 신약 개발과 혁신적인 치

---

24 U.S. Department of Health & Human Services (HHS), "Health Insurance Coverage in the United States: 2022", 2023.

25 Centers for Medicare & Medicaid Services (CMS), "National Health Expenditure Accounts", 2023.

료법 연구에 막대한 투자를 하고 있다. 혁신적인 의료기기와 디지털 헬스케어 솔루션이 많이 개발되고 있다. 기술 혁신과 디지털 헬스케어의 확산이 연계되어 발전한다. NIH의 〈Digital Health: A Framework for Healthcare Transformation〉(2020) 보고서에서는 디지털 헬스케어의 중요성이 강조되고 있다. 원격의료, 모바일 건강 애플리케이션, 인공지능 기반의 진단 도구 등 기술 혁신이 보건산업의 접근성과 효율성을 크게 개선하고 있다. 이는 미국 보건산업 경제의 주요 발전 방향을 나타내며, 보건산업 서비스의 질 향상과 비용 절감에 기여하고 있다.[26]

④ 세계 최고의 전문화된 의료서비스 역량: 전문 의료 센터와 전문 의료 인력

세계적인 종합병원 및 의료기관(대학 등)과 전문 클리닉이 발달되어 있으며, 특정 질환에 특화된 의료 센터(예: 암 센터, 심장 센터)가 많다. 세계적 수준의 다양한 전문 분야의 의료 인력이 풍부하며, 높은 수준의 진료와 연구가 이루어지고 있다.

⑤ 정부 지원 정책과 프로그램

Medicare는 65세 이상 및 특정 장애인을 위한 연방 정부 프로그램으로, 기본적인 의료서비스를 제공한다. Medicaid는 저소득층을 위한 주 정부와 연방 정부가 공동으로 운영하는 프로그램으로, 주마다 제공 범위가 다르다. ACA(Affordable Care Act)는 모든 미국인이 보험을 가질 수 있도록 도입된 법안으로, 보험 가입 확대와 소비자 보호 강화가 주요 목표이다. 또한 미국 정부는 예방적 건강관리를 확대하고 있다. 〈Trends in Preventive Health Care〉(2022) 보고서에서는 예방적 건강관리의 중요성이 증가하고 있음을 설명한다. 예방적 접근은 질병을 예방하고 건강을 유지하는 데 초점을 맞추며, 이는 장기적으로 보건산업 비용을 절감하고자 한다. 미국은 예방적 건강 관리의 중요성을 인식하고 관련 정책을 추진하고 있으며, 이는 보건산업 경제의 핵심 요소로 자리 잡고 있다.[27] 그리고 헬스케어 데이터 관리와 개인 정보 보호에도 미국 정부가 집중하고 있다. ONC의 〈Federal Health IT Strategic Plan: 2020-2025〉(2020) 보고서에서는 헬스케어 데이터의 중요성과 개인 정보 보호 이슈를 설명한다. 건강 데이터의 수집과 분석은 보건산업 서비스의 질을 높이고, 치료의 개인화를

26 National Institutes of Health (NIH), "Digital Health: A Framework for Healthcare Transformation", 2020.

27 Journal of Preventive Medicine and Public Health, "Trends in Preventive Health Care", 2022.

가능하게 하지만, 동시에 데이터 보안과 개인 정보 보호에 대한 우려도 커지고 있다. 이 보고서는 데이터 관리와 보호가 보건산업 경제의 중요한 측면임을 강조한다.[28]

(2) 미국의 보건산업의 주요 성과 사례

미국의 보건산업의 주요한 성과 사례는 다음과 같이 설명이 가능하다.

① 메이요 클리닉(Mayo Clinic)

메이요 클리닉(Mayo Clinic)은 미국에서 가장 유명한 비영리 의료 센터 중 하나로, 고도로 전문화된 진료와 연구로 유명하다. 메이요 클리닉(Mayo Clinic)은 협력적인 다학제 진료 팀을 통해 복잡한 질환을 치료하며, 환자 중심의 진료를 제공한다.

② 카이저 퍼머넌트(Kaiser Permanente)

카이저 퍼머넌트(Kaiser Permanente)는 통합 의료 시스템을 운영하는 비영리 단체로, 보험, 병원, 클리닉을 모두 포함한 종합적인 서비스를 제공한다. 예방 의료와 환자 관리에 중점을 두며, 전자건강기록(EHR)을 활용한 통합 의료서비스를 제공한다.

③ 존스 홉킨스 메디슨(Johns Hopkins Medicine)

존스 홉킨스 메디슨(Johns Hopkins Medicine)은 세계적으로 유명한 학술 의료 센터로, 연구와 교육, 진료를 모두 지원하는 글로벌 의료기관이다. 혁신적인 의료 연구와 첨단 치료법 개발로 유명하며, 다양한 질환에 대한 전문 클리닉을 운영한다.

④ 클리블랜드 클리닉(Cleveland Clinic)

클리블랜드 클리닉(Cleveland Clinic)은 미국 내에서 가장 권위 있는 병원 중 하나로, 특히 심장과 혈관 질환 치료에서 세계적인 명성을 얻고 있다. 다학제 팀 접근법과 환자 중심의 케어를 강조하며, 많은 혁신적인 의료기술을 개발하고 있다.

⑤ 블루크로스 블루쉴드 협회(Blue Cross Blue Shield Association)

블루크로스 블루쉴드 협회(Blue Cross Blue Shield Association)는 미국의 주요 건

28 Office of the National Coordinator for Health Information Technology (ONC), “Federal Health IT Strategic Plan: 2020-2025”, 2020.

강보험 연합체로, 다양한 건강보험 상품을 제공하고 있다. 전국적으로 광범위한 네트워크를 가지고 있으며, 소비자들에게 다양한 선택지를 제공한다.

(3) 미국의 보건산업 시장 전망

미국 보건산업 경제의 중요한 성과 사례를 기반으로 미국의 보건산업 시장 발전이 전망된다.

[표 1-9] 미국 보건산업 시장 전망 : 2025-2035년

년도	시장 규모(단위: 조달러)
2025	4.2
2026	4.5
2027	4.8
2028	5.1
2029	5.4
2030	5.7
2031	6.0
2032	6.3
2033	6.6
2034	6.9
2035	7.2

자료: 1) Deloitte: Healthcare Outlook Report
2) Grand View Research: US Healthcare Market Forecast
3) McKinsey & Company: Healthcare Trends and Forecasts
4) Frost & Sullivan: Healthcare Market Analysis
5) Euromonitor International: US Healthcare Market Trends

2) 일본의 보건산업

일본의 보건산업은 공공 보험 시스템을 기반으로 설계된 고도로 조직화된 시스템이다. 일본의 보건산업은 공공 보험 시스템을 통해 모든 국민에게 양질의 의료서비스를 제공하는 데 중점을 두고 있다. 높은 의료 접근성과 고도화된 의료기술, 정기 건강검진을 통한 예방 의료 등이 주요 특징이다. 구체적으로 일본이 고령화 사회로 진입하면서, 보건산업 수요가 증가하고 있다. 일본의 MHLW 〈Annual Report on Health and Welfare〉(2022) 보고서에 따르면, 일본은 세계에서 가장 빠르게 고령화가 진행되고 있는 나라 중 하나이다.

65세 이상의 인구가 전체 인구의 약 30%를 차지하며, 이로 인해 만성질환 관리와 노인 돌봄 서비스에 대한 수요가 급증하고 있다. 고령화는 보건산업 비용의 증가와 시스템의 재편성을 필요로 하고 있다.[29] 특히 일본은 유니버설 보건산업 시스템을 운용하고 있다. OECD의 〈Health Systems Review: Japan〉(2020) 보고서에서는 일본의 유니버설 보건산업 시스템의 특징을 설명한다. 일본은 모든 시민이 보건산업 서비스에 접근할 수 있도록 보장하는 시스템을 갖추고 있으며, 보험료는 소득에 따라 차등 부과된다. 이 시스템은 의료 접근성을 높이고, 의료의 질을 유지하면서도 비용 효율성을 추구하고 있다.[30]

(1) 일본의 보건산업의 주요 특징

일본의 보건산업은 다음과 같은 주요 특징을 갖고 있다.

① 국민건강보험(NHI: National Health Insurance)

일본은 모든 국민이 의무적으로 건강보험에 가입해야 하는 보편적 의료보험 시스템을 운영하고 있는데, 크게 두 가지 주요 보험 체계로 운영되고 있다. 직장 건강보험은 직장인과 그 가족을 대상으로 하며, 고용주와 직원이 기여금을 분담한다. 국민건강보험은 자영업자, 학생, 퇴직자 등을 대상으로 하며, 지방자치단체가 운영한다. 의료서비스 비용의 경우, 일반적으로 환자는 의료서비스 비용의 30%를 부담하며, 나머지 70%는 보험으로 처리된다. 상한제도의 경우, 연간 의료비 지출에 상한을 두어 개인이 과도한 의료비를 부담하지 않도록 보호하는 제도가 있다.

② 의료 접근성 확대와 기술 혁신 가속화

병원과 클리닉이 전국에 고루 분포되어 있어 의료서비스 접근성이 매우 높다. 환자는 자신이 원하는 의료기관과 의사를 자유롭게 선택할 수 있다. 하지만 일본은 보건산업 인프라와 지역 격차 문제가 발생하고 있다. 〈Health Care Delivery in Japan: Challenges and Innovations〉(2021) 보고서에서는 일본 보건산업 인프라의 지역 격차 문제를 설명한다. 일본의 도시 지역과 농촌 지역 간의 보건산업 서비스 접근성 차이는 큰 문제로, 이를 해결하기 위해 정부는 원격의료서비스 확대, 의료 인력의 재배치, 지역 보건 정책 강화 등을 추진하고 있다.[31]

---

29 Ministry of Health, Labour and Welfare (MHLW), "Annual Report on Health and Welfare", 2022.
30 OECD, "Health Systems Review: Japan", 2020.
31 Japan Health Policy NOW, "Health Care Delivery in Japan: Challenges and Innovations", 2021.

첨단 의료기술을 보유한 일본은 로봇 수술, 정밀의학, 재생 의학 등 첨단 의료기술 분야에서 선도적인 역할을 하고 있다. 일본 정부와 민간 부문 모두에서 의료 연구 개발(R&D)에 대한 투자가 활발하다. AMED의 〈AMED Annual Report〉(2022) 보고서에서는 일본의 보건산업 연구와 첨단 기술의 발전을 설명한다. 일본은 의료 분야에서의 혁신을 위해 많은 자원을 투자하고 있으며, 유전자 연구, 로봇 수술, 맞춤형 치료 등에서 두각을 나타내고 있다. 이러한 연구는 일본의 보건산업 시스템의 질을 높이고, 글로벌 경쟁력을 강화하는 데 기여하고 있다.[32]

③ 예방 의료와 건강관리

예방 의료를 중시하여 정기적인 건강검진과 조기 진단 프로그램이 잘 발달되어 있다. 정부는 다양한 건강증진 프로그램과 공공 건강 캠페인을 통해 국민 건강을 촉진한다. 특히 예방적 건강관리와 건강증진에 집중하고 있다. MHLW의 "Health Promotion Act"(2019) 보고서에 따르면, 일본은 예방적 건강관리와 건강증진에 중점을 두고 있다. 이 법은 국민의 건강증진을 위한 프로그램과 정책을 지원하며, 예방적 접근이 만성질환의 발생을 줄이는 데 중요한 역할을 하고 있다. 건강검진, 금연 프로그램, 비만 관리 등의 노력이 포함된다.

(2) 일본의 보건산업의 주요 성과 사례

도쿄 대학 병원, 국립 암 센터, 다케다 제약 등은 일본 보건산업 경제의 우수성을 보여주는 대표적인 사례이다. 이러한 시스템과 사례들은 일본이 높은 건강 수준을 유지하고, 전 세계적으로도 모범적인 보건산업 시스템을 운영하고 있음을 나타낸다. 일본의 보건산업 경제는 다음과 같은 주요 성과 사례를 보유하고 있다.

① 도쿄 대학 병원

도쿄 대학 병원(The University of Tokyo Hospital)은 일본의 대표적인 대학 병원으로, 교육, 연구, 진료를 모두 아우르는 종합 의료 센터이다. 첨단 의학 연구와 고도화된 치료법을 제공하며, 다양한 전문 분야에서 최고 수준의 의료서비스를 제공한다.

---

32 Japan Agency for Medical Research and Development (AMED), "AMED Annual Report", 2022.

② 국립 암 센터

국립 암 센터(National Cancer Center)는 일본의 주요 암 연구 및 치료 기관으로, 암 예방, 진단, 치료, 연구를 포괄적으로 수행한다. 최신 암 치료 기술과 임상 시험을 통해 세계적인 수준의 암 치료를 제공한다.

③ 다케다 제약

다케다 제약(Takeda Pharmaceutical Company)은 일본의 대표적인 다국적 제약 회사로, 글로벌 시장에서 중요한 역할을 하고 있다. 혁신적인 신약 개발과 글로벌 헬스케어 솔루션 제공에 주력하며, 특히 항암제, 희귀병 치료제 분야에서 두각을 나타내고 있다.

④ 후지필름 의료 시스템

후지필름(Fujifilm)은 전통적인 필름 제조사에서 의료기기와 헬스케어 솔루션을 제공하는 후지필름 의료 시스템(Fujifilm Medical Systems)으로 변모하였다. 진단 이미징, 의료 IT 솔루션, 바이오의약품 등 다양한 헬스케어 제품과 서비스를 제공한다.

⑤ 로봇 수술 시스템

일본의 여러 병원에서 다빈치 로봇 수술 시스템(da Vinci Surgical System)을 도입하여, 최소 침습 수술을 통해 환자의 회복 시간을 단축하고, 수술의 정확성을 높이고 있다. 특히 도쿄와 오사카 등의 대형 병원에서 활발하게 사용되고 있다.

(3) 일본의 보건산업 시장 전망

[표 1-10] 일본 보건산업 시장 전망 : 2025-2035년

년도	시장 규모(단위: 조달러)
2025	1.1
2026	1.2
2027	1.2
2028	1.3
2029	1.3
2030	1.4
2031	1.4

2032	1.5
2033	1.5
2034	1.6
2035	1.6

자료: 1) Frost & Sullivan: Japan Healthcare Market Outlook
2) Grand View Research: Japan Healthcare Market Analysis
3) Deloitte: Healthcare Trends Japan
4) Euromonitor International: Japan Healthcare Market Trends

3) 중국의 보건산업

중국의 보건산업은 급속한 경제성장과 함께 빠르게 발전하고 있으며, 정부의 적극적인 지원과 개혁을 통해 양질의 의료서비스를 제공하려는 노력을 기울이고 있다. 보건산업 시스템의 개혁과 발전이 구체화되고 있다. NHC의 〈China Health Statistical Yearbook 2022〉 보고서는 중국의 보건산업 시스템 개혁과 발전을 설명한다. 중국 정부는 2009년부터 보건산업 시스템 개혁을 추진해 왔으며, 이 보고서는 헬스케어 서비스 접근성 확대, 의료 인프라 개선, 그리고 의료 보험 시스템 강화 등의 성과를 보였다. 특히, 도시와 농촌 지역 간의 의료 접근성을 개선하기 위한 다양한 정책이 시행되고 있다.[33]

(1) 중국의 보건산업의 주요 특징

① 공공 및 민간 보험 체계

중국의 공공 건강 보험은 도시와 농촌 주민을 대상으로 한 다양한 프로그램이 있으며, 대부분의 중국 국민이 공공 건강 보험에 가입되어 있다. 도시 근로자 기본 의료 보험(UEMI)은 도시 지역의 근로자를 위한 보험으로, 고용주와 근로자가 보험료를 분담한다. 도시 주민 기본 의료 보험(URBMI)은 도시 거주자와 학생, 자영업자를 위한 보험으로, 개인이 보험료를 부담한다. 신형 농촌 협동 의료 보험(NCMS)은 농촌 주민을 위한 보험으로, 정부와 개인이 보험료를 분담한다. 그 외 공공 보험을 보완하는 형태로 민간 보험이 존재하며, 중산층과 고소득층을 중심으로 민간 보험 가입이 증가하고 있다. 중국은 건강 보험 제도를 확대하고 있다. World Bank의 〈China Health Insurance

33 National Health Commission of the People's Republic of China (NHC), "China Health Statistical Yearbook 2022", 2022.

Coverage and Access: Progress and Challenges〉(2021) 보고서는 중국의 건강 보험 제도 확장에 대한 내용을 설명한다. 중국은 건강 보험 제도를 전국적으로 확대하였으며, 이는 전체 인구의 거의 95% 이상을 지원한다. 기본 의료 보험, 상해 보험, 그리고 기타 보조 보험을 포함하여, 국민들의 보건산업 접근성을 크게 향상시키고 있다.[34] 그러나 대도시의 의료 접근성은 높은 편이지만, 농촌 지역과 일부 내륙 지방에서는 의료서비스 접근성에 차이가 있다. 공공 건강 보험으로 인해 의료서비스 비용이 비교적 저렴하지만, 일부 고급 의료서비스나 특수 치료의 경우 본인 부담금이 높을 수 있다.

② 의료서비스 제공

중국의 공립 병원은 대부분의 의료서비스를 제공하며, 주요 도시와 지방에 고루 분포되어 있다. 민간 병원과 클리닉의 수가 증가하고 있으며, 고급 의료서비스와 특화된 진료를 제공하는 경우가 많다. 특히 중국은 전통 의학과 현대 의학의 통합 서비스를 제공하고 있다. WHO의 〈Traditional Medicine in China: Current Status and Future Directions〉(2022) 보고서는 중국의 전통 의학과 현대 의학 통합에 관한 내용을 설명한다. 중국은 전통 중국 의학(TCM)과 현대 의학을 통합하여 보건산업 서비스를 제공하고 있으며, 이는 다양한 치료 옵션을 환자들에게 제공한다. 중국 정부는 전통 의학을 현대 보건산업 시스템과 통합하는 정책을 추진하고 있다.

③ 예방 의료와 공공 건강

정부는 예방 의료와 공공 건강을 강조하며, 다양한 백신 접종 프로그램과 건강증진 캠페인을 실시하고 있다. 감염병 예방과 통제에 대한 강력한 시스템이 구축되어 있으며, 특히 코로나19 팬데믹 동안 엄격한 방역 조치인 '제로 코로나'를 추진했다. 중국은 보건산업 인프라 확충과 질 향상을 지향하고 있다. McKinsey & Company의 〈Healthcare Infrastructure and Quality Improvement in China〉(2021) 보고서는 중국의 보건산업 인프라와 질 향상 노력에 대한 내용을 설명한다. 중국은 보건산업 인프라를 크게 확충하고 있으며, 지역별 병원 및 클리닉 네트워크를 강화하고 있다. 또한, 의료서비스의 질을 향상시키기 위해 의료진 교육 및 품질 관리 시스템을 개선하고 있다.

34 World Bank, "China Health Insurance Coverage and Access: Progress and Challenges", 2021.

④ 디지털 헬스케어 및 혁신

전자건강기록(EHR), 원격진료, 모바일 헬스케어 앱 등이 활발히 도입되고 있다. 중국은 AI, 빅데이터, 로봇 수술 등 첨단 기술을 보건산업에 적극적으로 도입하고 있어, 디지털 헬스케어와 원격진료의 발전으로 이어지고 있다. CNNIC의 〈The Development of Digital Health in China 2023〉 보고서는 중국의 디지털 헬스케어 및 원격진료 발전을 설명한다. 최근 몇 년 동안, 중국은 디지털 헬스케어 기술의 도입을 가속화하고 있으며, 이는 전자건강기록, 원격진료, 건강관리 앱의 확산을 포함한다. COVID-19 팬데믹 동안 원격진료의 도입이 급속히 확대되었으며, 이는 의료 접근성을 개선하는 데 중요한 역할을 하고 있다.[35]

(2) 중국의 보건산업의 주요 성과 사례

중국의 보건산업은 공공 보험 시스템과 민간 보험이 공존하며, 빠르게 발전하고 있다. CAMS, PUMCH, Ping An Good Doctor, Alibaba Health, 중국CDC 등의 사례는 중국 보건산업의 다양한 측면을 잘 보여준다. 이러한 시스템과 사례들은 중국이 높은 건강 수준을 유지하고, 전 세계적으로도 중요한 보건산업 시장으로 성장하고 있음을 나타낸다.

① 중국의학과학원(CAMS)

중국의학과학원(Chinese Academy of Medical Sciences, CAMS)은 중국의 주요 의학 연구기관으로, 의료 연구와 교육을 주도하고 있다. 다양한 의학 연구와 임상 시험을 통해 새로운 치료법과 의약품 개발에 기여하고 있다.

② 베이징 유니언 의과대학 병원(PUMCH)

베이징 유니언 의과대학 병원(Peking Union Medical College Hospital, PUMCH)은 베이징에 위치한 종합병원으로, 고도로 전문화된 의료서비스를 제공한다. 첨단 의료기술과 연구를 통해 복잡한 질환을 치료하며, 많은 외국인 환자도 치료한다.

③ 핑안굿닥터(Ping An Good Doctor)

핑안굿닥터(Ping An Good Doctor)는 중국 최대의 온라인 헬스케어 플랫폼으로, 원

---

35 China Internet Network Information Center (CNNIC), "The Development of Digital Health in China 2023", 2023.

격진료와 온라인 약국 서비스를 제공한다. 모바일 앱을 통해 사용자는 언제 어디서나 의사의 상담을 받을 수 있으며, 처방약을 주문할 수 있다.

④ 알리바바 헬스(Alibaba Health)

알리바바 헬스(Alibaba Health)는 전자 상거래 거대 기업인 Alibaba의 헬스케어 자회사로, 온라인 약국, 원격진료, 건강정보 플랫폼 등을 운영한다. AI와 빅데이터를 활용한 건강관리 서비스를 제공하며, 중국 보건산업 시장에서 혁신적인 솔루션을 제공한다.

⑤ 중국 질병예방통제센터(CCDC)

중국 질병예방통제센터(Chinese Center for Disease Control and Prevention, CCDC)는 중국의 공중 보건 및 질병 예방을 담당하는 주요 기관이다. 감염병 예방과 통제, 건강증진 프로그램, 공중 보건 연구 등을 통해 국민 건강을 보호한다.

(3) 중국의 보건산업 시장 전망

[표 1-11] 중국 보건산업 시장 전망 : 2025-2035년

년도	시장 규모(단위: 조달러)
2025	1.1
2026	1.2
2027	1.3
2028	1.4
2029	1.5
2030	1.6
2031	1.7
2032	1.8
2033	1.9
2034	2.0
2035	2.1

자료: 1) Grand View Research: China Healthcare Market Forecast
2) Frost & Sullivan: China Healthcare Market Outlook
3) Euromonitor International: China Healthcare Market Trends
4) McKinsey & Company: China Healthcare Market Analysis

7. 대한민국 주요 보건산업

대한민국은 바이오헬스 산업을 미래 성장 동력으로 삼아 다양한 보건산업 정책을 추진하고 있다. 즉, 대한민국은 바이오헬스 산업의 경쟁력 강화와 국민 건강증진을 동시에 도모하고 있다. 주요 특징과 관련 자료 출처는 다음과 같다.

1) 바이오헬스 산업 육성 전략

바이오헬스 산업은 저성장 추세 속에서 경제성장을 견인하는 분야로, 융복합 산업의 특성에 맞는 전문적 산업 육성 전략이 필요하다. 이에 따라 정부는 바이오헬스 산업을 신성장 동력으로 육성하고자 다양한 정책을 추진하고 있다. 주요 내용으로는 첫째, 보건 안보의 강화이다. 심화되는 바이오헬스 기술 패권 경쟁과 코로나19 이후 차기 팬데믹 대응을 위해 보건안보 분야에 집중 투자하고, 국내 백신 · 치료제 역량 확충 및 희귀 · 난치성 질환 등 국가적 난제 해결을 위한 혁신적 연구개발 체계를 구축하고 있다. 둘째, 디지털 헬스케어 서비스의 확산이다. 데이터, 네트워크, 인공지능(D.N.A) 기술 발전에 따른 환자 · 예방 중심의 디지털 헬스케어 서비스 확산 요구에 부응하여, 국민 개개인이 자신의 의료 · 건강정보를 손쉽게 활용할 수 있는 '건강정보 고속도로' 시스템을 구축하고, 맞춤형 서비스를 제공하는 등 법 · 제도적 기반을 마련하고 있다. 셋째, 글로벌 허브 국가로의 도약이다. 세계보건기구(WHO) 바이오 인력양성 허브를 계기로 글로벌 바이오 캠퍼스 구축, 세계바이오서밋 개최 등을 통해 바이오 분야의 글로벌 중심으로 도약을 추진하고 있다.

2) 연구중심병원 육성

보건의료 분야는 세계 수준의 의료기술과 임상 인프라를 보유하고 있으나, 병원의 진료 수익에 대한 과도한 의존으로 연구 활동을 통한 성과 창출이 미흡한 상황이다. 병원의 연구 환경 변화를 촉진하고, 산학연병 개방형 융합연구 인프라 구축을 위해 연구중심병원 육성사업을 추진하고 있다. 구체적으로 연구중심병원의 지정 및 지원 등이 있다. 연구 역량을 갖춘 의료기관을 연구중심병원으로 지정하고, 병원 내 연구 시스템 정착 및 연구 활동 활성화를 위한 제도적 지원을 제공하고 있다. 이를 통해 연구중심병원 육성 R&D 사업을 지원하고 있다.

3) 보건산업 기반 강화

첫째, 보건의료 연구개발 투자를 확대하고 있다. 보건의료기술 수준을 선도국 대비 2022년 79.4%에서 2027년 82.0%까지 향상시키기 위해 연구개발 투자를 확대하고 있다. 또한, 보건안보 위기 발생 시 100일 이내에 백신·치료제 대응체계를 구축하며, 바이오헬스 수출을 2021년 257억 달러에서 2030년 600억 달러까지 확대하는 것을 목표로 하고 있다. 둘째, 보건산업 인재를 양성 지원하고 있다. 의사과학자 등 융복합 인재 양성을 통해 바이오헬스 산업의 혁신 생태계를 조성하고, 첨단 의료기술 확보 및 공적 임상연구 확대를 추진하고 있다.

4) 대한민국의 보건산업의 주요 특징

(1) 대한민국의 보건산업의 주요 특징

① 국민건강보험

보편적 의료서비스가 제공된다. 모든 국민이 건강보험에 가입해야 하며, 이를 통해 대부분의 의료서비스를 저렴한 비용으로 이용할 수 있다. 건강보험공단이 관리하며, 보험료는 소득에 비례해 부과된다. 자영업자와 근로자는 각각 다르게 보험료를 납부한다.

② 의료서비스 제공

대형 종합병원, 대학 병원, 전문 클리닉 등 다양한 의료기관이 있으며, 환자들은 자유롭게 의료기관을 선택할 수 있다. 한국의 의료진은 세계적으로 높은 수준의 교육과 훈련을 받으며, 최신 의료기술과 장비를 활용한다.

③ 비용 관리

낮은 본인 부담금이 특징이다. 건강보험을 통해 대부분의 의료서비스 비용이 처리되며, 환자는 일부만 부담한다. 중증 질환, 희귀병, 저소득층 등은 추가 지원을 받을 수 있다. 상한제도가 있어, 연간 본인 부담금 상한제를 통해 과도한 의료비 부담을 방지한다.

④ 의료 접근성

광범위한 의료 네트워크가 특징적이다. 전국에 의료기관이 고루 분포되어 있어 의료 서비스 접근성이 높다. 24시간 이용 가능한 응급 의료서비스가 잘 갖춰져 있다.

⑤ 예방 의료와 공공 건강

정부는 정기 건강검진, 예방접종, 건강증진 프로그램 등을 통해 예방 의료를 강조한다. 다양한 공공 건강 캠페인을 통해 흡연, 비만, 알코올 중독 등 건강 문제를 예방하고 관리한다.

(2) 대한민국의 보건산업의 주요 성과 사례

대한민국의 보건산업은 전 국민 건강보험 시스템을 통해 높은 의료 접근성과 질 높은 의료서비스를 제공하는 데 중점을 두고 있다. 서울대학교병원, 삼성서울병원, 서울아산병원, 건강보험심사평가원, 한국보건산업진흥원 등의 사례는 한국 보건산업의 우수성과 혁신을 잘 설명한다. 이러한 시스템과 사례들은 한국이 높은 건강 수준을 유지하고, 전 세계적으로도 모범적인 보건산업 시스템을 운영하고 있음을 나타낸다.

① 서울대학교병원(SNUH)

서울대학교병원(Seoul National University Hospital, SNUH)은 한국의 대표적인 종합병원으로, 다양한 전문 분야에서 최고 수준의 의료서비스를 제공한다. 첨단 의료 기술과 연구를 통해 복잡한 질환을 치료하며, 많은 국제 환자도 유치하고 있다.

② 삼성서울병원(SMC)

삼성서울병원(Samsung Medical Center, SMC)은 첨단 의료기술과 연구, 교육을 결합한 종합병원으로, 세계적 수준의 의료서비스를 제공한다. 암 센터, 심장 혈관 센터 등 전문 센터를 운영하며, 혁신적인 치료법과 임상 연구에 주력하고 있다.

③ 서울아산병원(AMC)

서울아산병원(Asan Medical Center, AMC)은 서울에 위치한 대형 병원으로, 다양한 의료 분야에서 전문적인 치료와 연구를 진행한다. 환자 중심의 케어와 혁신적인 의료기술 도입을 통해 높은 만족도를 제공하며, 국제 환자들도 적극 유치하고 있다.

④ 건강보험심사평가원(HIRA)

건강보험심사평가원(Health Insurance Review & Assessment Service, HIRA)은 건강보험 급여의 적정성을 심사하고 평가하는 기관으로, 의료서비스의 질 향상과 효율성을 도모한다. 의료 데이터 분석을 통해 정책 수립과 개선을 지원하며, 국민 건강 증진을 목표로 한다.

⑤ 한국보건산업진흥원(KHIDI)

한국보건산업진흥원(Korea Health Industry Development Institute, KHIDI)은 대한민국 보건산업 육성과 국제경쟁력 제고를 통한 국민 삶의 질 향상을 목표로 바이오·디지털헬스 글로벌 중심국가 도약의 성공적인 수행을 위해 다양한 지원사업을 추진하고 있다. 한국보건산업진흥원은 디지털 헬스케어, 스마트병원, 고령층 스마트케어 등 신산업 육성과 함께 규제혁신, 일자리 창출을 위한 정책을 개발하고, 보건의료 첨단기술 및 사회 현안 해결을 위한 공공 R&D 투자 확대와 특히 바이오헬스 스타트업 육성과 보건산업 해외 진출, 외국인환자 유치 활성화 지원 등을 더욱 강화하고 있다.

(3) 대한민국의 헬스케어 시장 전망

[표 1-12] 대한민국 헬스케어 시장 전망 : 2025-2035년

년도	시장 규모(단위: 억달러)
2025	530
2026	550
2027	570
2028	590
2029	610
2030	630
2031	650
2032	670
2033	690
2034	710
2035	730

자료: 1) KPMG: South Korea Healthcare Market Outlook
2) Grand View Research: South Korea Healthcare Market Forecast
3) Frost & Sullivan: South Korea Healthcare Market Trends
4) McKinsey & Company: South Korea Healthcare Market Analysis
5) Euromonitor International: South Korea Healthcare Market Trends

8. 보건산업 클러스터

1) 클러스터의 이해

(1) 클러스터 기초

클러스터에 대한 다양한 이론적 배경과 논의가 진행되어 왔다. 클러스터 이론들은 다양한 관점에서 클러스터 현상을 설명하고 있으며, 현실적으로 클러스터 분석 및 정책 수립에 활용되고 있다. 다양한 클러스터 이론들은 서로 보완적인 관계를 가지며, 혁신 클러스터의 다양한 측면을 이해하는 데 도움을 준다. 특히 마이클 포터의 산업 클러스터 이론은 경쟁력 강화 전략의 중요한 이론적 기반으로 널리 활용되고 있으며, 혁신 시스템 이론은 정부의 혁신 정책 수립에 중요한 시사점을 제공하고 있다.

세계지식재산권기구(WIPO)는 특허 출원, 과학 논문 발표, 벤처캐피털 데이터를 바탕으로 지역별 혁신 활동 집중도를 분석하여 '25년도 글로벌 100대 혁신 클러스터를 선정했다. 혁신 주도형 도시, 지역을 의미하는 '혁신 클러스터'는 국가 혁신 시스템의 핵심으로 대학, 연구자, 발명가, 벤처 투자가, R&D 기업을 규합해 혁신 아이디어를 추진하는 동력으로 작용하고 있다.[36]

첫째, 마이클 포터(Michael Porter)의 산업 클러스터 이론(Competitive Clusters)이다. 특정 산업 분야에서 상호 연관된 기업과 기관들이 지리적으로 집적되어 경쟁과 협력을 동시에 수행하며 경쟁 우위를 창출하는 현상이다. 혁신은 이러한 경쟁과 협력의 과정에서 자연스럽게 발생한다. 산업 클러스터의 주요 요소로는 연관된 기업들(공급업체, 고객, 관련 산업), 지원 기관(대학, 연구소, 정부기관), 특화된 요소 조건(인적 자원, 인프라, 지식 기반) 등이 있다. 산업 클러스터는 경쟁 우위 창출 메커니즘이다. 즉, 기업 간의 경쟁은 혁신을 촉진하고, 협력은 지식 공유 및 시너지 효과를 창출한다. 지리적 근접성은 정보 교류, 인력 이동, 전문 서비스 접근성을 용이하게 한다.[37]

둘째, 알프레드 마샬(Alfred Marshall)의 산업 지구 이론(Industrial Districts)이다.

36 한국산업기술진흥원(2025), "글로벌 100대 혁신 클러스터", "「Kiat산업기술정책 브리프」, 2025-10호.

37 Porter, M. E. (1990). The competitive advantage of nations. New York: Free Press. ; Porter, M. E. (1998). On competition. Boston: Harvard Business School Press. ; Porter, M. E. (2000). Locations, clusters, and company strategy. In G. L. Clark, M. P. Feldman, & M. S. Gertler (Eds.), The Oxford handbook of economic geography (pp. 253-274). Oxford: Oxford University Press. ; 산업자원부(2007), 「한국산업클러스터백서」. 참조.

순위	클러스터 이름	글로벌 출판물 비중	글로벌 PCT 출원 비중	글로벌 VC 거래 비중
1	선전-홍콩 – 광저우	2.4%	9.0%	2.9%
2	도쿄 – 요코하마	1.4%	10.3%	2.2%
3	산호세 – 샌프란시스코	0.7%	3.9%	6.9%
4	베이징	4.0%	3.8%	2.9%
5	서울	1.7%	5.4%	3.1%
6	상하이 – 쑤저우	2.5%	3.3%	3.7%
7	뉴욕	0.9%	1.0%	4.8%
8	런던	0.7%	0.5%	4.4%
9	보스턴 – 캠브리지	0.9%	1.5%	2.0%
10	로스앤젤레스	0.5%	0.9%	2.5%

글로벌 점유율 범위

0.5% 10.3%

[그림 1-6] 2025년 상위 10대 혁신 클러스터 및 영향

출처: WIPO 통계 데이터베이스, 2025.5

특정 지역에 동종 산업의 소규모 기업들이 집적되어 숙련된 노동력, 전문적인 공급업체, 지식 공유 등의 이점을 누리는 현상이다. 주요 특징으로는 숙련된 노동력의 집중, 전문적인 공급업체의 발달, 지식 및 정보의 원활한 교류, 사회적 자본의 형성 등이 있다.[38] 알프레드 마샬의 산업 지구 이론은 경제학의 고전적 접근이론으로, 현대 클러스터 이론의 중요한 기반이 되었다.

셋째, 혁신 시스템 이론(Innovation Systems)이다. 국가, 지역, 산업 등 특정 범위 내에서 혁신을 창출하고 확산시키는 주체들(기업, 대학, 연구소, 정부기관 등) 간의 상호작용 네트워크 확산에 초점을 두고 있다. 일반적으로 혁신 시스템의 주요 유형으로는 국가 혁신 시스템(National Innovation System), 지역 혁신 시스템(Regional Innovation System) 등이 있다.[39] 혁신 클러스터는 혁신 창출 메커니즘이다. 다양한 주체들의 상호

38 Marshall, A. (1890). Principles of economics. London: Macmillan.

39 Freeman, C. (1987). Technology policy and economic performance: Lessons from Japan. London:

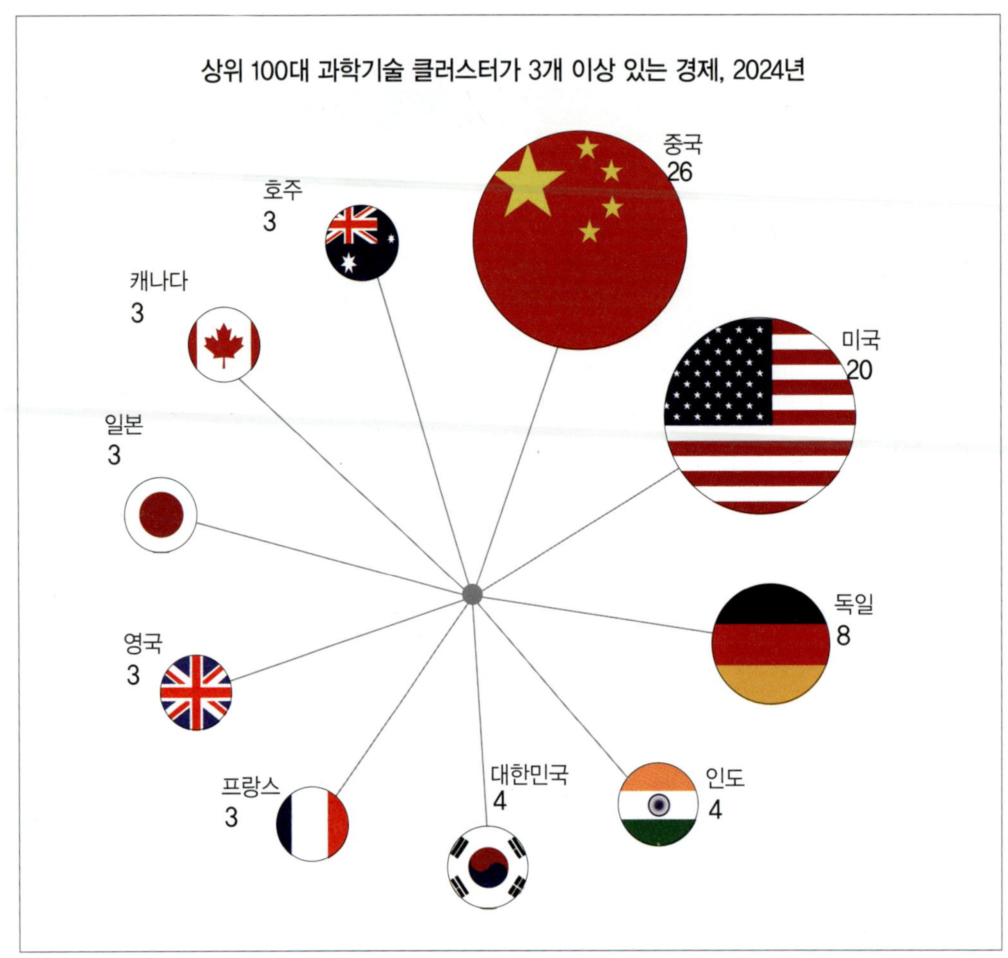

[그림 1-7] 국가별 혁신 클러스터 현황
출처: 세계지식재산기구(WIPO)

작용을 통해 지식이 생성, 공유, 활용되며, 혁신 클러스터는 기술 혁신과 경제 성장을 촉진한다.

혁신 클러스터(Innovation Clusters)는 특정 지역 내에서 기업, 연구기관, 정부 및 기타 관련 기관들이 협력하여 혁신과 경제 발전을 촉진하는 구조를 의미한다. 혁신 클러스터는 주로 기술, 생명공학, 금융, 에너지 등 특정 산업 분야에 집중되어 있으며, 지역경제 성장과 국가 경쟁력 강화에 중요한 역할을 한다. 미국 실리콘 밸리(Silicon Valley)는 대표적인

Pinter. ; Lundvall, B.-Å. (Ed.). (1992). National systems of innovation: Towards a theory of innovation and interactive learning. London: Pinter.

혁신 클러스터이며, 미국 경제성장의 엔진 역할을 하고 있다. 실리콘 밸리는 정보기술(IT)과 스타트업 생태계의 중심지로서, 수많은 글로벌 IT 기업과 혁신적인 스타트업이 밀집해 있다. 실리콘 밸리 같은 혁신 클러스터는 그 지역과 국가의 경제적 발전에 큰 기여를 하며, 지속적인 성장을 위해 협력, 지원, 그리고 혁신의 환경 조성이 필수적이다.

넷째, 지식 기반 클러스터 이론(Knowledge-Based Clusters)이다. 지식의 생성, 확산, 활용이 클러스터의 경쟁력과 혁신 성과에 핵심적인 역할을 한다는 점을 강조한다. 대학, 연구소, 숙련된 인력 등이 지식 기반 클러스터의 중요한 구성 요소이다. 지식 기반 클러스터는 혁신 창출 메커니즘이다. 즉, 지식의 흐름과 학습, 기술 이전, 인력 교류 등을 통해 혁신이 촉진된다.[40]

다섯째, 사회적 네트워크 이론(Social Network Theory)이다. 클러스터 내 기업 및 기관들 간의 사회적 관계망(네트워크)이 혁신에 중요한 영향을 미친다는 이론이다. 네트워크의 구조, 연결 강도, 정보 흐름 등이 혁신 성과에 영향을 미친다. 사회적 네트워크 클러스터는 혁신 창출 메커니즘이다. 긴밀한 네트워크를 통해 정보 및 지식 공유, 협력, 신뢰 형성이 용이해지고, 이는 혁신 활동을 지원한다.[41]

여섯째, 진화 경제 지리학(Evolutionary Economic Geography)이다. 클러스터는 고정된 실체가 아닌, 시간의 흐름에 따라 변화하고 진화하는 동적인 시스템으로 이해한다. 경로 의존성, 우연성, 학습 과정 등이 클러스터의 발전에 영향을 미친다. 클러스터를 혁신 창출 메커니즘으로 인지하고 있다. 과거의 경험과 선택이 현재의 발전 경로에 영향을 미치며, 새로운 기술과 지식의 출현, 기업의 전략 변화 등에 따라 클러스터는 끊임없이 변화한다.[42]

(2) 보건산업 클러스터의 부상

보건산업 클러스터는 생명과학, 제약, 의료기기, 디지털 헬스 등의 다양한 헬스케어 산업을 중심으로 형성된 지역적 혁신 허브를 의미한다. 헬스케어 클러스터는 혁신을 촉진하고 헬스케어 솔루션을 개발하여 건강관리의 질을 개선하며, 지역 경제에 중요한 기여를 하고 있다. 글로벌 보건산업 클러스터는 각 지역의 고유한 인프라와 협력 환경을

---

40 Cooke, P. (2004). Regional knowledge assets and national innovation systems: Strategic for knowledge-based economies. International journal of technology management, 28(7/8), 705-722.

41 Granovetter, M. (1973). The strength of weak ties. American journal of sociology, 78(6), 1360-1380.

42 Boschma, R. A., & Frenken, K. (2006). Why is it so hard to believe in global knowledge spillovers?. Papers in regional science, 85(3), 403-422.

바탕으로 혁신을 촉진하고 있다. 글로벌 헬스케어 클러스터는 신약 개발, 혁신적 치료법의 연구, 의료기술의 진보 등에서 세계적인 성과를 내고 있으며, 글로벌 헬스케어 산업의 발전을 선도하고 있다. 또한, 이들 클러스터는 경제적 성장과 함께 사회적 가치를 창출하며, 인류의 건강증진에 중요한 기여를 하고 있다. 주요 보건산업 클러스터로는 보스턴, 샌디에이고, 캠브리지, 싱가포르 등이 있다.

첫째, 미국 보스턴과 케임브리지 지역은 전 세계에서 가장 중요한 헬스케어 클러스터 중 하나로 인정받고 있다. 이 지역은 하버드 대학교, MIT, 매사추세츠 종합병원 등 세계적인 대학과 연구 병원이 밀집해 있어, 연구개발(R&D)의 중심지로 자리 잡고 있다. 풍부한 벤처 캐피탈 자본과 함께, 생명과학 및 제약 분야의 혁신을 촉진하고 있다. 보스턴/케임브리지 클러스터의 대표적 성공 사례 중 하나인 모더나(Moderna)는 mRNA 기술을 활용한 코로나19 백신 개발로 전 세계적 주목을 받았다. 모더나는 MIT와 하버드의 연구 성과를 바탕으로 빠르게 성장했으며, 팬데믹 대응에서 중요한 역할을 했다.

둘째, 미국 샌디에이고는 바이오테크와 제약 분야에서 두드러진 성과를 보이는 클러스터다. 이 지역은 스크립스 리서치(Scripps Research), 샌디에이고 대학교 등 세계적 연구기관을 기반으로 성장했으며, 생명과학 및 의약품 개발에서 중요한 역할을 하고 있다. 샌디에이고는 특히 생명과학 스타트업과 신약 개발에서 강점을 보이고 있다. 샌디에이고에 기반을 둔 일루미나(Illumina)는 유전체학과 DNA 시퀀싱 기술에서 세계를 선도하는 기업이다. 일루미나는 생명과학 연구와 맞춤형 의학의 발전에 기여하고 있다.

셋째, 아시아의 싱가포르는 아시아 태평양 지역에서 중요한 보건산업 클러스터로 부상하고 있다. 싱가포르 정부는 생명과학 연구에 대한 강력한 지원을 제공하며, 국제 제약 회사들의 아시아 본부를 유치하는 데 성공했다. 이 지역은 임상 시험, 의약품 제조, 바이오테크 연구 등 다양한 헬스케어 활동의 허브로 발전하고 있다. 바이오콘(Biocon)은 싱가포르 클러스터의 주요 기업 중 하나로, 바이오콘(Biocon)은 바이오의약품과 바이오제약 제품을 개발하며 아시아 시장에서 큰 성과를 거두고 있다.

보건산업 클러스터는 고용창출, 지역 경제 활성화, 혁신과 기술 발전, 글로벌 협력과 시장 접근 등에서 다양한 경제적 성과를 창출하고 있다. 보건산업 클러스터는 이러한 성공 사례들을 통해 전 세계적으로 중요한 경제적 및 사회적 성과를 창출하고 있으며, 앞으로도 지속적인 혁신과 발전을 기대할 수 있다.

첫째, 고용 창출 측면에서 보건산업 클러스터는 높은 수준의 기술과 지식을 요구하는 직종을 창출하여, 전문 인력 고용을 증대시킨다. 예를 들어, 보스턴/케임브리지 클러스터는 생명과학 및 제약 분야의 연구원, 개발자, 임상 시험 전문가 등을 고용하여 수만 개의 일자리를 제공하고 있다. 둘째, 지역 경제 활성화 측면에서 보건산업 클러스터는 지역 경제를 활성화시킨다. 혁신적인 신약 개발, 의료기기 제조, 보건산업 서비스의 발전 등은 직접적인 경제 활동을 촉진하며, 관련 산업에도 긍정적인 영향을 미친다. 예를 들어, 샌디에이고 클러스터는 생명과학 분야에서 발생하는 경제 활동이 지역 GDP에 상당한 기여를 하고 있다. 셋째, 혁신과 기술 발전 측면에서 클러스터 내에서의 연구 및 개발은 혁신을 촉진하고, 새로운 치료법, 의약품, 의료기기의 개발을 가속화한다. 보스턴/케임브리지와 같은 클러스터는 많은 글로벌 제약사와 바이오테크 회사들의 연구 중심지로, 다양한 혁신적인 제품과 기술이 이곳에서 탄생한다. 넷째, 글로벌 협력과 시장 접근 측면에서 보건산업 클러스터는 국제적인 협력을 촉진하며, 글로벌 시장으로의 접근을 용이하게 한다. 싱가포르는 아시아 시장에 접근하기 위한 중요한 허브로, 글로벌 제약사들이 아시아 시장에 진출하는 발판 역할을 하고 있다.

2) 미국 보건산업 클러스터

미국은 여러 주요 보건산업 클러스터를 보유하고 있으며, 이들은 글로벌 생명과학 및 의료 혁신의 중심지로 자리잡고 있다. 이러한 클러스터는 연구기관, 제약 회사, 바이오테크 기업, 의료기기 제조업체 등이 집중되어 있어 혁신과 경제적 성과를 동시에 이루고 있다. 대표적인 사례로는 보스턴/케임브리지, 샌프란시스코 베이 에어리어, 샌디에이고, 그리고 롤리-더럼을 꼽을 수 있다.

미국의 보건산업 클러스터들은 세계적 수준의 연구기관, 기업, 스타트업, 벤처 캐피탈의 협력으로 혁신적인 생태계를 형성하고 있다. 미국의 보건산업 클러스터는 신약 개발, 바이오테크 혁신, 디지털 보건산업 솔루션 등의 분야에서 중요한 성과를 창출하며, 글로벌 보건산업 산업에 큰 영향을 미치고 있다. 이러한 클러스터들은 또한 고용 창출과 지역 경제 활성화에 기여하고 있으며, 향후에도 계속해서 중요한 역할을 할 것이다.

(1) 보스턴/케임브리지 클러스터, 매사추세츠

주요 혁신기관으로 하버드 대학교, MIT, 보스턴 대학교, 매사추세츠 종합병원(MGH) 등의 세계적 교육 및 연구기관이 위치하고 있다. 주요 기업으로 모더나(Moderna), 바이오젠(Biogen), 알렉시온 파마슈티컬스(Alexion Pharmaceuticals) 등 주요 제약 및 바이오테크 기업이 모여 있다. 자금지원을 위한 벤처 캐피탈의 활발한 활동으로 스타트업 생태계가 매우 발달해 있다. 주요 성과로 COVID-19 백신 개발 분야에서 모더나는 mRNA 기반 COVID-19 백신을 개발하여 글로벌 팬데믹 대응에 크게 기여했다. 신약 개발 분야에서도, 바이오젠은 다발성 경화증 치료제인 테크피데라(Tecfidera)와 스핀라자(Spinal muscular atrophy 치료제)로 유명하며, 알렉시온은 희귀 질환 치료제 개발에서 강점을 보이고 있다.

(2) 샌프란시스코 베이 에어리어, 캘리포니아

주요 혁신적 연구 및 개발 기관으로 스탠퍼드 대학교(Stanford University), UC 샌프란시스코(University of California, San Francisco, UCSF), UC 버클리(University of California, Berkeley) 등의 주요 대학이 위치하고 있으며, 디지털 헬스와 생명과학의 융합이 활발하다. 주요 기업으로 제넨텍(Genentech), 길리어드 사이언스(Gilead Sciences), 베릴리(Verily, 구글의 생명과학 부문) 등이 있다. 특히 다양한 자금 투자가 가능한 많은 벤처 캐피탈 펀드가 집중되어 있으며, 특히 헬스케어 스타트업에 대한 투자가 활발하다. 주요 성과로 바이오테크 및 유전자 연구 분야에서 주목받고 있다. 제넨텍(Genentech)은 항암제 및 생명공학 연구에서 선두를 달리고 있으며, 길리어드 사이언스(Gilead Sciences)는 항바이러스제와 같은 혁신적인 치료법 개발에서 주목받고 있다. COVID-19 대응에서 길리어드 사이언스(Gilead Sciences)의 렘데시비르(Remdesivir)는 COVID-19 치료제로 긴급 사용 승인을 받았다.

(3) 샌디에이고 클러스터, 캘리포니아

주요 혁신기관으로 UC 샌디에이고(University of California, San Diego, UCSD), 스크립스 리서치(Scripps Research), 샌포드 번햄 프레비스(Sanford Burnham Prebys) 등의 연구기관이 위치하고 있다. 주요 기업으로 일루미나(Illumina), 뉴로크린 바이오사이언스(Neurocrine Biosciences), 아이오니스 파마슈티컬스(Ionis Pharmaceuticals) 등이 있다. 생명과학 스타트업이 활발하며, 특히 유전체학과 바이오의약품 분야에서 두각을 나타내고 있다. 주요 성과로 유전체학 분야의 일루미나(Illumina)는 DNA 시퀀싱 기술을 선도하며, 유전체학 연구에 중요한 기여를 하고 있다. 희귀 질환 치료 분야에서 아이오니스 파마슈티컬스(Ionis Pharmaceuticals)는 안티센스(Antisense Oligonucleotide, ASO) 기술을 이용한 희귀 질환 치료제 개발에서 중요한 성과를 거두고 있다. 아이오니스 파마슈티컬스(Ionis Pharmaceuticals)는 IONIS-PKK-LRx가 안티센스 치료제의 2세대 개량형인 리간드 접합 안티센스(Ligand Conjugated Antisense, LICA) 기술로, 세포 표면의 수용체를 특이적으로 인식할 수 있어 안티센스 약물을 표적 부위에 효과적으로 전달할 수 있다고 설명한다.[43]

(4) 롤리-더럼 리서치 트라이앵글 파크(RTP), 노스캐롤라이나

주요 혁신기관인 듀크 대학교(Duke University), 노스캐롤라이나 대학교(University of North Carolina at Chapel Hill, UNC), 노스캐롤라이나 주립대학교(North Carolina State University, NCSU) 등이 위치해 있다. 주요 기업으로 글락소스미스클라인(GlaxoSmithKline, GSK), 아이큐비아(IQVIA), 바이오젠(Biogen) 등이 RTP에 본사나 주요 연구시설을 두고 있다. 특히 롤리(Raleigh)-더럼(Durham) 리서치 트라이앵글 파크(Research Triangle Park, RTP)는 특히 임상 시험과 신약 개발에서 중요한 역할을 하고 있다. 주요 성과로 임상 시험 및 데이터 분석 분야에서 아이큐비아(IQVIA)는 글로벌 임상 시험 관리와 헬스케어 데이터 분석에서 선도적인 역할을 하고 있다. 신약 개발 분야에서 글락소스미스클라인(GSK)은 백신, 항암제 및 HIV 치료제 개발에서 중요한 성과를 내고 있다.

3) 유럽 보건산업 클러스터

유럽은 보건산업 산업의 중요한 중심지로, 여러 국가에 걸쳐 주요 보건산업 클러스터가 형성되어 있다. 이러한 클러스터는 생명과학, 제약, 의료기기, 디지털 헬스 분야에서 혁신을 주도하며, 지역 경제에 큰 기여를 하고 있다.

유럽의 보건산업 클러스터들은 세계적으로 중요한 연구와 혁신의 중심지로, 다양한 분야에서 혁신적인 성과를 창출하고 있다. 유럽의 보건산업 클러스터는 신약 개발, 유전자 및 세포 치료제, 의료기술 혁신, 진단 기술 등에서 선도적인 역할을 하며, 글로벌 보건산업의 발전에 큰 기여를 하고 있다. 또한, 이들은 고용 창출과 경제성장의 중요한 동력이 되고 있으며, 세계적 문제 해결에 중요한 역할을 하고 있다.

---

43 2025년7월22일접속, https://www.khidi.or.kr/board/view?linkId=48854848&menuId=MENU01817

(1) 옥스퍼드-케임브리지-런던 골든 트라이앵글(영국)

주요 혁신연구기관으로 옥스퍼드 대학교(University of Oxford), 케임브리지 대학교(University of Cambridge), 임페리얼 칼리지 런던(Imperial College London, ICL), 유니버시티 칼리지 런던(University College London, UCL), 런던정경대학(Lodon School of Economics and Political Science), 킹스 칼리지 런던(King's College London) 등 세계적 대학이 위치해 있다. 주요 기업으로 아스트라제네카(AstraZeneca), 글락소스미스클라인(GlaxoSmithKline, GSK), 옥스포드 바이오메디카(Oxford Biomedica), 이뮤노코어(Immunocore) 등이 있다. 옥스퍼드-케임브리지-런던(Oxford-Cambridge-London) 골든 트라이앵글(Golden Triangle) 클러스터 지역은 세계적인 학문적 연구와 산업 파트너십이 결합되어 바이오테크, 제약 및 의료기술 분야에서 중요한 허브로 자리잡고 있다. 주요 성과로 COVID-19 백신 개발분야에서 옥스퍼드 대학교와 아스트라제네카(AstraZeneca)는 협력하여 COVID-19 백신을 개발, 전 세계적으로 긴급한 팬데믹 대응에 중요한 역할을 했다. 유전자 및 세포 치료제 분야에서 옥스포드 바이오메디카(Oxford Biomedica)는 유전자 치료 분야에서, 이뮤노코어(Immunocore)는 T세포 수용체 기술을 이용한 면역치료제 개발에서 주목할 만한 성과를 보였다.

(2) 라인-넥카 생명과학 클러스터(독일)

주요 혁신연구기관으로 하이델베르크 대학(Heidelberg University), 독일 암 연구소(DKFZ), 유럽 분자 생물학 연구소(European Molecular Biology Laboratory, EMBL) 등이 있다. 주요 기업으로 로슈(Roche), 바스프(BASF), 애브비(AbbVie), 독일의 머크(Merck KGaA) 등이 있다. 라인-넥카 생명과학 클러스터(Life Science Cluster Rhine-Neckar; BioRN) 지역은 바이오테크와 화학 산업이 결합된 형태로, 특히 암 연구 및 치료에서 두각을 나타낸다. 주요 성과인 암 연구분야에서 하이델베르크는 유럽에서 가장 중요한 암 연구센터 중 하나이며, 독일 암 연구소(DKFZ)는 암 유전자 연구와 면역 치료에 있어서 세계적인 명성을 가지고 있다. 바이오의약품 분야에서 로슈(Roche)와 머크(Merck)는 바이오의약품 및 신약 개발에서 혁신적인 성과를 보이며, 암 치료제와 면역 치료제를 선도적으로 개발하고 있다.

(3) 제네바-로잔 생명과학 클러스터(스위스)

주요 혁신연구기관으로 스위스연방공과대학 로잔(EPFL), 제네바 대학교, 스위스 트로

피컬 공중보건 연구소 등이 있으며, 주요 기업으로 노바티스(Novartis), 로슈(Roche), 론자(Lonza), 데비오팜(Debiopharm) 등이 있다. 특히 글로벌 연구 협력이 활성하게 진행되고 있다. 스위스의 높은 교육 수준과 연구 환경, 글로벌 기업들의 본사 및 연구소가 모여 있는 지역이다. 주요 성과인 신약 개발 분야에서 노바티스(Novartis)와 로슈(Roche)는 신약 개발과 맞춤형 의학에서 세계적인 리더 기업이다. 특히 항암제와 희귀 질환 치료제 개발에 강점을 보인다. 바이오테크 제조 분야에서 Lonza는 생명과학 연구, 약물 개발, 생산에 필요한 기술과 서비스를 제공하며, 글로벌 제약산업의 중요한 파트너이다.

(4) 스톡홀름-우플란드 생명과학 클러스터(스웨덴)

주요 혁신연구기관으로 카롤린스카 연구소(Karolinska Institutet), 우플란드 대학교(Uppland Universitet, 웁살라 대학교 · Uppsala Universitet), 스톡홀름 대학교(Stockholms universitet) 등이 있으며, 주요 기업으로 아스트라제네카(AstraZeneca), 에렉타(Elekta), 소비(Sobi), 바이오아틱(BioArctic) 등이 있다. 스웨덴은 강력한 공공헬스케어 시스템과 혁신적인 연구 환경을 제공하여 생명과학 및 의료기술 분야에서 두각을 나타내고 있다. 주요 성과인 의료기술 혁신분야에서 에렉타(Elekta)는 방사선 치료기기 및 소프트웨어를 개발하는 회사로, 암 치료에서 중요한 역할을 한다. 신경과학 연구분야에서 바이오아틱(BioArctic)은 알츠하이머 및 파킨슨병 치료제 개발에 주력하고 있으며, 신경과학 분야에서의 혁신을 주도하고 있다.

(5) 리옹 생명과학 클러스터(프랑스)

주요 혁신연구기관으로 리옹 대학교(Université de Lyon, University of Lyon), 프랑스 국립의학연구소(Institut national de la santé et de la recherche médicale, INSERM), 메르몽 생명과학 단지 등이 있으며, 주요 기업으로 사노피 파스퇴르(Sanofi Pasteur), 바이오메리유(bioMérieux), 메리알(Merial) 등이 있다. 백신 개발, 진단 기술, 동물 건강에 중점을 둔 클러스터이다. 주요 성과로 백신 개발 분야에서 Sanofi Pasteur는 글로벌 백신 생산에서 주요 기업 중 하나로, 독감 백신 및 기타 예방 백신 개발에서 중요한 역할을 하고 있다. 진단 기술 분야에서 바이오메리유(bioMérieux)는 진단 및 임상 시험의 혁신적인 기술을 제공하며, 특히 전염병 대응에 강점을 가지고 있다.

4) 아시아 주요 보건산업 클러스터

(1) 주요 보건산업 클러스터

아시아는 급속한 경제성장과 함께 보건산업 산업에서도 중요한 허브로 떠오르고 있다. 다양한 아시아 국가들은 생명과학, 제약, 바이오테크, 의료기기 및 디지털 헬스 분야에서 주요한 혁신을 이루고 있으며, 여러 보건산업 클러스터들이 형성되어 있다. 아시아의 보건산업 클러스터들은 높은 성장 가능성과 함께 혁신적인 연구 및 개발을 통해 글로벌 헬스케어 산업에 중요한 기여를 하고 있다. 아시아지역 클러스터는 신약 개발, 바이오의약품 제조, 백신 생산, 디지털 헬스케어 솔루션 개발 등 다양한 분야에서 탁월한 성과를 내고 있으며, 아시아 지역의 헬스케어 산업 발전을 선도하고 있다.

① 싱가포르 바이오폴리스 및 퓨전폴리스

싱가포르는 아시아 태평양 지역의 주요 생명과학 연구 중심지이며 연구 허브로, 바이오폴리스(Biopolis)와 퓨전폴리스(Fusionopolis)라는 두 주요 클러스터를 갖추고 있다. 싱가포르는 다양한 연구기관, 대학, 기업이 밀집해 있는 R&D 허브이다. 주요 기업 및 기관으로 노바티스(Novartis), 로슈(Roche), 글락소스미스클라인(GSK), 아스타(Agency for Science, Technology and Research, ASTAR), 싱가포르 국립대학(NUS) 등이 있다. 주요 성과인 바이오의약품 제조 분야에서 싱가포르는 아시아의 주요 바이오의약품 제조 허브로, 글로벌 제약사들이 생산 및 R&D 센터를 두고 있다. 혁신적인 연구 분야에서 싱가포르의 연구기관들은 암, 전염병, 면역학 등 다양한 분야에서 선도적인 연구를 수행하고 있으며, COVID-19 대응에서도 중요한 역할을 했다.

② 도쿄-오사카-교토 바이오클러스터, 일본

일본의 도쿄, 오사카, 교토는 보건산업 산업의 중심지로, 다수의 연구기관, 대학, 제약 및 바이오테크 기업이 위치하고 있다. 주요 기업 및 기관으로 타게다 제약(Takeda Pharmaceutical), 아스테라스 제약(Astellas Pharma), 츄가이 제약(Chugai Pharmaceutical), 일본 국립암센터(National Cancer Center Japan), 교토대학(Kyoto University) 등이 있다. 주요 성과인 신약 개발 분야에서 타게다(Takeda)와 아스테라스(Astellas)는 다양한 치료 분야에서 글로벌 수준의 신약을 개발하고 있으며, 특히 면역치료제 및 항암제 분야에서 강점을 보이고 있다. 재생 의학 및 줄기 세포 연구 분야에서 교토대학의 야마나카 신야 교수는 iPS 세포 연구로 노벨 생리의학상을 수상했으며, 일본은 재생 의학 분야에서 세계적인 리더로 자리잡고 있다.

③ 뭄바이-푸네 보건산업 클러스터, 인도

뭄바이(Mumbai)와 푸네(Pune)는 인도의 주요 제약산업 중심지이며 제약 허브로, 많은 인도 제약사들의 본사와 생산 시설이 위치해 있다. 주요 기업 및 기관으로 선 파마슈티컬(Sun Pharmaceutical), 시플라(Cipla), 루핀(Lupin), 인도세럼연구소(Serum Institute of India) 등이 있다. 주요 성과인 백신 생산 분야에서 인도세럼연구소(Serum Institute of India)는 세계 최대의 백신 제조사 중 하나로, 다양한 백신을 개발하고 전 세계에 공급하고 있다. COVID-19 백신 아스트라제네카(AstraZeneca)와 옥스퍼드 대학교(Oxford University)가 개발한 코빗실드(COVISHIELD)의 대규모 생산을 맡았다. 제네릭 의약품 분야에서 인도는 제네릭 의약품 생산에서 세계를 선도하고 있으며, 선 파마슈티컬(Sun Pharmaceutical)과 시플라(Cipla)는 글로벌 시장에서 주요 제네릭 의약품 공급자로 자리잡고 있다.

(2) 중국 보건산업 클러스터

2020년 이후에야 1인당 GDP가 1만 달러 시대로 진입하면서 중국은 보건산업에 대한 관심과 투자가 증가하고 있다. 특히 14억명 인구대국 중국의 보건산업 클러스터는 최근 몇 년간 빠르게 성장하며 세계적인 주목을 받고 있다. 2025년 9월 맥킨지앤드컴퍼니가 공개한 〈아시아 바이오파마 보고서〉에 따르면, 중국이 혁신 시장 규모 세계 3위인 독일을 조만간 제칠 것으로 분석됐다. 중국은 세계 2위 제약 시장이지만, 복제약(제네릭)이 대부분을 차지해 혁신 신약에선 약한 국가로 분류되었다. 하지만 최근 들어 신약 비중이 가파르게 커지는 추세이다. 현재까지 중국이 내놓은 혁신 신약 중 매출 1억 달러(약 1,400억원)를 넘긴 의약품은 15종으로, 이 가운데는 블록버스터(연간 매출 1조원 이상인 의약품)가 된 신약도 있다. 중국 바이오 시장이 양적 성장을 넘어 질적으로도 도약한다는 분석이 나오는 배경이다.

맥킨지 보고서에 따르면, 2023년 중국 의약품 시장은 1,250억 달러(약 174조원) 규모다. 이 중에서도 혁신 신약 부문은 연평균 16% 성장하면서 시장을 견인해왔다. 특히 중국은 자국 기업을 중심으로 빠르게 성장하고 있다. 맥킨지는 2023년 기준으로 중국 시장의 다국적 제약사 점유율은 75%지만, 2028년에는 60%로 줄어들 것으로 전망했다.

맥킨지는 또한 중국의 혁신 신약 시장이 지금까지는 미국, 일본, 독일에 밀렸으나, 2028년엔 독일을 제치고 3위로 오를 것이라고 내다봤다. 중국의 혁신 신약 시장이 이처럼 빠르게 성장하는 배경으로 12곳이 넘는 바이오 혁신 허브가 꼽힌다. 바이오 혁신 허브를 중심으로 빠르게 기술력을 키워가고 있다는 것이다. 중국 정부의 적극적인 R&D 지원과 규제 혁신도 큰 도움을 줬다. 규제를 크게 낮춘 덕분에 신약 보험 등재 기간이 단축됐고, 이를 통해 시장이 빠르게 확대됐다는 것이다. 중국의 신약 후보 물질 기술 수출 규모는 계속 늘고 있다. 2019년 10억 달러에서 2024년 575억 달러로 늘어났다. 2019~2020년까지만 해도 세계 신약 후보 물질 기술 수출 중 중국이 차지하는 비율은 4%에 그쳤으나, 미국 투자기관 스티펠과 키움증권이 낸 보고서 등에 따르면 2025년엔 40% 가까이 될 것으로 전망된다. 의약품 위탁 생산 기술이 빠르게 발달하는 것도 중국의 혁신 신약 시장 성장에 영향을 미치고 있다. 현재 글로벌 빅파마 10곳 중 3곳은 중국에서 약을 위탁 생산하고 있다.

중국 정부의 강력한 지원, 경제성장, 혁신 생태계의 발전 덕분에 이러한 클러스터들은 생명과학, 제약, 의료기기, 디지털 헬스 분야에서 중요한 역할을 하고 있다. 주요 클러스터로는 베이징, 상하이, 선전, 장쑤성의 쑤저우와 난징이 있으며, 이들 지역은 혁신과 연구개발(R&D)의 중심지로 부상하고 있다.

특히 중국의 보건산업 클러스터들은 정부의 전략적 지원, 급속한 경제성장, 활발한 연구개발 활동 등을 바탕으로 빠르게 발전하고 있다. 이들 클러스터는 신약 개발, 백신 생산, 유전체학, 의료기기 및 디지털 헬스 분야에서 두각을 나타내며, 중국을 글로벌 보건산업 시장에서 중요한 플레이어로 부각시키고 있다. 이러한 성과는 중국이 글로벌 헬스케어 산업의 중요한 허브로 자리 잡는 데 큰 기여를 하고 있다.

① 베이징 보건산업 클러스터

주요 혁신연구기관으로 베이징 대학교(Peking University), 칭화대학교(Tsinghua University, THU), 중국과학원(Chinese Academy of Sciences) 등의 주요 교육 및 연구기관이 위치해 있다. 주요 기업으로 시노팜(Sinopharm), 시노백(Sinovac), 베이진(BeiGene)[44] 등이 있다. 베이징은 중국의 정치, 문화, 교육의 중심지로, 의료 및 생명과학 분야에서도 중요한 역할을 하고 있다. 주요 성과인 백신 개발 분야에서 시노백

44 다국적 항암제 기업인 베이진(BeiGene)이 '비원메디슨(BeOne Mddicines Ltd.)'으로 사명을 변경했다고 2025년 5월 28일 밝힘. 스위스를 법인 등록지로 바꾸고 새로 출범할 예정임(조선일보, 2025.5.28.)

(Sinovac)은 코로나19 백신 코로나백(CoronaVac)을 개발하여 전 세계적으로 사용되었다. 시노팜(Sinopharm) 역시 코로나19 백신을 개발, 대규모 접종 프로그램을 성공적으로 수행했다. 암 치료제 개발 분야에서 베이진(BeiGene)은 중국의 바이오테크 선도 기업으로, 혁신적인 항암제를 개발하고 있으며, 특히 면역항암제와 표적치료제 분야에서 강점을 보이고 있다.

② 상하이 보건산업 클러스터

주요 혁신연구기관으로 상하이 자오퉁 대학교(Shanghai Jiao Tong University), 푸단 대학교(Fudan University), 상하이 의학원 등이 있다. 주요 기업으로 우시앱테크(WuXi AppTec), 자이랩(Zai Lab), 포선제약(Fosun Pharma) 등이 있다. 상하이는 중국의 경제 및 금융 중심지로, 바이오테크와 제약산업에 있어서도 중요한 허브 역할을 하고 있다. 주요 성과인 위탁개발생산(Contract Development & Manufacturing Organization, CDMO) 서비스 분야에서 우시앱테크(WuXi AppTec)는 글로벌 제약 및 바이오테크 기업을 대상으로 하는 위탁개발생산(CDMO) 서비스 분야에서 세계적으로 인정받고 있다. 신약 개발 분야에서 Zai Lab은 다양한 치료 분야에서 혁신적인 신약을 개발하고 있으며, 특히 항암제 및 면역치료제 개발에서 주목받고 있다.

③ 선전 보건산업 클러스터

주요 혁신기관으로 선전(Shenzhen)은 기술 혁신의 중심지로, 중국의 실리콘 밸리로 불린다. 텐센트(Tencent), 화웨이(Huawei) 같은 기술 대기업이 자리 잡고 있으며, 이들은 디지털 헬스 분야에서도 중요한 역할을 하고 있다. 주요 기업으로 베이징 게놈 연구소(Beijing Genomics Institute, BGI), 마인드레이(Mindray), 텐센트 헬스케어(Tencent Healthcare) 등이 있다. 주요 성과인 유전체 연구 분야에서 BGI는 유전체학 연구에서 세계적으로 유명하며, 코로나19 검사를 포함한 다양한 유전자 분석 서비스와 제품을 제공한다. 의료기기 분야에서 마인드레이(Mindray)는 의료기기 제조업체로, 특히 초음파, 환자 모니터링 시스템, 검사 장비 분야에서 선도적인 위치에 있다. 특히 디지털 헬스 분야에서 텐센트는 헬스케어 데이터 플랫폼 및 AI 기반 헬스케어 솔루션 개발에 투자하고 있으며, 텐센트 헬스케어(Tencent Healthcare)는 다양한 디지털 헬스케어 서비스를 제공한다.

④ 장쑤성 보건산업 클러스터(쑤저우 및 난징)

쑤저우(Suzhou)와 난징(Nanjing)은 중국 장쑤성(Jiangsu Province)에 위치한 두 도시로 가장 빠르게 성장하는 바이오테크 허브 중 하나로, 수많은 생명과학 기업과 연구기관이 집중되어 있다. 주요 기업으로 이노벤트 바이오로직스(Innovent Biologics), 씨스톤 파마슈티컬즈(CStone Pharmaceuticals), 헝루이 제약(Hengrui Medicine) 등이 있다. 주요 성과인 바이오의약품 개발 분야에서 이노센트 바이오로직스(Innovent Biologics)는 바이오의약품, 특히 항체 기반 치료제를 개발하는 데 주력하고 있으며, 주요 항암제 개발에서 성과를 보였다. 글로벌 임상 시험 분야에서 씨스톤 파마슈티컬즈(CStone Pharmaceuticals)는 혁신적인 항암제를 개발하고 있으며, 글로벌 임상 시험에서 성공적인 성과를 거두고 있다.

5) 대한민국 보건산업 클러스터

대한민국 보건산업 클러스터는 한국 정부가 보건의료 분야의 혁신과 성장을 촉진하기 위해 조성한 산업 클러스터이다. 이 클러스터는 바이오 · 제약, 의료기기, 헬스케어 등의 보건산업 분야에서 연구개발, 생산, 기업지원 및 인프라 제공을 목표로 하고 있다. 보건산업 클러스터들은 대한민국 보건산업의 경쟁력을 강화하고, 미래 의료기술 개발 및 글로벌 시장 진출의 기반을 마련하는 데 중요한 역할을 하고 있다. 주요 클러스터는 다음과 같이 설명할 수 있다.

[표 1-13] 대한민국 보건산업 클러스터의 주요 특징

구분	주요 내용
정부 지원	주요 클러스터는 정부 주도의 정책 및 재정 지원을 기반으로 운영
산학연 협력	대학, 연구소, 기업 간 협력을 통한 혁신 생태계 조성
글로벌화	글로벌 시장 경쟁력 확보를 위한 해외 기업 유치 및 협력
인프라 제공	창업 지원, 임상시험, 규제 상담 등 다양한 인프라 제공

(1) 오송생명과학단지(Osong Bio Valley)

오송생명과학단지(Osong Bio Valley) 클러스터는 충청북도 청주시 오송읍에 위치하며, 대한민국 보건산업의 중심지로 조성된 대표적인 생명과학 클러스터이다다. 오송생명과학단지 클러스터는 바이오, 제약, 의료기기, 백신 및 첨단 의료기술 연구개발과 산업화를 위해 국가 주도로 설계되었다. 오송생명과학단지 클러스터는 국가 보건산업 중심지로의 특징과 역할을 한다. 대한민국 보건산업을 선도하는 거점으로, 보건복지부 산하 6대 국책기관이 위치하고 있다. 국가 주도로 조성된 첨단 바이오 · 헬스 중심 클러스터의 특성을 보이고 있다.

오송생명과학단지 클러스터는 첨단 의료기술 허브를 지향한다. 바이오의약품, 백신, 의료기기 등의 연구개발을 위한 첨단 시설 등을 보유하고 있다. 국내외 바이오 · 제약 기업과 연구소의 입주로 인한 기술 혁신 생태계 조성을 지원하고 있다. 글로벌 경쟁력 강화 측면에서, 글로벌 제약사 및 바이오 기업들과의 협력을 강화하고 있다. 국제적인 임상시험 및 인증 지원으로 글로벌 시장 진출 촉진하고 있다.

[표 1-14] 오송생명과학단지 클러스터의 주요 국책기관

구분	주요 기능
식품의약품안전처(MFDS)	의약품, 의료기기, 식품의 안전 및 허가 관리
질병관리청(KCDC)	질병 예방 및 공중보건 관리
한국보건산업진흥원(KHIDI)	보건산업 진흥 및 지원
국립보건연구원(NIH)	보건 및 생명과학 연구개발
한국의약품안전관리원(KIDS)	의약품 안전 평가 관리
오송첨단의료산업진흥재단(KBIOHealth)	오송생명과학단지 운영 및 관리

(2) 대구경북첨단의료복합단지(Medivalley)

대구경북첨단의료복합단지(Medivalley, Daegu-Gyeongbuk Advanced Medical Complex)는 대한민국 의료산업의 글로벌 경쟁력 강화를 위해 조성된 국가 주도의 첨단 의료산업단지이다. 의료기기 제조와 디지털 헬스케어에 강점인 대구경북첨단의료복합단지는 첨단의료 인프라와 지원을 통해 대한민국 의료산업의 신성장 동력으로서의 역할을 수행하며, 글로벌 시장에서의 경쟁력 강화를 목표로 하고 있다.

(3) 인천 송도 바이오 클러스터(Incheon Songdo Bio Cluster)

송도 바이오 클러스터(Songdo Bio Cluster)는 인천광역시 송도국제도시에 위치한 대한민국의 대표적인 바이오산업 집적지로, 바이오의약품 생산 및 연구개발을 위한 핵심 허브이다. 특히 글로벌 기업인 삼성바이오로직스(Samsung BioLogics)[45], 셀트리온(Celltrion)[46], 롯데바이오로직스(LOTTE BIOLOGICS)[47], SK바이오사이언스(SK Bioscience Co., Ltd.)[48]

이 위치하고 있다. 송도 바이오 클러스터는 세계 최대 바이오 생산단지로서의 지위를 공고히 하며, 바이오 기술 혁신과 글로벌 협력 네트워크를 통해 지속 성장할 전망이다.

(4) 원주 의료기기 산업클러스터(Wonju Medical Device Cluster)

원주 의료기기 산업클러스터(Wonju Medical Device Cluster)는 강원특별자치도 원주시를 중심으로 형성된 국내 최대의 의료기기 산업 특화 지역이다. 자생적으로 형성된 국내 유일의 의료기기 산업 집적지로, 국내 의료기기 산업 발전과 글로벌 시장 진출을 이끄는 중요한 역할을 하고 있다. 원주 의료기기 산업클러스터는 대한민국 의료기기 산업의 중심지로 자리 잡았으며, 글로벌 의료기기 시장에서의 경쟁력을 더욱 강화하고 있다. 첨단 기술을 접목한 혁신과 정부 · 지역 사회의 적극적인 지원을 통해 지속적인 성장을 기대할 수 있다.

(5) 판교 헬스케어 혁신파크(Pangyo Healthcare Innovation Park)

판교(Pangyo) 헬스케어 혁신파크(Healthcare Innovation Park, HIP)는 대한민국 최초의 병원 주도 융 · 복합 의료산업 클러스터로, 디지털 헬스케어 및 첨단 의료기술 개발의 중심지이다. 판교 헬스케어 혁신파크 클러스터는 경기도 성남시 분당구에 위치하며, 의료 · 산업 · 학계 · 연구소 간의 협력을 통해 국내외 헬스케어 산업의 혁신을 목표로 한다. 즉, 디지털 의료기술과 AI 헬스케어의 중심지인 판교 헬스케어 혁신파크는 병원 중심의 융합형 연구 및 사업화 클러스터로, 첨단 의료기술 개발과 디지털 헬스케어 혁신을 선도하며, 국내외 바이오헬스 산업의 성장을 지원하고 있다.

(6) 서울시 바이오 혁신클러스터인 홍릉 강소연구개발특구

2000년 한국과학기술연구원(KIST)이 중심이 되어 '홍릉벤처밸리(Hongneung ven-

---

45 현재 1~4공장 운영 중이며, 제5공장 건설로 생산능력을 확대하고 있음. 2032년까지 8공장을 완공하여 총 132만4,000리터의 생산능력을 확보할 계획

46 송도에 위치한 1, 2, 3공장에서 총 25만 리터의 바이오의약품 생산 역량을 보유

47 송도 바이오 캠퍼스에 1공장(12만 리터)을 건설 중이며, 2030년까지 3공장(총 36만 리터) 설립 계획

48 송도에 글로벌 연구공정개발(R&PD) 센터 건립 중이며, 본사 이전도 예정

ture valley)'가 출범하면서, 벤치기업 지원 전문기관인 한국기술벤처재단도 설립되었다. 우수한 벤처기업들이 체계적으로 창업 · 보육되면서, '홍릉벤처밸리(Hongneung venture valley)'는 혁신클러스터의 기반이 구축되었다.[49] '홍릉벤처밸리(Hongneung venture valley)'를 기반으로 2020년 7월 과학기술정보통신부로부터 서울지역 유일의 '강소연구개발특구(INNOPOLIS INNOTOWN)'로 지정되었다.[50] 정부와 서울시의 육성 의지와 홍릉의 우수한 R&D 역량을 바탕으로 디지털 헬스케어의 혁신 생태계를 조성하여 글로벌 바이오 · 의료 산업 클러스터로 발전하고 있다. 특히 대한민국을 대표하는 한국과학기술연구원, 고려대학교, 경희대학교와 연구중심병원인 고려대의료원, 세계 유일의 동서의학 R&D를 수행하는 경희대 의료원을 중심으로 홍릉 투자 기관 협의체와 함께 산학연-병원-금융의 협업 플랫폼을 통해 글로벌 경쟁력 있는 혁신 기업을 창출하는 허브를 지향하고 있다. 또한, 국내외 클러스터와의 상생 협력으로 혁신 역량과 강점을 공유하는 시스템을 구축하고 전주기 기술사업화 지원을 통해 국가경쟁력 뿐만 아니라 삶의 질을 높이고 있다. 디지털 헬스케어를 선도하는 글로벌 혁신 창업의 거점으로서 '홍릉 강소연구개발특구(Hongneung INNOPOLIS INNOTOWN)'가 글로벌 바이오산업의 허브로 도약하고 있다.

49 김용환의 「홍릉벤처밸리」와 「코리아벤처밸리」를 참조

50 〈서울 홍릉 강소연구개발특구 지정 고시〉에 의하면, 특구 지정 목적은 서울 홍릉의 KIST, 경희대, 고려대를 중심으로 디지털 헬스케어 등의 R&D 역량 강화 및 산·학·연 협력을 통한 기술이전 사업화 활성화임

주요 보건 산업들

2

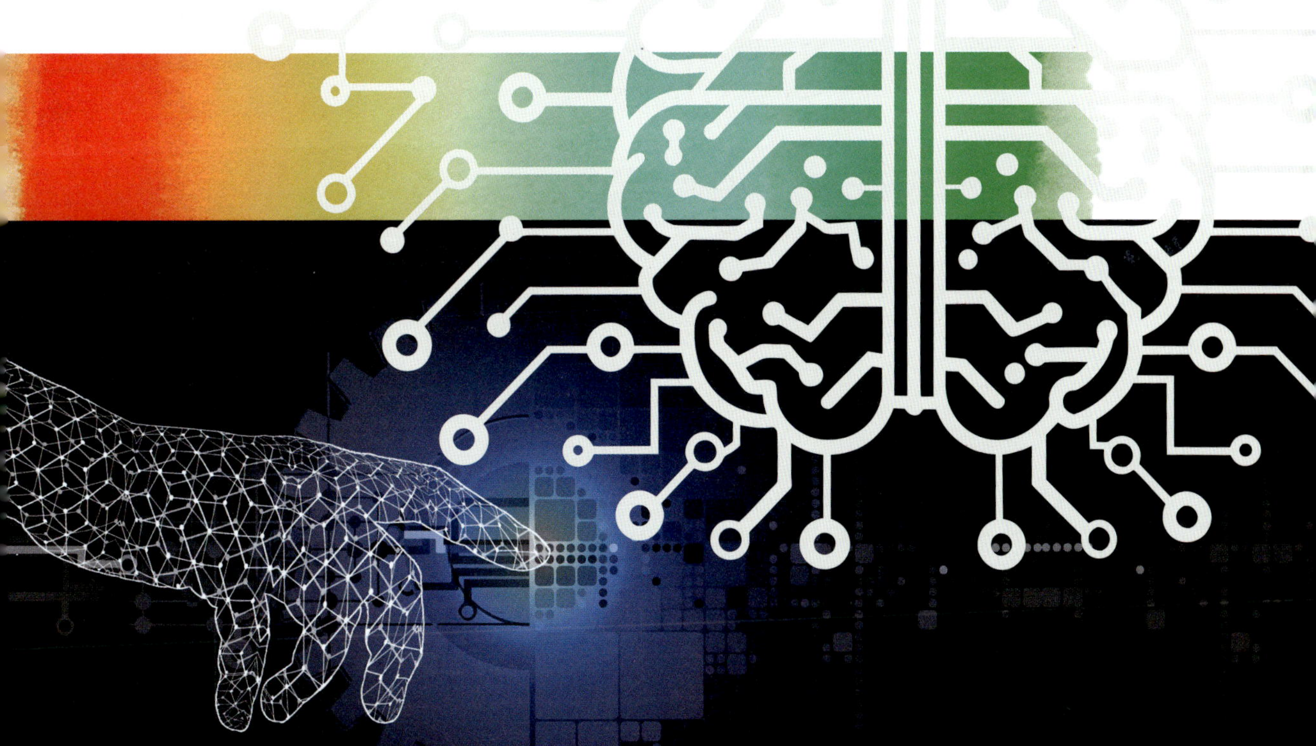

제2장

주요 보건 산업들

1. 의료서비스 산업

1) 개요

(1) 의료서비스의 정의

의료서비스는 국민의 건강을 보호 · 증진하기 위하여 의료인이 행하는 모든 활동을 의미한다. 좀 더 상세하게 설명하면 의료인인 의사, 치과의사, 한의사, 간호사들이 국민의 질병을 예방하기 위하여 수행하는 건강검진 등 예방활동과 질병을 치료하기 위해 행하는 진단, 치료, 수술 등 의료행위와 재활치료 등의 활동을 말한다. 의료서비스가 주로 병원과 의원에서 제공되며 의원도 병원이기 때문에 여기서는 의료서비스 제공의 주체인 병원을 중심으로 설명한다.

병원은 상급종합병원, 종합병원, 전문병원, 일반병원으로 나눌 수 있는데 상급종합병원은 난이도가 높은 중증질환에 대한 의료행위를 전문적으로 하며, 20개 이상의 진료과목을 갖추고 전속전문의가 진료를 하는데 필요한 인력, 시설과 장비를 갖춘 병원을 말한다. 종합병원은 7개 이상의 전문과목을 갖추고 100개 이상의 병상을 가진 병원이고, 일반병원은 입원환자 30인 이상을 수용할 수 있는 시설을 갖추고 입원환자에 대한 의료행위를 목적으로 하는 의료기관이다. 의원은 병상수가 30개 미만이고 주로 외래환자를 대상으로 진료하는 병원이다.

(2) 의료서비스 산업의 부상

의료서비스 산업의 부상은 여러 요인과 배경에 의해 촉진되고 있으며, 이는 글로벌 및 지역 경제, 기술 발전, 인구 변화, 그리고 정책적 요인들이 복합적으로 작용하고 있다.

① 인구 고령화(Aging Population)

인구의 고령화(Aging Population)는 의료서비스 수요를 증가시키는 주요 요인이다. 노인 인구의 증가로 인해 만성질환과 노인성 질병에 대한 치료와 관리가 필요해짐에 따라 의료서비스에 대한 수요가 높아지고 있다. UN의 2023년 보고서에 따르면, 2023년 현재 전 세계 65세 이상의 인구는 약 10억 명에 달하며, 이는 전체 인구의 약 14%를 차지한다. 2050년까지는 이 비율이 16%로 증가할 것으로 예상된다. OECD의 2023년 보고서에 따르면, 고령 인구의 증가로 인해 OECD 국가들의 의료비 지출이 증가하고 있으며, 이는 특히 노인 질환과 관련된 치료와 관리에 집중되고 있다.

② 기술 혁신(Technological Innovation)

의료 분야의 기술 혁신(Technological Innovation)은 새로운 치료 방법과 진단 기술을 개발하고 있으며, 이는 의료서비스의 질 향상과 효율성을 높이고 있다. AI, 원격의료, 유전자 편집 등 첨단 기술이 의료서비스에 통합되고 있다. Journal of Medical Internet Research의 2023년 보고서에 따르면, 인공지능(AI)과 빅데이터 분석은 진단 정확도를 높이고, 맞춤형 치료를 가능하게 하여 의료서비스의 질을 향상시키고 있다. 또한 American Journal of Managed Care의 2023년 보고서에 따르면, 원격의료서비스의 사용이 급증하고 있으며, 이는 특히 팬데믹 이후로 의료 접근성을 향상시키는 데 중요한 역할을 하고 있다.

③ 건강 및 웰빙에 대한 관심 증가(Increased Focus on Health and Wellness)

건강과 웰빙에 대한 관심 증가(Increased Focus on Health and Wellness)로 인해 예방적 건강관리와 웰니스 서비스에 대한 수요가 증가하고 있다. 이는 의료서비스 산업의 확장을 촉진하는 요인으로 작용하고 있다. Grand View Research의 2023년 보고서에 따르면, 웰니스 시장은 2023년에 약 4천억 달러였으며, 2030년까지 6천억 달러로 성장할 것으로 예상된다. National Center for Complementary and Integrative Health의 2023년 보고서에 따르면, 예방적 건강관리에 대한 관심이 높아짐에 따라 관련 서비스와 프로그램의 수요가 증가하고 있다.

④ 의료 접근성과 공공 정책(Healthcare Accessibility and Public Policy)

정부 정책과 공공 의료서비스의 확대는 의료 접근성을 높이고 있으며, 이는 의료서비스 산업의 성장에 기여하고 있다. 보험 정책, 의료보장 확대 등은 의료서비스에 대한 접근을 용이하게 하고 있다. World Health Organization의 2023년 보고서에 따르면, 많은 국가들이 보편적 의료보장을 강화하고 있으며, 이는 의료서비스의 접근성을 높이고 있다. OECD의 2023년 보고서에 따르면, 공공 의료 지출이 증가함에 따라 의료서비스의 범위와 질이 개선되고 있으며, 이는 전체 산업 경제에 긍정적인 영향을 미치고 있다.

⑤ 의료서비스의 상업화와 민간 부문 투자(Commercialization of Healthcare Services and Private Sector Investment)

민간 부문의 투자가 증가하면서 의료서비스의 상업화가 진행되고 있다. 이는 새로운 비즈니스 모델의 발전과 의료서비스의 질적 향상에 기여하고 있다. McKinsey & Company의 2023년 보고서에 따르면, 의료서비스 분야에 대한 민간 투자가 증가하고 있으며, 이는 의료 혁신과 서비스 개선에 기여하고 있다. Harvard Business Review의 2023년 보고서에 따르면, 상업적 모델이 의료서비스의 접근성과 효율성을 향상시키고 있으며, 이는 소비자들에게 더 나은 서비스를 제공하는 데 기여하고 있다.

⑥ 팬데믹의 영향(Impact of the COVID-19 Pandemic)

COVID-19 팬데믹은 의료서비스의 중요성을 강조하며, 팬데믹 대응을 위한 의료 인프라와 서비스의 확대를 촉진했다. 이는 장기적으로 의료서비스 산업의 성장을 가속화하는 요인이다. The Lancet의 2023년 보고서에 따르면, COVID-19 팬데믹 동안의 의료서비스 확장은 새로운 기술 도입과 원격의료 서비스의 중요성을 강조했다. 또한 World Health Organization의 보고서에 따르면, 팬데믹 이후 많은 국가들이 의료 인프라와 서비스의 확장을 추진하고 있으며, 이는 향후 산업 성장에 긍정적인 영향을 미치고 있다.

2) 의료서비스 산업의 주요 특징

(1) 보건산업의 중추적 역할 수행

의료서비스 산업은 의료라는 인간의 생명과 관련된 가장 중요한 서비스를 만들어 내는 생산 산업인 동시에 의약품, 의료기기 등 보건상품의 기술 및 제품을 사용하는 수요산업으로서 보건산업에서 핵심적 역할을 수행한다. 또한 병원은 자체의 연구소나 벤처산업을 통해 의약품이나 의료기기를 직접개발하고 개발된 의약품이나 의료기기를 임상시험을 통해 안정성과 효과성을 확인하고 제품을 생산하여 보건산업에 직접 참여할 수 있다.

또한 의료서비스 산업은 보건산업에서 가장 큰 시장규모를 가지고 있다. 2022년 세계 보건산업 시장규모는 12조 7,971억 달러인데, 의료서비스 산업 시장규모가 10조 4,113억 달러로서 전체시장의 81.4%를 차지하고 있다. 2022년 한국의 보건산업 시장규모는 2,029억 달러인데 가장 큰 부분을 차지한 것은 의료서비스 산업으로 1,619억 달러를 차지해 전체시장의 약 80%를 차지하고 있다.

(2) 의료서비스 공급의 독점과 공급자의 서비스 결정

의료서비스는 의과대학과 간호대학을 졸업하고 국가로부터 면허증을 받은 의사와 간호사만이 의료서비스를 제공할 수 있다. 면허증이 없는 사람의 의료행위는 의료법 위반으로 처벌을 받게 된다. 의과대학과 간호대학의 설립과 정원도 정부가 결정하며 면허시험도 정부가 주도한다. 이것은 의료행위가 국민의 생명과 직접적으로 연관되어 있기 때문이다. 따라서 의료행위 공급자로서 의료인은 의료서비스 제공에 있어 독점적 권한을 가지게 된다.

다른 서비스나 상품과 달리 의료서비스 제공의 최종 결정권자는 의사이다. 일반적인 서비스나 상품 구입의 선택권과 결정권은 소비자가 가지고 있다. 그러나 의료서비스는 의사가 질병여부와 치료방법을 환자 대신 판단하여 서비스 제공 방법을 결정한다. 이것은 환자는 질병과 치료방법에 대한 전문지식이 없기 때문에 의사의 전문적 판단에 전적으로 의존할 수밖에 없기 때문이다.

(3) 의료인의 국가간 이동 제한

국제무역에서 의약품, 의료기기의 수출과 수입은 비교적 자유롭게 이루어지고 있고, 국가 간의 의료서비스 공급도 원격의료나 의료관광 등을 통해 이루어지고 있다. 또한 병원을 해외에 설립하거나 다른 국가의 병원에 투자하는 것도 영리병원이 허용된 국가에서는 가능하게 된다. 그러나 의료인이 다른 국가로 이동해서 의료서비스를 제공하는 것은 국가 간의 협정이 없는 한 불가능하다.

세계무역기구(World Trade Organization, WTO)의 서비스 무역에 관한 일반협정(General Agreement on Trade in Service)에 따라 각국은 자국의 보건정책에 따라 의료시장에 대한 규제를 할 수 있도록 하고 있는데, 특히 선진국을 중심으로 대부분의 국가에서 취업목적의 의료인 입국을 제한하고 있다. 선진국이 유일하게 세계무역에서 제한을 두고 있는 것이 의료인의 국가간 이동이다.

결과적으로 의료서비스 산업은 일부 국가를 제외하고는 자국에서 면허를 받은 의료인에게 의존할 수 밖에 없게 되어 있어 의료인과 병원시설과 장비의 수준에 따라 국제적으로 현격한 실적 양적 차이가 발생하게 되어 있고 선진국의 유명 병원이 의료서비스 산업에서 중요한 역할을 할 기회를 제공한다.

(4) 의료서비스 전달체계의 존재

의료서비스 산업은 의료자원의 효율적 활용을 위해 병원과 의원간의 기능과 상호관계를 체계화한 의료서비스 전달체계가 있다. 의료전달체계에 따라 의원은 외래환자에 대한 1차 의료서비스를 제공하고, 병원은 전문 병원화하여 특정 질환의 의료서비스를 제공하며 상급종합병원은 중증질환자 치료와 교육, 연구기능을 수행하도록 하고 있다. 선진국의 경우 대부분 의료서비스 전달체계에 따라 병 · 의원에서 의료서비스가 제공된다.

한국은 의료전달체계를 가지고 있으나 자율과 선택 방식을 채택하고 있다. 그 이유는 국민들이 현제도가 편리하고 유익하다고 생각하여 강제적 의료전달체계를 거부하고 있으며, 현실적으로 동네의원이 고가 장비를 도입하고 수술을 하여 병원과 경쟁하고 있으며, 병원도 외래환자 진료를 하고 있기 때문이다.

(5) 4차 산업혁명으로 인한 의료서비스 산업의 대변혁

4차 산업혁명으로 인해 인공지능 의사에 의한 질병의 진단과 치료, 의료 빅데이터에 의한 질병 예측과 예방, 신약과 신의료기술의 개발, 정밀의료와 재생의료의 발전, 스마트 병원 등으로 인해 의료서비스 시장이 고급화, 다양화될 것이 예상되고 있다.

3) 의료서비스 산업의 주요 동향

(1) 인공지능에 의한 질병의 치료와 진단

① 인공지능 닥터(Watson for Oncology)

왓슨(Watson)은 IBM에서 개발한 암치료 인공지능으로서 암진단과 치료에 있어 가장 정확한 진단과 치료방법, 치료약을 추천해 주는 인공지능이다. 예를 들면 암환자에 대한 치료법을 추천하는데 있어 '추천'은 초록색, '고려'는 주황색, '비추천'은 빨간색으로 제시하는 것이다. IBM은 왓슨을 메모리얼 슬로언 케터링 암센터(Memorial Sloan-Kettering Cancer Center, MSKCC)와 같은 유명 의료기관에서 보유한 의학 전문지식과 데이터를 바탕으로 학습하였다. 왓슨은 초기에 암진단 성공률이 일반의사 진단 성공률보다 높았다. 이것은 왓슨이 의학교과서, 학술지와 매년 발표되는 논문들을 통해 빠르게 문서 학습을 할 수 있었기 때문이다. 그러나 암치료는 환자치료 결과에 대한 실제 데이터를 바탕으로 할 때 가장 확실한 진단을 할 수 있는데 이 부문에서 충분한 빅데이터 학습에 애로가 생겨 최근에는 기능에 대한 문제점이 나타나고 있다. 그러나 앞으로 충분한 규모의 빅데이터가 확보되면 가장 정확한 진단과 처방을 할 것으로 예상되는 것이 인공지능 의사이다.

현재 왓슨은 의사의 역할을 대체하는 것이 아니고 의사를 보조해 주는 기능을 담당하고 있는데 한국에서도 길병원, 부산대병원, 중앙보훈병원 등에서 왓슨을 도입하고 있으며, 마이크로소프트(Microsoft), 메드트로닉(Medtronic), 올림푸스(Olympus), 지멘스(Siemens) 등 세계적인 기업에서 의료용 AI를 개발하고 있다.

② 딥러닝 의료 인공지능

인공지능은 데이터의 특징을 스스로 학습하는 딥러닝(deep learning)을 통해 의사들의 진단과 치료의 정확성을 높이는데 사용되고 있다. 예를 들면 영상의학과에서 인공지능은 영상자료 빅데이터를 통한 학습을 통해 영상판독에 있어 의사들이 더 정확한 판단을 하도록 자료를 제공할 수 있다. 예를 들면 당뇨병 환자의 실명위험을 높이는 당뇨성 망막병증(diabetic retinopathy)은 안저사진을 찍어 진행정도를 판독하는데 이때 딥러닝 인공지능의 판독결과를 활용하면 판독시간을 줄이고 더 정확한 판독을 할 수 있다는 것이다. 당뇨성 망막병증은 조기에 발견하여 치료를 하게 되면 실명 가능성을 낮출 수 있다. 전세계적으로 안과의사 수가 적고 특히 후진국의 경우 배출되는 안과의사 수가 적기 때문에 후진국의 경우 안과진료 상황이 심각하다. 이 문제를 해결하는 방법의 하나는 인공지능 의사를 활용하는 방법일 것이다.

병리과에서도 병리학자와 인공지능이 힘을 합치게 되면 더 정확한 진단을 내릴 수 있게 된다. 병리데이터의 판독과정은 시간이 오래 걸리고, 노동집약적이다. 예를 들면 한 장의 병리 슬라이드에는 수많은 세포가 들어 있는데 이런 슬라이드를 하루에 수백 장씩 보며 오류없이 판독하는 것은 매우 어려운 일이다. 또한 하나의 검체에 대해서도 병리과 전문의들의 판단이 다를 수 있다. 따라서 병리과의 데이터를 인공지능에게 학습을 시키게 되면 인공지능은 빅데이터 분석을 통해 정확한 진단을 내리 수 있는 분석 지표를 가장 빠른 시간내에 제공할 수 있을 것이다.

③ 의료 빅데이터로 질병 예측

인공지능은 의료 빅데이터를 분석하여 질병을 사전에 예측할 수 있다. 인공지능은 전자의무기록에 저장된 환자 의무기록 전체를 분석하여 어떤 변수가 중요하며, 변수의 어떤 조합이 중요한지를 스스로 계산하여 분석할 수 있다. 예를 들면, 심혈관 질환 예측에 있어 미국의 심장병학회에서는 나이, 콜레스테롤(Cholesterol) 수치, 혈압(blood pressure), 흡연(smoking), 당뇨병(diabetes)을 심혈관 질환(Cardiovascular disease)의 주요 요인으로 보고 있는데 비해, 인공지능은 심방세동(Artrial fibrillation), 인종(race), 경구 스테로이드 복용(Oral steroid use), 연령(age), 정신질환(mental illness), 사회적 지위(social status), 만성신장질환(chronic kidney disease), 흡연(smoking) 등을 주요 요인으로 제시하고 있는데 결과적으로 인공지능의 질환발병 예측 정확도가 미국 심장병 학회보다 높은 것으로 나타났다.

또한 인공지능은 웨어러블기기, 스마트폰이나 스마트워치 등을 통해 호흡수(respiration rate), 혈압(blood pressure), 체온(body temperature), 맥박수(pulse rate), 활동량(activity) 등을 모니터링하여 질병 발생의 위험도를 예측하여 미리 의료진과 환자에게 알림으로서 질병 발생을 미리 예방할 수 있다. 예를 들면, 인공지능이 스마트워치를 통해 부정맥을 예측하거나, 당뇨병 환자의 혈당 변화와 인슐린 사용 습관 등을 바탕으로 혈당변화를 예측하고 인슐린 사용량이나 식사내용에 대해 유용한 조언을 실시간으로 제공할 수 있다.

(2) 수술 로봇과 마이크로 로봇에 의한 약물전달

현재 병원에서 사용하고 있는 다빈치 수술 로봇(da Vinci Surgical System)은 몸에 구멍을 뚫고 수술 로봇을 넣은 후 의사가 로봇에 장착된 카메라가 띄워주는 확대화면을 통해 로봇을 조작해 수술을 진행한다. 스트라이커(Stryker)의 마코 스마트로보틱스(Mako SmartRobotics)는 인공관절 수술 로봇으로 사람마다 다른 무릎관절 생김새, 인대, 힘줄, 연조직 상태를 고려하고, 센서로 평소의 몸 균형 상태를 계산해 정확한 절삭부위를 계산하여 인공관절 수술을 한다.

장래에는 마이크로 로봇을 인체에 투입하여 질병을 치료하거나 약물을 투입하는 방법을 연구하고 있다. 예를 들면 현재 입으로 먹거나 주사를 통한 약물은 몸 전체에 퍼지기 때문에 약효가 떨어지고 부작용이 생긴다. 특히 항암치료 약물은 부작용이 매우 커서 환자들의 고통이 심각하다. 마이크로 로봇은 정확한 부위에 약물을 전달하는 표적치료를 가능하게 하여 약물의 효과를 최대화하고 부작용을 최소화할 수 있다.

(3) 정밀의료(Precision Medicine)

① 정의

개인의 유전정보, 임상정보, 생활습관정보 등을 분석하여 질병의 예방진단, 치료를 위한 최적의 맞춤 의료서비스를 제공하는 기술이다. 현재의 표준화된 치료방법은 개인의 유전, 임상, 생활습관정보를 고려하지 않기 때문에 일부 환자에게는 효과가 없거나 심각한 부작용을 초래할 수 있다. 환자 개개인은 특징적인 유전자 변형을 가지므로 이러한 특성을 근거로 최적의 개인별 치료방법을 사용할 필요가 있다.

인간이 서로 다른 것은 선천적 요인과 후천적 요인이 복합적으로 작용하기 때문이다. 선천적인 다름은 태어날 때부터 DNA 염기서열이 사람마다 다르기 때문이다. 유전적 요인에 따라 키, 몸무게, 성격과 암, 당뇨, 고혈압 등 많은 질병이 선천적으로 결정된다. 후천적 요인은 직업, 기후, 지역환경 등 생활환경, 식생활, 수면, 운동습관, 흡연, 음주량과 같은 생활습관과 인간관계 등이다. 유전적으로 동일한 일란성 쌍둥이라도 생활환경에 따라 성격이나 외모도 달라지고 나타나는 질병 양상도 달라질 수 있다. 예를 들면 한국인이라도 한국에서 자란 세대와 미국으로 이민가서 자란 세대는 성격이나 질병 양상이 다르게 나타난다.

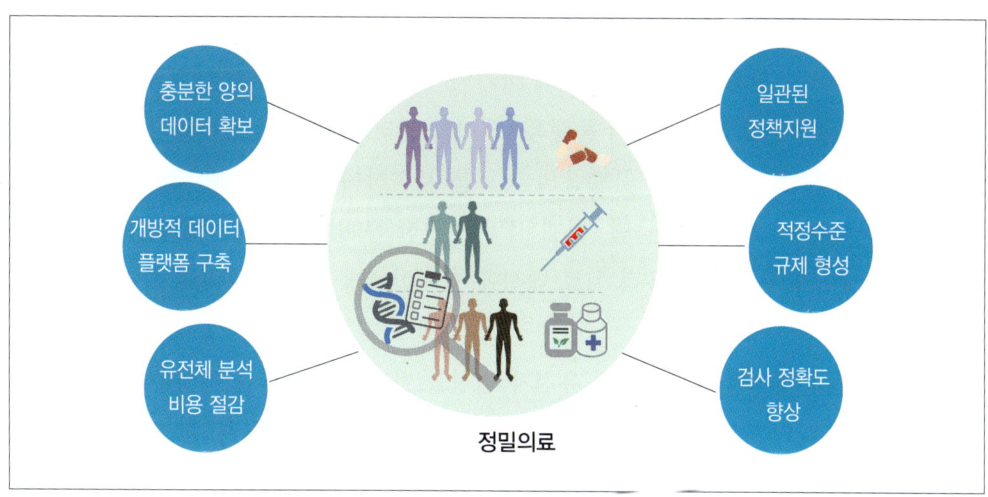

[그림 2-1] 정밀의료 체계

자료: 한국과학기술기획평가원(KISTEP)(2016), "정밀의료의성공 전략".

[표 2-1] 정밀의료 데이터 소스

데이터 소스	예시
유전정보	전장 유전체(Whole Genome), 전사체(Transcriptome), 단백체(Proteome), 후성유전체(Epigenome), 마이크로바이옴(Microbiome)과 같은 오믹스(Omics) 데이터 등
임상정보	영상 데이터(MRI, CT, 분자영상, 병리검사영상 등), 전자의료기록(EMR/EHR), 환자건강기록, 약물순응여부 등
생활습관정보	활동량 정보, 영양 데이터, 자가 측정 임상 데이터, 커뮤니케이션 데이터 등
기타	인체유래물(바이오뱅크), 외부 환경 정보 등

자료: 과학기술정보통신부, 한국과학기술기획평가원(2020), "정밀의료 기술의 미래", p.16.

② 정밀의료 빅데이터 플랫폼((Platform) 구축

정밀의료를 시행하기 위해서는 유전정보, 임상정보, 생활습관정보를 수집하여 빅데이터를 만들고 이를 분석하여 질병의 치료와 예방을 할 수 있는 최적의 의료서비스를 제공할 수 있다. 정밀의료에 필요한 데이터는 국가 의료기관이 주로 가지고 있으며, 애플(Apple), 구글(Google), 아이비엠(IBM)과 같은 글로벌 기업도 자사가 가지고 있는 건강정보를 활용하고 의료기관과 협력하여 빅데이터 플랫폼을 만들고 있다.

한국은 국민건강보험공단과 심사평가원에서 1977년 이후의 국민의 진단, 치료, 투약 내용 등 임상정보를 가지고 있어 세계에서 가장 큰 의료 빅데이터를 가지고 있는 국가

중 하나이다. 현재는 환자에 대한 의료 데이터는 각 의료기관에 분산되어 있고 의료기관이 독점적으로 활용하고 있기 때문에 국가와 각 의료기관의 의료 데이터를 통합하여 사용할 수 있게 통합 의료데이터 플랫폼-데이터 센터의 구축이 필요하다.

이러한 정밀의료 빅데이터 플랫폼의 자료를 분석하여 개개인에게 맞춤형 의료서비스를 제공할 수 있다. 예를 들면, 현재 사망의 가장 큰 원인이 되는 질환인 암, 심장혈관 질환, 당뇨병에 대한 범용적 치료 대신에 개개인에게 맞는 정밀의료 서비스를 제공할 수 있다.

특히 암환자 개개인은 특징적인 유전자 변형을 가지므로 이러한 특성을 근거로 최적의 치료방법을 제시할 수 있다. 앞으로는 핸드폰이나 스마트 워치 등 모바일 기기를 이용한 의료정보의 수집이 가능할 것이며, 딥러닝 인공지능을 이용하여 데이터 분석을 하면 빠르고 정확한 치료 · 예방 방법을 확인할 수 있을 것이다.

가족력으로 유방암, 난소암, 폐암이나 고혈압, 고지혈증, 당뇨병 등이 있으면 유전자 분석과 사전검진을 통해 조기에 치료하고 생활환경, 식이요법, 흡연, 음주, 운동 등 생활습관 등을 고려한 예방활동으로 질병을 조기에 예방하는 방향으로 적용할 수 있을 것이다.

정밀의료를 통해 예측되는 구체적 효과는 부작용이 적은 항암치료, 신약개발, 질병의 조기예방과 치료, 건강한 생활습관, 의료의 질적향상과 의료비 절감이다.

(4) 재생의료(Regenerative Medicine)

① 정의

사람의 신체구조 또는 기능을 재생(regeneration), 회복(recovery) 또는 형성하거나 질병을 치료, 예방하기 위해 인체세포(human cell) 등을 이용하여 실시하는 세포치료(cell therapy), 유전자치료(gene therapy), 조직공학 치료(tissue engineering therapy) 등을 말한다.

체세포 치료(somatic cell therapy)는 분화된 체세포(induced somatic cell)를 배양하여 원래 조직에 다시 이식하여 재생치료 효과를 얻는 기술이다. 성체줄기세포 치료제는 주로 골수(bone marrow), 제대혈(umbilical cord blood) 또는 지방조직(adipose tissue)에서 분리된 성체줄기세포(adult stem cell)를 이용하는 치료로서 성체줄기세포의 면역기능을 이용하여 염증(inflammation), 면역질환(immune disease)과 종양

(tumor) 등을 치료하는 기술이다.

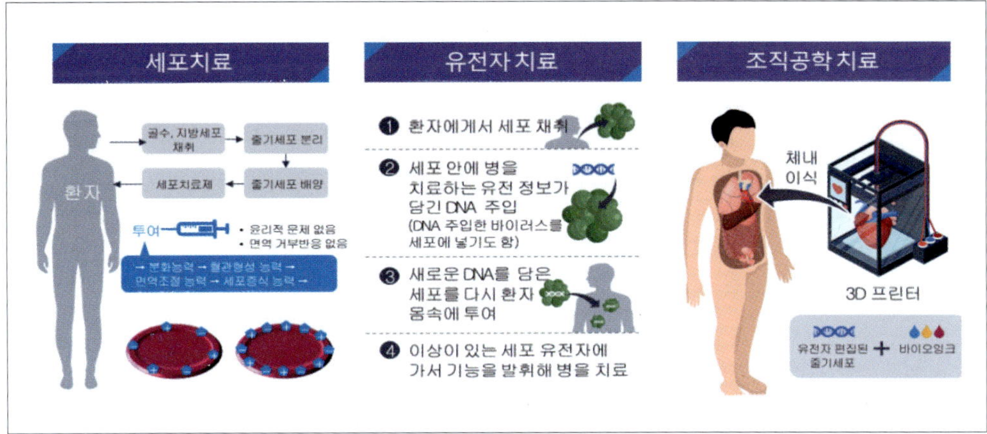

[그림 2-2] 재생의료 개념 및 범위

자료: 관계부처합동(2021), "첨단재생의료 · 첨단바이오의약품 기본계획-첨단재생바이오 2025 발전전략", p.3.

배아줄기 세포(embryonic stem cell, ESC)는 인공적으로 난자와 정자가 수정된 후 5~6일 뒤에 나타난 세포 덩어리로 모든 인체 세포로 분화할 잠재력이 있는 만능줄기세포의 조직을 체취하여 원하는 인체세포로 배양하여 원하는 인체 부분이나 장기를 만드는 것으로 재생의료에 가장 부합하는 치료방법이다.

유도만능 줄기세포(induced pluripotent stem cell, iPSC)는 일본의 아먀나끼 신야 교수가 만든 것으로 다자란 어른 세포를 유전자 조작으로 초기단계의 만능세포로 되돌려진 세포로서 배아줄기 세포와 같이 다양한 세포로 분화시켜 조직대체와 치료가 가능한 치료방법이다.

유전자 치료제란 「첨단재생의료 및 첨단바이오의약품 안전 및 지원에 관한 법률」 제2조제5호나목에 따라 '유전물질의 발현에 영향을 주기 위하여 투여하는 것으로서 유전물질을 함유한 의약품 또는 유전물질이 변형 · 도입된 세포를 함유한 의약품'으로 정의하고 있다. 즉, ㉠ 유전물질을 인체에 직접 투여하는 생체 내(in vivo) 유전자치료제와 ㉡ 체외에서 유전적으로 변형된 세포를 인체에 투여하는생체 외(ex vivo) 유전자치료제로 나누어 구분하고 있다.[1]

유전자 편집(gene editing)은 유전자 가위(Clustered Regularly Interspaced Short

1 식품의약품안전평가원(2023), "유전자치료제 비임상시험 평가 가이드라인", 8월, pp.1~2.

Palindromic Repeats, CRISPR)를 이용해 손상된 유전자를 체내에서 교정할 수 있기 때문에 다양한 유전질환에 대한 치료로서 각광받고 있다. 조직공학 기술에서 최근의 대표적인 기술은 3D 프린팅 기술을 이용한 인공조직이나 바이오 장기 제작 기술이다.

배아줄기세포	
특징	수정 후 5~6일 된 배아에서 추출, 신체 모든 조직으로 분화 가능. 배아를 파괴 해야 해 생명윤리 논란
연구 현황	임상단계

체세포복제줄기세포	
특징	난자의 핵을 제거하고, 체세포에서 채취한 핵을 이식해 복제배아 생성. 난자와 체세포를 공여한 환자의 유전 정보를 가진 맞춤형 줄기세포 가능
연구 현황	임상단계

iPS 세포	
특징	이미 역할이 정해진 세포를 유전자 조작으로 줄기세포로 되돌린 것. 신체 모든 조직으로 분화 가능
연구 현황	임상단계

성체줄기세포	
특징	성인의 조혈모세포, 중간엽줄기세포 등에서 추출해 치료 용도로 상용화. 다른 조직으로 분화 불가능
연구 현황	치료제 출시

[그림 2-3] 줄기세포 치료제의 종류와 특징

자료: 조선일보(2025.08.06.)

② 재생의료 시장

최근 미국을 비롯한 선진국들은 첨단 재생의료 치료제 개발을 가속화하고 있으며, 2020년 이후 세계 세포·유전자 치료제 품목 허가 건수도 급증하고 있다. 전 세계 재생의료 시장은 2019년 63억 9,325만 달러에서 2024년에는 159억 4,630만 달러로 추산하고 있다.

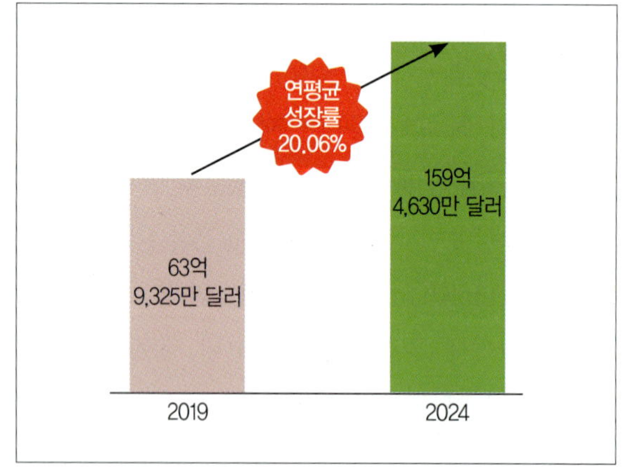

[그림 2-4] 글로벌 재생의료 시장규모

자료: 1) TechNavio, Global Regenerative Medicine Market, 2020
2) 연구개발특구진흥재단(2020), "재생의료 시장", p.6.

세포 기반 면역치료 및 세포지표 제품은 2019년 74억 4,000만 달러에서 2024년에는 240억 4,000만 달러로 추산하고 있다. 유전자 치료 제품은 2019년 15억 7,000만 달러에서 연평균 17.9% 증가하여 2024년에 35억 8,000만 달러가 될 것이며, 조직공학 제품은 43억 달러에서 2024년 110억 8,000만 달러가 될 것으로 예상하고 있다.

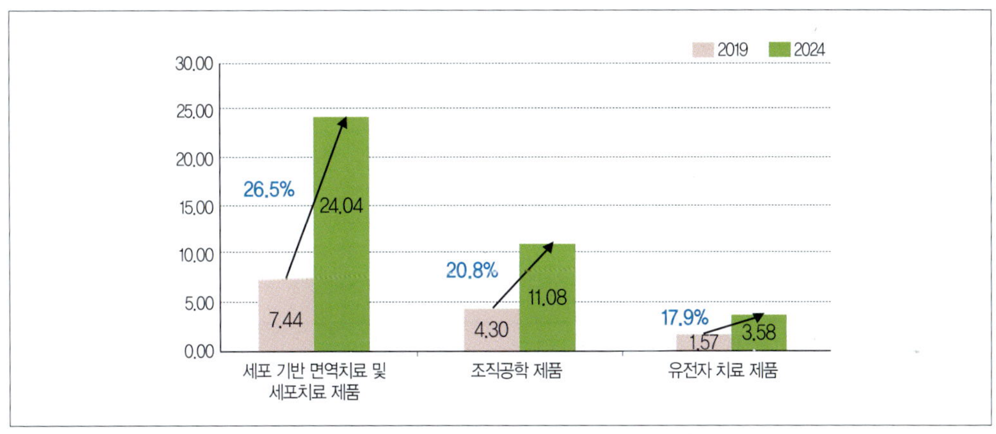

[그림 2-5] 세무기술별 시장규모(십억달러)

자료: 1) Marketsandmarkets, Regenerative Medicine Market, 2019
2) 연구개발특구진흥재단(2020), "재생의료 시장", p.7.

글로벌 재생의료 시장의 용도별 시장 규모는 근골격계 질환용이 가장 크며, 창상 치료용, 종앙용, 안질환용, 당뇨병용 등으로 시장이 크다.

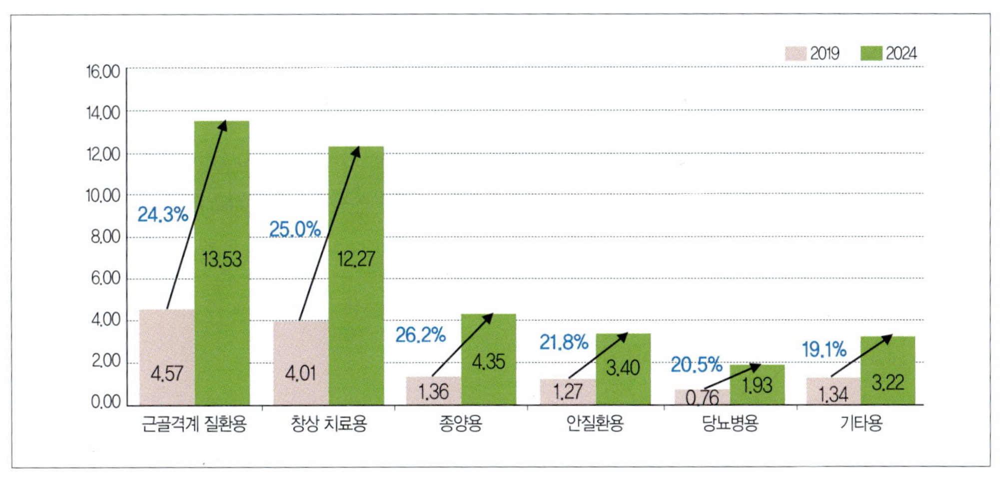

[그림 2-6] 글로벌 재생의료 시장의 용도별 시장규모(십억달러)

자료: 1) Marketsandmarkets, Regenerative Medicine Market, 2019
2) 연구개발특구진흥재단(2020), "재생의료 시장", p.8.

(5) 중입자 치료(Heavy Ion Therapy)

중입자 치료(重粒子治療, Heavy Ion Therapy)는 고에너지의 탄소 이온(Carbon Ion)과 같은 무거운 입자(heavy particle)를 이용해 암세포를 파괴하는 첨단 방사선 치료법이다.[2] 주로 사용하는 입자는 탄소이온(C^{6+}), 때로는 헬륨, 네온 이온 등이다. 주요 대상 질환은 X선 · 양성자 치료에 내성이 있거나 깊은 위치의 고형암(췌장암, 간암, 척추종양 등) 등이다. 기존의 X선이나 양성자 치료에 비해 정밀도와 암세포 살상력이 높고, 정상 조직 손상이 적은 것이 특징이다. 즉, 중입자 치료는 고정밀 고비용의 첨단 방사선 치료 기술로, 병원 · 정부 · 장비사 · 환자(내국/외국인)가 모두 관여하는 복합형 비즈니스 모델이다.

[표 2-2] 중입자 치료의 특징

구분	내용
정밀도	양성자보다 더 좁은 조사 범위, 암 조직에만 에너지 집중
살상력	세포 사멸력이 강함 (고 LET: Linear Energy Transfer)
치료 횟수	적은 횟수로 치료 효과 가능 (보통 10회 내외)
재발 방지	방사선 내성 종양에도 효과적
정상조직 보호	깊은 조직의 암을 치료하면서도 주변 장기 손상이 매우 적음

[표 2-3] 기존 방사선 치료와 중입자 치료의 비교

구분	X선 치료	양성자 치료	중입자 치료
입자 종류	광자	양성자(H^{+})	탄소이온(C^{6+}) 등
에너지 전달 방식	모든 조직에 고루 전달	암 부위에서 에너지 집중	더 정밀하게 에너지 집중
선량 분포	넓고 주변 조직 손상 많음	상대적으로 적음	가장 정밀하고 효과적
비용	상대적으로 저렴	고가	매우 고가
보급 현황	널리 보급	일부 선진국 중심	소수 국가만 운영 중

(6) 스마트 병원(Smart Hospital)

4차 산업혁명이 병원에도 불어 닥치고 있다. 병원은 4차 산업혁명의 대표기술을 활용해 스마트 병원으로 발전하고 있으며 세계적인 병원을 중심으로 발전속도가 더욱 가속

2 브래그 피크(Bragg Peak) 현상을 활용해, 암 조직에만 집중적으로 에너지를 전달

화될 것으로 에상되고 있어 스마트 병원이 미래 병원의 형태가 될 것으로 예측하고 있다. 미국의 시사주간지 뉴스위크(Newsweek)는 글로벌 시장조사기관인 스타티스타(Statista)와 28개국에서 스마트 병원 330개를 선정해 "2024년 세계 최고 스마트 병원(Wrold's Best Smart Hospitals 2024)"으로 발표했다. 전세계에서 최고의 스마트 병원은 미국의 메이요 클리닉(Mayo Clinic)이었으며 한국은 14개 병원이 세계 최고 스마트 병원으로 선정되었다.

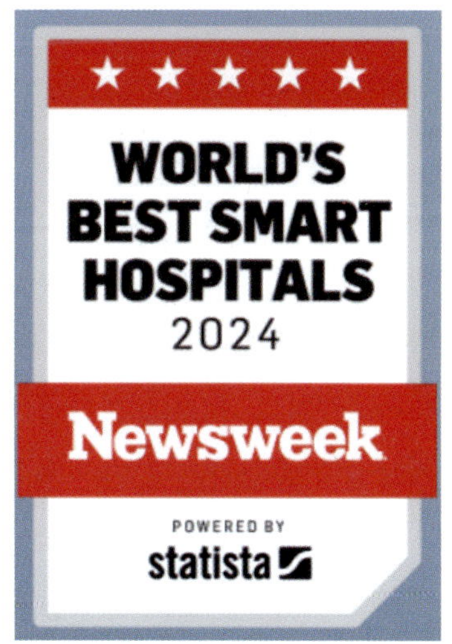

[그림 2-7] 뉴스위크 표지

자료: 1) https://www.newsweek.com/rankings/worlds-best-smart-hospitals-2024
2) www.statista.com

① 개념과 관련 기술

스마트 병원은 인공지능, 빅데이터, 사물인터넷(IoT) 능 4차 산업혁명의 대표기술을 활용해 병원 내부와 외부의 연결성을 확보하고 내부 프로세스의 자동화와 최적화를 통해 환자 중심의 의료서비스를 제공하고 정밀의료, 재생의료 등 미래의학을 실현하는 병원이다.

스마트 병원에서는 인공지능을 사용하여 실시간 빅데이터 분석을 통한 임상의사결정, 자료 활용, 딥러닝에 의한 진단의 정확성 증가, 인공지능을 활용한 무인 자동화가 가능해진다. 예를 들면 중환자실 관리에 인공지능을 활용하게 되면, 인공지능이 24시간 환자와 생명유지 의료장비 상태를 확인하여 응급상황이 생길 경우 의료진에게 실시간으로 알려줄 수 있을 것이다.

사물인터넷은 원격의료, 의료장비의 사용과 관리, 그리고 환자식별과 이동 등에 사용될 수 있고, 의료로봇(Medical Robotics)은 수술로봇, 병실청소와 물류이송 로봇 등을 개발하고 사용하며, 나아가 로봇 프로세스 자동화를 통한 업무의 자동화를 이룰 수 있을 것이다. 또한 5G 무선네트워크를 통해 환자 모니터링과 원격의료를 실시할 수 있다.[3]

3 Healthcare's Transformative Technologies at CES 2024, 2024년 12월 31일 접속 https://www.ces.tech/articles/2024/january/healthcare-s-transformative-technologies-at-ces-2024/

② 스마트 병원의 특성

㉠ 환자 중심 진료

스마트 병원은 모든 진료행위를 환자를 중심으로 실시한다. 예를 들면, 입원환자에 대해 손목 부착 전자태그를 발급하여 검사 및 처방할 때 의료사고를 최소화하며, 치료를 위해 환자의 모든 임상지표와 영상, 그리고 생활습관을 고려해 환자의 상태를 종합적으로 진단하여 치료방법을 결정한다. 치료받을 환자에 대해 치료과정을 설명하고, 치료 후 치료결과를 환자에게 설명하고 환자가 결과를 모니터링하게 하여 치료결정에 환자가 참여하고 환자들이 결과를 확인하도록 한다.

의료진은 스마트진료 정보시스템을 통해 언제 어디서나 환자 상태를 진단하고 진료할 수 있으며 환자와 원활한 의사소통을 할 수 있다. 병원과 병실도 환자 취향에 맞게 편안하고 안락한 환경을 조성하고 환자가 병실의 조명과 온도를 조절할 수 있게 환경을 제어하게 한다.

㉡ 프로세스의 자동화와 최적화

스마트 병원 평가기준으로 디지털 변화기술(elecronic functionalities), 디지털 이미징(digital imaging), 인공지능(AI), 의료로봇(robotics), 원격의료(telemedicine) 등 5개 항목을 종합적으로 평가한다. 이것은 앞에서 말한 4차 산업혁명의 대표기술을 활용해 병원의 진료뿐 아니라 운영을 자동화하고 효율화하는 것이 스마트 병원의 핵심이라는 것을 말해주고 있다. 모든 의료정보를 디지털화하고 의료진은 필요할 경우 디지털 정보시스템을 통해 진료에 필요한 정보를 실시간으로 확보하고 사용하여 최적의 치료결정을 할 수 있도록 한다는 것이다.

나아가 병원 운영의 효율성을 높이기 위해 병원 자동화 시스템을 통해 병원의 온도, 조명, 환기, 화재경보와 병원 방문자의 출입통제와 관리를 자동화하고, 병원운영에 필요한 약품, 장비, 물품의 재고 및 추적관리를 통해 앞으로의 구매와 투자 계획 수립을 가능하게 한다.

병원들은 운영비 절감과 효율성 증가를 위해 병원 운영관리 시스템의 자동화를 모색하고 있다. 예를 들면 인력관리, 환자분류, 병상 가동률 실시간 파악, 배송로봇을 통한 검체, 약품, 물품의 운반과 로봇을 이용해 병실과 검사실 방역을 실시하고 있다.

③ 스마트 병원의 과제

보건복지부에서는 "스마트 병원 선도모델 개발 지원 사업"을 통해 선택된 병원에 재정적 지원을 하고 있다. 스마트 병원이 앞으로 나아갈 병원의 발전 모델이지만 몇 가지 해결할 문제점들이 남아있다.

첫째, 병원의 디지털화에 따른 자본비용 증가와 초기 운영상의 문제이다. 새로운 시스템에 대해 의료진의 반대가 있거나 의료진과 환자의 활용도가 낮게 되면 스마트 병원 자체가 무용지물이 될 수 있다.

둘째, 시스템의 복잡성과 과부하로 인한 네트워크의 장애발생, 부적절한 프로세스와 불충분한 교육에 따른 오류 발생, 악성 소프트웨어의 공격위험이 있을 수 있고 지속적인 발전에 대한 추가 투자가 병원 재정에 부담이 될 수 있다.

마지막으로, 의료 데이터 보안과 사생활 침해 문제가 발생할 수 있다.

이러한 문제점들이 있으나 4차 산업혁명의 발전과 더불어 병원도 환자 중심의 의료서비스를 제공하고 정밀, 재생 의학과 같은 미래 의학을 실현하기 위해서는 스마트 병원으로 발전하는 것이 병원의 명성과 환자 수 증가를 가져올 수 있는 선도적 미래 병원의 모습이라 할 것이다.

(7) 의료서비스 산업과 한류의 융합

한류 콘텐츠 기반의 글로벌 팬덤이 한국 의료서비스에 대한 신뢰와 관심을 유도, 병원 · 의료기술 · 시술 · 제품 소비로 확장하고 있다. 단순한 병원 홍보에서 '문화 기반 브랜드 신뢰 확보 + 글로벌 환자 유치 + 수익 다변화'로 발전하고 있다. 의료관광, 의료영상 콘텐츠, 뷰티병원 PPL, 디지털 진료 앱+K팝 협업, K-의료 브랜딩 등으로 구체화되고 있다. 따라서 의료서비스 산업과 한류의 융합은 K-팝, K-드라마, K-뷰티 등 문화 콘텐츠 기반의 소프트파워를 활용하여 한국의 의료기술과 병원서비스를 글로벌 고객에게 '경험 기반 신뢰'로 전환시키는 경영전략으로 주목 받고 있다. 단순한 의료관광 유치를 넘어서, 디지털 헬스케어 · 웰니스 · 콘텐츠 기반 병원 브랜딩까지 확장되는 K-헬스 글로벌 전략의 핵심 축으로 평가된다.

첫째, K-뷰티와 보건산업의 융합형 비즈니스 모델은 "K-뷰티 × 헬스케어"가 단순한 제품을 넘어 과학 · 의료 기반의 토탈 웰니스 경험을 제공하는 방식으로 진화하고 있다. 둘째, K-의료 연계 융합 비즈니스 모델은 "의료서비스"를 중심으로 뷰티, 관광, 콘텐츠, 디지털, 한방, 헬스푸드 등 다양한 한류 자산과 결합해 글로벌 고객에게 통합형 건강 ·

미용 · 웰니스 경험을 제공하는 경영전략으로 주목 받고 있다.

[표 2-4] 융합 성공 사례

기관/기업	전략 요약
차움(CHAUM)	한방+양방+뷰티+디톡스를 결합한 프리미엄 K-웰니스 센터 운영
JK성형외과	K-뷰티 브랜드와 공동 패키지 개발, SNS 콘텐츠 마케팅
삼성서울병원	중화권 대상 콘텐츠 PPL로 인지도 상승 및 의료관광 유치
한국관광공사	한류 체험+의료체험 연계 관광상품 개발 및 글로벌 캠페인 진행
뷰노/루닛 등 AI 병원 솔루션	병원기반 영상 진단 솔루션 → K-의료 기술의 콘텐츠화 및 해외 수출

[표 2-5] 전략적 비즈니스 모델 변화

전략 항목	실행 방안
브랜드화	병원을 단순한 의료기관이 아닌 "K-헬스케어 브랜드"로 포지셔닝
콘텐츠화	의료정보 · 시술 후기 · 전문가 인터뷰를 한류 콘텐츠로 기획
플랫폼화	진단 → 예약 → 시술 → 사후관리까지 통합 서비스 제공
지역 맞춤화	중동 여성 전용 클리닉, 동남아 맞춤 패키지 등 다문화 설계
제품화	진료 · 진단 기반 뷰티 · 헬스 제품 추천 및 판매 연계

(8) 의료관광(Medical Tourism)[4]

2000년대 이후 의료서비스와 관광을 결합시킨 의료관광산업(Medical Tourism Industry)이 고부가가치 산업으로 발전하고 있다. 즉, 의료관광(Medical Tourism) 산업은 외국인이 특정 국가를 방문해 의료서비스와 함께 관광, 숙박, 쇼핑 등 다양한 부가서비스를 동시에 경험하는 고부가가치 산업이다. 의료관광(Medical Tourism) 산업은 단순한 진료를 넘어, 국가의 의료기술, 관광자원, 서비스 인프라 등과 결합되어 높은 경제적 파급효과를 창출한다.

아시아 지역에서는 태국, 싱가포르, 인도가 국가의 핵심전략사업으로 의료관광을 선택하여 국가의 전폭적 지원 하에 의료관광 선두국가로 발전하고 있다. 한국도 2009년에 의료관광을 국가의 신성장 동력산업으로 지정하여 아시아의 주요 의료관광국가로 부상하고 있다. 이외에도 아시아에서는 일본과 말레이시아, 유럽에서는 체코, 헝가리, 폴란

4 엄영진·김용환, 「헬스케어 경제학」, 계축문화사, 2025.

드와 몰타, 북미는 멕시코, 코스타리카, 쿠바, 남미는 브라질, 아르헨티나, 우루과이, 아프리카는 이집트, 남아공, 모로코 등이 의료관광을 발전시키고 있다.

의료관광은 의료와 휴양, 레저, 운동, 영양과 문화 활동을 포함하는 넓은 의미의 휴양관광(Wellness tourism)으로 보는 견해와 의료와 일반적인 관광을 포함하는 의료관광(Medical Tourism)으로 보는 일반적 견해, 환자의 진료와 치료에 중점을 두는 의료여행(Medical Travel)으로 보는 견해가 있다. 우리나라의 경우 관광진흥법에 "의료관광이란 국내 의료기관의 진료, 치료, 수술 등 의료서비스를 받는 환자와 그 동반자가 의료서비스와 병행하여 관광하는 것"을 말한다고 정의하고 있다.

세계적으로 의료관광(Medical Tourism)의 발전을 촉진시킨 요인으로는 첫째, 그동안 여행의 자유화와 더 불어 외국의 의료기관 이용을 제한하던 자국 내의 규제가 해제되고, 의료관광 실시국가들이 의료비자제도 도입 등을 통해 해외 환자의 적극 유치와 더불어 장기체류를 가능케 한 것이다. 또한 인터넷 등 정보통신매체의 발달로 각국 간의 의료서비스의 수준과 비용에 대한 정보를 획득하고 비교가 용이해짐에 따라 소비자는 자신들이 원하는 치료방법과 결과에 대한 자세한 정보를 통해 지역별, 국가별로 비교하여 서비스의 품질 및 가격에 대한 우열을 판단할 수 있게 되었다. 결과적으로 변화된 상황에 따라 선진국이나 개발도상국의 소비자들은 확대된 소비자 선택권에 따라 질 높은 의료서비스를 저렴한 가격으로 받을 수 있게 되었다. 여기에 삶의 질의 향상에 따라 스파, 마사지, 요가, 휴양 등에 대한 관심이 증가되면서 치료와 더불어 이러한 휴양을 즐길 수 있는 의료관광이 인기를 끌게 되었다.

둘째, 최고의 의료기술을 가진 국가에서 치료받기를 원하는 환자의 증가이다. 개발도상국의 급속한 경제성장으로 인한 고소득층의 증가와 이들의 건강에 대한 관심의 증가는 자국 내에서 치료가 어렵거나 치료효과가 불확실한 질병의 경우 세계 최고의 의술과 의료서비스를 제공하는 병원에서의 진료를 원하게 된다. 이러한 순수 치료 목적의 해외 이동은 매우 고가이기 때문에 주로 세계 각국의 부유층들이 이용한다. 이들은 주로 세계적으로 최고의 명성과 의료서비스를 제공하는 의료기관, 예를 들면, 미국 텍사스 휴스턴시의 앰디 앤더슨(MD. Anderson) 암센터, 로체스터시의 메이요 클리닉(Mayo Clinic)과 볼티모어의 존스 홉킨스(Johns Hopkins) 병원 등을 선호한다.

셋째, 세계 최고 수준의 의료기관에서 고가의 의료서비스를 받을 필요가 없는 질병이거나 재정 능력의 부족으로 이들 의료기관을 이용하지 못할 경우, 차선책으로 의료 수준이 높고 진료비가 상대적으로 낮은 국가로의 의료관광을 선택한다. 중국, 러시아, 몽골의 환자가 한국, 싱가포르, 태국이나 일본의 의료기관을 이용하거나 인도네시아, 말레이시아 등 동남아시아 국가의 환자가 싱가포르나 태국의 의료기관을 이용하는 경우이다. 최근에는 의료관광을 국가 중점 산업으로 채택하는 국가에서는 의료서비스의 공신력을 높이기 위해 미국의 병원인증(Joint Commission International, JCI)을 획득하거나, 미국이나 유럽국가 등 의료선진국에서 자국의사를 훈련시키고 있다. 또한 외국의 유명병원과 의과대학과 국제적 의료관광 네트워크를 구축하고 의료관광 전문회사의 설립 등으로 외국인 환자유치를 통한 의료관광 발전에 적극 노력하고 있다.

넷째, 의료비가 비싼 국가에서 의료비가 싼 국가로의 환자 이동이나 대기 없이 빠른 의료서비스를 받기 원하는 환자들의 해외 이동이다. 전자의 경우는 미국처럼 고가의 의료보험료나 진료비를 지불하여야 하는 국민들이 의료비가 싼 외국에서 치료를 받기 위해 여행하는 것이다. 특히 미국으로 이민한 해외이주국민에게는 자기의 본국을 방문해 진료와 관광을 할 수 있는 의료관광은 매우 매력적인 상품이 될 수 있다. 미국이나 스위스의 보험회사도 진료비 지출을 감소시키기 위해 해외의료상품을 판매하고 있으며, 기업들도 해외진료가 보험료 부담을 줄일 수 있기 때문에 이를 환영하고 있다.

빠른 의료서비스를 받기 위한 환자의 해외이동은 주로 영국이나 캐나다처럼 국가 의료서비스 제도를 실시하고 있는 국가의 국민들이 해당된다. 국가 의료서비스 제도에서는 응급이나 특수한 경우를 제외하고는 진료순서가 등록순서에 따라 정해지기 때문에 대기시간이 긴 것이 특징이다. 물론 민간보험에 가입하여 빠르게 진료를 받을 수 있지만, 민간보험 보험료 부담보다 의료관광이 저렴할 경우 해외 의료기관 이용을 선호할 수 있다. 예를 들면, 캐나다에서 진료를 받기 위해 10개월을 대기하는 것보다 10시간 비행기를 타고와 한국에서 진료를 받는 것이 삶의 질 면에서 더 나을 수 있다는 것이다. 최근에는 고도의 의료기술을 필요로 하지 않고 시술 후 부작용이 적지만 자국 내에서 진료비가 비싼 의료서비스, 예를 들면 피부 미용 및 유방확대술이나 치과의 임플란트 시술을 받고 동시에 관광을 즐기기 위한 미국, 유럽, 호주 등 선진국 국민의 아시아 지역 의료관광자 수도 증가하고 있다.

의료관광(Medical Tourism)의 선두 국가는 태국과 싱가포르이다. 의료관광은 태국이 먼저 발전시킨 산업으로 의료서비스와 스파, 마사지, 허브 리조트를 연계한 새로운 의료산업이다. 싱가포르는 높은 의료서비스 수준, 영어공용국, 정치와 사회적 안정과 국제자유무역국가로서의 높은 인지도 등을 통해 의료관광의 강국으로 부상하였다. 이들 국가는 국가가 의료관광을 국가의 핵심 산업으로 지정하고 범국가차원에서 협력과 지원을 하고 있다. 인도는 상대적으로 저렴한 의료비와 영어의 공용화, 요가, 명상을 연계한 의료관광의 활성화를 추진하고 있으며, 특히 아폴로그룹이 대표적인 기관이다.[5] 한국과 일본도 정부를 중심으로 해외환자 유치를 위해 적극적으로 노력하고 있다. 보건복지부 발표에 의하면 2024년 외국인 환자 유치 117만 명으로 역대 최대 실적으로 기록하며, 아시아 의료관광 '중심국가'로 도약하고 있다.[6]

4) 의료서비스 산업 시장

의료서비스 산업은 환자들에게 의료와 관련된 다양한 서비스를 제공하는 분야로, 여러 가지 주요 특징을 가지고 있다. 의료서비스 경제는 질병의 예방, 진단, 치료를 목적으로 제공되는 의료서비스를 생산하고 소비하는 모든 경제 활동을 의미한다. 병원, 의원, 약국 등 의료기관에서 제공되는 진료, 검사, 수술 등과 관련된 모든 경제적 가치 창출 과정을 포괄하는 개념이다. 의료서비스 경제는 단순히 경제적 가치를 창출하는 것을 넘어, 인간의 건강과 삶의 질에 직접적인 영향을 미치는 특수한 경제 분야이다.

[표 2-6] 글로벌 의료서비스 시장 변화 추이 : 2010-2023년

년도	시장 규모(단위: 조달러)
2010	5.5
2011	5.8
2012	6.1
2013	6.4
2014	6.8
2015	7.1
2016	7.5
2017	8.0

5 아폴로그룹(Apollo Hospitals Group)은 인도 최대의 민간 병원 체인이자, 아시아 의료관광 산업의 선두주자 중 하나로 꼽힌다. 이 그룹은 의료관광 활성화에 핵심적인 역할을 해왔으며, 인도를 세계적인 의료관광 허브로 성장시키는 데 중요한 기여를 하고 있다.

6 2024년 외국인 환자 117만 명 유치로 역대 최대 실적을 기록하며, 누적 505만 명을 달성했다. 2023년 61만 명, 2022년 24.8만 명 대비 2.4배 증가한 수치다. 2009년 유치사업 시작 이래 꾸준히 성장하고 있다. 주요 방문국은 일본, 중국, 미국, 태국, 몽골 등이며, 최근 일본(135%), 중국(132.4%), 대만(550.6%) 등에서 큰 폭의 증가세를 보였다. 진료과목별로는 피부과, 성형외과, 내과, 건강검진 등이 인기이며, 수도권(서울 등)의 비중이 88.9%로 매우 높다

2018	8.5
2019	9.0
2020	9.6
2021	10.2
2022	10.8
2023	11.5

자료: 1) Grand View Research: Healthcare Services Market Report
2) MarketsandMarkets: Healthcare Services Market Research
3) Frost & Sullivan: Healthcare Services Market Analysis
4) Market Research Future: Healthcare Services Market Report

(1) 주요 특징

① 환자 중심의 서비스 제공

환자의 개별적인 건강 상태와 필요에 맞춘 맞춤형 치료와 관리가 중요시되고 있다. 개인 맞춤형 치료 계획, 유전자 기반 치료, 개인화된 건강관리 등을 포함한다. 또한 환자 중심의 접근 방식이 강조되며, 환자의 편의성과 만족도를 높이기 위한 노력(예: 대기시간 단축, 친절한 서비스 등)이 중요하다.

② 디지털 혁신과 기술 활용

디지털 혁신을 통해 전자건강기록 시스템의 도입으로 환자의 의료 기록이 디지털화되어 의료 제공자 간의 정보 공유와 협력이 용이해졌다. 또한 원격진료(telemedicine)와 원격 모니터링 기술을 통해 환자가 집에서 의료서비스를 받을 수 있는 기회가 증가하고 있다. 이는 특히 코로나19 팬데믹 동안 급격히 성장하였다. 특히 진단, 예측, 맞춤형 치료를 위한 AI와 빅데이터 분석의 활용이 늘어나고 있다.

③ 다양한 서비스 제공

기본적인 진료를 제공하는 1차 진료, 전문적인 치료를 제공하는 2차 진료, 고도로 전문화된 치료를 제공하는 3차 진료 등 다양한 수준의 의료서비스가 존재한다. 또한 예방적 건강관리, 치료적 의료서비스, 재활 치료 등 다양한 의료서비스가 포함된다.

④ 통합 의료 시스템

다양한 의료기관(병원, 클리닉, 재활센터 등)과 의료서비스 간의 연계를 통해 환자에게 포괄적인 의료서비스를 제공한다. 의료서비스 외에도 사회적 지원, 정신 건강 서비스, 생활 관리 등 비의료적인 측면의 서비스와 통합하여 환자의 전반적인 건강을 지원한다.

⑤ 건강관리 접근의 다양화

민간 헬스케어와 공공 헬스케어 서비스 간의 균형이 이루어지고 있으며, 각국의 보건 정책에 따라 서비스 접근성이 달라질 수 있다. 또한 의료 보험 및 정부의 자금 지원이 의료서비스 접근성에 중요한 영향을 미친다. 다양한 보험 계획과 보조금이 의료비 부담을 줄이는 데 도움을 주고 있다.

⑥ 전문 인력과 교육

의료 전문가인 의사, 간호사, 약사, 물리치료사 등 다양한 의료 전문 인력이 협력하여 환자에게 서비스를 제공한다. 의료서비스 제공자는 최신 의학 지식과 기술을 습득하기 위해 지속적인 교육과 훈련을 받는다.

⑦ 규제와 인증

의료기관 인증: 의료기관의 품질과 안전을 보장하기 위해 여러 인증과 규제기관이 존재한다. 예를 들어, 미국의 Joint Commission이나 한국의 보건복지부 등이 있다. 각국의 보건 정책과 규제가 의료서비스 제공 방식에 영향을 미치며, 의료의 질과 접근성을 결정짓는 중요한 요소이다.

⑧ 기술 기반의 혁신과 글로벌 협력 및 연구

유전자 분석 및 개인 맞춤형 치료를 통해 정밀의학의 발전이 이루어지고 있다. 또한 헬스케어 애플리케이션과 웨어러블 기기를 통해 건강 상태를 모니터링하고 관리할 수 있는 기회가 확대되고 있다.

국제적인 협력을 통해 의료 연구와 기술 개발이 이루어지고 있으며, 글로벌 건강 문제 해결을 위한 공동 연구와 정보 공유가 활발히 이루어지고 있다. 또한 의료서비스 분야에서의 연구와 개발이 지속적으로 이루어지고 있으며, 새로운 치료법과 기술이 지속적으로 도입되고 있다.

⑨ 환자의 권리와 윤리적 고려

환자의 권리와 개인 정보를 보호하는 것이 중요하며, 의료 제공자는 윤리적 기준을 준수하여 환자에게 최상의 치료를 제공해야 한다. 또한 치료 및 연구 과정에서 윤리적 문제를 고려하며, 환자의 동의와 존엄성을 중요시한다.

(2) 의료서비스 산업의 주요 성과 사례

의료서비스 산업은 보건산업 중에서도 병원, 의원, 요양시설, 원격진료, 방문간호, 건강검진센터, 재활센터 등 환자 대상의 직접적인 서비스 제공자에 해당하며, 공공성과 시장성이 복합적으로 작용하는 산업이다. 보건산업 경제의 의료서비스 산업에서의 주요 성과 사례는 혁신적인 치료법과 기술의 발전, 환자 중심의 서비스 향상, 그리고 글로벌 건강 문제 해결을 위한 노력을 포함한다. 의료서비스 산업에서 기술 혁신, 환자 중심의 서비스, 글로벌 보건 문제 해결 등을 통해 큰 성과를 거두고 있다. 주요 기업과 기관들은 새로운 기술과 전략을 통해 헬스케어 경제의 발전에 기여하고 있다.

[표 2-7] 의료서비스 산업의 주요 유형별 비즈니스 모델

구분	병원(종합/전문)	요양병원/ 장기요양	건강검진센터	원격진료/모바일
수익 구조	건강보험+비급여	장기입원비+간병	검진 수수료+기업계약	구독, 원격진료비, 처방 매출
고객 세그먼트	입원 · 외래 환자	고령자 · 치매환자	건강검진 수요층 · 기업	2030, 만성질환자, 재진 환자
가치 제안	치료 · 수술 · 회복	지속 관리, 편안함	예방 · 조기 진단	편의성 · 접근성
비용 구조	인건비+설비 투자	간병 인력+입원관리	영상 · 진단장비 유지비	플랫폼 운영비+인증비

① 원격의료의 발전: Teladoc Health 사례

텔라닥(Teladoc)은 원격진료 서비스의 선두주자로, 환자들이 집에서 의료 상담을 받을 수 있도록 지원한다. COVID-19 팬데믹 동안 원격의료의 수요가 급증하였으며, 텔라닥은 2020년에 약 50%의 매출 성장을 기록했다. 특히 AI 기반의 증상 분석과 디지털 헬스 플랫폼을 통해 원활한 의료 상담과 진단 서비스를 제공한다.

② 정밀의학과 유전자 분석: 23andMe 사례

23앤드미(23andMe)는 유전자 분석을 통해 개인 맞춤형 건강정보와 질병 위험성을 제공하는 서비스를 제공한다. 23앤드미는 개인 유전자 데이터를 기반으로 맞춤형 건강관리를 지원하며, 2020년에는 유전자 기반의 건강관리 서비스를 확대하여 성공적인 성과를 거두었다. 특히 유전자 분석을 통해 개인의 건강 상태를 보다 정확히 이해하고 예방적 조치를 제공하는 데 기여하고 있다.

③ 디지털 헬스케어 플랫폼: Apple HealthKit 사례

애플 헬스킷(Apple HealthKit)은 사용자들이 건강 데이터를 수집하고 관리할 수 있는 플랫폼을 제공한다. 이를 통해 심박수, 운동량, 수면 패턴 등 다양한 건강정보를 기록하고 분석할 수 있다. 모바일 헬스케어 애플리케이션과 웨어러블 기기를 통합하여 사용자에게 보다 정확한 건강정보를 제공하고 있다.

④ 환자 중심의 혁신적인 치료: MD Anderson Cancer Center 사례

엠디 앤더슨 암 센터(MD Anderson Cancer Center)는 세계적으로 인정받는 암 치료 센터로, 정밀의학과 개인 맞춤형 치료를 통해 암 치료의 새로운 기준을 설정하고 있다. 특히 유전자 분석과 혁신적인 면역 치료법을 통해 환자의 생존율을 높이고 있다. 또한 유전자 기반의 맞춤형 치료와 면역 요법을 통해 환자의 개별적인 특성에 맞는 최적의 치료를 제공한다.

⑤ 의료서비스 접근성 향상: Amazon One Medical 사례

아마존 원메디컬(Amazon One Medical)은 프라이빗 클리닉 모델을 통해 접근성이 뛰어난 의료서비스를 제공한다. 직관적인 모바일 앱과 예약 시스템을 통해 환자들이 간편하게 의료서비스를 이용할 수 있도록 하고 있다. 디지털 플랫폼과 고객 중심의 서비스 제공을 통해 효율적이고 접근성 높은 의료서비스를 구현하고 있다.

⑥ 의료 인프라 혁신: Medtronic 사례

메드트로닉(Medtronic)은 혁신적인 의료기기와 기술을 통해 환자의 생명과 건강을 개선하고 있다. 특히 심장 질환 및 당뇨 관리 분야에서의 최신 기술을 도입하여 효과적인 치료 솔루션을 제공한다. 심장 이식 기기, 인슐린 펌프 등 혁신적인 의료기기를

통해 환자의 치료와 관리 수준을 높이고 있다.

(3) 글로벌 의료서비스 산업 시장

헬스케어 경제의 의료서비스 산업에서 글로벌 시장의 주요 특징은 다양한 요소가 복합적으로 작용하며, 시장의 발전 방향과 변화를 반영하고 있다. 이러한 특징들은 의료서비스 산업이 어떻게 변화하고 있으며, 다양한 기술과 정책, 글로벌 협력이 어떻게 헬스케어 경제의 발전에 기여하고 있는지를 설명한다.

① 디지털 혁신의 확산

4차 산업혁명의 발전 패러다임이 디지털 경제로 발전하였다. 디지털 혁신이 가속화하면서 전자건강기록(EMR)이 일반화 되었다. 전자건강기록 시스템의 도입이 증가하면서 의료 데이터의 접근성과 공유가 용이해졌다. 진단의 정확성 및 치료의 효율성을 높이고 있다. 또한 원격의료(Telemedicine) 시스템이 도입되었다. 즉, 원격진료와 텔레헬스 기술의 발전으로 환자와 의료 제공자 간의 물리적 거리를 넘어서는 진료가 가능해졌다. 특히 COVID-19 팬데믹 동안 큰 역할을 했다. 그 외 건강 모니터링을 위한 웨어러블 기기(예: 스마트워치, 헬스 모니터)와 모바일 헬스 애플리케이션의 사용이 증가하고 있다.

② 환자 중심의 접근 방식

환자의 유전자 정보, 건강 상태, 생활습관 등을 기반으로 한 개인 맞춤형 치료가 확대되고 있다. 이는 정밀의학과 유전자 분석 기술의 발전에 기인한다. 또한 환자의 편의성과 만족도를 높이기 위한 다양한 서비스(예: 온라인 예약, 대기시간 단축, 환자 맞춤형 건강관리)가 강화되고 있다.

③ 서비스의 글로벌화

다국적 의료서비스 제공자와 글로벌 헬스케어 네트워크의 확대가 이루어지고 있다. 국제적인 병원 체인과 클리닉 네트워크가 성장하고 있다. 또한 경제적 비용 절감이나 특정 치료를 위한 의료 관광이 증가하고 있다. 특히, 선진국과 개발도상국 간의 의료 관광이 활발하다.

④ 정부와 정책의 영향

각국의 보건정책과 규제기관이 의료서비스의 품질과 안전을 보장하고 있다. 이에는 인증 시스템, 의료법, 보험 정책 등이 포함된다. 정부의 건강 보험 정책, 공공 건강 프로그램, 재정 지원 등이 의료서비스 접근성과 질에 영향을 미치고 있다.

⑤ 다양한 의료서비스 제공 모델

기본적인 진료를 제공하는 1차 진료부터 전문적인 치료를 제공하는 2차 및 3차 의료까지 다양한 수준의 서비스가 존재한다. 또한 공공 의료 시스템과 민간 의료 시스템이 병행되어 있으며, 각기 다른 접근성과 비용 구조를 가지고 있다.

⑥ 지속 가능성 및 윤리적 고려

의료기관들은 환경을 고려한 지속 가능한 발전을 추구하고 있다. 에너지 효율성, 친환경 건축, 폐기물 관리 등이 포함된다. 또한 환자의 권리와 윤리적 고려가 중요한 이슈로 부각되고 있으며, 의료 제공자는 윤리적인 치료와 환자 정보 보호를 중요시한다.

[표 2-8] 글로벌 의료서비스 시장 전망 : 2025-2035년

년도	시장 규모(단위: 조달러)
2025	12.5
2026	13.0
2027	13.6
2028	14.2
2029	14.9
2030	15.7
2031	16.5
2032	17.4
2033	18.3
2034	19.3
2035	20.4

자료: 1) Grand View Research: Healthcare Services Market Report
2) MarketsandMarkets: Healthcare Services Market Forecast
3) Frost & Sullivan: Healthcare Services Market Analysis

⑦ 기술 기반의 혁신

인공지능과 머신러닝을 활용한 진단 및 치료 옵션의 발전이 이루어지고 있으며, 이는 데이터 분석 및 예측 모델의 정확성을 향상시키고 있다. 특히 로봇 기술을 활용한 정밀한 수술이 가능해지면서, 수술의 정확성과 회복 속도가 향상되고 있다.

⑧ 비용 관리와 효율성

의료서비스 비용 절감을 위한 다양한 노력이 이루어지고 있으며, 효율적인 자원 관리와 운영 개선이 중요시되고 있다. 또한 의료서비스 제공에 대한 성과 기반 지급 모델이 도입되고 있으며, 치료 성과와 환자 만족도에 따른 보상이 이루어지고 있다.

⑨ 다학제 협력

다양한 분야의 전문가들이 협력하여 환자에게 종합적인 치료를 제공하는 다학제 팀이 중요시되고 있다. 특히 복잡한 질병 관리에 효과적이다.

⑩ 글로벌 건강 문제 대응

글로벌 전염병과 질병의 확산을 관리하기 위한 국제적인 협력과 대응이 중요해지고 있다. 팬데믹 상황에서의 신속한 대응과 정보 공유가 필수적이다. 건강 불평등을 해소하기 위한 노력과 다양한 지역 간의 건강 격차를 줄이기 위한 글로벌 프로그램이 추진되고 있다.

5) 글로벌 의료서비스 기업

(1) 메이요 클리닉(Mayo Clinic)

메이요 클리닉(Mayo Clinic) 로고의 세계의 방패는 왼쪽이 의료연구, 오른쪽이 의료교육, 가운데 큰 방패는 환자진료를 상징한다. 메이요 클리닉은 세계 1위로 선정된 스마트 병원이며 세계 최고의 종합병원으로 인정되고 있다. 창립자는 윌리엄 워럴 메이요(William Worrall Mayo, 1819~1911)로서 1864년 미국 미네소타주 로체스타에 개인병원으로 개원하였다, 그 후 아들 윌리엄 메이요(William Mayo)와 찰스 메이요(Charles Mayo)가 합류하여 공동으로 운영하였는데 타 병원과의 협진과 저명한 의사들의 합류로 병원을 확장하여 현재의 메이요 클리닉으로 발전하였다.

병원의 슬로건은 "환자의 필요를 최우선으로(The needs of the patient come first)"라는 것이다. 환자들에게 최선의 진료를 제공하기 위해 관련 분야의 전문가들이 모여 통합진료를 수행한다. 비영리 병원으로 3대 사명인 환자진료, 의학연구, 의학교육을 중점적으로 실행하고 있는 병원이다. 분원은 애리조나주 피닉스, 플로리다주 잭슨빌과 영국 런던에 두고 있다. 주로 치료가 어려운 환자들과 이들에 대한 3차 진료를 수행하고 있다.

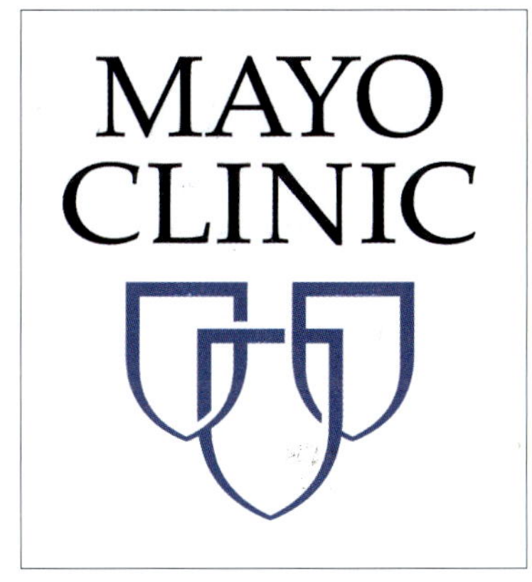

[그림 2-8] 메이요 클리닉 로고

특히 암, 심혈관 질환, 신경희적 질환, 희귀질환 등을 포함한 다양한 질병 치료에 중점을 두고 있으며, 최신 치료법 개발과 의료기술 발전을 위해 많은 연구를 수행하고 있다. 세계 각국에서 많은 환자들이 치료를 받기위해 방문하며, 원격의료(tele-medicine)를 통한 진료도 수행하고 있다.

지속적인 혁신을 위해 병원의 수익과 기부금은 의학연구와 의학교육에 사용되고 있으며 환자에게 효율적인 의료서비스를 제공하기 위해 부단의 개선이 이어진다. 환자가 치료받기 위한 검사와 진료 시간이 계속 단축되며, 진료기록부나 모든 서류가 자동화되었다. 메이요 클리닉이 세계 최고의 종합병원으로 발전한 것은 창립자가 정한 "환자의 필요를 최우선으로"를 실천하기 위한 의료진과 경영진, 그리고 조직 구성원들의 계속적인 노력과 자발적인 헌신이 이루어 낸 것이라 할 것이다.

(2) 존스홉킨스 병원(The Johns Hopkins Hospital)

존스홉킨스 병원(The Johns Hopkins Hospital)은 미국 메릴랜드주 볼티모어에 위치한 세계적인 의료기관이다. 1889년에 설립된 이 병원은 현대 미국 의학의 기초를 다진 곳으로 알려져 있으며, 신경외과, 심장외과, 소아정신과 등 여러 의학 분야의 발상지로 유명하다. 미국 뉴스 & 월드 리포트(U.S. News & World Report)의 2024-2025년 병원 순위에서 존스 홉킨스 병원은 미국 내 상위 20개 병원 중 하나로 선정되었으며, 특히 류마티스과는 20년 연속 1위를 차지했다. 존스 홉킨스 병원은 전 세계적으로 의료 수준을 향상시키기 위해 다양한 글로벌 이니셔티브와 협력 프로그램을 운영하고 있다.

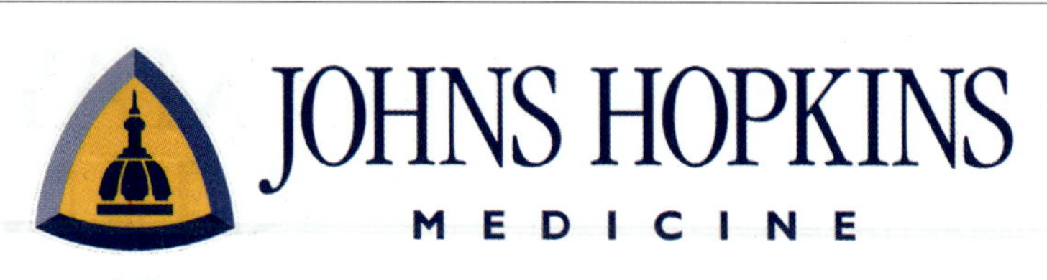

[그림 2-9] 존스홉킨스 병원 로고

2. 제약산업

1) 개요

(1) 제약에 대한 개념과 종류

일반적으로 제약(藥, Drug)은 질병의 예방, 진단, 치료 또는 생리 기능의 개선을 위해 사용하는 물질을 의미한다. 약은 천연에서 추출된 성분일 수도 있고, 화학적으로 합성된 물질일 수도 있다. 약은 인체의 생리적 반응을 촉진하거나 억제하며, 병원균이나 세포의 번식을 억제하거나 파괴하는 역할을 한다. 약은 질병 치료뿐 아니라 예방, 건강 유지 및 생리 기능 조절에 필수적인 역할을 하며, 의학과 생명과학의 발전으로 지속적으로 새로운 약물이 개발되고 있다. 약은 다양한 분류에 따라 그 특성과 사용 목적이 다르므로, 올바른 사용을 위해서는 전문의나 약사의 지시에 따라야 한다. 약은 다양한 기준에 따라 분류될 수 있다. 주요 분류 기준과 그에 따른 약의 종류는 다음과 같이 설명할 수 있다.

① 법적 분류

법적 분류에 의해 일반의약품(OTC)과 전문의약품(ETC), 특수 관리 약물 및 허가 외 사용 약물 등이 있다. 첫째, 일반의약품(OTC: Over the Counter)은 의사의 처방 없이 약국에서 약사와 상담을 통해 구입할 수 있는 약이다. 비교적 안전성과 유효성이 기대되는 의약품이다. 진통제(아세트아미노펜), 소화제, 해열제, 감기약 등이 이에 해당한다. 둘째, 전문의약품(ETC: Ethical the Counter)은 의사의 처방전이 있어야만 구입할 수 있는 의약품이다. 부작용이 심하거나 습관성, 의존성이 있는 약물이 이에 포함된다. 항생제(아목시실린), 항우울제(세르트랄린) 등이 있다. 셋째, 특수 관리 약물은 마약류(모르핀, 코데인), 향정신성 약물(벤조디아제핀) 등이다. 넷째, 허가 외 사용 약물은 특정 상황에서 의사의 재량으로 사용(Off-label use)한다.

② 작용 목적에 따른 분류

첫째, 치료제는 질병을 직접적으로 치료하는 약물이다. 항생제(페니실린), 항바이러스제(아시클로버), 항암제(도세탁셀) 등이 있다. 둘째, 예방약은 질병의 발생을 예방하기 위한 약물이다. 백신(독감 백신, B형 간염 백신) 등이 있다. 셋째, 진단 보조약은 질병이나 상태를 진단하는 데 도움을 주는 약물이다. 방사선 조영제 등이 있다. 넷째, 증상 완화제는 질병의 근본적인 원인을 치료하지 않더라도 증상을 완화시키는 약물이다. 진통제(이부프로펜), 해열제(파라세타몰) 등이 있다. 다섯째, 보조약은 특정 상태에서 신체의 기능을 조절하는 약물이다. 호르몬제(인슐린), 비타민제(B12, D) 등이 있다.

③ 약리 작용에 따른 분류

첫째, 중추신경계 작용 약물로 진정제(디아제팜), 항우울제(플루옥세틴), 마약성 진통제(모르핀) 등이 있다. 둘째, 심혈관계 약물로 혈압 강하제(암로디핀), 이뇨제(푸로세미드), 항혈소판제(아스피린) 등이 있다. 셋째, 소화기계 약물로 위산 억제제(오메프라졸), 제산제(알루미늄-마그네슘 복합제) 등이 있다. 넷째, 호흡기계 약물로 기관지 확장제(살부타몰), 항히스타민제(세트리진) 등이 있다. 다섯째, 내분비계 약물로 당뇨병 치료제(메트포르민), 갑상선 호르몬제(레보티록신) 등이 있다. 여섯째, 항균제 및 항바이러스제로 항생제(세팔로스포린), 항바이러스제(렘데시비르) 등이 있다.

④ 제형에 따른 분류

첫째, 고체 약물로 정제, 캡슐, 가루약 등이 있다. 둘째, 액체 약물로 시럽제, 주사제, 점안제(눈약) 등이 있다. 셋째, 반고체 약물로 연고제, 크림제 등이 있다. 넷째, 기타 제형으로 흡입제(천식 치료제), 좌제(항문 삽입) 등이 있다.

⑤ 제조 방법에 따른 분류

첫째, 천연 약물은 자연에서 추출된 성분이다. 아스피린(버드나무 껍질), 디곡신(디지털리스 식물) 등이 있다. 둘째, 합성 약물은 화학적으로 합성된 성분이다. 파라세타몰, 메트포르민 등이 있다. 셋째, 생물의약품(바이오의약품)은 생체에서 유래하거나 생명공학적으로 제조된 약물이다. 단클론 항체(리툭시맙), 바이오시밀러 등이 있다.

(2) 제약산업의 생태계

제약산업의 생태계는 신약 개발에서 생산, 유통, 소비에 이르기까지의 모든 과정과 관련된 다양한 참여자, 활동, 규제 환경 등을 포함한 복합적인 시스템이다. 제약산업의 생태계는 의료 및 바이오 산업과 밀접하게 연결되어 있으며, 글로벌 경제와 인류 건강에 중요한 영향을 미친다. 최신 기술과 규제, 글로벌 시장의 변화는 제약산업의 미래를 더욱 역동적으로 만들고 있다. 또한 제약산업의 구조는 과학적 발견, 상업적 생산, 글로벌 유통, 규제 승인이라는 주요 과정과 다각적인 이해관계자들의 협력으로 이루어진 복잡한 생태계로, 지속적으로 변화하고 발전하는 산업이다.

① 주요 구성 요소

주요 참여자는 제약회사, 학술 및 연구기관, 규제기관, 유통업체 및 약국, 소비자 및 의료 제공자 등이다. 첫째, 제약회사로 대형 다국적 제약사(Big Pharma)와 중소형 바이오텍(Biotech) 등이 있다. 대형 다국적 제약사(Big Pharma)는 글로벌 신약 개발, 마케팅 및 대규모 생산에 중점을 둔다. 화이자(Pfizer), 노바티스(Novartis), 로슈(Roche) 등이 있다. 중소형 바이오텍(Biotech)은 혁신적인 기술과 특정 치료제 개발에 중점을 두고 있다. 모더나(Moderna), 바이오엔테크(BioNTech) 등이 있다. 둘째, 학술 및 연구기관이다. 대학 및 연구기관은 신약 개발의 초기 연구 및 발견 단계에 중요한 역할을 한다. 하버드 의과대학, 매사추세츠 공과대학(MIT) 등이다. 공공 연구소는 국가 및 공공 자금 지원으로 기초 연구를 수행한다. 미국 국립보건원(NIH)과 한국과학기술연구원(KIST) 등이 있다. 셋째, 규제기관으로 신약 개발과 승인 과정에서 안전성과 효과를 검증하는 역할을 한다. 미국 식품의약국(FDA), 유럽의약품청(EMA), 한국 식품의약품안전처(MFDS) 등이 있다. 넷째, 유통업체 및 약국 등으로 제약 제품을 환자에게 전달하는 최종 단계이다. 씨브이에스(CVS), 월그린(Walgreens), 국내 약국 체인 등이 있다. 다섯째, 소비자 및 의료 제공자 등으로 의사와 병원이 있다. 약물 처방 및 치료 과정에 관여한다. 환자는 제약 제품의 최종 사용자이다.

② 지원 생태계

첫째, 계약연구조직(Contract Research Organization, CRO)은 제약사의 연구, 임상시험, 데이터 분석 등을 아웃소싱 받아 진행한다. 아이큐비아(IQVIA)는 임상시험, 데이터 분석, 컨설팅 등 서비스를 제공하며, 랩코프(Labcorp)는 주로 진단검사 및 의약품 개발 서비스를 제공한다. 둘째, 위탁개발생산(Contract Development and Manufacturing Organization, CDMO)은 생산 공정 개발, 약물 제조 등을 지원한다. 삼성바이오로직스, 론자(Lonza) 등이 있다. 셋째, 기술 제공자로 AI, 데이터 분석, 자동화 기술로 신약 개발을 집중한다. 인실리코 메디슨(Insilico Medicine), 아이비엠 왓슨 헬스(IBM Watson Health) 등이 있다.

③ 비즈니스 모델

제약산업의 비즈니스 모델은 R&D 중심의 고위험 · 고수익 구조로, 신약개발을 통한 독점적 시장 지배와 특허 기반 수익화가 핵심이다. 최근에는 디지털, 바이오, AI, CDMO 등과 융합되며 전통 모델에서 플랫폼 · 오픈이노베이션 모델로 진화하고 있다.

[표 2-9] 제약산업의 세부 비즈니스 모델 유형

유형	설명	수익 구조 예시
① 신약개발형	신약 후보물질 발굴 → 임상 → 시판	약가 수익, 특허 독점 수익
② 기술이전형	임상 전후 후보물질을 기술이전	Upfront + Milestone + Royalty
③ 제네릭 · 복제약형	특허 만료 약품 생산 · 판매	저가 대량 공급 수익
④ 바이오시밀러형	항체 · 단백질 기반 바이오약의 복제약	EMA/FDA 승인을 통한 글로벌 수익
⑤ CDMO형	위탁생산/개발 전문화	계약 기반 수익(SK팜테코, 삼성바이오로직스)
⑥ 오픈이노베이션형	대학/스타트업/병원과 공동 개발	공동 IP, 공동 수익 배분
⑦ 플랫폼형	AI · mRNA 등 기반 기술 수출	플랫폼 사용료, 파트너 공동개발

[표 2-10] 최근 제약산업 비즈니스 모델 진화 트렌드

구분	과거	현재	미래 지향
모델	자체 개발 + 자체 생산	기술이전 + CDMO 분화	플랫폼 중심 생태계 연계
전략	폐쇄형 R&D	오픈이노베이션	AI 기반 예측형 개발
파이프라인	화합물 중심	바이오 + 항체 + RNA	유전자 · 세포치료제, 마이크로바이옴
수익화	약가 중심	기술료 · 로열티 다변화	디지털 치료제 · 구독형 병용 전략
규제 대응	단순 인허가 대응	글로벌 규제 전략 수립	규제 + 데이터 통합 플랫폼 대응

2) 제약산업 발전

(1) 제약산업의 부상과 원인

제약산업은 의약품 가격 통제 등과 같은 국가의 정책적 개입이 많은 산업이다. 정보의 비대칭으로 소비자 무지(consumer ignorance, 정보의 비대칭)가 발생한다. 의약품을 사용하는 소비자는 자신의 건강상태나 질병에 대한 지식이 모자라고, 환자는 자신이 복용하는 의약품의 종류나 수량을 선택할 수 있는 능력이 없다. 의사 등 의약품 제공자가 환자의 대리인 역할을 수행한다. 제약산업에 있어서는 다른 상품이나 서비스와 달리 소비자 주권이 불성립한다. 의약품의 가격을 시장의 자율적인 가격경쟁에 맡기지 못하고, 생명과 건강을 다루는 산업이기 때문에 일정 수준 이상의 자격과 훈련을 습득하여 면허를 가진 사람만이 의약품을 제공한다. 면허를 가진 자만이 공급자로써 시장에 참여할 수 있어 공급자의 시장진입이 자유롭지 못한 특성이 있다. 고시 가격 등으로 정부가 규제하는 것이다.

제약산업의 부상은 여러 요인과 배경에 의해 이루어지고 있으며, 이는 제약산업의 성장과 글로벌 경제에 미치는 영향을 크게 확대하고 있다. 제약산업의 부상은 기술 혁신, 고령화, 글로벌화, 정책 변화 등 다양한 요인에 의해 이루어지고 있으며, 이러한 요인들은 제약산업의 성장을 가속화하고 있다. 각 요인은 제약산업의 발전과 경제적 영향력을 강화하는 데 기여하고 있다.

① 기술 혁신

제약산업은 생물학적 원료를 사용한 신약개발, 유전자 편집, 맞춤형 치료 등 기술 혁신을 통해 빠르게 발전하고 있다. 이러한 기술 혁신은 신약의 발견과 개발을 가속화하고 있다. 2023년 GlobalData의 보고서에 따르면, 글로벌 제약 시장 규모는 2023년에 약 1.5조 달러였으며, 2028년까지 1.9조 달러로 성장할 것으로 예상된다. 이는 신약 개발과 혁신에 기인한다. 또한 2023년 Nature Reviews Drug Discovery의 연구는 크리스퍼(CRISPR)와 같은 유전자 편집 기술이 새로운 치료 옵션을 제공하며, 복잡한 질병의 치료 가능성을 높이고 있다고 보고하였다.

② 고령화 사회

전 세계적으로 인구의 고령화가 진행됨에 따라 만성질환과 노인성 질환의 증가가 제약산업에 대한 수요를 확대하고 있다. UN의 〈World Population Ageing〉 보고서에 따르면, 65세 이상의 인구는 2020년에 약 9.3억 명이었으며, 2050년에는 약 16.7억 명에 이를 것으로 예상된다.[7] 또한 2023년 CDC 보고서에 따르면, 고령화 사회에서 만성질환의 유병률이 증가하고 있으며, 이는 제약산업의 성장에 중요한 영향을 미치고 있다.

③ 환자 중심의 접근 방식

환자 중심의 접근 방식은 제약산업에서 환자의 필요와 요구를 보다 정확히 반영하는 방향으로 발전하고 있다. 이는 맞춤형 치료와 환자 경험의 개선을 목표로 하고 있다. 2023년 Journal of Personalized Medicine의 보고서에 따르면, 맞춤형 치료와 개인 맞춤형 약물의 개발이 환자 중심의 접근 방식을 강화하고 있으며, 이는 환자 만족도와 치료 효과를 높이고 있다. 또한 제약산업에서는 환자 경험을 개선하기 위한 다양한 프로그램과 기술이 도입되고 있으며, 이는 치료의 접근성과 효과를 향상시키고 있다.[8]

(2) 제약산업의 주요 개념들

제약산업은 여러 가지 핵심 개념들로 구성되며, 이러한 개념들은 제약산업의 발전, 경제적 영향력, 그리고 글로벌 시장에서의 위치를 형성하는 데 중요한 역할을 한다.

① 바이오제약

바이오제약(Biopharmaceuticals)은 생물학적 원료로 제조된 약물로, 주로 단백질, 항체, 백신 등 생물학적 제제를 포함한다. 이러한 약물들은 주로 복잡한 질병이나 만성질환의 치료에 사용된다. GlobalData의 2024년 보고서에 따르면, 바이오제약 시장은 2023년에 약 5,000억 달러였으며, 2028년까지 약 7,000억 달러로 성장할 것으로 예상된다. 또한 Nature Reviews Drug Discovery의 2023년 연구 보고서에 따르면, 바이오제약 분야의 혁신은 면역치료제, 유전자 치료제 등에서 두드러지며, 이는 질병 치료의 새로운 가능성을 열어주고 있다. 대표적인 바이오의약품인 척수성 근위축증(SMA) 환자를 위한 초고가 유전자 치료제인 졸겐스마는 국내에서 2022년 8월부터 건강보험이 적용되기 시작했고, 2025년 기준 심사와 상태 관리 아래 일부 환자에게 제공되고 있다. 1회 적용 졸겐스마 치료제 가격은 19억 8,172만 원, 건강보험 적용시 환자 부담금은 최대 598만 원으로 경감된다.

7 United Nations, 2020.
8 Health Affairs, 2023.

② 의약품 연구개발

의약품 연구개발(Pharmaceutical R&D)은 신약의 발견, 개발, 임상 시험 및 상용화를 포함하는 과정이다. 연구개발(R&D)은 제약산업의 핵심이며, 신약의 효과와 안전성을 검증하는 과정이 포함된다. 제약산업은 연구개발(R&D) 투자와 기업 간 협력을 통해 새로운 치료제와 기술의 개발을 촉진하고 있다.[9] Pharmaceutical Research and Manufacturers of America(PHRMA)의 2023년 보고서에 따르면, 제약산업의 연구개발(R&D) 투자는 매년 약 900억 달러에 달하며, 이는 신약 개발과 혁신을 지원하는 중요한 자원이다. 또한 2023년 미국 식품의약국(FDA)의 보고서에 따르면, 식품의약국(FDA)은 연간 평균 50~60개의 신약을 승인하고 있으며, 이는 제약산업의 연구개발(R&D) 투자와 성과를 반영한다.

③ 제약 제조 및 생산

제약 제조 및 생산(Pharmaceutical Manufacturing and Production)은 의약품의 대량생산과 품질 관리를 포함한다. 이 과정은 원료 의약품의 생산, 제형 개발, 품질 보증 등을 포함한다. 2023년 Market Research Future의 보고서에 따르면, 글로벌 제약 제조 시장은 약 5,500억 달러에 달하며, 이는 제약산업의 중요성과 성장을 반영하고 있다. 또한 제약 제조과정에서의 품질 관리는 엄격한 규제와 기준에 따라 이루어지며, 이는 제품의 안전성과 효능을 보장하는 데 중요하다. 제약 제조과정에서의 품질 관리는 우수 제조 관리 기준(GMP, Good Manufacturing Practice)과 같은 엄격한 규정에 따라 이루어진다.[10]

④ 제약산업의 규제 및 정책

제약산업의 규제 및 정책(Pharmaceutical Regulation and Policy)은 의약품의 승인, 판매, 광고 및 가격 책정을 포함하는 법적 및 정책적 프레임워크를 의미한다. 제약산업의 운영과 신약의 시장 진입에 큰 영향을 미친다. 미국 식품의약국(FDA), 유럽 의약품청(EMA) 등 주요 규제기관은 신약의 승인과 시장 감시를 담당하며, 제약산업의 규제 환경을 형성한다. 2023년 OECD 보고서에 따르면, 많은 국가들이 제약산업의 규제를 완화하거나 강화하여 신약의 시장 진입과 접근성을 조절하고 있다.

---

9 PwC, 2023.

10 International Journal of Pharmaceutical Quality Assurance, 2023.

보건정책과 규제의 변화는 제약산업의 발전에 중요한 영향을 미치며, 이는 신약의 승인 절차를 간소화하고, 제약 시장의 접근성을 개선한다. 2023년 Regulatory Affairs Professionals Society의 연구에 따르면, 많은 국가들이 제약산업의 규제를 완화하여 신약의 신속한 승인과 시장 진입을 지원하고 있다. 또한 미국의 식품의약국(FDA)과 유럽의 의약품청(EMA)은 신약 승인 절차를 간소화하여 제약기업들이 신속하게 시장에 진입할 수 있도록 하고 있다.[11]

⑤ 헬스케어 및 보험

헬스케어 및 보험(Healthcare and Insurance)은 제약산업의 수요를 좌우하는 중요한 요소로, 보험 정책, 의료서비스 제공, 환자 접근성 등을 포함한다. 의약품의 시장 수요와 가격 책정에 영향을 미친다. 2023년의 연구에 따르면, 다양한 국가에서 헬스케어 보험 정책의 변화가 제약산업의 수익성과 접근성에 큰 영향을 미치고 있다.[12] 세계은행의 보고서에 따르면, 글로벌 헬스케어 지출은 연평균 6~8% 증가하고 있으며, 이는 제약산업의 성장에 기여하고 있다.[13]

⑥ 제약산업의 글로벌화

제약산업의 글로벌화(Globalization of the Pharmaceutical Industry)는 제약기업들이 국제 시장에 진출하고, 글로벌 공급망을 통해 제품을 생산하고 유통하는 것을 포함한다. 이는 제약 기업의 성장을 촉진하고, 새로운 시장 기회를 창출하고 있다. 2023년 Market Research Future의 연구에 따르면, 글로벌 제약 기업들은 신흥 시장으로의 확장을 통해 매출 성장과 시장 점유율 확대를 목표로 하고 있다. 제약 기업들은 글로벌 파트너십과 협력을 통해 연구개발과 시장 진입 전략을 강화하고 있다.[14] 이러한 개념들은 제약산업 경제의 발전과 성장을 이해하는 데 중요한 요소들이며, 각각의 개념은 제약산업의 구조와 경제적 영향력을 형성하는 데 기여하고 있다.

(3) 제약산업의 발전 잠재력과 전망

제약산업은 현재와 미래의 경제적 잠재력을 가지고 있으며, 이는 다양한 요인에 의해

11 FDA, EMA, 2023.
12 Health Affairs, 2023.
13 World Bank, 2023.
14 Deloitte, 2023.

강화되고 있다. 제약산업은 기술 혁신, 고령화, 글로벌화, 정책 변화 등 다양한 요인에 의해 발전하고 있으며, 이러한 요소들은 제약산업의 잠재력과 발전 전망을 크게 강화하고 있다. 각 요소는 제약산업의 구조와 경제적 영향을 형성하는 데 중요한 역할을 한다.

2025년 6월 3일 한국바이오협회 '글로벌 유전자 치료 시장의 현황 및 전망' 보고서에 따르면, 글로벌 유전자 치료 시장은 2023년 약 72억 달러(한화 약 10조원)에서 9년 동안 연평균 19.4%씩 성장해 2032년 약 366억 달러(한화 약 50조원) 규모까지 커질 전망이다. 유전자 치료는 질병을 치료하기 위해 개인의 유전자를 변형하는 의학적 기법이다. 유전자 치료에 속하는 의약품으로는 AAV(아데노부속바이러스) 기반 유전자 치료제가 있다. AAV 기반 유전자 치료제란 유전자 전달체로 바이러스 벡터의 일종인 '아데노부속바이러스'를 사용하는 치료제를 의미한다. 아데노부속바이러스는 안정성이 높고 면역반응이 낮으며, 병원성이 없어 주로 혈우병 · 뒤센근이영양증(DMD) · 척수성근위축증 등 희귀질환 치료제로 개발되고 있다. 치료 유형별로 살펴보면, 유전자 침묵 치료가 2023년 기준 약 34억 달러(한화 약 4조7,000억원)로 가장 규모가 컸으며, 유전자 증강 치료 약 21억 달러(한화 약 2조9,000억원), 세포 대체 치료 약 15억 달러(한화 약 2조원)로 뒤를 이었다. 세 치료 시장은 2032년 168억4,000만 달러(한화 약 23조원), 115억3,000만 달러(한화 약 16조원), 73억9,000만 달러(한화 약 10조원)까지 성장할 것으로 예상된다.

글로벌 바이오제약 산업의 변화를 이끄는 주요 동력은 크게 네 가지로 요약할 수 있다. 첫째, 신약개발 기술의 혁신이다. 전통적인 저분자 화합물이 전체 파이프라인에서 차지하는 비중이 2015년 71%에서 2024년 61%로 감소한 반면, 바이오의약품의 비중은 지속적으로 증가하고 있다. 특히 항체-약물 결합체(ADC)는 2024년 678개의 파이프라인을 보유하며 급성장하고 있고, 유전자 치료제도 2,178개의 프로젝트가 진행되고 있다. 둘째, 질환별 치료 패러다임의 변화이다. 종양학이 여전히 전체 파이프라인의 39.7%를 차지하며 가장 큰 비중을 점유하고 있으나, 비만 치료제 분야가 놀라운 성장세를 보여주고 있다. 비만 치료제 파이프라인은 2024년 430개로 2023년 300개 대비 43.3% 증가했으며, 이는 GLP-1 수용체 작용제의 성공에 힘입은 것이다. 셋째, 규제 환경의 급격한 변화이다. 미국의 IRA(Inflation Reduction Act, 인플레이션 감축법)는 메디케어 약가 협상 도입을 통해 제약업계의 수익 구조에 근본적인 영향을 미치고 있다. 특히 생물의약품의 경우 13년 후부터 가격 협상 대상이 되어, 기존의 특허 만료 후 수익 모델에 변화가 불가피해졌다. 동시에 희귀질환 치료제에 대한 신속 승인 제도 활용이 증가하여, 2024년에는 443개의 신속 승인이 이루어졌다. 넷째, 지정학적 요인에 따른 글로벌 시장의 분리 현상이다. 미-중 디커플링이 심화되면서 BIOSECURE 법과 같은 정책적 변화가 글로벌 제약산업의 공급망은 물론, R&D 협력 구조에까지 영향을 미치고 있다. 이로 인해 중국 기업들의 해외 진출 전략이 변화하고 있으며, 서방 제약사들의 중국 시장 접근 방식도 재정립되고 있다.[15]

① 기술 혁신과 디지털 헬스케어

기술 혁신은 제약산업의 미래 성장 동력 중 하나로, 특히 인공지능(AI), 빅데이터, 디지털 헬스케어의 발전이 주목받고 있다. AI와 머신러닝은 신약개발의 효율성을 높이고, 환자 맞춤형 치료를 가능하게 한다. 2023년 Nature Reviews Drug Discovery의 연구에 따르면, AI 기반의 신약개발 플랫폼은 개발 시간을 단축시키고, 성공률을 높이는 데 기여하고 있다. 예를 들어, 아톰와이즈(Atomwise)와 같은 AI 기업은 2024년까지 AI를 활용한 신약 후보 물질의 발견에 성공하였다. 마켓츠앤마켓츠(Market-sandMarkets)의 2024년 보고서에 따르면, 디지털 헬스케어 시장은 2023년에 약 1조 달러에 달하며, 2028년까지 약 2조 달러로 성장할 것으로 예상된다.

② 고령화 사회와 만성질환의 증가

잠재력 및 전망: 고령화 사회의 도래는 만성질환의 증가와 더불어 제약산업의 수요를 증가시키고 있다. 노인 인구의 증가는 노인성 질환 및 만성질환에 대한 약물 수요를 확대하고 있다. UN의 〈World Population Ageing〉(2020) 보고서에 따르면, 65세 이상의 인구는 2020년에 약 9.3억 명이었으며, 2050년에는 약 16.7억 명에 이를 것으로 예상된다. 또한 2023년 CDC 보고서에 따르면, 만성질환의 유병률이 고령화와 함께 증가하고 있으며, 이는 제약산업의 성장에 기여하고 있다.

③ 글로벌화와 신흥 시장의 확대

제약산업의 글로벌화는 신흥 시장에서의 성장 기회를 제공하고 있다. 아시아, 아프리카 등의 신흥 시장은 제약산업의 새로운 성장 동력을 제공한다. 2023년 Market Research Future의 연구에 따르면, 아시아-태평양 지역은 제약산업의 주요 성장 시장으로 부상하고 있으며, 이 지역의 제약 시장은 연평균 약 8% 성장할 것으로 예상된

15 박창욱, 「글로벌 바이오제약 산업 전망」, BRIC View 2025-T16.

다. 딜로이트(Deloitte)의 2023년 보고서에 따르면, 글로벌 제약기업들은 신흥 시장으로의 진출과 전략적 제휴를 통해 시장 점유율을 확대하고 있다.

④ 바이오제약 및 혁신 치료제

바이오제약 및 혁신 치료제는 새로운 치료법과 약물 개발의 중심이 되고 있다. 면역치료제, 유전자 치료제, 세포 치료제 등 혁신적인 치료제는 제약산업의 성장을 가속화하고 있다. GlobalData의 2024년 보고서에 따르면, 바이오제약 시장은 2023년에 약 5,000억 달러였으며, 2028년까지 7,000억 달러로 성장할 것으로 예상된다. 또한 2023년 Nature Reviews Drug Discovery의 연구에 따르면, 면역치료제와 유전자 치료제의 발전은 암 치료와 유전 질환 관리에 큰 변화를 가져오고 있다.

⑤ 헬스케어 정책과 규제 변화

헬스케어 정책과 규제의 변화는 제약산업의 성장에 중요한 영향을 미친다. 규제 완화와 새로운 정책은 신약의 시장 진입을 촉진하고, 제약산업의 성장에 기여할 수 있다. 2023년 Regulatory Affairs Professionals Society의 보고서에 따르면, 많은 국가들이 제약산업의 규제를 완화하여 신약의 신속한 승인과 시장 진입을 지원하고 있다. 또한 OECD의 2023년 보고서에 따르면, 제약산업의 규제 환경은 국가별로 다양하지만, 많은 국가들이 혁신을 촉진하기 위한 정책 변화를 도입하고 있다.

⑥ R&D 투자와 협력

R&D 투자와 기업 간 협력은 신약 개발과 혁신의 핵심이다. 제약산업의 R&D에 대한 지속적인 투자는 새로운 치료제와 기술의 발전을 촉진한다. 2023년 미국 제약협회(PhRMA)의 보고서에 따르면, 제약산업의 R&D 투자는 연간 약 900억 달러에 달하며, 이는 신약 개발의 주요 자원이다. 또한 PwC의 2023년 보고서에 따르면, 제약기업들은 오픈 이노베이션, 전략적 제휴, 연구 파트너십 등을 통해 R&D 역량을 강화하고 있다.

⑦ 환자 중심의 접근 방식

환자 중심의 접근 방식은 치료의 효과와 환자 경험을 개선하는 데 초점을 맞추고 있다. 맞춤형 치료와 환자 지원 프로그램의 발전을 포함한다. 2023년의 연구에 따르면, 맞춤형 치료와 개인 맞춤형 약물의 개발이 환자 중심의 접근 방식을 강화하고 있으며,

이는 치료의 효과와 접근성을 높이고 있다.[16] 또한 Health Affairs의 연구에 따르면, 제약산업에서는 환자 경험을 개선하기 위한 다양한 프로그램과 기술이 도입되고 있다.[17]

3) 제약산업의 특징과 성과

제약산업은 헬스케어 경제의 중요한 구성 요소 중 하나로, 다양한 특징을 가지고 있다. 이 산업은 의약품의 연구, 개발, 제조, 마케팅 및 유통을 포함하며, 인간의 건강과 관련된 질병 예방 및 치료를 목표로 한다. 제약산업은 질병 치료를 위한 의약품을 연구, 개발, 생산, 유통하는 모든 경제 활동을 의미한다. 새로운 약물을 발견하고, 이를 안전하고 효과적인 의약품으로 만들어 환자들에게 제공하는 과정에서 발생하는 모든 경제적 가치 창출을 포함한다. 제약산업 경제는 인간이 아플 때 먹는 약을 만들고 판매하는 과정에서 발생하는 모든 경제 활동이라고 할 수 있다. 제약산업은 인간의 건강을 증진하고 수명을 연장하는 중요한 역할을 하며, 동시에 경제적 가치 창출에서도 중요한 위치를 차지하고 있다.

[표 2–11] 제약산업 경제의 주요 구성 요소

구분	주요 구성 요소
연구 개발	신약 개발, 기존 약물 개선
생산	의약품 제조
품질 관리	의약품 안전성 및 유효성 확보
마케팅 및 판매	의약품 홍보 및 판매
규제	의약품 관련 법규 준수

(1) 주요 특징

① 연구개발(R&D) 중심의 지식 집약적 고부가가치 산업

제약산업은 높은 연구개발(R&D) 비용이 드는 산업이다. 신약 개발에는 평균적으로 수십억 달러와 수년 이상의 시간이 소요된다. 이 과정은 여러 단계의 임상시험과 규제

16 Journal of Personalized Medicine, 2023.
17 Health Affairs, 2023.

당국의 승인 절차를 포함한다. 또한 제약산업은 인간의 건강과 생명에 직결된 산업이기 때문에 과학적 연구결과에 근거를 두는 지식 · 기술 집약적 산업이다. 제약기술은 인간의 복잡한 생명 현상과 발병 기전의 이해에 근거를 두고 거의 모든 과학기술이 융합되어 적용되는 다학제(multi-disciplinary) 기술의 집합체이다. 의약품의 사용과 관리는 국민건강과 직결되므로 이에 대한 전문적인 교육과 훈련을 받고 법적으로 면허와 자격을 갖춘 사람이 시행하도록 운영되고 있다. 의약품을 개발하고 생산하기 위해서는 생물학, 의학, 약학, 화학, 재료학, 독성학, 생명공학, 정보학 등이 요구된다. 의료기기의 경우 기계, 전기, 전자, 재료, 화학, 생명, 핵, 광학, 정보, 나노기술 등을 필요로 한다. 제약산업은 이와 같이 첨단 융합기술에 기반을 둔 건강과 생명에 관련된 산업이기 때문에 다른 산업에 비하여 부가가치가 높다.[18]

② "소비자 – 지불자 – 서비스 제공자 – 제품 생산자"의 구조적 특성을 지닌 산업

의약품의 최종적인 소비자는 환자이지만 그에 대한 대가를 지불하는 주체는 제3의 지불자(3rd payer)로 불리는 주체가 따로 있다. 정부 또는 의료보험조직이 제3의 지불자가 되며, 의약품의 소비에 큰 영향을 주고 있다. 소비자 자신이 직접적으로 지불하는 비용이 상대적으로 적기 때문에 불필요한 의약품을 사용하여 오남용을 야기하는 등 도덕적 해이(moral hazard)가 발생하기 쉽다는 특성이 있다.

③ 정부의 규제와 개입이 많은 산업

제약 제품은 사람의 건강에 직접적인 영향을 미치기 때문에 각국의 보건당국으로부터 엄격한 규제를 받는다. 의약품의 안전성, 유효성 및 품질을 보장하기 위해 임상시험부터 시장 출시 후 감시에 이르기까지 다양한 규제가 적용된다. 대한민국에서는 의약품은 약사법, 의료기기는 의료기기법, 건강기능식품은 건강기능식품에 관한 법률, 기능성 화장품은 화장품법, 의료서비스는 의료법과 기타 보건산업 관련 법규 등에 의하여 관리되고 있다.

④ 특허 보호와 독점

신약은 특허를 통해 보호되며, 제약회사가 일정 기간 동안 독점적으로 해당 약물을 판매할 수 있도록 한다. 이는 연구개발(R&D) 투자 회수를 가능하게 하며, 그 기간이

---

18 대한민국 제약산업의 부가가치율(부가가치/매출액)은 제조업 평균보다 2배 정도 높은 수준

끝난 후에는 제네릭 의약품이 출시되어 시장 경쟁이 발생한다.

⑤ 시장 진입 장벽과 경쟁 심화

높은 연구개발(R&D) 비용, 엄격한 규제, 특허 보호 등으로 인해 제약산업에는 높은 시장 진입 장벽이 존재한다. 이는 대규모 자본을 가진 대형 제약사들이 주로 시장을 주도하게 만드는 요인 중 하나이다. 또한 제약산업에서는 경쟁이 치열하지만, 동시에 다양한 형태의 협력도 활발하다. 예를 들어, 공동 연구개발, 라이선스 계약, 인수 합병 등이 일반적이다. 특히 제약산업은 글로벌 시장에서 활동하며, 다양한 국가에 제품을 출시한다. 이는 다양한 국가의 규제 요건을 준수해야 한다는 점에서 복잡성을 더한다.

⑥ 사회적 및 윤리적 책임

제약산업은 공중 보건에 큰 영향을 미치기 때문에 사회적 책임이 크다. 이는 의약품 가격 설정, 접근성, 윤리적 임상시험, 환경 보호 등의 문제와 관련이 있다.

⑦ 기술 혁신

생명공학, 나노기술, 빅데이터 및 인공지능 등 새로운 기술들이 제약산업에 적용되면서 신약 개발과 생산 효율성이 향상되고 있다. 이는 새로운 치료법의 개발을 가속화하고, 비용을 절감하며, 환자의 치료 옵션을 확대하는 데 기여하고 있다.

(2) 제약산업의 신약 개발 과정

제약산업에서 신약 개발은 오랜 시간과 막대한 자원이 투입되는 매우 복잡하고 도전적인 과정이다. 신약 개발은 인류의 건강증진에 기여하는 중요한 과정이다. 특히 향후 기술 발전과 함께 신약 개발 과정은 지속적으로 변화할 것으로 예상된다. 개인 맞춤형 치료를 위한 정밀의학 발전으로 인해 신약 개발 패러다임이 변화하고 개인 맞춤형 약물치료(정밀약료, Personalized pharmaceutical care)가 실현되고 있다.[19] 인공지능을 활용하여 신약 후보 물질 발굴, 임상 시험 데이터 분석 등 다양한 분야에서 효율성을 높이고 있다. 글로벌 조사평가 전문기관인 프라이스워터하우스쿠퍼스(PricewaterhouseCoopers, PwC)는 제약업계에서 AI 활용이 고도화될 경우, 2030년까지 전 세계적으로 약 2,540억 달러의 추가 영업 이익을 얻을 수 있을 것으로 분석 및 전망했다. 또한 마켓츠

19 약학정보원(2025), "AI를 활용한 개인 맞춤형 약료서비스", 팜리뷰, 6월.

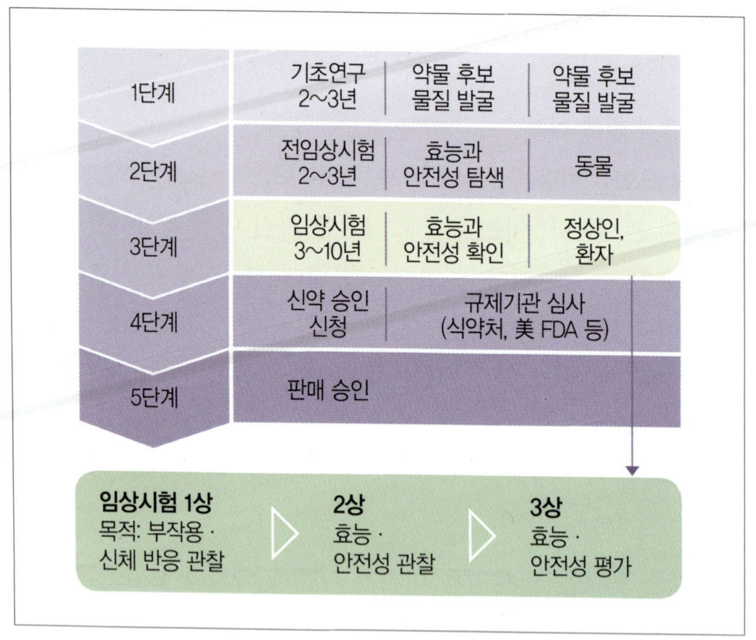

[그림 2-10] 신약 개발 과정과 체계

앤마켓츠(MarketsandMarkets)는 2023년 글로벌 AI 헬스케어 시장 규모가 158억 300만 달러였으며, 2030년에는 1,817억 9,000만 달러까지 폭발적으로 증가할 것으로 전망했다. 미국을 비롯한 선진국의 다양한 연구와 자료를 바탕으로 신약 개발 과정의 주요 단계와 특징을 살펴본다.[20]

① 신약 개발 과정의 주요 단계

신약 개발 과정은 크게 다음과 같은 주요 단계로 나눌 수 있다. 첫째, 1단계로 타겟 발굴 및 검증(Drug Discovery)이다.[21] 질병을 유발하는 특정 분자(타겟)를 발굴하고, 이 타겟을 조절하여 질병을 치료할 수 있는 가능성을 평가한다. 고속 스크리닝 기술, 컴퓨

20 FDA(미국 식품의약국): 신약 허가 관련 규제 및 가이드라인; NIH(미국 국립보건원): 신약 개발 연구 지원 및 성과; Nature, Science: 생명과학 분야 최고 권위 학술지; Clinical Pharmacology & Therapeutics: 임상약리학 분야 학술지; Drug Discovery Today: 신약 발굴 분야 학술지 등

21 신약 후보 물질 탐색(Drug Discovery)의 목표는 질병의 원인 및 생물학적 메커니즘을 분석하여 치료 타깃(Target)을 설정하고, 이에 맞는 생물학적 물질의 탐색이다. 주요 활동으로는 첫째, 다깃 식별(Target Identification)로 질병과 관련된 유전자, 단백질, 세포 경로 등을 분석한다. 둘째, 타깃 검증(Target Validation)은 타깃이 치료 효과를 가질 가능성을 시험한다. 셋째, 리드 물질 발굴은: 라이브러리 스크리닝과 AI 활용으로 후보 물질 선정한다. mRNA, 단클론 항제, 단백질, 유전자 편집 기술 등 다양한 플랫폼을 활용한다.

터 시뮬레이션 등을 활용하여 효율적으로 타겟을 발굴한다. 둘째, 2단계로 신약 후보 물질 발굴(Preclinical Development)이다.[22] 발굴된 타겟에 결합하여 질병을 치료할 수 있는 후보 물질을 찾는 단계이다. 합성 화학, 천연물 추출 등 다양한 방법을 통해 후보 물질을 개발한다. 셋째, 3단계는 전임상 시험(Preclinical Trial)이다. 동물 모델을 이용하여 후보 물질의 안전성과 유효성을 평가한다. 독성 시험, 약동학 시험 등을 수행하며, 임상 시험 진입 가능성을 판단한다. 넷째, 4단계로 임상 시험(Clinical Trials)이다. 사람을 대상으로 후보 물질의 안전성과 유효성을 평가하는 단계다. 1상, 2상, 3상 임상 시험을 거쳐 신약 허가를 위한 자료를 확보한다.[23] 다섯째, 5단계로 허가 신청 및 승인(Regulatory Approval)과 상업화 및 판매이다. 임상 시험 결과를 종합하여 규제 당국에 신약 허가를 신청하고,[24] 허가를 받으면 상업화 및 마케팅(Commercialization) 제품으로 판매에 들어간다.[25] 대부분 규제 당국의 엄격한 심사를 거쳐 허가를 받아야 한다.

② 신약 개발 과정의 특징

첫째, 신약 개발 과정은 고위험, 고수익이다. 신약 개발은 성공 가능성이 매우 낮지만, 성공 시 막대한 수익을 창출할 수 있다. 둘째, 신약 개발 과정은 오랜 기간이 소요된다. 일반적으로 신약 개발에는 평균 10년 이상의 시간이 소요되며, 빅데이터와 AI 기술이 활용되면서 신약 개발 기간이 빠르게 조정되고 있다. 특히 인공지능, 빅데이터, 바이오인포매틱스 등 최신 기술을 활용하여 신약 개발 효율성을 높이고 있다. 셋

22 신약 후보 물질 개발(Preclinical Development)의 목표는 신약 후보 물질의 생물학적 활성, 안전성, 독성, 약리학적 특성의 실험적 검증이다. 주요 활동으로는 세포 실험(세포 배양 실험으로 후보 물질의 효과와 작용 기전을 분석), 동물 실험(동물 모델에서 약물의 유효성, 독성, 생체 이용률 평가), 생산 기술 확립(세포주 개발, 발효 공정 및 정제 공정 설계) 등이다. 산출물로는 후보 물질의 IND(Investigational New Drug) 신청 준비이다.

23 임상 시험(Clinical Trials)은 임상 1상(Phase I)인 경우 건강한 자원자를 대상으로 약물의 안전성과 내약성의 평가를 목적으로 한다. 소규모(20~100명), 약물의 약동학(PK) 및 약력학(PD) 분석을 한다. 임상 2상(Phase II)은 소규모 환자 그룹(100~500명)에서 약물의 유효성과 안전성을 평가를 목적으로 한다. 적정 용량과 투여 방식 결정, 그리고 초기 유효성 및 부작용 관찰 활동을 한다. 임상 3상(Phase III)은 대규모 환자 그룹(1,000~5,000명)에서 약물의 유효성과 안전성을 최종적으로 검증을 목적으로 한다. 플라세보 대조군과 비교 연구를 진행하고, 승인 신청 자료로 활용될 데이터를 수집한다.

24 규제 승인 및 허가(Regulatory Approval)의 목표는 규제 당국(FDA, EMA, MFDS 등)에 신약 허가 신청(NDA/BLA)을 제출하여 판매 승인 획득이다. 주요 활동으로는 임상 데이터 분석 및 보고서 제출, 제조 및 품질 관리(GMP) 검토, 규제기관의 심사 및 현장 실사 등이 있다.

25 상업화 및 마케팅(Commercialization)의 목표는 신약 출시 후 생산 및 판매 시작이다. 주요 활동으로는 대량 생산 공정 최적화, 시장 진입 전략 수립(의료진 교육, 환자 접근성 확대 등), 출시 후 감시(PMS, Post-Marketing Surveillance)로 장기 안전성 및 효과 모니터링이다.

째, 신약 개발 과정은 막대한 비용이 소요된다. 일반적으로 신약 개발에는 수천억 원에서 수조 원에 이르는 막대한 비용이 투입된다. 특히, 바이오 시뮬레이션의 활용 사례를 보면, 컴퓨터 시뮬레이션을 활용하여 신약 개발 시간과 비용을 단축하고 있다. COVID-19 사태 발생한 2020년에 글로벌 제약 기업인 화이자는 빅데이터와 AI 기술을 활용하여 독일 중소기업 바이오엔테크 기업의 코로나백신 원천기술을 6개월만에 상품화하여 전 세계에 공급했다. 넷째, 신약 개발 과정은 규제 환경의 중요성이 요구된다. 엄격한 규제를 통과해야 하며, 안전성과 유효성에 대한 높은 기준을 충족해야 한다. 다섯째, 신약 개발 과정은 글로벌 협력이 일반적 특징이다. 오픈 이노베이션(Open Innovation) 전략에 의해, 다국적 제약 기업 간의 협력, 학계와의 공동 연구 등 글로벌 협력이 활발하게 이루어지고 있다.

(3) 제약산업의 특허 전략

제약산업은 막대한 연구개발 투자와 오랜 시간이 소요되는 신약 개발 특성상, 특허는 기업의 생존과 성장에 필수적인 요소이다. 제약산업의 특허 전략은 제약 관련 기업의 생존과 성장을 위한 필수적인 경영전략으로 주목받고 있다. 급속한 기술 발전과 시장 환경 변화에 따라 제약산업의 특허 전략은 지속적으로 변화할 것으로 예상된다. 글로벌 의약품 시장 컨설팅 기관인 아이큐비아(IQVIA)에 따르면, 2022년 글로벌 의약품 시장은 1조 4,820억 달러였으며, 연평균 3~6% 증가세로 2027년에는 1조 9,170억 달러로 성장할 것으로 전망했다. 또한 EvaluatePharma는 바이오의약품 시장이 2029년까지 1,114조 원(8,062.9억 달러) 규모에 이를 것으로 예상하며, 전체 제약산업에서 바이오의약품의 점유율이 지속적으로 증가할 것으로 전망한다. 특히 바이오시밀러 개발이 활성화되면서 오리지널 의약품의 특허 만료 이후 경쟁이 심화될 것이다. 인공지능을 활용하여 특허 빅데이터를 분석하고, 특허 포트폴리오를 관리하는 시스템이 도입될 것이다. 오픈 이노베이션 관점에서, 외부 기업, 연구기관과의 협력을 통해 특허 풀을 구축하고, 공동 연구를 추진하는 사례가 증가할 것이다. 미국을 비롯한 선진국 제약 기업들은 다양한 특허 전략을 통해 신약 개발 성과를 보호하고 경쟁 우위를 확보하고 있다.

① 제약산업 특허의 중요성

첫째, 제약산업의 특허는 신약 개발 투자를 보호한다. 막대한 연구개발 비용을 투자하여 개발한 신약에 대한 독점권을 확보하여 투자 회수를 보장한다. 둘째, 제약산업의 특허는 시장 지배력을 확보한다. 특허 기간 동안 경쟁 제품의 시장 진입을 막고 시장을 독점하여 높은 수익을 창출한다. 셋째, 제약산업의 특허는 기술을 보호한다. 신약 개발 과정에서 축적된 기술 노하우를 보호하고, 경쟁사의 기술 유출을 방지한다.

② 제약산업의 주요 특허 전략

첫째, 원천 특허의 확보 전략이다. 신약의 핵심 물질, 제조 방법, 용도 등에 대한 광범위한 특허를 확보하여 경쟁사의 진입을 차단한다. 둘째, 에버그리닝(Evergreening) 전략이다. 특허 만료 직전에 유사한 물질, 제형, 용도 등에 대한 새로운 특허를 출원하여 특허 보호 기간을 연장하는 전략이다. 셋째, 특허 풀(pool) 전략이다. 여러 기업이 특허를 공유하여 기술 개발과 상업화를 촉진하는 전략이다. 넷째, 특허 침해 소송 전략이다. 경쟁사의 특허 침해 행위를 제소하여 법적 보호를 받는 전략이다. 다섯째, 라이선싱 및 로얄티 전략이다. 자사의 특허를 다른 기업에 라이선스하여 로열티 수입을 얻는 전략이다.

③ 제약산업 특허의 주요 특징

첫째, 제약산업 특허의 복잡성이다. 신약은 화학 구조, 제형, 용도 등 다양한 측면에서 특허 출원이 가능하여 특허 포트폴리오가 매우 복잡하다. 둘째, 제약산업 특허의 높은 법적 불확실성이다. 특허 침해 소송은 장기화되고 예측하기 어려운 경우가 많아 높은 법적 불확실성을 수반한다. 셋째, 제약산업 특허는 빠른 기술 변화를 고려해야 한다. 생명과학 기술의 발전으로 인해 특허 유효 기간 동안 기술이 빠르게 변화하여 특허의 가치가 훼손될 수 있다. 마지막으로 제약산업 특허는 국제적인 특허 분쟁이 많이 발생한다. 글로벌 시장에서의 경쟁 심화로 인해 국제적인 특허 분쟁이 빈번하게 발생한다.

(4) 제약산업의 주요 성과 사례

제약산업에서의 주요 성과 사례는 특정 약물의 개발, 혁신적인 치료법의 도입, 희귀질환 치료제 개발, 또는 새로운 기술의 적용 등 다양한 형태로 나타난다. 이러한 사례들은 산업의 혁신성과 사회적 기여를 보여주며, 헬스케어 경제에 중요한 영향을 미치고 있다. 제약산업이 과학적 발견과 기술적 진보를 통해 인류 건강증진에 기여하는 방법을 잘 설명하고 있다. 또한, 여러 혁신 사례는 고유의 도전과 해결 과정을 통해 산업이 직면한 과제와 그 극복 방안을 제시하고 있다.

① mRNA 백신 개발(COVID-19 백신) 사례: 화이자-바이오엔테크(Pfizer-BioNTech) 및 모더나(Moderna)의 mRNA 기반 COVID-19 백신

mRNA 기술을 이용하여 기존 백신 개발보다 훨씬 빠르게 제작했다. 전통적인 백신 개발 과정보다 훨씬 단축된 시간에 임상시험 및 긴급 사용 승인을 완료했다. 전 세계적으로 백신 접종을 통해 COVID-19 팬데믹 대응에 중요한 역할을 했다. 다양한 국가 및 연구기관과의 협력을 통한 신속한 연구개발 및 배포가 진행됐다.

② 항체 치료제 개발 사례: 암젠(Amgen)의 레파타(Repatha, 에볼로쿠맙 · evolocumab), 리제네론(Regeneron)의 프랄루엔트(Praluent, 알리로쿠맙 · alirocumab)

특정 유전적 요인이나 질환 기전에 맞춘 정밀의학적 접근이 가능했다. 심혈관 질환 치료에 있어 높은 LDL 콜레스테롤 수치를 줄이는 데 사용되는 PCSK9 억제제가 개발되었다. 특허로 보호된 생물학적 약물로, 신약 개발 및 상업적 성공의 중요한 예시가 되고 있다. 다만 고비용 치료제로서, 접근성 문제 및 보험 적용 여부에 따른 논란이 계속되고 있다.

③ 희귀 질환 치료제 개발 사례: 버텍스제약(Vertex Pharmaceuticals)의 칼리데코(Kalydeco, 아이바카프터 · ivacaftor)

특정 유전자 변이에 대한 치료제로, 낭포성 섬유증(Cystic Fibrosis) 환자를 위한 최초의 맞춤형 치료제로 개발되었다. 높은 가격의 치료제이지만, 희귀 질환 환자들에게는 큰 치료 효과를 제공하고 있다. 희귀 질환은 연구 대상 환자군이 적어 개발이 어려움에도 불구하고 성공적인 상업화 사례가 되고 있다. 희귀의약품법(Orphan Drug Act)에 따른 법적 보호와 인센티브 혜택을 받고 있다.

④ 면역항암제 개발 사례: 머크(Merck)의 키트루다(Keytruda, 펨브롤리주맙 · Pembrolizum-ab), 브리스톨 마이어스 스퀴브(Bristol-Myers Squibb)의 옵디보(Opdivo, 니볼루맙 · Nivolumab)

면역 체크포인트 억제제(Immune checkpoint inhibitor)를 통한 암 치료의 새로운 패러다임이다. 흑색종, 폐암, 신장암 등 다양한 암종에서 효과를 입증받고 있다. 기존 항암제와 달리, 면역체계를 활용한 치료법으로 장기 생존율을 개선하고 있다. 면역항암제의 성공적인 임상 결과와 승인으로 인해 급속한 시장 확대가 진행되고 있다.

⑤ 고혈압 치료제 개발 사례: 노바티스(Novartis)의 엔트레스토(Entresto, 사쿠비트릴/발사르탄 · Sacubitril/Valsartan)

기존의 심부전 치료제와는 다른 작용 기전을 가지는 두 가지 약물의 복합제이다. 심부전 환자의 삶의 질을 개선한다. 임상시험에서 심혈관 사망률 및 입원율 감소 효과를 입증하고 있다. 다양한 심부전 환자군에게 효과적이며, 치료 옵션 확장에 기여하고 있다.

⑥ 비만 치료제 개발 사례: 노보 노디스크(Novo Nordisk)의 위고비(Wegovy)와 일라이 릴리(Eli Lilly and Company)의 마운자로(Mounjaro)

노보 노디스크(Novo Nordisk)가 개발한 위고비(Wegovy)는 최근 비만 치료 시장에서 가장 주목받는 약물 중 하나이다. 위고비(Wegovy)는 음식을 먹으면 소장에서 분비되는 글루카곤 유사 펩타이드-1(GLP-1, Glucagon-like peptide-1) 호르몬을 모방한 약물이다. 원래 혈당을 조절하는 인슐린의 분비를 촉진하는 효과를 보고 당뇨 치료제로 개발됐다가 나중에 체중 감량 효과가 확인돼 비만약으로 발전했다. 위고비(Wegovy)는 소화 속도를 늦춰 적은 식사로도 더 오래 포만감을 느끼도록 도와준다.

미국 바이오 기업 일라이 릴리(Eli Lilly and Company)의 마운자로(Mounjaro)도 GLP-1 계열 당뇨 · 비만 치료제이다.[26] 비만 치료제 시장을 휩쓴 위고비가 배가 부를 때도 음식을 찾는 '쾌락적 식사(hedonic eating)'를 억제할 수 있다는 연구결과가 2025년 2월 사이언스에서 나왔다.[27] 비만 치료제가 포만감을 느끼게 해 식욕을 떨어뜨려 체중을 줄일 뿐 아니라, 배고픔과 관계없이 즐거움으로 음식을 찾는 음식 중독도 해결할 수 있다는 것이다. P-1 수용체 작용제라는 새로운 기전으로 작용하며, 기존 비만 치료제에 비해 우수한 체중 감량 효과와 함께 다양한 부가적인 효과를 제공한다. 특히 미국

26 LP-1 계열 약물은 당뇨·비만 외에도 비만 합병증인 폐쇄성 수면무호흡증, 지방간, 심혈관질환, 알츠하이머 치매 등 다양한 질환에서 치료 효과가 나타났다. 반면 임상시험에서 메스꺼움과 구토와 같은 일반적인 위장 부작용과 근감소증, 자살 충동 등의 심각한 부작용도 여럿 발견됐다. 탈모도 임상시험에서 확인된 부작용 중 하나다. 위고비 임상 3상 시험에서 중증 비만 성인의 약 3%, 12~17세 청소년의 약 4%에서 탈모 부작용이 나타났다. 이후 미국에서 위고비 투약 환자들 가운데 탈모 증상을 호소하는 사례가 다수 보고됐다. 캐나다 브리티시컬럼비아대(UBC) 마야르 에트미난(Mahyar Etminan) 교수 연구진은 2006~2020년 미국에서 세마글루타이드(1926명)와 식욕 억제제인 부프로피온-날트렉손 성분의 콘트라브(1348명)를 처방받은 성인 비만 환자를 비교한 결과 이같이 나타났다고 밝혔다. 이번 연구결과는 2025년 3월 의학논문 공개 사이트인 '메드아카이브(medRxiv)'에 공개됐다.

27 스콧 스턴슨(Scott Sternson) 미국 샌디에이고 캘리포니아대(UCSD) 의대 교수 연구진은 동물실험을 통해 쾌락적 식욕의 신경 반응 경로를 찾고, 세마글루타이드 비만 치료제로 쾌락적 식사를 유발하는 도파민 분비 세포의 활성을 조절할 수 있음을 확인했다는 연구결과가 2025년 2월 사이언스에 실렸다.

의 일라이 릴리가 하루 한 알 복용하는 '먹는 비만약' 임상 3상에서 효능을 입증하면서 국내외 제약 · 바이오 기업들의 도전이 가속화하고 있다.

위고비는 세마글루타이드(semaglutide)라는 성분으로 이루어진 주사형 비만 치료제이다. GLP−1(Glucagon−like peptide−1) 호르몬의 작용을 모방하여 다음과 같은 효과를 나타낸다.[28] 첫째, 식욕 억제 기능이다. 포만감을 증가시켜 식사량을 줄여준다. 둘째, 혈당 조절 기능이다. 혈당 상승을 억제하고 인슐린 분비를 촉진하여 당뇨병을 개선한다. 셋째, 심혈관 질환 위험 감소이다. 혈압을 낮추고 혈관 기능을 개선하여 심혈관 질환 위험을 줄여준다.[29] 따라서 위고비는 비만 치료에 있어 새로운 가능성을 열었다. 하지만 모든 약물과 마찬가지로 부작용이 있을 수 있으며, 개인의 건강상태에 따라 효과가 다를 수 있다.

[표 2−12] 비만 치료제를 선도하는 글로벌 기업: 노보 노디스크와 일라이 릴리

	노보노디스크	일라이 릴리
주요 약품	• 위고비(비만 치료제) • 오젬픽(당뇨병 치료제) • 리벨서스(먹는 당뇨병 치료제)	• 젭바운드(비만 치료제) • 마운자로(당뇨병 치료제) • 버제니오(유방암 치료제) • 도나네맙(알츠하이머 치료제)
본사	덴마크	미국
설립연도	1923년	1876년
시가총액 *25년 4월 18일 종가 기준	2,853억 달러(제약 기업 4위)	7,542억 달러(제약 기업 1위)
2024년 글로벌 매출	약 440억 달러	580억~610억달러(추정치)

자료: 각 사 · 컴퍼니마켓캡

덴마크 코펜하겐대 노보 노디스크 기초대사연구센터가 이끄는 국제 연구진이 비만, 당

28 GLP-1 호르몬은 췌장의 베타 세포를 자극하여 인슐린 분비를 촉진하고, 간에서 포도당 생성을 억제하며, 위 운동을 늦춰 포만감을 증가시키는 역할을 한다. 위고비는 이러한 GLP-1 호르몬의 작용을 강화하여 체중 감량 효과를 나타낸다.

29 2018년 이후 대한민국 비만치료제 처방 1위를 지켜왔던 노보노디스크의 '삭센다'는 2024년 11월 '위고비'에게 밀려났다. 건강보험심사평가원이 국회에 제출한 의약품 처방 현황에 따르면 위고비는 1만6,990건이 처방돼 삭센다(1만6,920건)를 앞섰다. 한달 약 80만원의 약값에도 불구하고 국내 출시 한 달 만에 시장에 돌풍을 일으킨 것이다. 매일 주사해야 하는 삭센다와 달리 일주일에 한 번만 맞아도 된다는 점이 강점으로 꼽혔다. 위고비 역시 노보노디스크가 개발한 비만약인데 체중감량 효과는 훨씬 뛰어나다. 테슬라 CEO 일론 머스크와 인플루언서 킴 카다시안이 맞고 있는 것으로 알려지면서 전세계적으로 폭발적인 인기를 끌고 있다.

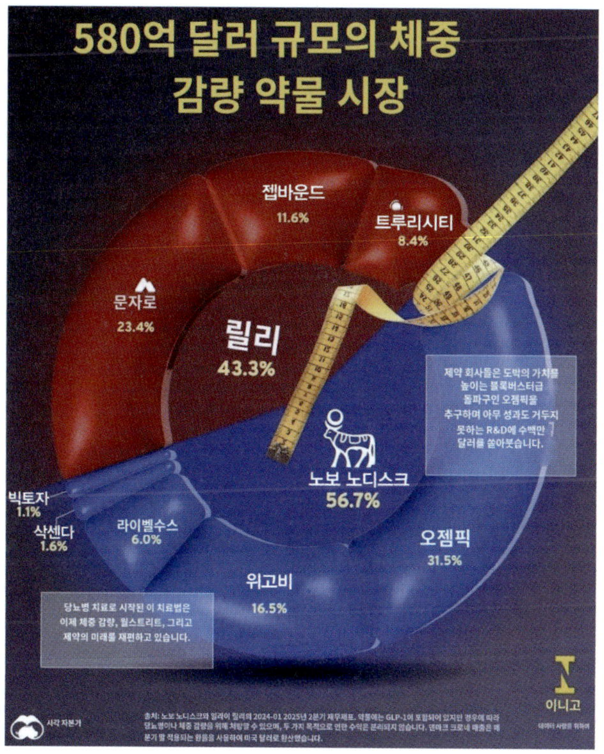

[그림 2-11] 비만치료제 시장

자료: 2025년 11월 21일 접속, https://m.blog.naver.com/jeunkim/223960761135

뇨병과 같은 만성 질환의 새로운 치료법으로 쓰일 수 있는 장내 세균을 발견했다고 2025년 7월 국제 학술지 '네이처 미생물학(Nature Microbiology)'에 발표했다. 이 센터는 비만 치료제 선두 주자인 덴마크 제약사 노보 노디스크가 지원한다. 연구진은 특정 장내 세균이 운동할 때 근육에서 분비돼 지방 대사에 중요한 역할을 하는 호르몬 '이리신'과 비슷한 단백질을 만드는 것을 발견했다. 즉, 사람 몸 안에서 위고비나 마운자로 못지 않게 당뇨 · 비만에 효과가 있는 단백질이 발견됐으며, 사람과 공생하는 장내 세균이 분비한다고 공개했다.[30]

---

30 이리신은 지방을 분해하고 에너지 대사를 돕는다. 이 세균이 만드는 단백질 'RORDEP1'과 'RORDEP2'는 이리신과 비슷한 구조를 가지고 있으며, 기능도 비슷했다. 실험 결과, RORDEP 단백질은 식욕 억제와 혈당 조절에 중요한 호르몬의 분비를 늘리고, 체중 증가에 관여하는 호르몬의 분비는 억제했다. 동시에 인슐린 분비를 촉진시켜 혈당을 안정적으로 유지하도록 하면서 체지방을 더 많이 태우도록 도왔다. 위고비나 미국 제약사 일라이 릴리의 비만약 마운자로는 모두 글루카곤 유사 펩타이드(GLP)-1 호르몬을 모방한 약물이다. 이 호르몬은 식사 후 소장에서 분비돼 췌장에서 인슐린 생산을 늘

Novo Nordisk의 비즈니스 모델(BMC)은 당뇨 · 비만 · 희귀질환을 중심으로 한 치료제 포트폴리오와 글로벌 유통 · 파트너십을 핵심 기반으로, 환자 건강 개선과 ESG 가치를 동시에 추구하는 구조이다. 또한 Eli Lilly의 핵심 수익 동력은 GLP-1 기반 당뇨 · 비만 치료제 + 항암제 + 알츠하이머 치료제이고, 비용 구조는 R&D와 임상시험 중심임을 알 수 있다.

덴마크 제약회사 노보 노디스크의 비만 치료제가 먹는 알약 형태로 2025년 12월 미국 식품의약국(FDA) 허가를 받으면서, '먹는 비만약' 시대가 본격적으로 진행되고 있다. 주삿바늘에 대한 공포 때문에 망설였던 환자에게 혁신적인 대안이 될 전망이다. 세계 비만 치료제 시장 규모가 2023년 60억 달러(8조6,000억원)에서 2023년 1,000억 달러(143조 원)로 성장할 것으로 전망하고 있으며, 비만 치료제 시장이 먹는 알약의 등장으로 또 한 번 도약할 것이라는 관측이 나오고 있다. 일라이 릴리, 화이자 등 다른 글로벌 제약사들도 비만 치료제 시장 패권을 잡기 위해 더 효과적이고 몸에 잘 흡수되는 먹는 알약 개발을 서두르고 있다.

[표 2-13] 글로벌 바이오 기업들의 '먹는 비만약' 경쟁

기업	개발 상황	특징
노보 노디스크(덴마크)	하루 한 알 먹는 위고비, 2025년 12월 22일 FDA 승인	16.6% 체중 감량(64주간 임상 결과), 복용 후 30분은 금식
일라이릴리(미국)	먹는 비만약 '오르포글리프론' 개발 중	금식 등 제한 없이 하루 한 알씩 복용
로슈(스위스)	먹는 비만약 개발 착수	일주일에 1회 복용 목표로 개발 중
화이자(미국)	먹는 비만약 개발 착수	위고비 보다 흡수율 10배 목표로 개발 중

(5) 글로벌 제약산업 시장

글로벌 제약산업은 헬스케어 경제에서 중요한 부분을 차지하며, 다양한 특징을 통해 그 구조와 역동성을 보여준다. 제약산업은 헬스케어 경제에서 중요한 역할을 하며, 지속적인 혁신과 변화가 일어나는 복잡한 시장이다. 이러한 특징들은 산업의 발전 방향과 도

려 혈당을 낮추고 뇌에서 포만감을 유도한다. 올루프 페데르센(Oluf Pedersen) 코펜하겐대 교수는 10~15년 후를 내다보며 RORDEP 생성 세균의 예방, 치료 잠재력을 시험하는 것이 목표라고 설명한다. 즉, 만성 질환을 예방하기 위한 건강 보조 식품으로 쓰일 수 있는지, 변형된 형태의 RORDEP 단백질이 심혈관 질환, 비만, 당뇨병, 골다공증 치료제로 개발될 수 있는지는 계속 연구하고 있다고 공개했다. Nature Microbiology(2025), DOI:https://doi.org/10.1038/s41564-025-02064-x

전 과제를 이해하는 데 중요한 요소이다. 제약산업의 주요 특징은 시장 규모와 성장률, R&D 집중도, 규제 환경, 주요 기업의 주도, 가격 책정 및 접근성, 신흥 시장의 중요성, 그리고 기술 혁신으로 구분할 수 있다.

[표 2-14] 글로벌 제약 시장 변화 추이 : 2010-2023년

년도	시장 규모(단위: 조달러)
2010	8.2
2011	8.5
2012	8.9
2013	9.2
2014	9.5
2015	9.8
2016	10.0
2017	10.6
2018	11.2
2019	11.7
2020	12.4
2021	13.0
2022	13.7
2023	14.5

자료: 1) EvaluatePharma: World Preview Report
2) Grand View Research: Pharmaceuticals Market Report
3) IMS Health (현재 IQVIA): Global Medicines Use Report
4) MarketsandMarkets: Pharmaceutical Market Research
5) Frost & Sullivan: Pharmaceutical Market Analysis

① 거대한 시장 규모와 지속적인 성장

제약산업은 세계에서 가장 큰 산업 중 하나로, 연간 수조 달러 규모의 매출을 기록한다. 의약품은 공공 보건 및 의료 시스템의 중요한 부분을 차지한다. 인구 고령화, 만성 질환의 증가, 신흥국의 경제성장, 그리고 신약 개발이 주요 성장 요인이다. 특히 바이오의약품의 부상과 맞춤형 치료제의 개발이 성장을 촉진하고 있다.

② 연구개발(R&D) 집중과 투자 확대

제약산업은 연구개발에 막대한 자금을 투자한다. 새로운 치료제를 개발하고 임상시험을 진행하는 데 필요한 비용이 매우 높기 때문이다. 연구개발(R&D)은 산업의 중심적인 활동으로 자리 잡고 있다. 특히 신약 출시 여부에 따라 기업의 성공이 좌우된다. 블록버스터 약물의 개발은 기업의 재정적 성과와 시장 점유율에 큰 영향을 미치고 있다.

③ 복잡한 규제 환경

주요 국가의 규제기관, 예를 들어 미국의 식품의약국(FDA), 유럽의 의약품청(EMA), 일본의 의약품의료기기종합기구(PMDA) 등은 의약품의 안전성과 효능을 보장하기 위해 엄격한 규제와 승인 절차를 운영한다. 의약품은 시장에 출시되기 전에 여러 단계의 임상시험과 엄격한 검토 과정을 거쳐야 한다. 이 과정은 시간과 비용이 많이 소요되며, 성공 여부가 불확실하다. 대표적인 제약기업 규제 사례로 제약기업은 우수 의약품 제조 및 품질관리 기준(Good manufacturing practices, GMP)에 따라야 한다.[31] 우수 의약품 제조 및 품질관리 기준(GMP) 가이드라인은 사람이 사용하기에 안전한 제품생산을 보장하기 위해 제조, 실험, 품질보증에 대한 가이드를 제공하며, 여러 국가는 제조업자들이 따라야 할 GMP 절차를 법제화하고 있다.

④ 주요 다국적 기업의 주도

글로벌 다국적 기업인 화이자(Pfizer), 존슨앤드존슨(Johnson & Johnson), 노바티스(Novartis), 로슈(Roche), 머크(Merck & Co., Inc.), 글락소스미스클라인(GSK) 등 대형 제약사들이 시장을 주도한다. 글로벌 다국적 기업은 글로벌 연구개발(R&D) 네트워크와 광범위한 제품 포트폴리오를 통해 시장 지배력을 유지하고 있다. 또한 제약산업에서는 종종 합병 및 인수를 통해 연구 역량 강화, 시장 확대, 파이프라인 보강 등의 전략을 추진한다. 이는 산업의 구조적 변화를 유도하기도 한다.

31 GMP란 식품, 의약품, 화장품 및 의료기기 등의 제조·판매를 위해 인허가 기관에서 요구하는 품질 관리 기준으로서, 해당 제조업자들이 사용목적에 맞게 제품을 제조함에 있어서 일관성 있는 품질수준을 유지하기 위해 필요한 최소한의 기준을 제공한다. 산업분야에 따라 요구 수준은 달라질 수 있겠으나, GMP의 공통된 목표는 제품으로부터 발생할 수 있는 피해로부터 최종 소비자를 보호하는 것에 있다. 이는 최종 생산물이 오염되지 않고, 제조에 일관성이 있으며, 제조과정이 잘 문서화 되고, 담당자들은 필요한 교육을 잘 받았고, 또한 품질에 대한 확인이 생산의 마지막 단계 외에서도 이루어지고 있다는 것을 보장해야 한다는 것을 의미한다.

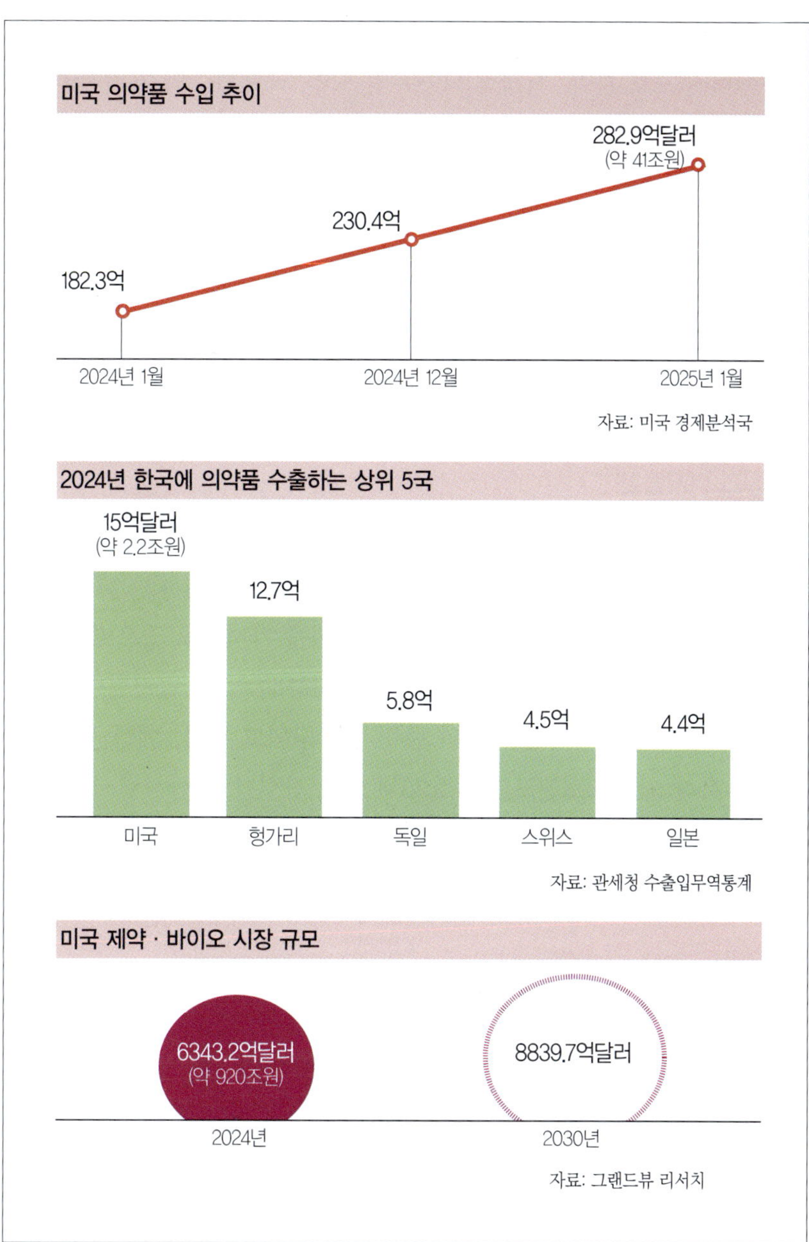

[그림 2-12] 글로벌 제약 · 바이오의약품 시장의 주요 실적 : 2025년 기준

⑤ 가격 책정과 접근성

혁신적인 신약, 특히 바이오의약품은 개발 비용이 높아 일반적으로 가격이 매우 비싸다. 이는 환자와 의료 시스템에 상당한 경제적 부담을 초래할 수 있다. 또한 저소득 국가 및 개발도상국에서 고가의 신약에 대한 접근이 제한되는 경우가 많다. 이를 해결하기 위해 특허권 보호 완화, 제네릭 의약품의 도입, 국제기구의 지원 등이 중요하다.

⑥ 신흥 시장의 중요성 증가

중국, 인도, 브라질 등 신흥 경제국에서 중산층 인구의 증가와 건강관리 서비스에 대한 수요 증가는 제약산업의 새로운 성장 동력으로 작용하고 있다. 또한 다국적 제약사들은 현지 규제에 적응하고 시장 요구를 충족시키기 위해 현지 생산 및 파트너십을 강화하고 있다.

⑦ 기술 혁신과 디지털화

생명공학 기술의 발전으로 유전자 치료, 세포 치료, 맞춤형 의약품 등이 주목받고 있다. 이는 전통적인 합성의약품의 한계를 넘어서고 있다. 또한 데이터 분석, 인공지능(AI), 머신러닝 등의 기술이 약물 발견 과정의 혁신을 가져오고 있으며, 디지털 헬스케어 솔루션은 환자 관리와 치료를 개선하는 데 기여하고 있다. 디지털화된 헬스케어 빅데이터에 대한 관리에 체계적인 제도와 준비가 요구되고 있다. 예를 들면, 2025년 미국의 유전자 분석 기업 '23앤드미(23andMe)'가 사실상 파산하면서 회사가 보유한

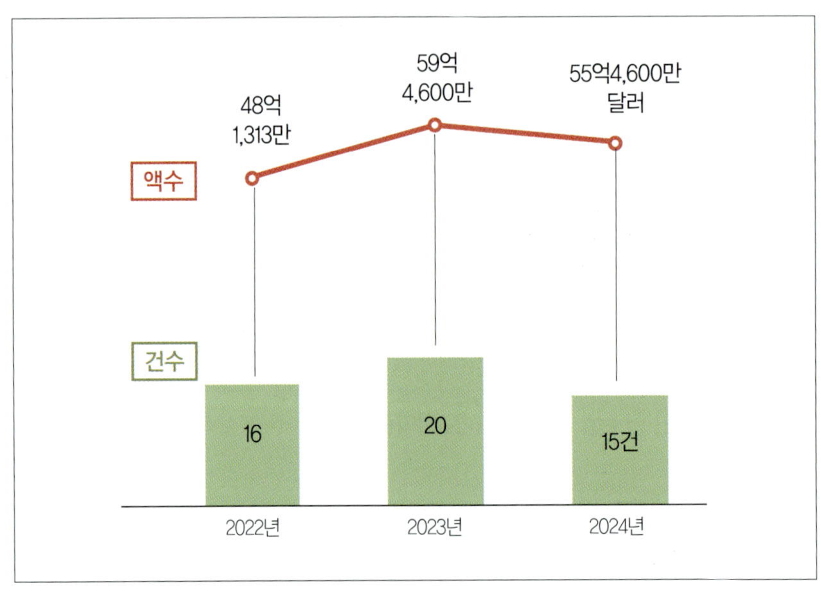

[그림 2-13] 대한민국 제약 · 바이오 기술 수출 추이
자료: 한국제약바이오협회

1,500만명의 유전자 정보 유출에 대한 우려가 커지고 있다. 침을 보내면 암·당뇨·파킨슨병 등 발병 위험을 알려주는 서비스를 2007년에 출시한 23앤드미는 2021년 시가총액이 60억 달러(약 8조 8,000억원)에 달했을 정도로 성장했는데, 이후 경영악화로 거의 파산에 이르게 됐다.[32]

4) 바이오의약품(Biopharmaceuticals)

(1) 바이오의약품(Biopharmaceuticals) 개요

① 바이오의약품(Biopharmaceuticals)의 개념과 주요 특징

바이오의약품은 생물체에서 유래한 물질을 기반으로 개발된 의약품을 의미한다. 전통적인 화학 합성 의약품과 달리, 바이오의약품은 살아 있는 세포나 생물체를 이용하여 생산되며, 주로 단백질, 펩타이드, DNA, RNA, 항체 등 복잡한 분자 구조를 가지고 있다. 바이오의약품은 주로 질병의 원인에 직접 작용하거나 면역 체계를 조절하여 치료 효과를 보인다. 바이오의약품은 화학 합성 의약품과는 달리 낮은 독성과 부작용, 특정 질환 표적 치료 효과 등의 독특한 특징을 가지고 있다. 바이오의약품은 높은 생물학적 활성과 특이성을 바탕으로 다양한 질환 치료에 혁신을 가져왔다.[33] 하지만 높은 제조 비용과 복잡한 개발 과정 등 해결해야 할 과제도 남아 있다. 바이오의약품은 전통 의약품의 한계를 극복하고 새로운 치료 가능성을 열어가는 중요한 분야로, 의약품 개발과 의료 패러다임에 큰 영향을 미치고 있다. 향후 바이오 기술의 발전과 함께 더욱 안전하고 효과적인 바이오의약품이 개발될 것으로 기대되고 있다.

---

32 23앤드미는 2025년 3월 23일 투자자들에게 보낸 서한을 통해 법원에 파산 보호 신청을 했다고 밝혔다. 파산 신청은 이날 오후 늦게 이뤄졌으며, 이튿날인 24일 나스닥에서 23앤드미 주가는 50% 이상 폭락한 0.7달러로 마감했다. 23앤드미가 파산을 앞두자 회사가 보유한 방대한 규모의 글로벌 유전 정보 데이터베이스가 논란이 되고 있다. 이 데이터베이스는 23앤드미의 주요 자산으로 평가되는데, 유전자 정보가 거래될 경우 소비자가 피해를 입을 수 있기 때문이다. 앞서 2023년 23앤드미는 해킹 공격으로 약 700만명의 고객 개인정보가 유출돼 재정적 어려움이 가중됐다. 유출된 정보에는 이름과 주소, 인종 정보 등도 담겨 있었다. 캘리포니아주 법무장관은 23앤드미에 모든 유전자 샘플을 파기할 것을 촉구했다. 국제 학술지 사이언스는 23앤드미 사태를 보도하면서 "파산 이후 유전자 정보 데이터 매각 등이 어떤 영향을 끼칠지 우려가 나온다"며 "질병에 관한 정보를 비롯해 다양한 개인 정보가 넘어갈 수 있다"고 설명했다.

33 바이오의약품의 대표적 사례는 단클론 항체: 암, 자가면역질환(예: 리툭시맙, 아달리무맙)/ 재조합 단백질: 인슐린, 성장호르몬, 인터페론/ 세포 치료제: CAR-T 치료제(키메라 항원 수용체 T세포)/ 유전자 치료제: Zolgensma(척수성 근위축증 치료)/ 백신: mRNA 백신(COVID-19 백신 등)과 인플루엔자 백신 등이 있다.

[표 2-15] 바이오의약품의 정의

분류	정의
생물학적 제제	생물체에서 유래된 물질이나 생물체를 이용하여 생성시킨 물질을 함 유한 의약품으로서 물리적 · 화학적 시험만으로는 그 역가와 안전성을 평가할 수 없는 백신 · 혈장분획제제 및 항독소 등을 말한다. 예) 인플루엔자 백신, 알부민 제제, 보톡스 등
유전자재조합 의약품 (재조합의약 품)	유전자조작기술을 이용하여 제조되는 펩타이드 또는 단백질 등을 유효성분으로 하는 의약품을 말한다. 예) 성장 호르몬, 단클론항체 등
세포배양 의약품	세포배양기술을 이용하여 제조되는 펩타이드 또는 단백질 등을 유효성분으로 하는 의약품을 말한다. 예) 천연형 인터페론
세포치료제	살아있는 자가, 동종, 이종 세포를 체외에서 배양 · 증식하거나 선별하는 등 물리적, 화학적, 생물학적 방법으로 조작하여 제조하는 의약품을 말한다. 다만, 의료기관에서 의사가 자가 또는 동종세포를 당해 수술이나 처치과정에서 안정성 문제가 없는 최소한의 조작(생물학적 특성이 유지되는 범위에서 단순분리, 세척, 냉동, 해동 등)만을 하는 경우는 제외한다. 예) 콘드론, 카티스템 등
유전자치료제	질병치료 등을 목적으로 인체에 투입하는 유전물질 또는 유전물질을 포함하고 있는 의약품을 말한다. 예) VM106 등 (모두 임상 중)

구체적으로, 바이오의약품은 전통 의약품을 점점 대체하며, 글로벌 제약 시장에서 2030년까지 40% 이상의 점유율을 차지할 것으로 예상된다. AI, mRNA, 유전자 치료 기술 등 첨단 생명공학 기술의 융합으로 혁신적인 치료제 출시가 가속화될 것이다. 지속 가능한 바이오 생산 및 신흥 시장의 수요 증가로 시장이 더욱 다양화될 것이다. 바이오의약품은 치료제뿐만 아니라 예방, 진단, 관리의 전 과정에서 핵심 역할을 담당하며, 미래 의료 패러다임의 중심축이 될 것이다.

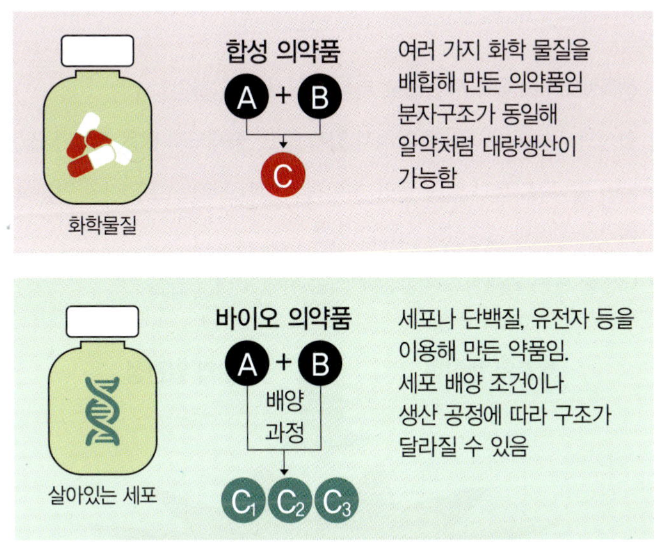

[그림 2-14] 합성의약품과 바이오의약품

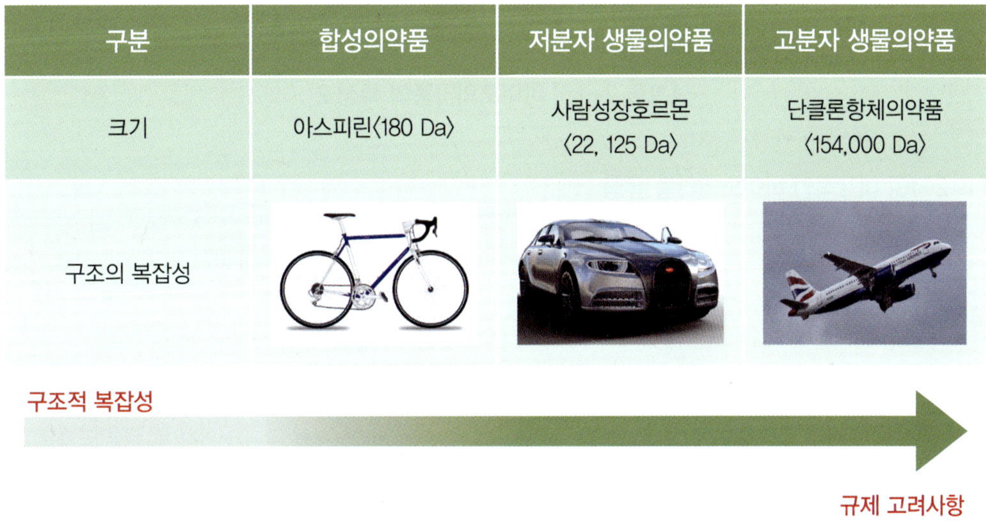

구분	합성의약품	저분자 생물의약품	고분자 생물의약품
크기	아스피린〈180 Da〉	사람성장호르몬〈22, 125 Da〉	단클론항체의약품〈154,000 Da〉
구조의 복잡성			

[그림 2-15] 바이오의약품의 특성 1

▶ 생물체로부터 유래된 물질로 복잡한 분자구조, 불안정

▶ 활성과 기능이 완벽하게 밝혀져 있지 않고, 정제되지 않은 경우가 많음

▶ 일반 합성의약품과 달리 물리·화학적 시험만으로는 그 역가와 안전성 평가가 어려워 생물학적 시험법 이용

▶ 내인성 또는 외래성 오염물질에 의한 위해 우려가 높음

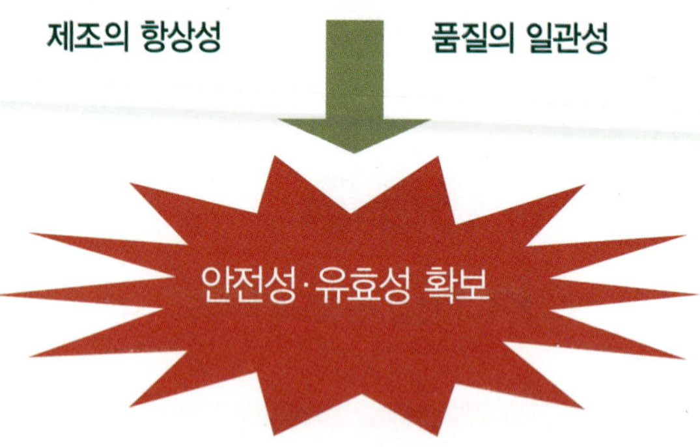

[그림 2-16] 바이오의약품의 특성 2

[표 2-16] 대표적인 바이오의약품 유형

유형	예시	설명
단일클론 항체(MAb)	리툭시맙, 아달리무맙	특정 항원을 표적하는 항체, 면역질환 및 암 치료
재조합 단백질	인슐린, EPO	유전자 재조합 기술로 만든 단백질 호르몬
백신	mRNA 백신(화이자, 모더나)	면역 반응 유도용, 감염병 예방
세포치료제	CAR-T(예: 킴리아)	환자의 면역세포를 유전자 조작 후 치료에 사용
유전자치료제	스핀라자, 졸겐스마	유전자 결함을 수정하는 치료법

바이오의약품의 주요 특징은 다음과 같이 설명이 가능하다. 첫째, 바이오의약품은 생물학적 활성화하는 특성이 있다. 바이오의약품은 생물체에서 유래한 물질을 기반으로 개발된 의약품임으로, 살아 있는 세포, 미생물, 동물 또는 식물에서 유래한 물질을 이용한다. DNA 재조합 기술, 세포 배양, 단백질 공학 등의 첨단 생명공학 기술로 생산된다. 생체 내에서 특정 표적에 선택적으로 결합하여 질병을 치료하는 높은 생물학적 활성을 가지고 있다. 기존 화학 합성 의약품보다 부작용이 적고 효과가 뛰어난 치

료제 개발을 가능하게 한다.

둘째, 바이오의약품은 복잡한 분자 구조와 고도화된 생산 과정이라는 특성이다. 바이오의약품은 단백질, 항체 등 생체 고분자로 이루어져 있어 화학 합성 의약품보다 구조가 훨씬 복잡하다. 바이오의약품의 복잡한 구조는 높은 특이성과 효능을 나타내는 동시에 생산 및 품질 관리를 어렵게 만드는 요인이 된다. 분자량이 크고 구조가 복잡하여 화학적으로 합성하기 어렵고 정교한 제조 공정이 필요하다. 대표적인 바이오의약품으로 단클론 항체, 백신, 세포 치료제, 유전자 치료제, 호르몬 등이 있다. 이러한 바이오의약품은 세포 배양, 발효, 정제 등 고도의 기술이 필요한 공정이다. 생산 공정의 미세한 변화가 품질과 효과에 큰 영향을 미치고 있다. 생체 유래 물질이기 때문에 일반적으로 화학 합성 의약품에 비해 독성이 낮다. 하지만 면역 반응 등 예상치 못한 부작용이 발생할 수 있으므로 주의가 필요하다.

셋째, 고효능과 맞춤형 치료 및 다양한 활용이 가능하다. 특정 질환이나 세포에 대한 표적 치료가 가능하여 기존 치료제로 해결하기 어려웠던 질환 치료에 효과적이다. 특정 질병의 원인에 맞춘 표적 치료가 가능하면서, 기존 치료제보다 높은 효과를 보이는 경우가 많으며, 환자 개개인에 맞는 맞춤형 치료가 가능하다. 생물학적 물질이므로 일부 환자에서 면역 반응(항체 형성 등)을 유발할 수 있다. 면역원성(이물질로 인식될 가능성)을 낮추기 위한 설계와 기술 적용이 가능하다. 즉, 환자 개인의 유전 정보에 따라 면역 반응 유도 가능성 및 맞춤형 치료제 개발이 가능하여 질병 치료의 새로운 시장을 창출하고 있다. 또한 바이오의약품은 적응증 확장(Indication Expansion) 가능성이 높기 때문에, 특정 질환뿐 아니라 희귀 질환, 암, 자가면역 질환 등 다양한 분야에서 응용이 가능하다. 특히 항체 치료제[34]와 세포 치료제[35]는 의료 패러다임을 변화시키는 핵심 기술로 주목받고 있다.

넷째, 바이오의약품은 비교적 높은 비용과 규제와 품질 관리가 요구된다. 복잡한 개발 과정과 생산 공정으로 인해 연구개발(R&D) 비용이 높다. 생산 비용과 시간도 많이 소요되며, 보관과 유통에서 냉장 조건이 필요한 경우가 많다. 즉, 복잡한 생산 공정과 품질 관리 시스템이 필요하여 화학 합성 의약품에 비해 제조 비용이 높다. 또한 바이오의약품은 제조 공정의 복잡성과 제품의 민감성 때문에 엄격한 품질 관리와 규제 요구된다. 생물학적 특성을 고려하여 개발해야 하므로 화학 합성 의약품보다 개발 기간이 길

34 항체 의약품: 암 치료제, 자가면역질환 치료제 등

35 세포 치료제: 줄기세포 치료제, CAR-T 세포 치료제 등

고 복잡하다. 바이오의약품은 국가별로 정밀한 승인 절차와 안전성 시험이 필요하다.

마지막으로 글로벌 의약품 시장 규모('23년 17,487억 달러)는 반도체의 3배 수준으로 지속 확대 중(2028년, 연 4.7%↑)이며, 특히 바이오 의약품(2023년 5,649억 달러)은 더욱 빠르게 성장(2028년, 연 11.9%↑)하고 있다. 대한민국은 최고 수준의 위탁개발생산(CDMO) 역량과 바이오시밀러 블록버스터(연 매출 1조 원 이상)를 보유하면서 바이오 의약품 수출('24년 58억 달러) 세계 10위권에 진입했다. 특히 대한민국은 2025년 9월 5일 부처합동으로 마련한 「K-바이오 의약산업 대도약 전략」을 발표했다. 정부는 'K-바이오 의약, 글로벌 5대 강국 도약'을 비전으로, 2030년까지 바이오 의약품 수출 2배 달성, 블록버스터급 신약 3개 창출, 임상시험 3위 달성을 목표로 혁신에 속도를 내겠다고 설명했다.[36]

한국바이오의약품협회는 2025년 12월 28일 발간한 '2025년 바이오의약품 산업동향 보고서'에서 국내 바이오의약품 시장 규모가 2024년 기준 약 5조615억 원으로 나타났다고 밝혔다. 국내 바이오의약품 시장 규모는 생산 · 수출 · 수입 실적이 모두 증가해 전년 대비 6.6% 성장했다. 국내 시장 규모가 5조원대를 기록한 것은 2022년 5조1천663억원 이후 2년 만이다.[37]

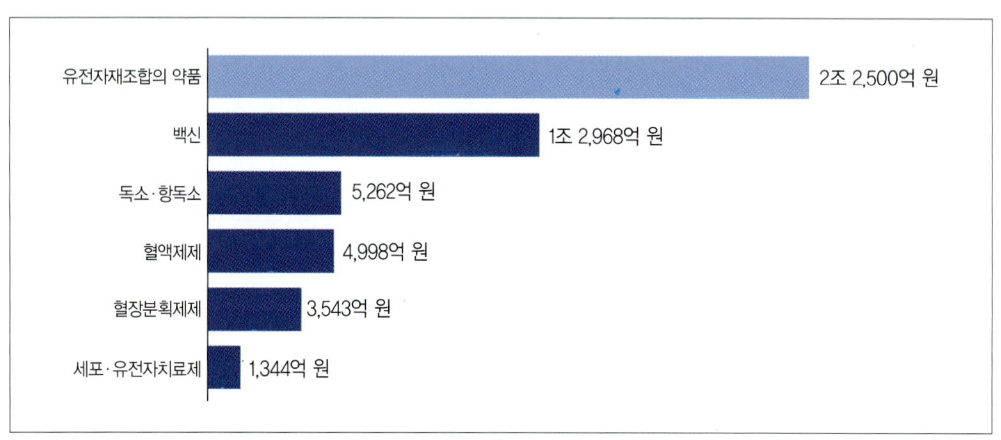

[그림 2-17] 대한민국 바이오의약품 시장 규모와 구성: 2024년 기준
자료: 한국바이오의약품협회(2025.12.)

36 2025년 9월 5일 정부 합동으로 발표한 〈 K-바이오 의약산업 대도약 전략 〉

37 유전자재조합 의약품이 전체 바이오의약품 생산의 58.1%, 수출의 87.1%를 차지하며 시장 확대 흐름을 주도한 것으로 분석됐다. 바이오시밀러(바이오의약품 복제약)와 항체의약품의 해외 시장 점유율이 늘어나면서 생산·수출 증가에 긍정적으로 작용했다고 협회는 설명했다. 또한 백신, 독소·항독소 등 다양한 제제에서도 고른 성장세가 이어지며 국내 바이오의약품 산업 전반의 저변이 확대된 것으로 평가됐다.

2024년 글로벌 바이오의약품 시장은 6천323억 달러를 기록하며 연평균 13.6% 성장했으며, 2028년에는 9천742억 달러에 이를 것으로 전망됐다. 미국 시장이 글로벌 바이오의약품 시장에서 약 65%의 높은 비중을 차지했으며 독일, 프랑스 등도 강세를 보였다. 2024년 글로벌 바이오의약품 시장은 전체 의약품 시장의 40%를 차지한 것으로 나타났다.[38]

② 바이오의약품의 시장과 성장 요인 및 주요 기업들

글로벌 바이오의약품 시장은 최근 몇 년간 지속적인 성장세를 보였으며, 주요 조사평가 기관들의 전망에 따르면 향후에도 이러한 추세가 이어질 것으로 예상된다. 글로벌 조사평가 기관 Fortune Business Insights에 따르면, 글로벌 바이오의약품 시장 규모는 약 5,718억 4,000만 달러로 평가했다. 2032년까지 시장 규모가 약 1조 1,837억 2,000만 달러에 도달할 것으로 예상하며, 2024년부터 2032년까지 연평균 성장률(CAGR)이 8.5%라고 전망했다. 또한 BioIN의 보고서에 따르면, 2024년 바이오의약품은 전체 제약산업의 약 34.1%를 차지할 것으로 예상되며, 2028년에는 약 38.5%까지 확대될 전망이다. 바이오의약품 시장은 향후에도 지속적인 성장세를 유지하며, 전체 제약산업에서 차지하는 비중이 더욱 확대될 것으로 보인다. 특히 항암제, 면역치료제, 비만치료제가 시장 성장을 주도할 것이다. AI 기반 신약 개발과 개인 맞춤형 치료제가 급부상할 것이다. 바이오의약품 시장은 혁신적 치료제와 신기술 도입으로 지속적으로 확대되고 있으며, 글로벌 주요 기업과 신약들이 미래 치료 패러다임을 이끌고 있다.

바이오의약품의 주요 성장 요인은 신약 출시 및 연구개발 촉진, 질병 치료 분야의 확대, 고령화 및 만성질환 증가 등이 있다. 첫째, 다양한 신약의 출시와 바이오시밀러 연구개발의 촉진이 시장 성장을 견인하는 주요 요소로 작용하고 있다.[39] 둘째, 종양학, 신경학, 대사질환 등 다양한 분야에서 바이오의약품의 적용이 확대되면서 시장 성장에 기여하고 있다. 셋째, 전 세계적인 인구 고령화와 만성질환의 증가로 인해 바이오의약

38 글로벌 의약품 매출 1위는 키트루다(펨브롤리주맙), 2위는 오젬픽(세마글루타이드), 3위는 듀피젠트(두필루맙)로 모두 바이오의약품이었으며, 매출 상위 10개 품목 중 6개가 바이오의약품으로 나타나 시장 내 영향력이 더욱 확대되고 있는 것으로 분석됐다.

39 최근 주목받는 바이오의약품 관련 혁신 신약들: Datopotamab Deruxtecan (Daiichi Sankyo/AstraZeneca): 폐암·유방암 표적항암제, 2025년 FDA 승인; Mazdutide (Innovent/Eli Lilly): 당뇨 및 비만 치료제, 차세대 GLP-1/GCGR 이중작용제; Aficamten (Cytokinetics): 비후성 심근병증 치료제; Brensocatib (Insmed): 호중구 매개 질환 치료제

[표 2-17] 글로벌 바이오의약품 주요 기업 리스트(2025년 기준): 상위 TOP 10

순위	기업명	주요 분야/제품	2024~2025년 매출(USD)
1	Pfizer	백신, 항체치료제, 항암제	약 58.5억 달러
2	Johnson & Johnson	면역질환, 종양, 백신	약 54.8억 달러
3	AbbVie	면역질환, 항체치료제	약 54.3억 달러
4	Merck & Co.	항암제, 백신	약 53.6억 달러
5	Roche	항암제, 진단, 바이오의약품	약 49.9억 달러
6	Sanofi	백신, 희귀질환, 당뇨	약 45.4억 달러
7	Novartis	항암제, 심혈관, 면역	약 45.4억 달러
8	Bristol-Myers Squibb	항암제, 면역치료제	약 45억 달러
9	AstraZeneca	항암제, 심혈관, 호흡기	약 44.4억 달러
10	GSK (GlaxoSmithKline)	백신, 호흡기, 감염병	약 38.4억 달러

[표 2-18] 주요 글로벌 바이오의약품(제품) 리스트

의약품명	회사명	내용
휴미라(Humira)	애브비(AbbVie)	세계 최대 매출 바이오의약품, 류마티스 관절염 등 면역질환 치료제
키트루다(Keytruda)	머크(Merck & Co., Inc.)	면역항암제, 다양한 암종에 사용
다잘렉스(Darzalex)	존슨앤드존슨(Johnson & Johnson)	다발성 골수종 치료제
오젬픽/위고비 (Ozempic/Wegovy)	노보 노디스크(Novo Nordisk)	당뇨병 및 비만 치료제(GLP-1 계열)
스카이리치, 린버크 (Skyrizi, Rinvoq)	애브비(AbbVie)	차세대 면역질환 치료제
타그리소, 엔허투 (Tagrisso, Enhertu)	아스트라제네카(AstraZeneca)	폐암, 유방암 등 표적항암제
아렉스비(Arexvy)	글락소스미스클라인(GSK)	호흡기세포융합바이러스(RSV) 백신
알리프트렉(Alyftrek)	버텍스 파마슈티컬(Vertex Pharmaceuticals)	낭포성 섬유증 치료제

품에 대한 수요가 꾸준히 증가하고 있다. 구체적인 사례로 종양학 분야의 재조합 항체인 '머크(Merck)의 키트루다(Keytruda)', GLP-1 억제제인 '노보 노디스크(Novo Nordisk)의 오젬픽(Ozempic)', 단클론항체(mAB)인 '사노피(Sanofi)의 듀피젠트(Dupixent)' 등이 바이오의약품 시장에서 두각을 나타내고 있다. 또한 대한민국 기업

인 유한양행의 렉라자[40]와 SK바이오팜의 에스코프리[41] 등이 있다.

글로벌 바이오의약품 선도 기업들은 기술 혁신, 생산 역량, 글로벌 협력, 공급망 안정화, 디지털 전환을 핵심 축으로 삼아 미래 시장을 선도하고 있다.[42]

[표 2-19] 글로벌 바이오의약품 기업의 핵심 전략

전략 분야	주요 내용
혁신 신약 개발	AI · 유전체 분석 등 첨단기술, 파이프라인 강화
CDMO 역량 강화	생산능력 확대, 품질관리, 글로벌 허브 도약
M&A · 오픈 이노베이션	인수합병, 공동연구, 글로벌 파트너십
바이오시밀러 확대	특허 만료 대응, 임상 데이터 축적, 가격 경쟁력
공급망 · 현지화	자급화, 현지 생산 · 유통, 정책 대응
AI · 디지털 헬스케어	신약 발굴, 맞춤형 치료, 디지털 서비스
친환경 · 지속가능 경영	친환경 공정, ESG 경영

구체적인 글로벌 바이오의약품 선도 기업들의 핵심 전략은 아래와 같다.

㉠ 혁신 신약 개발 및 R&D 투자 확대

- AI, 유전체 분석, 디지털 치료제 등 첨단 기술을 활용한 신약 개발에 적극 투자
- 혁신 신약 파이프라인 강화 및 차별화된 치료제 포트폴리오 구축
- 신규 적응증 확대 및 희귀 · 난치 질환 치료제 집중

㉡ 글로벌 CDMO(위탁개발생산) 역량 강화

- 대형 바이오의약품 생산시설 확장 및 첨단 생산공정 고도화
- 품질관리(QA/QC) 체계 강화와 글로벌 규제 대응력 확보
- CDMO 시장 진출 및 글로벌 생산 허브로의 도약 추구

---

40 렉라자는 유한양행이 개발한 3세대 EGFR 티로신키나제억제제(TKI) 계열의 비소세포폐암 표적 치료제로, 2024년 미국 FDA 최초 승인까지 획득하며 국산 신약 시대를 연 항암제임

41 엑스코프리는 SK바이오팜이 개발한 뇌전증(간질) 치료제(성분명: 세노바메이트)로, 부분발작 환자 대상 우수한 효능을 인정받아 2019년 미국 FDA 승인을 받고 미국·유럽을 중심으로 글로벌 성장 중인 신약임

42 2025년 글로벌 제약·바이오의약 기술, 시장 동향과 전망; 2025 글로벌 제약·바이오의약 시장 동향과 기술 전략; (세계1위 바이오의약품 제조허브 도약을 위한) 바이오제조 혁신전략; 2025년에도 주목받는 AI · CDMO - 동향·이슈 분석

㉢ M&A 및 전략적 제휴

- 신기술, 신약 파이프라인, 시장 진입을 위한 적극적 인수 · 합병(M&A) 추진
- 바이오벤처, 스타트업, 타 제약사와의 오픈 이노베이션 및 공동연구 확대
- 글로벌 제약사와의 파트너십을 통한 영업망 및 마케팅 채널 강화

㉣ 바이오시밀러 및 제네릭 의약품 확대

- 주요 블록버스터 약물의 특허 만료에 대응해 바이오시밀러 개발 및 시장 확대
- 가격 경쟁력과 신뢰성 확보를 위한 임상 데이터 축적 및 글로벌 학회 발표

㉤ 공급망 안정화 및 현지화 전략

- 원료의약품, 핵심 부품의 자급화 및 공급망 다변화
- 각국 규제 변화에 신속 대응, 현지 생산 및 유통 인프라 구축
- 미 · 중 기술 패권 경쟁, 미국 약가 인하 등 정책 변수에 대한 선제적 대응

㉥ AI · 디지털 헬스케어 및 맞춤형 치료제

- AI 기반 신약 후보 물질 발굴, 임상시험 설계, 환자 맞춤형 치료 솔루션 개발
- 디지털 치료제, 원격 모니터링 등 헬스케어 융합 서비스 도입 가속화

㉦ 친환경 및 지속가능 경영

- 친환경 바이오 공정 도입, ESG(환경 · 사회 · 지배구조) 경영 강화
- 글로벌 규제에 부합하는 친환경 생산체계 구축

[표 2-20] 바이오의약품 산업의 비즈니스 모델 진화 트렌드

항목	과거	현재	미래(예상)
기술 플랫폼	단일 항체 · 백신	이중항체, mRNA, CAR-T, 유전자편집(CRISPR)	AI 기반 바이오설계, 양자 기반 신약예측
개발 전략	자체개발	기술이전, 공동개발	AI, 디지털 트윈 기반 맞춤형 R&D
생산 모델	내재 생산	CDMO 위탁	스마트팩토리, 무인 생산
시장 접근	국내 처방	글로벌 라이선싱	디지털 치료제 + 약제 복합 모델
고객 구조	병원 · 환자 중심	글로벌 파트너 · 정부 중심	데이터/플랫폼 기반 헬스 생태계 중심

③ 바이오의약품 비즈니스와 핵심 R&D 전망

바이오의약품 선도 기업들은 AI · 정밀의료 · 차세대 치료제 · 디지털 전환을 중심으로 혁신을 가속화하며, 미래 치료 패러다임을 주도하고 있다. 바이오의약품 선도 기업들의 최신 트렌드와 핵심 연구 분야는 글로벌 시장조사기관인 BCG 등 다양한 자료를 기반으로, 다음과 같이 정리할 수 있다.[43]

㉠ AI와 빅데이터 기반 신약 개발 혁신

AI는 신약 후보물질 발굴, 임상시험 설계, 바이오마커 탐색, 약물 상호작용 예측 등 R&D 전 과정에 필수 인프라로 자리 잡고 있다. 생성형 AI(Generative AI), 에이전틱 AI(Agentic AI), 대형 언어모델(LLM) 등 첨단 AI 기술이 신약 타깃 선정, 분자구조 설계, 임상 데이터 분석, 규제 문서 작성까지 자동화 · 고도화하고 있다. AI를 활용한 신약 개발은 개발 기간을 30~50% 단축하고, 비용을 25~50% 절감하는 효과를 보이고 있다. 또한 빅데이터 통합과 바이오 인포메틱스의 발전을 통해 유전체, 임상, 실세계 데이터(Real—World Data, RWD) 등 방대한 정보를 분석, 맞춤형 치료와 예측 모델 개발에 활용될 것이다.

항암제(암 치료) 및 면역항암제 개발에서 온콜로지(oncology) 분야는 여전히 R&D 투자와 신약 개발의 최대 비중을 차지한다. 면역항암제(Immuno-Oncology), 표적치료제, 항체-약물 접합체(ADC), 암 백신 등 혁신적 치료법 개발이 진행되고 있다.

대사질환 및 비만 치료제에서 GLP-1 계열 등 대사질환(당뇨, 비만) 치료제 개발이 급성장 중이다. 비만 치료제는 신경계 질환(알츠하이머 등) 등 새로운 적응증 확장(Indication Expansion) 연구도 진행되고 있다.

면역질환 및 희귀질환 치료에서도 자가면역질환, 염증성 질환, 희귀질환 치료제 개발이 활발하며, 미충족 의료 수요에 대한 혁신적 신약 연구가 확대되고 있다.

㉡ 정밀의료(Precision Medicine)와 맞춤형 치료

유전체 분석, 바이오마커 기반 진단을 바탕으로 환자 개개인의 유전 · 환경적 특성에 맞춘 치료법 개발이 가속화되고 있다. AI 기반 정밀의료는 암, 면역질환, 희귀질

43 Biopharma Trends: Focus on Innovation Amid Complexity(BCG); Biopharma Market Trends 2025: Innovation, AI, and Personalized; Biopharma 2025: The AI Revolution in Healthcare; Five Key Trends Shaping Biopharma and Biotech in 2025.

환 등 복잡한 질환에서 치료 성공률을 높이고 부작용을 최소화한다. 또한 다양한 오픈 이노베이션과 협업 생태계가 구축되면서, 제약사-의료기관-IT기업 간 데이터 공유 및 공동 연구가 활발히 이루어진다.

㉢ 차세대 치료제: 유전자 · 세포치료제, RNA 치료제 등

크리스퍼(CRISPR) 등 유전자 편집 기술과 세포치료제, RNA 기반 치료제(mRNA, siRNA, antisense 등)가 암, 희귀질환, 자가면역질환 등 다양한 분야에서 임상 및 상업화가 확대되고 있다. 또한 mRNA 백신의 성공 이후, RNA 치료제는 감염병을 넘어 암, 유전질환, 자가면역질환 등으로 적용 범위가 확장 중이다.

㉣ 혁신적 임상시험 및 디지털 전환

적응형 임상시험(Adaptive Clinical Trial, ACT), 분산형 임상시험(Decentralized Clinical Trial, DCT), 원격 모니터링 등 디지털 기술이 임상시험의 효율성과 다양성을 높이고 있다. 또한 웨어러블(Wearable), 텔레헬스(Telehealth), 합성대조군(Synthetic Control Arm, SCA) 등 혁신적 임상 전략이 환자 접근성, 데이터 품질, 윤리성을 개선한다.

[표 2-21] 글로벌 바이오의약품 산업의 변화 트렌드와 기술

트렌드/기술	주요 내용
AI · 빅데이터	신약 발굴, 임상 설계, 자동화, 예측 모델, 비용 · 기간 단축 AI · 머신러닝 활용 신약 후보 발굴, 임상시험 최적화
정밀의료	유전체 · 바이오마커 기반 맞춤 치료, 암 · 희귀질환 등 복잡 질환에 적용
유전자 · 세포 · RNA 치료제	CRISPR, mRNA 등 차세대 치료제의 임상 및 상업화 확대
항암제/면역항암제	표적치료, ADC, 암 백신, 면역세포치료 등 혁신적 암 치료제
대사질환/비만 치료제	GLP-1, 신경계 적응증 확장, 대사질환 신약
면역질환/희귀질환	자가면역, 염증성, 희귀질환 치료제 개발
디지털 임상시험	적응형 · 분산형 임상, 원격 모니터링, 웨어러블, 합성 대조군
혁신 전임상 모델	오가노이드, 생체칩(Organ-on-a-chip) 등 인간 생체 유사 모델
친환경 바이오제조	지속가능 생산공정, 스마트팩토리, ESG 경영
오픈 이노베이션	M&A, 스타트업 협업, 글로벌 파트너십

㉤ 신규 전임상 모델과 바이오제조 혁신

오가노이드(Organoid), 생체칩(Organ-on-a-chip, OoC) 등 인간 생체 유사 전임상 모델이 실제 질병 생물학을 더 정확히 반영, 신약 후보물질의 성공률을 높이고 있다. 친환경 · 지속가능 바이오제조와 스마트 바이오팩토리 구축이 글로벌 공급망 안정화와 ESG 경영의 핵심으로 부상한다.

㉥ 융합과 오픈 이노베이션

M&A, 전략적 제휴, 오픈 이노베이션을 통한 신기술 · 신약 파이프라인 확보가 가속화되고 있다. AI 스타트업, 바이오벤처와의 협업으로 혁신 속도를 높이고 있다.

④ 바이오의약품의 발전 트렌드 전망

바이오의약품은 생명공학 기술과 제약산업의 융합을 통해 빠르게 발전하고 있으며, 주요 트렌드는 혁신적인 기술의 적용과 시장 수요 변화에 따라 계속 진화하고 있다.

첫째, 맞춤형 의료(Personalized Medicine)의 확산이며, 환자의 유전적, 생물학적 특성에 맞춘 맞춤형 치료 개발이다. 특히 유전자 분석과 체내 바이오마커 데이터를 활용한 정밀의학이 확대되고 있다. 또한 CAR-T 세포 치료제, 유전자 치료제 등 환자 맞춤형 의약품 개발이 가속화하고 있다. 특히 바이오의약품 개발 과정에서 빅데이터와 인공지능(AI)을 기반으로 보다 정교한 치료법을 제공하고 있다. 개인화된 암 치료 및 희귀질환 관리에 핵심 역할을 하고 있다.

둘째, 신기술 기반 의약품 개발이 집중되고 있다. mRNA 백신 및 치료제 사례의 경우, COVID-19 팬데믹을 계기로 mRNA 기술의 잠재력이 확인되었다. 감염병, 암, 희귀질환 치료제로 mRNA 기술이 확장되고 있다. 크리스퍼-캐스9(CRISPR-Cas9) 유전자 편집 기술 사례의 경우, 유전자 치료 및 질병의 근본적인 치료 가능성이 확대되고 있다. 편집된 유전자를 체내에 직접 주입하는 기술이 연구되고 있다. 세포 및 조직공학 사례의 경우, 장기 재생 및 조직 복구를 위한 세포 치료제 개발이 가속화하고 있다. 특히 글로벌 바이오의약품 시장이 확대되고 있다. 아시아, 중남미, 아프리카 등 신흥 시장에서 바이오의약품 수요가 증가하고 있고, 의료 접근성 향상 및 정부 투자가 확대되고 있다. 또한 신기술 기반 의약품 개발에 있어 글로벌 제약사와 지역 기반 바이오텍 기업 간 협업이 확대되고 있다.

셋째, 바이오시밀러(Biosimilars) 시장의 확대가 진행되고 있다. 기존 바이오의약품의 특허 만료로 바이오시밀러 개발이 증가하고 있다. 바이오시밀러는 오리지널 약물 대비 저렴한 가격으로 제공되어 시장 점유율을 확대하고 있다. 2028년까지 바이오시밀러 시장은 연평균 성장률(CAGR) 20% 이상으로 성장할 것으로 예상되고 있다. 특히 종양학, 자가면역질환 치료제 분야에서 가시적인 성과를 보이고 있다.

넷째, 첨단 바이오의약품(Advanced Therapy Medicinal Products, ATMPs)의 부상이다. 첨단 바이오의약품은 세포 및 유전자 치료제, 조직 공학 의약품으로 구성된 혁신적 치료제이다. 대표적인 사례로는 CAR-T 치료제, 유전자 치료제(Zolgensma, Luxturna) 등이 있다. 희귀질환 및 난치병 치료에 첨단 바이오의약품(ATMPs)의 중요성이 증가하면서, 규제기관에서 첨단 바이오의약품(ATMPs)에 대한 신속 승인 절차를 도입하고 있다.

다섯째, 디지털 기술과의 융합이다. 바이오의약품과 결합된 디지털 건강관리 솔루션 및 디지털 치료제(Digital Therapeutics)를 개발하고 있다. 구체적으로 당뇨병 관리 앱과 인슐린 펌프 연동 등이 있다. 또한 AI와 빅데이터 활용이 가속화하고 있다. 바이오 인포메틱스의 발전으로 신약 개발에서 AI 기반 약물 설계 및 임상시험을 최적화한다. 디지털 데이터의 '생애주기(수집 · 생산 → 저장 · 관리 → 가공 · 유통 → 분석 · 활용)'과정 빅데이터 기반으로 질병 예측 및 치료 효과를 모니터링하고 있다.

여섯째, 희귀질환 및 고령화 관련 치료제 개발과 지속 가능한 바이오의약품 생산이다. 고령화로 인해 알츠하이머병, 파킨슨병 등 퇴행성 만성질환 치료제에 대한 수요가 증가하고 있다. 희귀질환 치료제는 고가의 니치 마켓으로 제약사의 투자가 증가하고 있다. 희귀의약품법(Orphan Drug Act)과 같은 규제 지원으로 희귀질환 치료제의 개발이 활발히 진행되고 있다. 지속 가능한 바이오의약품 생산 측면에서, 생산 과정에서 탄소 배출과 자원 사용을 줄이는 지속 가능한 공정이 개발되고 있다. 또한 바이오 공정 혁신측면에서, 합성 생물학(synthetic biology)을 이용한 대량 생산이 효율화되고 있다. 미생물 기반 플랫폼으로 생산 비용이 절감되고 있다.

특히 최근에 주목 받고 있는 합성생물학(Synthetic biology)은 국제적으로 합의된 정의는 아니지만 유전 물질 등의 공학적 편집 제어를 통한, 생명시스템을 예측 가능하고 제어된 방식으로 제품화하는 다학제적 생명공학 분야이다.[44] James J. Collins는 분자생물학적 도구와 기술을 이용해 세포 행동을 'Forward-engineer'하여 통제하는

44 Douglas K. R. Robinson et al., Synthetic biology in focus: Policy issues and opportunities in engineering life, OECD Science, Technology and Industry Working Papers (2025)

것이 합성생물학 기술의 핵심 정체성이라고 정의했다.[45]

합성생물학의 개념 확립에 중요한 유전자 회로의 인위적 조절 논리회로 구축 등을 세계 최초로 증명했다. 기술의 접근방식에 따라 자연에 존재하지 않는 생물체나 시스템을 설계 제작하는 분야(Bottom-up)와 자연계에 존재하는 생물체의 편집 제어 재설계하는 분야(Top-down)로 분류가 가능하다.[46] 영국은 National Vision for Engineering Biology(2023) 등에서 공학생물학 용어를 등장시켜 합성생물학을 포함하는 바이오산업 경제 전체를 포괄하려는 의도를 보이고 있다.[47] 합성생물학 용어가 등장하기 전인 세기 초부터 생물학적 시스템을 공학적으로 설계 조작을 위한 요소 기술 발전이 있었으며 이들의 집합으로 현재의 합성생물학 개념 확립으로 진보하고 있다. 합성생물학 요소 기술로서 유전자편집 제어, 유전자 합성, 유도진화, 대사공학 등은 기존부터 발전이 있었지만 공학적 기술을 통한 일관된 바이오 제품 생산이라는 목표 지향을 위해 요소 기술을 융합하기 시작했다. 즉, 합성생물학 요소 기술 정밀한 유전자 편집 저비용 고속 유전체 합성 단기간 기능 향상을 이끄는 유도진화 대사 경로 조작을 통한 대사공학, AI · 로봇 자동화 기반 바이오파운드리 등으로 구성되어 있다.[48]

2026년 한국과학기술기획평가원(KISTEP)의 「바이오 신경제, 합성생물학의 연구혁신 현황과 향후 과제」보고서 등에 따르면,[49] 합성생물학은 생물체의 유전자, 단백질 등 구성 요소를 공학적으로 설계 · 제작하는 기술이다. 이를 활용하면 기존 바이오 기술의 한계를 뛰어넘는 대량 생산 및 고속 제조가 가능하다. 요소 기술로는 유전자 편집 및 합성, 유도진화, 대사공학, 바이오파운드리 등이 있다. 유도진화는 자연 선택 과정에 인위적인 돌연변이를 일으켜 원하는 기능을 가진 유전자를 선택적으로 증폭, 새로운 기능을 가진 산물을 개발하는 기술이다. 대사공학은 대사경로를 유전적으로 조작해 경제적으로 가치 있는 물질을 생산하는 기술로 제약, 화학, 농업, 식품, 에너지 등 분야

---

45 DE Cameron et al., A brief history of synthetic biology, Nature Reviews Microbiology, 12, 381 390 (2014)

46 Yuval Elani, Interfacing Living and Synthetic Cells as an Emerging Frontier in Synthetic Biology, Angew. Chem. Int. Ed, 60, 5602 5611 (2021)

47 Regulatory Horizons Council, Report on the Governance of Engineering Biology, Open Government Licence (2025)5) A Acharya et al., Silicon is the next frontier in plant synthetic biology, SynBio (2025)

48 Michael J. Volk et al., Metabolic Engineering: Methodologies and Applications, Chem. Rev., 123, 9, 5521 5570 (2023)

49 「KISTEP ISSUE BRIEF 205」, 2026.

발전을 이끌었다고 평가된다. 바이오파운드리란 합성생물학에 인공지능(AI)과 자동화 로봇 기술을 접목해 합성생물학 설계에서부터 제작, 시험, 학습에 이르기까지 전 공정을 고속 · 자동화할 수 있는 인프라를 의미한다.[50]

[표 2-22] 글로벌 바이오의약품 산업 트렌드 전망: 2030s vs 2040s

구분	2030년대	2040년대
기술	AI + ADC + RNA 기반 바이오시밀러 · 신약 확대	합성생물학[51], 장기재생, 노화치료 플랫폼 등장
시장	비만 · 암 · 희귀질환 중심 대형화	노화 · 만성질환 · 정신건강 등 라이프코스 기반 확장
산업	글로벌 CDMO, AI 기반 분업체계 완성	분산형 바이오 생산, 지역 중심 치료 플랫폼 확산
정책	특허 만료, 가격경쟁, 바이오시밀러 중심 구조 변화	바이오 윤리, 유전자 규제, ESG 의료로 전환 강화

(2) 유전자치료제(Gene Therapy) 와 세포치료제(Cell Therapy)

유전자치료제(Gene Therapy)와 세포치료제(Cell Therapy)는 유전자 또는 세포를 조작하여 질병을 치료하거나 예방하는 첨단 바이오의약품으로, 기존 치료법으로는 어려웠던 암, 유전질환, 희귀질환 등 다양한 난치성 질환을 근본적으로 치료할 수 있는 혁신적인 치료기술이다. 유전자치료제와 세포치료제는 유전물질이나 유전자가 변형된 세포를 이용해 난치성 질환을 근본적으로 치료하는 혁신적 바이오의약품으로, 미국을 중심으로 빠르게 발전하며 국내외에서 임상과 상용화가 활발히 진행 중이다.

① 유전자치료제

유전자치료제(Gene Therapy)는 질병의 원인이 되는 유전적 변이를 수정하거나 정상 유전자를 도입하여 치료 효과를 내는 의약품이다. 전달 방식에 따라 체외에서 환자의 세포를 유전적으로 변형 후 다시 주입하는 체외(ex vivo) 치료제와, 체내에 직접 유전자 전달 벡터를 주입하는 체내(in vivo) 치료제로 구분된다. 유전자 전달 운반체로는

50 바이오파운드리 로봇 자동화 시스템과 AI 융합으로 DBTL 사이클을 고속 대용량으로 처리하는 지능형 연구 플랫폼으로 인간이 수동적으로 수행했던 실험을 자동화하여 연구개발 속도와 재현성을 획기적으로 향상시킴. 최근 세계 여러 기관이 참여하는 글로벌 바이오파운드리 연합이 결성되어 파운드리 간 표준 프로토콜 공유와 협업 진행

51 합성생물학(Synthetic biology)은 생명 시스템(또는 그 유래 화합물)을 연구 및 개발에 활용하는 다학제적 생명공학 분야로 유전자·생명체·기타 생물학적 시스템의 이해, 설계, 재설계, 제조 및 수정 등을 과학·기술·공학적으로 수행함. OECD Science, Technology and Industry Working Papers, 24 February 2025.

바이러스성 벡터, 비바이러스성 벡터, 그리고 크리스퍼(CRISPR) 같은 유전자편집 기술이 활용된다. 대표적인 예로는 크리스퍼-캐스9(CRISPR-Cas9) 기술을 이용해 겸상적혈구병을 치료하는 '카스게비(Casgevy)'가 있으며, 이는 환자의 조혈모세포를 유전적으로 편집해 치료하는 최초의 유전자편집 치료제이다.

② 세포치료제

세포치료제(Cell Therapy)는 유전물질이 변형 또는 도입된 세포를 환자에게 투여하여 치료하는 의약품이다. CAR-T 세포치료제(예: 킴리아 · Kymriah, 예스카타 · Yescarta)는 환자의 T세포를 유전적으로 변형해 암세포를 공격하도록 만든 대표적인 세포치료제이다. 줄기세포를 이용한 치료도 활발히 연구 중이며, 재생 불량성 질환 등 다양한 분야로 확대되고 있다.

③ 세포 · 유전자 치료제의 특징과 전망

세포 · 유전자 치료제(Cell and Gene Therapy, CGT)는 기존 약물 치료와 달리 질병의 근본 원인을 교정하는 것을 목표로 하며, 한 번의 치료로 장기간 효과를 기대할 수 있다. 개발 및 제조 비용이 매우 높아 치료제 가격이 초고가인 경우가 많지만, 환자 접근성을 높이기 위한 가격 책정 및 협력 모델도 제안되고 있다. 미국, 유럽, 일본 등 선진국에서 활발히 개발 및 승인되고 있으며, 국내에서도 GC녹십자셀, 알지노믹스 등 기업들이 임상시험을 진행 중이다. 2025년까지 매년 10~20개의 유전자 및 세포 치료법이 식품의약국(FDA) 승인을 받을 것으로 예상되며, 시장 규모는 100조 원 이상으로 전망된다.

법적 · 제도적 지원측면에서, 국내에서는 2020년 제정된 '첨단재생의료 및 첨단바이오의약품 안전 및 지원에 관한 법률(첨생법)'이 세포 · 유전자치료제 개발과 임상 연구를 지원하고 규제를 완화하여 연구 속도를 높이고 있다.

④ 주요 기술

세포 · 유전자 치료제(Cell and Gene Therapy, CGT) 시장은 혁신적인 기술 발전을 바탕으로 빠르게 성장하고 있다. 세포 · 유전자 치료제(CGT) 시장의 성장은 정밀 유전자 편집, 비바이러스성 전달, AI · 자동화, 범용 세포치료, 혁신적 바이러스 벡터, mRNA 등 차세대 핵심 기술이 주도할 것으로 전망된다. 이러한 기술들은 치료의 안전성과 효율성을 높이고, 대량생산 및 상용화의 장벽을 낮추어 더 많은 환자에게 혁신적 치료 기회를 제공할 것이다. 향후 시장을 주도할 주요 핵심 기술은 아래와 같다.

㉠ 정밀 유전자 편집 기술

크리스퍼-캐스9(CRISPR-Cas9), 베이스 에디팅(Base editing), 프라임 에디팅(Prime editing) 등 차세대 유전자 편집 기술은 질병의 원인이 되는 유전자 변이를 정확하게 교정할 수 있어, 치료의 안전성과 효율성을 크게 높이고 있다. 오프타겟(비표적) 효과를 줄이고, 특정 조직에만 유전자를 전달하는 정밀 전달 시스템 개발이 적극적으로 진행되고 있다.

㉡ 비바이러스성 전달 시스템

기존 바이러스 벡터(AAV, 렌티바이러스 등)는 효과적이지만 면역반응, 생산비용, 대량생산 한계가 있다. 리피드 나노입자(LNP), 전기천공(electroporation) 등 비바이러스성 전달 기술은 안전성, 생산 효율, 대량생산 측면에서 주목받고 있다.

㉢ 인공지능(AI) 및 자동화

AI와 머신러닝은 유전자 편집 타깃 예측, 임상시험 설계, 생산공정 최적화 등 전 과정에 활용되어 개발 속도와 성공률을 높이고 있다. 자동화 및 디지털화된 제조공정은 대량생산, 품질관리, 비용절감에 필수적이다.

㉣ 범용(Allogeneic) 및 맞춤형(Autologous) 세포치료 기술

범용(Allogeneic) 세포치료제(Cell Therapy)는 건강한 공여자의 세포를 활용해 '오프더쉘프(off-the-shelf)' 치료제를 만들 수 있어, 기존 자가(Autologous) 치료제의 한계를 극복하고 시장 확대를 이끌고 있다. 유도만능줄기세포(iPSC) 기반 치료제도 맞춤형 · 범용 치료 모두에 활용되며, 다양한 질환에 적용 범위를 넓히고 있다.

㉤ 바이러스 벡터 및 제조 플랫폼 혁신

바이러스 벡터는 여전히 유전자 치료제의 핵심이나, 생산 효율과 안전성을 높인 신규 플랫폼(예: 업템포AAV · UpTempoAAV, 브라보AAV · BravoAAV, 프론토LVV · ProntoLVV 등)이 개발되고 있다. 대규모 생산, 자동화, 품질관리 혁신을 위한 바이오프로세싱 기술도 시장 확대의 필수 요소이다.

㈥ mRNA 및 차세대 핵산 기반 기술

mRNA 백신의 성공 이후, mRNA를 활용한 세포 · 유전자 치료제 연구가 활발히 진행 중이다. 암, 희귀질환 등 다양한 분야로 적용이 확장되고 있다.

[표 2–23] 유전자치료제와 세포치료제의 미래 성장 핵심 기술

핵심 기술	주요 내용 및 기대 효과
정밀 유전자 편집	CRISPR, 베이스/프라임 에디팅, 오프타겟 최소화
비바이러스성 전달 시스템	LNP, 전기천공 등 안전성 · 대량생산 용이
AI · 자동화	임상/생산공정 최적화, 대량생산 및 품질관리
범용/맞춤형 세포치료	allogeneic, iPSC 활용 오프더쉘프 · 맞춤형 치료
바이러스 벡터 혁신	생산효율 · 안전성 강화, 신규 플랫폼 개발
mRNA · 핵산 기반 기술	mRNA 치료제, 다양한 질환 적용 확대

국내 AI 기반 바이오의약품 개발 사례 비교: 온코빅스(Oncovix) vs 노보렉스(Novorex)

고령화로 인한 만성·난치성 질환 수요 증가와 함께 바이오의약품 시장은 'AI-신약개발 플랫폼' 중심으로 빠르게 진화하고 있다. 특히 국내 스타트업 온코빅스와 노보렉스는 생성형 AI나 Fragment-based Drug Discovery(FBDD)와 같은 디지털 기술을 결합해 후보물질 탐색 · 최적화 · 적응증 확장 전 과정을 가속화하고 있다는 점에서 주목된다. 두 기업 모두 "AI-First" R&D 문화를 통해 전임상→임상1상 진입 속도를 끌어올리고, 글로벌 기술수출을 노리고 있다는 공통점을 보인다.

1) 온코빅스–생성형 AI로 '대화하듯' 후보물질 설계

- 핵심 플랫폼: 자체 분자 절편 라이브러리 + ChatGPT 기반 생성형 AI 툴을 결합해 저분자 표적항암제를 레고처럼 조립 · 평가
- 주요 파이프라인: EGFR+ALK 동시 변이 OBX02 시리즈(비소세포폐암 · 폐섬유증), 올해 분자접착제(TPD) 후보 2종 추가 런칭 계획
- AI 효과: 후보물질 설계-검증 시간을 기존 HTS 대비 10배 이상 단축, 특허 데이터 학습으로 IP 회피 구조 제안 가능
- 확장 전략: ADC Payload, TPD Warhead 등 멀티 모달리티 플랫폼으로 기술수출 추진

2) 노보렉스–FBDD + AI로 희귀 · 신경질환 타깃

- 핵심 플랫폼: FBDD(절편기반 약물 발굴) 워크플로에 3-D 단백질 모델링 · AI 스크리닝을 결합해 GPCR · 키나아제 표적 저분자 발굴
- 주요 파이프라인: NRX02067 – LRRK2 억제제(파킨슨병) → 2025년 국가신약개발사업 과제 선정, 임상 1상 준비 중
- AI 효과: 절편-단백질 결합 친화도 예측 정확도 향상 → 실험-검증 사이클 70 % 단축(회사 발표)

• 확장 전략: AML · 뇌종양 등 종양/신경질환 다적응증 확장, 일본 · 미국 CRO와 공동 연구, Series A 누적 220억 원 투자 유치

● 바이오의약품 시장의 변화를 이끄는 두 기업 온코빅스 vs 노보렉스의 비교

[표 2-24] 바이오의약품 시장의 변화를 이끄는 두 기업

구분	온코빅스	노보렉스
설립/AI 도입	2016년 설립, 2023년 ChatGPT 기반 생성형 AI 통합	2020년 설립, 2022년 FBDD-AI 워크플로 구축
핵심 기술	생성형 AI + 분자 절편 라이브러리	FBDD + 3-D 단백질 모델링 AI
대표 파이프라인	OBX02(비소세포폐암 · 폐섬유증) / TPD · ADC 후보	NRX02067(파킨슨병) / AML · 뇌종양 후보
AI 활용 지점	화합물 설계 · IP 회피 / 적응증 스크리닝	절편-타깃 결합 친화도 예측 / 구조 최적화
진행 단계	임상 1상 IND 준비, 기술수출 협상 중	전임상 완료 → 2026년 임상 1상 목표
차별화 포인트	멀티 모달리티(ADC · TPD) 확장 전략	희귀 · 신경질환 특화, 국가 R&D 과제 선정
시장/투자	국내 · 미국 VC Series B 진행 중	누적 투자 220억 원, 日 바이오클러스터 협업

두 기업 모두 희귀 · 난치성 적응증을 우선 공략해 임상 위험 · 시장 진입 장벽을 완화하고, 이후 다적응증 확장을 노리는 전략을 채택하고 있으며, 생성형 AI(온코빅스)와 FBDD-AI(노보렉스)처럼 알고리즘 선택이 성공의 열쇠가 될 것이다.
국내 보건산업 정책은 AI 신약개발 인프라 · 데이터셋 개방, 초기 임상 자금 지원 등에서 두 기업의 성장 촉진 역할을 하고 있으며, 이는 향후 시니어케어 분야의 혁신 의약품 개발에도 적용될 수 있다.

(3) 항암 치료 분야의 항체-약물 접합체(ADC)

① 주요 개념

항암 치료 분야에서 '유도 미사일'이라고 불리는 항체-약물 접합체(Antibody-Drug Conjugate, ADC), 즉 항체-약물 접합체는 암세포에 특이적으로 작용하여 치료 효과를 높이고 부작용을 줄이는 차세대 항암 기술이다. 마치 유도 미사일이 목표 지점을 정확하게 타격하듯이, ADC는 암세포 표면에 있는 특정 표적에 항체가 결합하면 세포 안으로 들어가 강력한 항암 약물을 방출하여 암세포를 사멸시키는 원리이다.

② 항체-약물 접합체(ADC)의 주요 구성 요소 및 작용 원리

㉠ 항체(Antibody): 암세포 표면에 과발현된 특정 표적 항원에 특이적으로 결합하

는 단백질이다. 이 항체는 암세포만을 정확하게 찾아내어 약물을 전달하는 역할을 한다.

ⓛ **약물(Payload)**: 강력한 세포 독성 효과를 나타내는 저분자 화학 물질이다. 암세포 내에서 방출되어 DNA 손상, 미세소관 억제 등 다양한 기전으로 암세포를 사멸시킨다.

ⓒ **링커(Linker)**: 항체와 약물을 화학적으로 연결하는 부분이다. 혈액 중에서는 안정적으로 유지되다가 암세포 내 특정 환경(pH 변화, 효소 등)에 의해 분해되어 약물을 방출하도록 설계된다.

③ 항체-약물 접합체(ADC)의 작용 메커니즘

㉠ **표적 결합(Target Binding)**: ADC가 혈액을 통해 순환하다가 암세포 표면의 특정 항원에 항체가 결합한다.

ⓛ **세포 내 유입(Internalization)**: 항체-항원 복합체가 세포막 안으로 들어가 소포를 형성한다.

ⓒ **약물 방출(Drug Release)**: 소포가 리소좀과 융합되면 링커가 분해되어 활성 약물이 세포질 내로 방출된다.

㉣ **암세포 사멸(Cancer Cell Dealth)**: 방출된 약물이 암세포의 DNA나 세포 분열 기구를 손상시켜 암세포를 사멸시킨다.

④ 항체-약물 접합체(ADC)의 장점

㉠ **높은 표적 특이성**: 항체가 암세포의 특정 표적에만 결합하므로 정상 세포에 대한 손상을 최소화하여 부작용을 줄일 수 있다.

ⓛ **강력한 항암 효과**: 기존 항암제보다 훨씬 강력한 약물을 암세포에 직접 전달하여 치료 효과를 극대화할 수 있다.

ⓒ **다양한 암종에 적용 가능성**: 다양한 표적 항원에 대한 항체 개발을 통해 여러 종류의 암에 적용될 수 있다.

⑤ 주요 항체-약물 접합체(ADC) 치료제

현재 미국 식품의약국(FDA) 승인을 받은 항체-약물 접합체(ADC) 치료제는 혈액암 및 고형암에 대해 10여 종 이상이 있으며, 대표적인 약물로는 다음과 같은 것들이 있다.

- 애드세트리스(Adcetris): 호지킨 림프종, 역형성 거대 세포 림프종 치료제
- 캐싸일라(Kadcyla): HER2 양성 유방암 치료제
- 엔허투(Enhertu): HER2 양성 유방암, 위암 치료제
- 트로델비(Trodelvy): 삼중 음성 유방암, 요로상피암 치료제
- 폴라이비(Polivy): 재발 · 불응성 미만성 거대 B세포 림프종 치료제

⑥ 항체-약물 접합체(ADC) 시장 전망

글로벌 항체-약물 접합체(ADC) 시장은 높은 성장 잠재력을 가진 분야로 평가받고 있다. 표적 항암 치료의 중요성이 부각되고 기술 개발이 활발하게 이루어짐에 따라 시장 규모는 지속적으로 확대될 것으로 예상된다. 시장조사기관에 따라 전망치에는 차이가 있지만, 2028년에는 수십조 원에 달하는 시장을 형성할 것이라는 예측이 있습니다. 국내 제약바이오 기업들도 항체-약물 접합체(ADC) 기술 개발 및 시장 진출에 적극적으로 참여하고 있으며, 앞으로 혁신적인 ADC 치료제 개발을 통해 글로벌 시장에서 입지를 넓혀갈 것으로 기대된다.

(4) 마이크로바이옴(Microbiome) 치료제 개발

① 주요 개념

마이크로바이옴(Microbiome)은 특정 환경에 존재하는 모든 미생물(박테리아, 바이러스, 곰팡이 등)과 그들의 유전정보 전체를 의미하는 개념이다. 이 용어는 마이크로바이오타(microbiota)와 게놈(genome)의 합성어로, 인간, 동식물, 토양, 바다, 대기 등 다양한 환경에 서식하거나 공존하는 미생물 군집과 그 유전체 정보를 모두 포함한다. 마이크로바이옴은 인간을 포함한 모든 생명체 및 환경에 존재하는 미생물과 그 유전체의 총합을 의미하며, 건강 유지와 질병 치료에 매우 중요한 역할을 한다. 최근에는 이를 활용한 치료제 개발이 활발히 이루어지며, 미래 의료의 혁신적 분야로 각광받고 있다.

마이크로바이옴 조절은 앞으로 개인 맞춤형 치료(precision medicine)에서 핵심적인 역할을 하게 될 전망이다. 각 개인의 마이크로바이옴은 유전, 식습관, 환경, 약물 노출 등 다양한 요인에 따라 다르기 때문에, 이를 정밀하게 분석하고 조절하면 질병 예방과 치료 효과를 극대화할 수 있다. 향후 마이크로바이옴 조절은 개인별 특성을 반영한 맞춤형 치료의 핵심 도구로 자리 잡을 것이다. 정밀 진단, 맞춤형 프로바이오틱

스 · 식이요법 · 약물 설계, 면역치료 등 다양한 분야에서 개인별 마이크로바이옴 정보를 활용한 치료법이 빠르게 발전하고 있다. 이는 기존의 일률적인 치료를 넘어, 더 높은 효과와 안전성을 제공하는 미래 의료의 중요한 축이 될 것으로 기대된다.

② 주요 특징 및 중요성

㉠ 인체 마이크로바이옴

인체에는 피부, 장, 구강, 호흡기, 생식기 등 다양한 부위에 각각 고유의 미생물 군집이 존재한다. 특히 장내 마이크로바이옴은 인체 유전자의 150배가 넘는 유전자를 보유하고 있으며, 소화, 비타민 생성, 면역 기능 조절, 병원균 방어 등 건강 유지에 핵심적인 역할을 한다.

㉡ 건강과 질병

마이크로바이옴의 균형이 깨지면 소화기 질환, 피부 질환, 면역 질환, 암, 우울증 등 다양한 질병과 연관될 수 있다. 반대로, 건강한 마이크로바이옴은 질병 예방과 치료에 중요한 역할을 한다.

㉢ 연구 및 산업

최근 마이크로바이옴 연구는 식품, 건강기능식품, 화장품, 신약 개발 등 다양한 분야로 확장되고 있다. 특히, 장내 마이크로바이옴을 기반으로 한 신약 및 치료제 개발이 활발히 진행 중이며, 글로벌 제약 · 바이오 기업들이 주목하는 차세대 바이오 혁신 분야로 성장하고 있다.

③ 마이크로바이옴 치료제

㉠ 정의

마이크로바이옴 치료제는 인체 내 미생물의 균형을 조절하거나 특정 미생물을 투여해 질병을 치료하는 약물이다. 분변 이식, 생균제(프로바이오틱스), 생균 유래 물질(포스트바이오틱스) 등 다양한 형태가 있다.

㉡ 응용 분야

소화기 질환, 피부 질환, 면역 질환, 암 등 다양한 질환에서 임상시험과 실제 적용이 이루어지고 있다. 기존 치료제에 비해 부작용이 적고, 맞춤형 치료가 가능하다는 장점이 있다.

㉢ 시장 전망

마이크로바이옴 치료제 시장은 빠르게 성장하고 있으며, 신약 개발 및 기술 이전, 대규모 투자 등이 활발히 이루어지고 있다.

(5) 공간생물학(Spatial Biology) 활용

① 주요 개념

"공간생물학(Spatial Biology)"은 생물학적 샘플 내에서 세포나 분자의 공간적 위치 정보를 고해상도로 분석하고 시각화하는 최신 생명과학 분야이다. 즉, 공간생물학은 조직 내 세포, RNA, 단백질, 기타 분자의 공간 분포를 고해상도로 분석하여, 세포 상호작용, 조직 구조, 질병의 미세환경 등을 이해하는 학문이다. 전통적인 벌크 RNA 시퀀싱(bulk RNA-seq)이나 단일세포 RNA 시퀀싱(single-cell RNA-seq)은 세포의 위치 정보를 잃어버리는 단점이 있지만, 공간생물학(Spatial Biology)은 조직 내 분자적 특성과 미세환경 간의 관계를 보존한다는 점에서 큰 혁신을 이루고 있다.

② 시장 규모와 성장 전망

주요 기관에서 공간생물학(Spatial Biology) 시장에 대한 시장 자료를 발표하고 있다. DeciBio는 2025년 공간생물학 시장 규모는 약 9.7억 달러, 2025~2030년 연평균 성장률(CAGR) 19%, 2030년에는 23.7억 달러로 전망한다.[52] 360iResearch는 2024년 16.4억 달러, 2025년 17.9억 달러, 2030년 28.8억 달러(CAGR 9.85%)로 전망한다.[53] GrandViewResearch는 공간오믹스(Spatial Omics) 전체 시장 규모를 2024년 7.11억 달러, 2025년 7.99억 달러, 2030년 16.97억 달러(CAGR 16.3%)로 전망하고 있다.[54] 분포 차이는 시장 정의(공간 오믹스 vs. 전사체/유전체 vs. 모든 분석 포함)에 따라 다르게 설명하고 있다. 전사체/유전체 중심 시장은 2025년 기준 3.2~3.8억 달

52 decibio.com.

53 360iresearch.com.

54 precedenceresearch.com+10grandviewresearch.com+10360iresearch.com+10.

러, 전체 공간생물학(Spatial Biology)은 9~18억 달러 수준이라고 요약할 수 있다.

[표 2-25] 공간생물학의 주요 기술 분류

구분	기술 예시	설명
공간 전사체학 (Spatial Transcriptomics)	10x Genomics Visium, NanoString GeoMx, Slide-seq	조직 절편 내 mRNA 발현 패턴을 위치 정보와 함께 분석
공간 단백체학 (Spatial Proteomics)	CODEX, MIBI-TOF, IMC	수십~수백 개 단백질의 발현 및 분포 시각화
이미징 기반 분석	FISH, MERFISH, seqFISH	형광 탐침 기반으로 RNA 분포를 고해상도로 추적
멀티오믹스 융합	10x Xenium, Akoya PhenoCycler	RNA+단백질+세포표지자 등을 동시에 분석

[표 2-26] 공간생물학의 주요 응용 분야

분야	응용 내용
암 연구	종양 미세환경(TME), 면역 침윤 세포 공간 분포, 치료 반응성 예측
면역학	면역세포 군집, 조직 내 항원 제시 세포와 T세포의 상호작용
신경과학	뇌 부위별 세포 타입 분포, 시냅스 구조 및 경로 추적
발달생물학	배아 발생 중 세포의 공간 이동 및 조직 형성
약물 개발	약물 작용 위치, 바이오마커 공간 표현 확인

③ 성장 동인과 억제 요인

정밀의료 · 신약개발이 확대되면서, 공간오믹스(Spatial Omics)를 통한 바이오마커(Biomarker) 탐색, 면역항암제 · 신경 · 발달 연구 분야에서 공간생물학 수요가 급증하고 있다. 아울러 급속한 디지털 기술혁신을 통한 AI · 데이터 분석 및 발전으로 AI 기반 영상분석 · 세포 군집 예측 · 자동화 툴 개발이 증가하고 있다.

공간생물학 시장은 북미 시장이 주도하며, 아시아 태평양(APAC) 지역에서 빠르게 성장 중[55]이다. 임상시험에서 공간 분석 활용 증가, 임상시험수탁기관(Contract research organization, CRO) 의존도가 상승하고 있다.[56] 다만 공간생물학의 고비용 · 저확장성은 성장 억제 요인이 분석되고 있으며, 공간생물학에 대한 지속적인 기술 고도화 및 자동화가 필요한 상황이다.

55 thebusinessresearchcompany.com.
56 businesswire.com+4decibio.com+4frost.com+4.

(6) 바이오시밀러(Biosimilars)

바이오시밀러(Biosimilars)는 오리지널 바이오의약품과 구조와 기능이 유사하지만, 원료 물질, 제조 공정, 보조 물질 등에서 차이가 나는 의약품이다. 오리지널 의약품의 특허가 만료된 후에 출시되며, 일반적으로 치료 효과는 동등하지만 가격은 저렴하다는 특징이 있다. 즉, 바이오시밀러(Biosimilars)는 의료비 절감과 환자 접근성 향상에 기여하는 중요한 의약품이다. 하지만, 고분자 물질의 복잡성, 제조 공정의 차이, 규제의 불확실성 등 다양한 어려움이 존재한다.

글로벌 제약 시장 측면에서 미국은 세계 최대의 의약품 시장이며, 바이오시밀러(Biosimilars) 시장도 빠르게 성장하고 있다. 이벨류에이트파마(EvaluatePharma)는 2027년까지 글로벌 바이오시밀러(Biosimilars) 시장 규모가 1,000억 달러를 넘어설 것으로 예측한다. 또한 프로스트앤설리번(Frost & Sullivan)은 아시아태평양(APAC) 지역이 글로벌 바이오시밀러 시장 성장을 주도할 것으로 전망하며, 특히 중국과 인도 시장의 성장 잠재력을 높게 평가하고 있다. 미국 식품의약국(FDA)은 바이오시밀러 허가를 위한 가이드라인을 마련하고, 바이오시밀러 시장 활성화를 위한 정책을 추진하고 있다. 또한 유럽연합(EU)은 바이오시밀러 허가를 위한 공통 기준을 마련하여 시장을 안정화시키고 있다. 대한민국도 바이오시밀러 개발 및 생산 경쟁력을 갖추고 있으며, 세계 시장 진출을 위해 노력하고 있다. 바이오시밀러 시장은 지속적으로 성장할 것으로 예상되며, 관련 기술 개발과 규제 개선이 필요하다.

구체적인 사례로 글로벌 시장조사기관 마켓츠앤마켓츠(MarketsandMarkets)에 따르면 글로벌 자가면역치료제 시장 규모는 2023년 기준 2,559억 달러(366조 원)로 집계됐다. 이는 2029년까지 연평균 15.3% 증가해 5,806억 달러(831조 원)에 이를 전망이다. 2025년 제약 · 바이오 업계에 따르면 최근 삼성바이오에피스와 셀트리온[57], 동아ST 등 국내 기업들이 해외에서 자가면역질환 치료제 바이오시밀러의 개발 성과를 보였다. 미국과 유럽 등 대형 시장을 중심으로 출시를 서두르고 있다. 자가면역질환(Autoimmune disease)은 비정상적인 면역반응으로, 면역세포가 정상적인 세포를 공격해 발생하는 질환이다. 류머티즘 관절염, 다발성 경화증, 루푸스, 염증성 장 질환, 건선, 아토피성 피부염 등이 있으며, 완치가 어려워 약물과 생활 습관 교정으로 증상을 조절해야 한다.

---

57 셀트리온이 개발한 램시마는 세계 최초의 항체 바이오시밀러이자 자가면역질환 치료제이며, 글로벌 의약품 시장에서 큰 성과를 낸 대한민국 1호 블록버스터 의약품임

삼성바이오 에피스	셀트리온	동아ST	한올바이오 파마
❶ 피즈치바 ❷ 얀센 '스텔라라' 현황 : 미국 및 유럽 출시	❶ 앱토즈마 ❷ 로슈 '악템라' 현황 : 미국 및 유럽 허가	❶ 이뮬도사 ❷ 얀센 '스텔라라' 현황 : 미국 허가 및 유럽 출시	❶ 바토클리맙 ❷ – 현황 : 일본 MHLW 희귀약 지정

❶ 파이프라인 ❷ 오리지널 ※출처 : 각 사

[그림 2–18] 2025년 대한민국 기업들의 자가면역질환 치료제 파이프라인 동향

① 바이오시밀러(Biosimilars)의 등장 배경

일반적으로 오리지널 바이오의약품의 높은 가격의 특성을 갖고 있다. 오리지널 바이오의 약품은 개발 비용이 높아 가격이 매우 비싸 환자들의 경제적 부담이 커진다는 것이다. 한편 오리지널 바이오의약품의 특허가 만료되면서, 다른 제약사들이 동일한 의약품을 저렴하게 생산할 수 있는 기회가 생겼다. 바이오시밀러는 오리지널 의약품에 비해 가격이 저렴하여, 국가의 의료비 절감에 기여할 수 있다.

향후 5년 내 다수의 글로벌 블록버스터 의약품 특허만료 시점이 도래하면서 바이오의약품 위탁개발생산(CDMO) 시장이 주목받고 있다. 2025년 4월 한국경제인협회에 의하면, '바이오의약품 CDMO' 보고서[58]를 통해 이같이 밝히며 한국 업체들에 대한 체

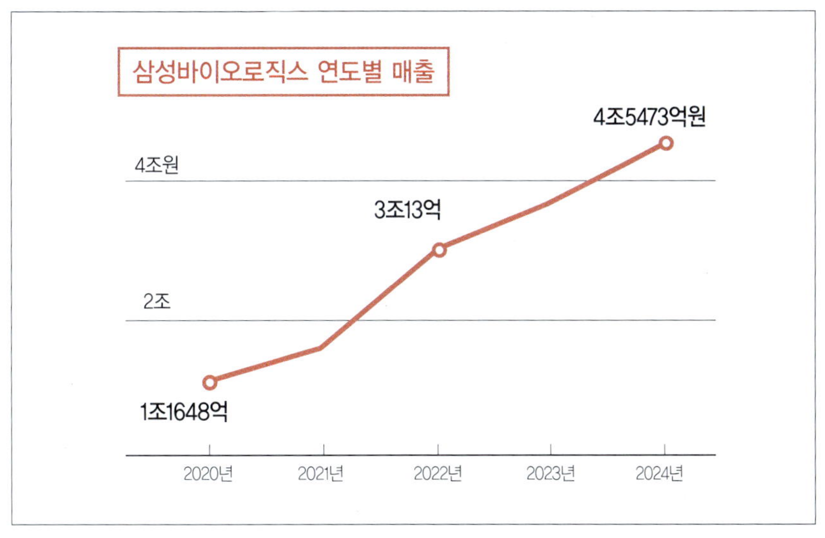

[그림 2–19] 삼성바이오로직스 성장 변화 추이

자료: 삼성바이오로직스

58 한국경제인협회(2025), "신업업 제안 시리즈 ⑥ - 바이오의약품 CDCO", 4월 3일.

계적인 지원이 필요하다고 설명했다. 2024년 기준 전 세계 매출액 상위 20개 의약품(바이오의약품 및 합성의약품) 중 다수가 향후 3~5년내 순차적으로 특허가 만료될 예정이다. 이중 매출액이 가장 높은(295억 달러) 머크사(Merck)의 '키트루다(Keytruda)'는 2028년 미국에서 특허가 만료될 예정으로, 대한민국 삼성바이오에피스(Samsung Bioepis) 및 셀트리온(Celltrion)을 비롯해 스위스 산도스(Sandoz), 미국 암젠(Amgen) 등 기업들이 바이오시밀러 글로벌 3상에 착수한 상황이다.

미국 국립보건원(NIH)에 따르면, 바이오시밀러 개발 가능성이 높은 바이오의약품(항체)인 키트루다(Keytruda)로 평가한다, 다잘렉스(Darzalex), 옵디보(Opdivo), 오크레부스(Ocrevus)의 지난해 총 매출액은 약 582억 달러(79조원) 규모이다. 특허가 만료되는 시점이 다가올수록 바이오의약품 시장에서의 개발 및 생산 경쟁은 치열해질 것으로 예상된다.

화이자(Pfizer)와 머크(Merck) 등 글로벌 제약사들은 신약 후보물질 발굴 또는 합성에 집중하고, 이후 단계를 위탁개발생산(Contract Development and Manufacturing Organization, CDMO) 기업과 협력하는 전략을 택하고 있다. 또한 AI가 신약 개발 주기 단축뿐 아니라 신약 후보물질 발견 등에서 성과를 내자 엔비디아 및 구글 등 IT 기업의 바이오산업 투자가 늘고 있다. 한국 대표 위탁개발생산(CDMO) 기업인 삼성바이오로직스(Samsung Biologics)의 최근 3년(2021~2023년) 매출액 연평균 증가율은 글로벌 1위인 스위스 론자(Lonza, 12.4%)의 3.5배를 초과하는 43.7%이다. 시장 점유율에서도 2021년 전세계 5위(4.7%) 수준이었으나 2022년부터 론자(Lonza, 20.9%), 카탈란트(Catalent, 15.4%)에 이어 3위(8.5%)로 올라서며 시장 주요 플레이어로 자리매김 중이다. 스위스 론자(Lonza)가 2006년부터 위탁개발생산(CDMO) 사업을 본격화한 반면 삼성바이오로직스(Samsung Biologics)는 2011년에 시작했음에도 기업 규모와 성숙도의 차이를 고려할 때 주목할 만한 성장세를 보이고 있다.

② 바이오시밀러의 주요 특징

첫째, 바이오시밀러는 고분자 의약품이다. 바이오시밀러는 단백질, 항체 등 고분자 물질로 구성되어 있어, 합성 의약품과는 다른 특성을 가지고 있다. 고분자 물질의 구조가 매우 복잡하여, 오리지널 의약품과의 완벽한 동일성을 확보하기 어렵다는 현실적 한계도 있다. 둘째, 바이오시밀러는 복잡한 제조 공정의 특징을 갖고 있다. 바이오시밀러의 제조 공정은 매우 복잡하고 민감하여, 높은 기술력이 요구된다. 또한 제조 공정의 미세한 차이가 의약품의 효능과 안전성에 영향을 미칠 수도 있다. 셋째, 바이오시밀러는 엄격한 규제가 요구된다. 바이오시밀러는 오리지널 의약품과의 비교 임상 시험 등 엄격한 규제를 통과해야 한다. 그러나 바이오시밀러 규제는 국가별로 다르고, 지속적으로 변화하고 있어 예측하기 어렵다. 넷째, 바이오시밀러는 교체 가능성이 존재한다. 바이오시밀러는 오리지널 의약품과 치료 효과가 동등하므로, 의사의 판단에 따라 오리지널 의약품 대신 사용될 수 있다.

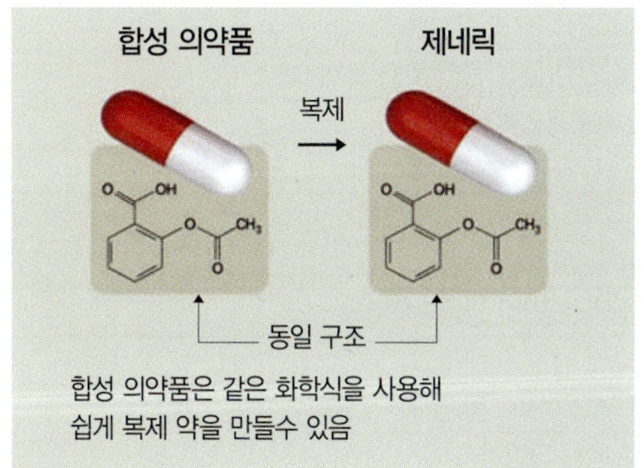

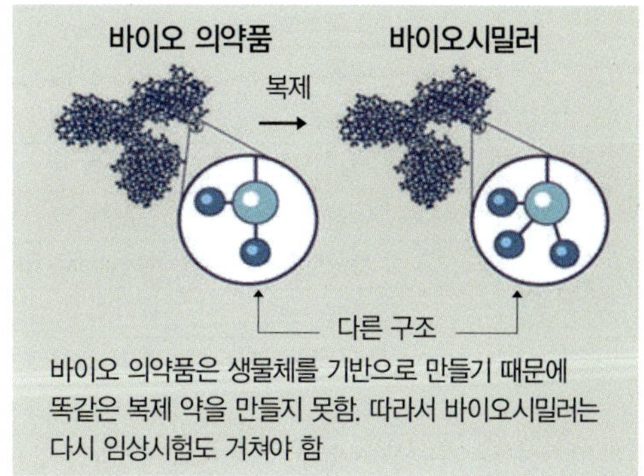

[그림 2-20] 제네릭과 바이오시밀러

[표 2-27] 2025년 미국에서 독점권 만료되는 주요 의약품들

기업명	의약품명	치료 질병	작년 미국매출액
존슨앤드존슨	스텔라라	건선 관절염, 크론병, 궤양성 대장염 등	67억 2,000만 달러
리제네론	아일리아	황반병성, 황반 부종, 망막 정맥 폐색 등	47억 7,000만 달러
암젠	프롤리아/엑스지바	골다공증, 암 환자의 근 손실 등	43억 9,000만 달러
노바티스	엔트레스토	심부전 등	40억 5,000만 달러
아스트라 제네카	솔리리스	혈색소뇨, 요독 증후군, 근 긴장증 등	15억 2,000만 달러

자료: 1) 한국바이오협회, 각 사
2) 헬스코리아뉴스(2025.03.19.), "올해 미국 제약업계 치열한 경쟁 예고 · · · 10개 약물 특허권 상실".

주: 1) 올해는 2025년, 작년은 2024년
2) 스텔라라 67억 2,000만 달러, 아일리아 47억 7,000만 달러, 프롤지아/엑스지바 43억 9,000만 달러, 엔트레스토 40억 9,000만 달러, 솔리리스 15억 2,000만 달러

[표 2-28] 2025~2031 특허만료 의약품 목록

만료년도	치료제	적응증
2025	아일리아	습성 연령 관련 황반변성
	프롤리아	골다공증
	레블리미드	다발성 골수종, 골수이형성증후군
	스텔라라	건선성 관절염 및 크론병
	코센틱스	건선, 건선성 관절염, 강직성 척추염 등
	엔티비오	크론성/궤양성 대장염
	자렐토	혈전 형성 예방
	엔트레스토	만성 심부전
	파록시	항암 화학요법제로 인한 급성 구역 및 구토의 예방
	잴코리	ALK 변이가 생긴 비소세포폐암
	보술리프	백혈병
	뉴신타	진통제
2026	사렐토	혈전 치료 및 예방
	프레브나르	13가지 박테리아 균주로 인한 감염으로부터 보호
2027	엘리퀴스	성인 혈전 예방
	트루리시티	10세 이상의 성인 및 소아의 2형 당뇨병 치료
	이브란스	HR 양성 및 HER2 음성 유방암
	티비케이	인체면역결핍바이러스(HIV)
	임브루비카	혈액암
	제줄라	난소암
	알타박스	백납피부병
	얼리다	전이성 전리선암
	신자디	성인 2형 당뇨병
	엠파벨리	발작성 야간 혈색소뇨증(PNH)
	엑스탄디연질캡슐	호르몬반응성 전이성 전립선암
2028	키트루다	면역항암제
	옵디보	면역항암제
	오크레부스	성인의 재발성 또는 조기 원발성 진행성 다발성 경화증
	린파자	난소암, 유방암, 전립선암, 췌장암
	엡클루사	만성 C형 바이러스(HCV)
2029	다잘렉스	다발성 골수종
	엔브렐	소아 특발성 관절염 및 성인 건선성 관절염 등
	케렌디아	당뇨병성 만성신장질환
	버제니오	림프절 양성 재발 고위험 조기 유방암 환자의 보조요법
2030	올루미언트	류마티스 관절염 및 아토피 피부염
	가다실9	자궁경부암
	린버크	성인 아토피피부염
2031	위고비	비만
	듀피젠트	아토피성 피부염

자료: HIT뉴스(2024.10.11.), 블록버스터 바이오 술술이 특허만료…시밀러 시장 경쟁 돌입.

5) 글로벌 제약기업

(1) 화이자(Pfizer): 코로나19 백신 개발 및 M&A 활발

화이자(Pfizer)는 코로나19 백신 코미나티(Comirnaty) 개발로 전 세계적인 주목을 받았으며, 이를 통해 막대한 매출을 기록했다. 화이자(Pfizer)는 감염병, 백신, 항암제 분야에서 강력한 경쟁력을 보유하고 있다. 독일의 중소기업인 바이오엔테크(BioNTech)와의 협업으로 mRNA 기술을 선도하고, 빅데이터와 AI 기술을 활용하여 세계 최초 코로나19 백신을 개발했다.[59] 또한, 씨젠(Seagen)과의 합병 등 활발한 인수합병(M&A)을 통해 사업 영역을 확장하고 있다.

(2) 머크(Merck): ESG 경영 및 신약 개발

면역항암제와 백신 분야에서 글로벌 리더 기업인 머크(Merck)는 1668년에 설립된 오랜 역사를 가진 제약기업으로, ESG 경영에 적극적으로 참여하고 있다. 특히 환경(E) 부문에 집중하여 지속가능한 경영을 추구하고 있다. Merck의 비즈니스 모델은 항암제(Keytruda)와 백신(Gardasil)을 양대 축으로, 글로벌 환자 · 의료기관 · 정부 · 국제기구를 아우르는 다층적 고객 세그먼트에 가치를 제공하는 구조이다. 또한 R&D 투자 · 파트너십 · ESG를 핵심 기반으로 장기 성장을 추구하고 있다. 특히, 키트루다(Keytruda)와 같은 항암제 개발에도 성공하며 제약 시장에서 중요한 위치를 차지하고 있다.[60] 향후 전략은 Keytruda 후속 포트폴리오 확충[61], 백신 시장 강화, 차세대 기술(mRNA · ADC) 투자가 핵심이다.

(3) 로슈(Roche): 항암제 및 진단 분야 강자

스위스 제약기업 로슈(Roche)는 항암제와 면역질환 치료제에서 강력한 시장 지배력을 보유하고 있고, 제약 및 진단 부문에서 글로벌 선두기업이다.[62] 오크레부스(Ocrevus)와

---

59 미국 화이자(Pfizer)의 주요 제품으로는 코미나티(Comirnaty, BNT162b2): COVID-19 mRNA 백신(독일 바이오엔테크(BioNTech) 협력)/ 엔브렐(Enbrel, 에타너셉트·Etanercept): 자가면역질환 치료제/ 프리베나(Prevnar): 폐렴구균 백신 등이 있다.

60 미국과 캐나다에서는 머크(Merck & Co. Inc.)로 그 외 지역에서는 머크 샤프앤드돔(Merck Sharp & Dohme, MSD)으로 알려진 다국적 제약회사이다. 기업의 주요 제품은 키트루다(Keytruda, 펨브롤리주맙·Pembrolizumab): 면역항암제/ 가다실(Gardasil): HPV 백신/ 리콤비박스 HB(Recombivax HB): B형 간염 백신 등이 있다.

61 Keytruda 특허 만료(2030년대 초)

62 체외진단(IVD) 글로벌 1위인 로슈는 매출은 2024년 기준 약 670억 스위스 프랑(CHF)으로 제약 60%와 진단 40%이다. 시가총액은 약 2,200억 달러(2025년 기준)이고, R&D 투자는 매출의 20% 이상으로 글로벌 제

같은 다발성 경화증 치료제 등 다양한 질병 치료제를 개발하고 있다.[63] 높은 R&D 투자 비중을 통해 혁신적인 의약품 개발에 힘쓰고 있다. Roche는 '제약(Pharma) + 진단(Diagnostics) + 데이터(Data)'를 결합한 독보적인 정밀의학(Precision Medicine) 전략을 통해 글로벌 차별화와 경쟁력을 구축하고 있는 기업이다. 제약은 항암제 · 면역학 · 희귀질환, 진단은 체외진단 · 분자진단 · AI 기반 디지털 솔루션에 집중하고 있다.

(4) 존슨앤드존슨(Johnson & Johnson): 다양한 사업 포트폴리오

면역 및 항암 분야에서 지속적인 혁신과 성과를 보이고 있는 존슨앤드존슨(Johnson & Johnson)은 의약품뿐 아니라 의료기기, 소비재 등 다양한 사업 포트폴리오를 가진 미국의 다국적 기업이다. 즉, Johnson & Johnson은 제약(Innovative Medicines)과 의료기기(MedTech)라는 양대 축을 기반으로 하는 글로벌 헬스케어 플랫폼 기업이다. 제약은 항암제 · 면역질환 · 세포유전자치료제 중심으로, 의료기기는 수술 로봇 · 심혈관 · 정형외과 분야를 강화하고 있다.[64] 소비재 사업(Kenvue) 분리 후 "제약 + 의료기기" 이중 축 전략에 집중하고 있고, 글로벌 M&A와 바이오텍 협업을 적극 추진하고 있다. '약물 + 기기 + 디지털 헬스' 통합형 가치 제안과 경영전략을 진행하고 있다. 특히 스텔라라(Stelara)와 같은 면역 질환 치료제 등을 통해 의약품 시장에서도 중요한 역할을 하고 있다.[65]

(5) 노바티스(Novartis): 오픈 이노베이션(Open Innovation) 전략으로 글로벌 제약 리더

노바티스(Novartis)는 스위스 바젤에 본사를 둔 세계적인 헬스케어 및 제약기업으로 혁신적인 의약품 개발과 글로벌 제약 시장을 선도하는 기업이다. 오픈 이노베이션(Open Innovation) 전략으로 글로벌 연구개발(R&D) 센터 네트워크를 통해 신약 개발을 가속화하고, 전 세계 150개 이상의 국가에서 사업을 운영하고 있다. 항암제 글루벡 등 전문

약업계 최상위권이다.

63 스위스 로슈(Roche)의 주요 제품은 허셉틴(Herceptin, 트라스투주맙·Trastuzumab): HER2 양성 유방암 치료제/아바스틴(Avastin, 베바시주맙·Bevacizumab): 항암제/악템라(Actemra, 토실리주맙·Tocilizumab): 류마티스 관절염 치료제 등이 있다.

64 매출: 2024년 기준 약 870억 달러(제약 55%+, 의료기기 45%)/ 시가총액: 약 4,000억 달러 (2025년 기준, 글로벌 Top Tier 제약·헬스케어 기업)/ R&D 투자: 연간 150억 달러 이상 (매출의 약 17%)

65 미국 존슨앤드존슨(Johnson & Johnson)의 주요 제품으로 스텔라라(Stelara, 우스테키누납 ·Ustekinumab): 크론병 및 건선 치료제/ 다잘렉스(Darzalex, 다라투무맙·Daratumumab): 다발성 골수종 치료제/ 얀센(Janssen) 브랜드로 다양한 항암제 및 면역질환 치료제를 제공하고 있다.

의약품(처방약)과 제네릭 의약품, 생물의약품 부문을 포함한 광범위한 제품 포트폴리오를 보유하고 있다.[66] Novartis는 혁신 의약품 중심의 글로벌 제약사로, 기존 블록버스터 의약품(Cosentyx, Entresto)과 더불어 세포 · 유전자 치료제(Kymriah, Zolgensma) 및 방사성 리간드 치료제(Pluvicto)를 성장 엔진으로 삼고 있다. 2023년 Sandoz를 분사하면서, 제네릭 대신 고부가가치 혁신 치료제에 집중하는 전략을 본격화하고 있다.

유전자 및 세포 치료제 분야에서 혁신을 주도하며, 희귀 질환 치료제에 경쟁력을 보유하고 있다. 혁신적인 의약품 외에도 제네릭 브랜드인 산도스(Sandoz)를 통해 더 저렴한 대체 의약품도 제공하고 있다. Novartis의 비즈니스 모델은 혁신 의약품과 세포 · 유전자 치료제라는 이중 성장축을 기반으로, 환자 · 의료기관 · 정부 · 국제기구에 맞춤형 가치를 제공하는 구조이다. 2023년 Sandoz 분사 이후 고부가가치 R&D 집중 전략을 강화하여, 기존 제네릭 의존도를 줄이고 프리미엄 혁신 치료제 기업으로 전환 중이다.

3. 바이오헬스 산업

1) 부상 배경과 주요 개념

바이오헬스 산업은 생명과학과 의료기술의 발전을 바탕으로 한 새로운 산업군으로, 전 세계적으로 급성장하고 있다.[67] 바이오헬스 산업은 "생명공학, 의 · 약학 지식에 기초하여 인체에 사용되는 제품을 생산하거나 서비스를 제공하는 산업"으로, 의약품, 의료기기, 화장품, 재생의료 등 '제조업'과 헬스케어 서비스, 디지털 헬스케어 서비스, 의료서비스 등 '의료, 건강관리 서비스업'으로 정의할 수 있다.[68] 전통적인 보건산업에 바이오기술의

66 스위스 노바티스(Novartis)의 주요 제품으로 킴리아(Kymriah, 사젠렉류셀·Tisagenlecleucel): 키메라 항원 수용체 T(CAR-T, Chimeric Antigen Receptor-T) 세포 치료제/ 졸겐스마(Zolgensma, 오나셈노진아베파르보벡·Onasemnogene Abeparvovec): 유전자 치료제/ 코센틱스(Cosentyx, 세쿠키누맙·Secukinumab): 건선 및 관절염 치료제 등이 있다.

67 OECD, "Digital Health: A Framework for the Use of Technology in Health Systems," OECD Health Working Papers, 2020.; NIH, "Biomarkers Definitions Working Group," National Institutes of Health, 2001.; Personalized Medicine Coalition, "The Case for Personalized Medicine," 2014.; World Health Organization (WHO), "Global Vaccine Action Plan 2021-2030," WHO, 2021.; McKinsey & Company, "Digital Health: A New Growth Driver in Healthcare," McKinsey & Company, 2019.; United Nations, "World Population Ageing 2019: Highlights," Department of Economic and Social Affairs, Population Division, United Nations, 2019.

68 관계부처합동(2019), "바이오헬스산업 혁신전략", 5월. 한국보건산업진흥원(2024), "2023 보건산업백서", 10월, p.45.

활용 활성화, 디지털 융합 등이 진행되면서, 바이오헬스 산업의 성장이 지속될 것이다.

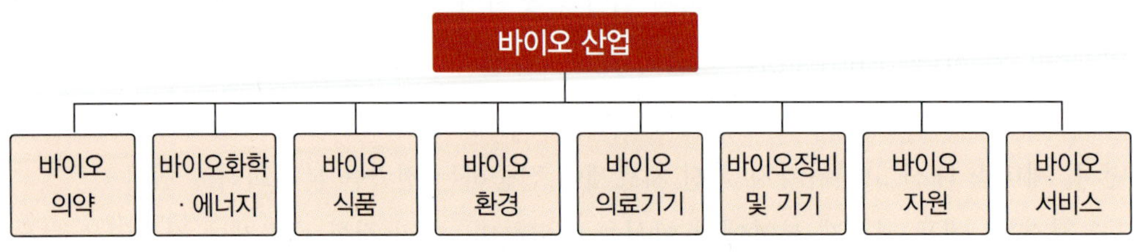

[그림 2-21] 헬스케어와 바이오 산업의 구조

자료: 한국기계연구원(2023.06), 바이오장비 산업동향 및 시사점

주: 일반적으로 바이오산업은 생명공학 기술을 이용하거나 이와 관련된 모든 산업 활동을 말하며, 보다 상세하게 "살아있는 유기체 또는 생물 시스템인 바이오를 융합해 새롭게 창출되는 산업 전반"을 의미함(과학기술사업화진흥원(2024.12), 「바이오의약품 제조·품질 관련 기술시장 동향 및 시사점」)

[표 2-29] 바이오산업 분류체계

코드		산업분류명	해설
1		바이오의약산업	생명공학기술을 연구개발 또는 생산 과정에 이용하여, 인간 또는 동물의 각종 질병을 진단, 예방, 치료하는데 사용되는 의약품 및 의료용품을 제조 및 수입, 연구개발하는 산업
2		바이오화학 · 에너지산업	생명공학기술 혹은 분리정제기술을 연구개발 또는 생산 과정에 이용하여 생물체로부터 화합물을 제조 및 수입, 연구개발하거나 에너지를 획득하는 산업활동
3		바이오식품산업	생물체로부터의 분리정제기술 혹은 생명공학기술을 연구개발 또는 생산 과정에 이용하여 각종 음식료품 및 동물사료, 동 · 식물성 유지 등을 제조 및 수입, 연구개발하는 산업
4		바이오환경산업	생물체 또는 생물체에서 유래된 물질, 혹은 생명공학기술을 연구개발 또는 생산 과정에 이용하여 환경정화, 환경복원, 환경오염 저감 및 방지 목적의 물질이나 시스템을 제조 및 수입, 연구개발하거나 이를 이용한 오염진단 및 측정서비스 시설을 건설
5		바이오의료기기산업	바이오, 나노 및 전자 기술과 생명공학기술을 연구개발 또는 생산 과정에 이용하여 의료 및 기기분석 목적의 부품 소재, 기기를 제조 및 수입, 연구개발하는 산업활동
6		바이오장비 및 기기산업	생물체에서 유래된 물질이나 생명공학기술이 포함된 연구개발 및 산업적 응용을 목적으로 활용되는 장비 및 기기, 공정용 부품을 제조 및 수입, 연구개발하는 산업활동
	6010	유전자/단백질/펩타이드 분석 · 합성 · 생산 기기	유전자/단백질/펩타이드 분석 · 합성 · 생산 기기
	6020	세포 분석 · 배양장비	미생물, 곤충, 동물, 식물 등의 세포 분석 및 배양을 위해 활용하는 장비
	6030	다기능 및 기타 분석 기기	6.1~6.2의 분류에 포함되지 않는 분석 · 측정 기기 및 다기능 복합 기기

	6040	연구 및 생산 장비	6.1~6.3의 분류에 포함되지 않는 생명공학 관련 연구개발 및 산업 전반에 사용되는 연구 및 생산 장비
	6050	공정용 부품	연구 및 생산 장비의 주요 성능을 대체하여 활용될 수 있는 부품
	6060	기타 바이오장비 및 기기	분류되지 않은 기타 바이오공정기기와 실험기기
7		바이오자원 산업	생물체(예: 미생물, 식물, 동물, 바이러스 등), 이들의 파생물(예: 조직, 세포, 핵산, 단백질, 추출물 등), 인체유래물 혹은 생명공학기술을 기본으로 그들의 기능 및 관련 정보를 활용하여 새로운 기능을 부여한 생물체를 발굴, 재배, 사육하거나 제작 또는 연구개발하는 산업활동
8		바이오서비스 산업	바이오 및 임상과 관련된 정보 및 지식이 체화된 유무형의 중간재를 생산 활동 과정에 집약적으로 활용하여, 고부가가치의 서비스를 제공하는 산업활동

자료: 산업표준심의회(2021.12.), KS바이오산업 분류코드 KS J 1009:2021.

(1) 바이오헬스 산업의 부상

① 인구 고령화와 만성질환 증가

세계 인구의 고령화가 진행되면서 만성질환의 발생률이 증가하고 있다. 이에 따라 개인 맞춤형 의료 및 예방 의료의 중요성이 커지며, 바이오헬스 산업의 성장이 가속화되고 있다. 국제기구 보고서에 따르면, 2030년까지 60세 이상 인구가 전 세계 인구의 16%를 차지할 것으로 예상하고 있다.

② 기술 혁신과 디지털 헬스

인공지능(AI), 빅데이터, 사물인터넷(IoT) 등의 기술 발전이 바이오헬스 산업의 혁신을 이끌고 있다. 특히, 디지털 헬스 기술은 질병 진단과 치료, 헬스케어 제공 방식에 혁신적인 변화를 가져오고 있다. 글로벌 컨설팅 회사인 맥킨지 보고서에 따르면, 디지털 헬스 시장은 2025년까지 5,000억 달러 규모로 성장할 것으로 전망하고 있다.

③ 팬데믹과 글로벌 건강 위기

COVID-19 팬데믹은 바이오헬스 산업의 중요성을 다시 한번 강조했다. 백신 개발, 원격의료 서비스, 의료 장비의 공급망 개선 등이 주요 이슈로 떠오르면서, 바이오헬스 분야의 연구개발(R&D) 투자와 산업적 관심이 크게 증가했다.

(2) 주요 개념

① 맞춤형 의료(Personalized Medicine)

유전체학과 생체 데이터 분석 기술의 발전으로, 개별 환자의 유전적 특성에 맞는 맞춤형 치료법이 가능해졌다. 환자에게 최적화된 치료를 제공하여 치료 효과를 극대화하고 부작용을 최소화하는 데 기여하고 있다. 맞춤형 의료는 바이오헬스 산업에서 핵심적인 개념으로 자리 잡고 있으며, 관련 시장은 빠르게 성장하고 있다.

② 바이오마커(Biomarker)

질병의 존재나 상태를 나타내는 생물학적 지표인 바이오마커는 진단 및 치료 과정에서 중요한 역할을 하고 있다. 특히, 암이나 심혈관 질환과 같은 질병에서 바이오마커를 활용한 조기 진단과 예후 예측이 중요해지고 있다.

③ 디지털 헬스(Digital Health)

헬스케어 서비스의 디지털화는 원격진료, 건강 모니터링, AI 기반 진단 등 새로운 헬스케어 모델을 탄생시켰다. 디지털 헬스 기술은 의료 접근성을 높이고 비용 효율성을 개선하는 데 중추적인 역할을 하고 있다.

④ 오가노이드(Organoid)

오가노이드는 장기(臟器)를 뜻하는 단어 'Organ'과 '~와 비슷하다'는 뜻의 '-oid'를 합친 합성어이다. 주로 사람의 줄기세포를 3차원으로 배양해 만든 '인공 미니 장기'를 의미한다. 동물실험의 역사는 2000년 전으로 거슬러 올라간다. 기원전 아리스토텔레스도 동물실험으로 생명체의 해부학적 구조를 파악했다는 기록이 있다. 미국은 1938년 의약품의 안전성을 확보하기 위해 식품의약품화장품법을 통과시킨 후, 동물실험은 법적 표준이 되었다. 하지만 동물실험을 대체하는 오가노이드가 나타났고, 오가노이드는 인간의 장기와 구조나 기능이 매우 비슷해 각종 질병 연구 및 약물 테스트, 개인 맞춤형 치료에 활용하고 있다. 즉, 오가노이드는 줄기세포를 3차원 형태로 배양해 만든 '미니 장기'를 의미하며, 장 오가노이드에서 시작해 최근에 뇌, 폐, 간, 장 등으로 확대되고 있다. 오간온어칩은 장기의 미세 구조와 환경을 칩 위에 재현하는 대안으로 주목받고 있다. 2025년 미국 주요 기관(NIH, FDA)이 동물실험을 단계적으로 축소하겠다는

계획을 잇달아 내놓으면서, 전 세계 과학기술계와 제약바이오 업계가 주목하고 있다.[69]

지금까지 신약 개발과 생명과학 연구에서 동물실험이 중요한 축을 맡았던 만큼, 이를 대체할 수 있는 새로운 기술 연구도 다양하게 진행되고 있다. 오가노이드 기술은 불과 20여 년 사이 빠르게 발전했다. 첫 오가노이드 개발이 시작된 것은 2000년대 초다. 2009년 네덜란드 후브레히트(Hubrecht) 연구소의 한스 클레버스(Hans Clevers)는 생쥐의 직장(直腸, rectum)에서 얻은 줄기세포를 배양해, 몇 ㎜밖에 되지 않는 아주 작은 내장을 만들어냈다. 실제 생쥐의 직장과 똑같은 세포가 3차원으로 자라난 '미니 내장'이다. 클레버스는 이것을 '오가노이드(organoids)'라고 이름을 붙였다. 첫 오가노이드는 동물 세포로 만들었지만 이젠 사람의 줄기세포를 배양해 뇌 · 위 · 췌장 · 폐 · 간 · 갑상선 등 여러 장기와 유사한 구조와 기능을 지닌 오가노이드를 구현할 수 있게 됐다. 이를 통해 각종 암 연구, 맞춤형 치료도 가능해졌다.[70]

글로벌 기업들 중에서는 로슈, 아스트라제네카, 글락소스미스클라인(GSK) 등이 신약 개발에 오가노이드를 활용하고 있다. 스위스 제약사 로슈는 2023년 글로벌 제약사 가운데 가장 큰 오가노이드 연구소인 '인체 생물학 연구소(IHB)'를 설립해 운영하고 있다. 이 분야의 석학인 한스 클레버스 네덜란드 위트레흐트대 교수도 영입해 다양한 종류의 오가노이드를 기반으로 신약 물질을 개발 중이다. 영국 아스트라제네카는 혈액암 치료제 개발에 오가노이드를 활용하고 있다. 골수 오가노이드를 활용한 결과를 AI 플랫폼을 통해 분석해 임상 1상 성공률을 크게 끌어올렸다. 오가노이드는 줄기세포를 3차원 형태로 배양해 만든 '미니 장기'를 의미한다. 장 오가노이드에서 시작해 최근에 뇌, 폐, 간, 장 등으로 확대되고 있다. 환자 유사성이 높은 만큼 동물실험과 비교해 인체의 약물 반응에 대한 예측 정확도가 더 높다. 시장조사업체 리서치앤드마켓에 따르면 글로벌 환자 유래 오가노이드 시장 규모는 2024년 10억 달러에서 2030년 33억 달러로 연평균 22% 성장할 것으로 전망하고 있다. 대한민국에서는 오가노이드사이언스, 넥스트앤바이오, 강스템바이오텍 등이 오가노이드 기술을 개발하고 있다. 국내 오가노이드 분야의 선두 주자로 2025년 5월 상장한 오가노이드사이언스는 오가노이드 기반

69 미국 국립보건원(NIH)은 2025년 7월 동물실험에만 의존하는 연구 제안서에 자금 지원을 중단하겠다고 선언했다. 이들은 "7월부터 신규 동물실험 중심 연구에 대한 자금 지원을 공식적으로 종료한다"며 "신규접근법(NAMs)을 연구지원의 기준으로 삼을 것"이라고 밝혔다. 2025년 4월 미국 식품의약국(FDA)이 동물실험을 단계적으로 폐지하겠다고 밝힌 데 이어 NIH에서도 동물실험 지원 중단을 발표하며, 미국의 동물실험 폐지 수순이 본격화되는 상황이다. 미국 내 정부 연구개발(R&D) 지원 중 NIH가 차지하는 비중은 20% 이상으로, 가장 많은 연구를 지원하는 전문 기관이다. 매일경제, 2025.08.13.

70 조선일보, 2025.04.24.

재생 치료제 '아톰(ATORM)'을 보유하고 있다. 손상된 조직 부위에 오가노이드를 생착시켜 재생 치료 효과를 내는 방식이다. 아톰 외에 오가노이드 기반 신약 평가 플랫폼 '오디세이'도 보유하고 있다.[71]

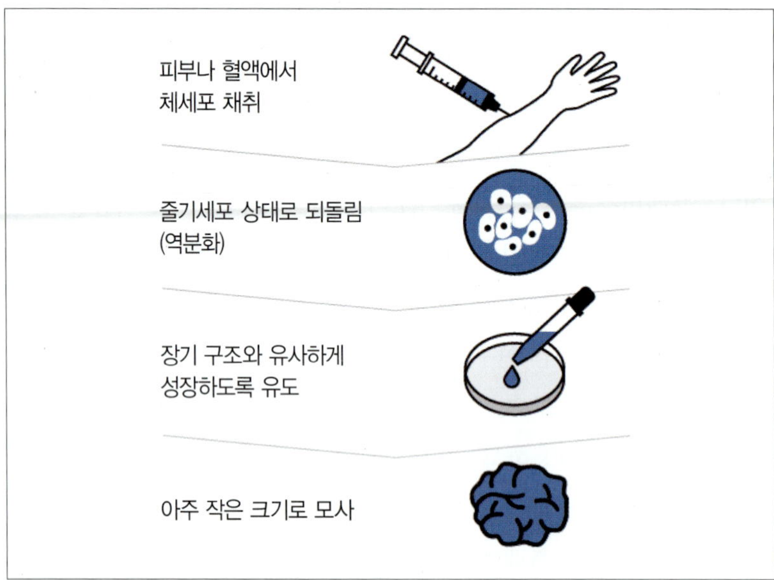

[그림 2-22] 오가노이드 만드는 과정

2) 바이오헬스 산업의 주요 특징[72]

(1) 융합적 성격

① 다학제적 접근

바이오헬스 산업은 생명과학, 의학, 공학, 정보기술 등이 융합되어 발전하고 있다. 예를 들어, 유전체학, 생물정보학, 헬스케어 빅데이터와 인공지능(AI) 등의 기술이 결

71 매일경제, 2025.08.13.

72 World Health Organization (WHO), "Global Vaccine Action Plan 2021-2030," WHO, 2021.; U.S. Food and Drug Administration (FDA), "Drug Approval Process," FDA, 2020.; Personalized Medicine Coalition, "The Case for Personalized Medicine," 2014.; McKinsey & Company, "Digital Health: A New Growth Driver in Healthcare," McKinsey & Company, 2019.; PhRMA, "2020 Biopharmaceutical Research Industry Profile," Pharmaceutical Research and Manufacturers of America, 2020.; Deloitte, "2021 Global Life Sciences Outlook: Possibility is Now Reality, Sustaining Forward Momentum," Deloitte, 2021.

합되어 맞춤형 의료와 같은 혁신적인 의료서비스가 개발되고 있다.

② 글로벌 혁신 생태계

바이오헬스 산업은 글로벌 혁신 생태계 내에서 발전하며, 연구개발(R&D), 기술 이전, 국제 협력이 활발하게 이루어지고 있다. 세계보건기구(WHO)의 보고서에 따르면, 팬데믹 상황에서도 글로벌 협력을 통해 백신 개발이 가속화되었다. 2020년에는 글로벌 기업인 화이자가 독일의 벤처기업인 바이오엔테크(BioNTech)와 협력하여 COVID-19 mRNA 백신을 개발하며 세계적인 주목을 받았다.

(2) 높은 연구개발(R&D) 투자

① 지속적인 R&D 투자

바이오헬스 산업은 기술 집약적인 산업으로, 연구개발에 대한 투자 비중이 매우 높다. 미국 제약연구제조업협회(PhRMA)의 보고서에 따르면, 2020년 제약 업계에서만 900억 달러 이상의 R&D 투자가 이루어졌다. 이처럼 R&D 투자가 중요하며, 이는 혁신적인 치료법과 신약 개발을 촉진하는 데 핵심적인 역할을 하고 있다.

② 장기적 투자 회수

바이오헬스 산업은 신약 개발에 많은 시간이 소요되며, 평균적으로 약 10~15년의 개발 기간과 25억 달러 이상의 비용이 필요하다. 이러한 특성은 장기적인 투자 회수가 필수적임을 의미하며, 고위험-고수익 구조를 특징으로 설명 가능하다.

(3) 개인 맞춤형 서비스

① 맞춤형 의료

유전체학의 발전과 함께, 개인의 유전적 정보를 바탕으로 맞춤형 진단과 치료가 가능해졌다. Personalized Medicine Coalition의 자료에 따르면, 맞춤형 의료(Personalized Medicine)는 질병 예방과 치료의 효율성을 높이며, 특히 암 치료에서 큰 진전을 이루고 있다.

② 환자 중심의 서비스

디지털 헬스 기술이 발전하면서, 환자 중심의 헬스케어 서비스가 강조되고 있다. 예를 들어, 웨어러블 기기와 원격의료를 통해 환자는 자신의 건강 상태를 실시간으로 모니터링할 수 있으며, 의료서비스에 대한 접근성이 크게 향상되었다.

(4) 규제와 윤리적 고려

① 엄격한 규제 환경

바이오헬스 산업은 안전성과 효과성이 핵심적인 만큼, 각국의 엄격한 규제 하에 놓여 있다. 미국 식품의약국(FDA)과 유럽 의약품청(EMA) 등의 규제기관은 신약과 의료기기의 승인 과정에서 엄격한 기준을 적용하고 있다. 환자의 안전을 보호하고, 시장에 출시되는 제품의 신뢰성을 보장하기 위한 필수적인 절차이다.

② 윤리적 이슈

유전자 편집 기술과 같은 혁신적인 바이오 기술이 발전함에 따라 윤리적 논의도 활발하게 이루어지고 있다. 이와 관련하여, 생명윤리학자들은 기술 발전이 인류에게 미치는 영향을 면밀히 검토할 것을 촉구하고 있다.

3) 글로벌 바이오헬스 시장 규모와 전망

글로벌 바이오헬스 시장은 급속한 성장세를 보이고 있으며, 생명과학 기술의 발전과 인구 고령화, 만성질환 증가, 팬데믹 대응 등의 요인으로 인해 향후에도 지속적인 성장이 예상되고 있다.[73]

---

73 Grand View Research, "Biopharmaceuticals Market Size, Share & Trends Analysis Report By Product (Monoclonal Antibodies, Recombinant Proteins, Vaccines), By Application, By Region, And Segment Forecasts, 2022 - 2030," Grand View Research, 2022.; Statista, "Global Digital Health Market Size 2019-2025," Statista, 2022.; McKinsey & Company, "The Future of Biopharma: Looking Ahead to 2030," McKinsey & Company, 2021.; World Health Organization (WHO), "Global Spending on Health: Weathering the Storm," WHO, 2021.; Allied Market Research, "Healthcare Market: Global Opportunity Analysis and Industry Forecast, 2021-2030," Allied Market Research, 2022.

(1) 글로벌 바이오헬스 시장 규모

① 시장 규모

2021년 기준, 글로벌 바이오헬스 시장의 규모는 약 8,300억 달러로 추정되었다. 이 시장은 제약, 바이오테크놀로지, 의료기기, 디지털 헬스케어 등을 포함하며, 생명과학 기술과 헬스케어 서비스의 융합이 주요 특징이다.

② 세부 분류

제약 시장이 전체 바이오헬스 시장의 약 60%를 차지하며, 특히 신약 개발과 생물학적 제제(바이오로직스) 부문이 큰 비중을 차지하고 있다. 디지털 헬스케어 분야는 아직 비교적 작은 부분이지만, 빠르게 성장하고 있는 부문 중 하나이다.

(2) 성장 전망

글로벌 바이오헬스 시장은 2022년부터 2030년까지 연평균 7% 이상의 성장률(CAGR)을 기록할 것으로 예상하고 있다. 2030년까지 시장 규모는 약 1조 5,000억 달러에 이를 것으로 전망되며, 특히 디지털 헬스케어와 유전자 치료 분야에서 강력한 성장이 예상되고 있다. 또한 COVID-19 팬데믹으로 인해 원격의료, 헬스케어 데이터 분석, 디지털 치료제 등의 수요가 급증하였으며, 이로 인해 디지털 헬스케어 시장이 연평균 15% 이상의 성장률을 기록할 것으로 전망하고 있다. 2025년까지 디지털 헬스케어 시장 규모는 500억 달러를 넘어설 것으로 보인다. 지역별 성장을 구분하여 보면, 북미와 유럽이 여전히 바이오헬스 시장의 주요 지역으로 남아있지만, 아시아 태평양 지역은 가장 빠르게 성장하는 시장 중 하나이다. 중국, 인도, 한국 등에서의 바이오헬스 산업 투자가 급증하면서, 이 지역의 시장 규모가 연평균 10% 이상의 성장률을 기록할 것으로 예상되고 있다.

(3) 주요 성장 요인

① 혁신적인 치료법 개발

유전자 및 세포 치료제, 면역항암제 등의 혁신적인 치료법이 바이오헬스 시장의 주요 성장 동력으로 작용하고 있다. 특히, 맞춤형 의약품의 개발이 가속화되면서 관련 시장이 빠르게 확대되고 있다.

② 인구 고령화

전 세계적으로 인구 고령화가 진행됨에 따라 만성질환 관리 및 헬스케어 서비스 수요가 급증하고 있다. 이에 따라, 바이오헬스 기업들은 고령자 맞춤형 의약품과 헬스케어 솔루션 개발에 집중하고 있다.

③ 규제 환경의 변화

미국, 유럽, 아시아 등 주요 국가들이 바이오헬스 산업을 전략적으로 육성하면서, 규제 환경이 개선되고 있다. 신약 및 혁신적 치료제의 신속 승인 절차가 마련되면서 시장 진입이 용이해졌다.

(4) 미래 전망

① 유전자 편집 기술

크리스퍼 캐스9(CRISPR-Cas9, Clustered Regularly Interspaced Short Palindromic Repeats-CRISPR associated protein 9)과 같은 유전자 편집 기술이 상용화 단계에 접어들면서, 유전자 치료제가 바이오헬스 시장의 중요한 부분을 차지할 것으로 예상되고 있다. 바이오헬스 기술의 발전은 질병 치료의 패러다임을 변화시킬 잠재력을 가지고 있다.

② AI와 빅데이터

AI와 빅데이터 분석 기술의 도입으로 의료 데이터의 활용도가 높아지고 있으며, 이를 통해 신약 개발 기간 단축과 맞춤형 의료서비스 제공이 가능해지고 있다. AI 기반의 디지털 치료제 시장도 큰 성장을 기대할 수 있다.

4) 바이오헬스 산업의 주요 성과 사례[74]

---

74 World Health Organization (WHO), "COVID-19 Vaccines: Key Facts," WHO, 2021.; U.S. Food and Drug Administration (FDA), "FDA Approves First Gene Therapy for Cancer," FDA, 2017.; CRISPR Therapeutics, "Our Pipeline: Hemoglobinopathies," CRISPR Therapeutics, 2021.; McKinsey & Company, "Telehealth: A Quarter-Trillion-Dollar Post-COVID-19 Reality?" McKinsey & Company, 2021.; Deloitte, "2021 Global Life Sciences Outlook: Possibility is Now Reality, Sustaining Forward Momentum," Deloitte, 2021.

(1) 비즈니스 모델

바이오제약 산업은 생물학적 제제(항체, 백신, 유전자치료제, 세포치료제 등)를 기반으로 한 고난이도 고부가가치 산업이다. 전통 화학 기반 제약산업과 달리 긴 개발주기, 높은 R&D 위험, 고가 제품, 정밀 타겟팅 치료가 특징이며, 최근에는 CDMO · 플랫폼 · AI 기반 융합모델로 급속히 진화 중이다.

바이오헬스 산업은 바이오기술(Biotech)과 헬스케어(Healthcare)의 융합으로, 제약 · 의료기기 · 디지털헬스 · 건강관리 · 정밀의료 등을 포괄하는 융합형 산업군이다. 의료 R&D, 질병예측, 진단, 치료, 예방, 관리에 이르기까지 생애주기 전반에 걸쳐 가치를 제공하며, 최근에는 데이터 중심 · 플랫폼 기반 · 구독형 모델로 빠르게 진화하고 있다.

[표 2-30] 바이오헬스 산업의 비즈니스 모델 진화 트렌드

구분	전통 모델	최신 트렌드	미래 지향
핵심 가치	치료 중심	예방 + 관리	건강수명 연장, 웰빙 중심
접점	병원 기반	디지털 · 모바일 중심	웨어러블 · 메타버스 기반
수익 모델	제품 판매/보험 청구	구독형 + 데이터 수익화	가치 기반 보상(Value-based care)
기술 기반	실험실 기반	AI · 유전체 · IoT	양자기술 · 디지털트윈
사업 구조	단독 개발	오픈이노베이션	플랫폼 생태계 중심

(2) COVID-19 백신 개발

① mRNA 백신의 성공

COVID-19 팬데믹 동안, 바이오헬스 산업은 짧은 시간 안에 효과적인 백신을 개발하는 데 큰 성과를 거두었다. 특히, 화이자-바이오엔테크(Pfizer-BioNTech)와 모더나(Moderna)가 개발한 mRNA 백신은 기존의 백신 개발 방식을 혁신적으로 변화시켰다. 백신들은 유전자 코드 기반의 mRNA 기술을 사용하여 바이러스의 스파이크 단백질을 인체 내에서 생성하도록 유도, 면역 반응을 유발하고 있다. 이는 신속한 개발과 대규모 생산이 가능했던 이유 중 하나이다.

② 글로벌 백신 배포

COVID-19 백신은 전 세계적으로 수십억 회 접종되었으며, 이는 팬데믹 억제와 일상 복귀에 중추적인 역할을 했다. COVAX 프로그램을 통해 백신이 전 세계 개발도상국에도 배포되었으며, 이는 공공 및 민간 부문의 협력을 통해 가능했다.

(3) 키메라 항원 수용체 T(CAR-T) 세포 치료제의 개발

① 혁신적 암 치료법

키메라 항체 수용체 T(Chimeric Antigen Receptor-T, CAR-T) 치료제는 특정 유형의 암을 치료하기 위해 개발된 개인 맞춤형 면역치료법이다. 대표적인 예로, 노바티스(Novartis)가 개발한 킴리아(Kymriah)는 2017년 미국 식품의약국(FDA) 승인을 받은 최초의 CAR-T 치료제이다. 이 치료법은 환자의 T 세포를 추출해 유전적으로 조작하여 암세포를 공격하도록 한 후 다시 환자에게 주입하는 방식으로, 특정 백혈병과 림프종 환자들에게 높은 치료 효과를 보였다.

② 장기 생존율 향상

키메라 항원 수용체 T(CAR-T) 치료제는 기존 치료법으로는 치료가 어려웠던 환자들에게서 완치에 가까운 결과를 가져왔다. 예를 들어, 킴리아를 사용한 임상 시험에서 일부 환자는 치료 후 2년 이상 생존율이 70%를 넘는 등의 긍정적인 결과를 보였다.

(4) 크리스퍼(CRISPR) 유전자 편집 기술의 상용화

① 유전자 편집 혁신

크리스퍼 캐스9(CRISPR-Cas9, Clustered Regularly Interspaced Short Palindromic Repeats-CRISPR associated protein 9) 기술은 특정 유전자를 정확하게 편집할 수 있는 획기적인 기술로, 다양한 유전 질환 치료 가능성을 열어주었다. 2020년, 크리스퍼 테라퓨틱스(CRISPR Therapeutics)와 버텍스 파마슈티컬스(Vertex Pharmaceuticals)는 이 기술을 이용한 유전자 치료제 CTX001의 초기 임상 시험에서 겸상적혈구빈혈증(Sickle Cell Disease) 및 베타 지중해빈혈(Beta-Thalassemia) 환자들에게서 긍정적인 치료 효과를 보고했다.

② 임상적 적용 확대

CRISPR 기술은 현재 다수의 임상 시험에서 다양한 유전 질환을 대상으로 사용되고 있으며, 그 적용 범위는 빠르게 확대되고 있다. 이러한 기술은 미래의 맞춤형 유전자 치료의 핵심으로 여겨지고 있다.

(5) 디지털 헬스의 발전과 원격의료 서비스 확산

① 원격의료의 급속한 확산

COVID-19 팬데믹 동안 원격의료 서비스는 급속히 확산되었다. 텔라닥 헬스(Teladoc Health), 암웰(Amwell) 등 주요 원격의료 플랫폼은 팬데믹 기간 동안 사용자가 급증하며, 헬스케어 제공 방식에 변화를 가져왔다. 미국 내에서 원격의료 방문은 2020년 팬데믹 초기 몇 달 동안 30배 이상 증가했으며, 이는 의료 접근성을 크게 향상시켰다.

② 디지털 헬스 기기 및 웨어러블 기술

애플(Apple)의 애플워치(Apple Watch), 핏빗(Fitbit) 등의 웨어러블 기기는 심박수, 산소포화도, 수면 패턴 등 다양한 건강 데이터를 실시간으로 모니터링할 수 있게 해주어, 질병 예방과 관리에 중요한 역할을 하고 있다. 특히, 심장질환 모니터링과 같은 분야에서 중요한 성과를 거두고 있다.

(6) 오가노이드(Organoid)기술의 다양한 바이오헬스 활용

① 오가노이드(Organoid) 기술 개발과 바이오헬스 활용 확대

동물실험의 역사는 2000년 전으로 거슬러 올라간다. 기원전 아리스토텔레스도 동물실험으로 생명체의 해부학적 구조를 파악했다는 기록이 있다. 미국은 1938년 의약품의 안전성을 확보하기 위해 식품의약품화장품법을 통과시킨 후, 동물실험은 법적 표준이 되었다.[75] 하지만 동물실험을 대체하는 오가노이드가 나타났고, 오가노이드(Organoid)를 통한 장기 이식 연구도 활발해지고 있다. 2023년 미국 신시내티 어린이병원은 간 오가노이드를 동물에 이식해 효과를 검증하는 연구를 시작했다. 연구팀은 "환자들이 간 이식 수술을 받기까지 생명 연장 시간을 벌 수 있는 방법을 찾아내는 게 목표"라고 설명했다. 제약 · 바이오 기업들도 오가노이드를 통한 신약 임상시험에 뛰어들고 있다. 미국 바이오 기업 시그넷테라퓨틱스(Signet Therapeutics)는 2025년

75 매일경제, 2025.08.13.

초 위암 치료제 후보물질 임상시험에 들어갔는데, 성공 가능성이 가장 높은 물질을 오가노이드를 통한 실험으로 찾아냈다고 밝혔다.

영국 아스트라제네카(AstraZeneca)도 혈액암 치료제 개발에 오가노이드를 활용하고 있다. 골수 오가노이드를 활용하고, 이 결과를 인공지능(AI) 플랫폼으로 분석하면서 임상 1상 성공률이 크게 높아졌다고 한다. 스위스 로슈는 세계 제약사 중 가장 큰 규모의 오가노이드 연구소를 운영하고 있다.[76]

② 오가노이드(Organoid)의 동물실험 대체 가능성 증가

일반적으로 신약 개발을 위해선 흰쥐를 비롯한 설치류와 영장류 · 조류 · 어류 등이 실험용으로 사용된다. 우리나라에서 실험에 사용된 동물이 연간 499만 마리(2022년 기준)이고, 세계적으로는 연간 2억 마리 동물이 신약 실험에 쓰인다. 동물실험의 윤리 문제가 지속적으로 제기된 배경이다. 문제는 이 같은 동물실험으로 약의 효능을 정확하게 입증하기 어렵다는 데 있다. 독일 기업 그뤼넨탈(Grünenthal GmbH)이 개발한 임산부 입덧 방지약 '탈리도마이드(Thalidomide)'가 대표적 사례이다. 1960년대에 개발된 이 약품은 동물실험에서 별다른 부작용이 나타나지 않았지만, 출시 이후 투약한 임산부 상당수가 기형아를 출산했다.

오가노이드는 동물실험에 비해 비용이 적게 든다. 일반 오가노이드를 배양하는 데 걸리는 시간은 2~3주 정도로 단축됐고, 비용도 50~100달러로 낮아졌다. 다만 오가노이드가 동물실험을 완전히 대체하지 못할 것이라는 지적도 있다. 오가노이드는 혈관, 면역세포, 미생물과 같은 구성 요소가 부족해 장기의 전체적인 기능과 인체 내 환경을 완벽히 재현하기는 어렵다는 것이다. 이를 극복하기 위해 최근에는 여러 장기의 오가노이드를 연결해 장기 간의 대사나 신호 전달까지 모사하는 '멀티 오가노이드 시스템(Multi-organoid system)' 연구가 활발히 진행되고 있다.

특히 2025년 미국 식품의약국(FDA)이 단일클론항체(mAb) 치료제 및 기타약물 개발 과정에서 동물실험을 단계적으로 폐지하겠다고 발표했다.[77] 많은 기업들은 동물실험을

---

76 조선일보, 2025.04.24.

77 마카리 FDA 국장은 "제약회사들은 너무 오랫동안 국제적으로 광범위한 인체 사용 데이터가 있는 약물에 대한 추가적인 동물실험을 수행해 왔다"며 "이번 계획은 약물 평가 패러다임 전환을 의미하며, 동물 실험을 줄이는 동시에 의미 있는 치료법 개발을 가속화할 가능성을 제시할 것"이라고 설명했다. 이어 "환자에게 더 안전하고 신뢰할 수 있는 치료법을 더 빠르고 안정적으로 제공하는 동시에 연구개발(R&D) 비용과 약가를 절감할 수 있다"면서 "동물 복지 측면에서도 약물시험에 실험실 동물 사용을 종식시키는 중요한 진전으로, 이는 공중 보건과 윤리 모두에 윈윈(win-win)이 될 것"이라고 덧붙였다.

오가노이드 기술 어디까지 왔나

❶ 뇌 오가노이드
- 뇌파 감지, 시냅스 연결까지 오가노이드 구현 가능
- 알츠하이머, 자폐증 연구에 활용

❷ 폐 오가노이드
- 미세 먼지, 담배 연기 같은 폐에 흡입되는 각종 독성 물질의 영향 연구에 사용
- 폐에 오가노이드 주입해 일부 조직 재생 확인

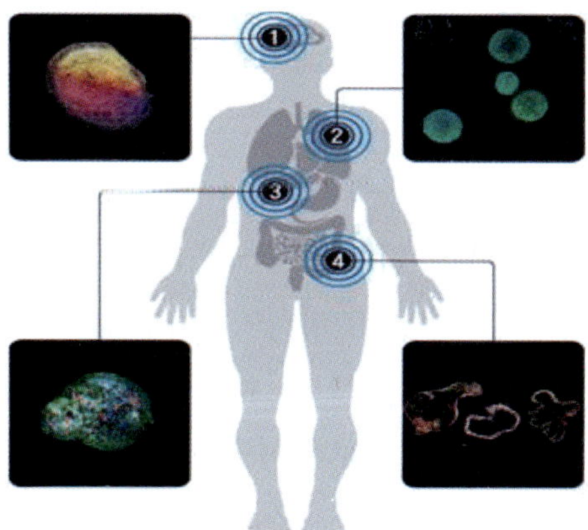

❸ 간 오가노이드
- 사람 장기처럼 담즙분비, 지질 대사, 알코올 분해 가능
- 간 조직에 이식해 혈액 수치 개선 가능

❹ 장 오가노이드
- 대장 환경을 부분적으로 그대로 재현
- 장내 미생물 상호작용, 염증성 장 질환 연구에 활용

[그림 2-23] 오가노이드 기술의 다양한 바이오헬스 활용

대체할 기술을 통해 신약 후보물질 발굴 및 독성 예측 등 성과를 입증해왔다. 식품의약국(FDA)이 본격적인 임상 환경 변화를 주도하기 시작하면서 신약 연구 환경은 굉장히 큰 변화를 맞이하게 될 것이다. IBK투자증권 발간한 제약 · 바이오 산업 보고서를 보면, 식품의약국(FDA)은 기존에 시행했던 동물실험인 『AI 기반 독성 및 세포주 계산 모델』, 『실험실 환경에서의 오가노이드 독성시험(소위 새로운 접근법 방법론 또는 NAMs 데이터)』 등을 축소 · 개선하거나 대체할 것으로 관측된다.[78] 실제 식품의약국(FDA)은 고급 컴퓨

78 IBK투자증권 연구원은 "이번 FDA의 로드맵은 단순한 규제 완화를 넘어 전임상 시험방식의 패러다임 전환을 제도화하는 계기가 될 것"이라며 "FDA의 이번 조치는 동물실험 폐지 필요성에 더해, AI 모델과 오가노이

터 시뮬레이션을 통해 약물의 분자 구성을 기반으로 부작용을 신뢰성 있게 예측할 수 있고, 특정 동물실험의 필요성이 사라지면서 간소화된 심사가 가능해 졌다고 평가했다.

이에 따라 식품의약국(FDA)은 국립보건원(NIH), 국립독성학프로그램(NTP) 등 연방기관과 긴밀한 협력을 바탕으로, 대체시험법 검증을 위한 기관 간 조정위원회(ICCVAM)를 통해 혁신적인 시험법의 검증 및 도입을 가속화할 방침이다. 신약개발 비임상 CRO (Contract Research Organization, 임상시험수탁기관) 회사이자 세계 최대 실험동물 공급기업인 미국 찰스리버 래버토리 인터내셔널(Charles River Laboratories International, Inc., 이하 찰스리버래버토리 · CRL)은 2024년부터 동물실험에 대한 의존도를 줄이기 위한 '대체방법 발전 프로젝트(Alternative Methods Advancement Project, AMAP)'를 개시했다. 이를 위해 찰스리버래버토리(CRL)는 동물실험을 최소화한 '엔도세이프 트릴리움(Endosafe Trillium)'이라는 박테리아 내독소 검사도 공개했다.[79] 대한민국에서도 동물실험을 대체할 신약 개발 방식이 활발히 진행 중이다. JW중외제약은 유전적 특성이 인간과 80%가량 유사한 '제브라피쉬(Zebrafish)'를 중개임상 연구에 활용하고 있다.[80] 또한 차의과학대학교 유종만교수가 창업한 오가노이드사이언스는 동물실험 없이 인체의 특성을 모사하는 기능을 가진 오가노이드를 기반으로 첨단 의약품과 신소재를 평가해, 신약 개발의 효율성을 높이는 최적의 평가 솔루션을 제공한다.[81]

5) 글로벌 바이오헬스의 주요 특징

(1) 미국 바이오헬스 산업 정책과 주요 특징[82]

미국 정부는 2024년에 바이오 분야에서 글로벌 리더십을 확고히 하며 지속 가능한 바

드 등 대체 실험 기술이 실제 활용 가능한 수준으로 성숙했기에 가능했던 결정이다"고 설명했다.

79 회사는 엔도세이프 트릴리움을 활용하면 현재 임상시험에서 가장 많이 활용되는 투구게(horseshoe crab) 혈액에 대한 의존도를 줄일 수 있다고 설명했다.

80 열대어류인 제브라피쉬는 인간과 유전적 구조가 유사해 기존 동물실험을 대체할 수 있는 새로운 비임상 중개연구 모델이다. 제브라피쉬는 3~4㎝로 크기가 작아 비임상 연구에 활용 시 적은 약물로 실험 결과를 도출할 수 있을 뿐만 아니라 비용도 포유류 실험 대비 10분의 1수준으로 낮출 수 있다.

81 조선일보, 2025.04.19.

82 National Institutes of Health (NIH), "About NIH," 2023.; U.S. Food and Drug Administration (FDA), "Overview of FDA's Expanded Access Program," 2021.; U.S. Congress, "21st Century Cures Act," 2016.; Centers for Medicare & Medicaid Services (CMS), "Medicare and Medicaid Basics," 2022.; U.S. Congress, "Inflation Reduction Act of 2022," 2022.; U.S. Small Business Administration (SBA), "SBIR/STTR Program Overview," 2023.; MassBio, "Massachusetts Life Sciences Cluster: A Blueprint for Continued Leadership," 2021.

이오경제를 실현하기 위한 다양한 정책을 발표했다. 특히, 바이오제조 인프라가 유럽과 중국에 비해 부족하며, 공급망에서 취약점에 노출될 수 있다고 우려하고 바이오제조 역량 강화, 국제협력 확대, 안보강화에 주력하고 있다.

2024년 3월에는 백악관이 바이오기술과 바이오제조를 통해 경제 발전과 국가 안보를 강화하기 위한 국가바이오경제위원회(National Bioeconomy Board)를 출범시켰다. 이 위원회는 바이오제조 역량 강화를 위한 장기 전략을 수립하고, 공공과 민간 부문의 협력을 확대하며, 규제 개혁을 통해 혁신을 촉진하는 역할을 맡는다. 백악관 과학기술정책실(OSTP)은 대통령이 2022년에 서명한 바이오경제 행정명령(E.O. 14081)의 전략적 이행 방향을 담은 '활기찬 국내 바이오제조 생태계 구축을 위한 보고서(Building a Vibrant Domestic Biomanufacturing Ecosystem)'를 2024년 11월에 발표하였다. 이 보고서는 연방정부 조달, 기업 인센티브 제공, 동맹국 간 협력 강화, R&D 지원, 분산형 제조인프라 구축, 디지털 인프라 현대화, 생물학적 위험 관리 강화 등의 실천방안을 제시하고 있다.

2024년 9월 미국 의회는 생물보안법(US Biosecure Act, HR8333)을 통과시켰다. 이 법안은 중국 등 적대국의 제약 · 바이오 기업과 거래를 금지하며, 미국 내 첨단 바이오 기술 및 제조 역량의 유출을 방지하기 위한 목적을 가지고 있다. 하지만 실질적으로는 중국 바이오 기업의 급성장에 대응하고, 미국의 바이오기술 및 유전자 데이터 유출을 방지하려는 전략적 조치의 성격을 가지고 있다. 이 법은 유예기간을 거쳐 2032년 시행될 예정이다.

2024년 6월 국가안전보장회의(NSC)는 백악관 팬데믹대비 · 대응정책실(Office of Pandemic Prepareness and Response Policy, OPPR)과 함께 미국과 한국, 유럽연합, 일본, 인도 등 동맹국 간의 바이오제약연합(Biopharma Coalition, Bio-5) 출범을 발표하였다. 이 연합은 국제 바이오제약 협력을 강화하고, 의약품 원료(API) 공급망을 다변화하며, 미국과 동맹국들의 바이오제약 산업 경쟁력을 높이는 것을 목표로 하고 있다.

미국 신흥 바이오기술 국가안보위원회(National Security Commission on Emerging Biotechnology, NSCEB)의 '국방 혁신을 위한 바이오기술 연구개발 전략'에서 AI, 머신러닝, 자동화 기술과 결합된 바이오기술을 국방 분야에서 활용하는 방안을 제시했다. 특히 BioCATALYST 네트워크를 통해 바이오데이터를 통합하고, 바이오기술을 군사 및 안보 분야에 적극적으로 적용하는 것을 제안하고 있다.[83]

83 한국생명공학연구원(2025), 「2025년 해외 바이오 정책 동향」, BioINpro, vol. 158. 참조.

① 연구개발(R&D) 지원 및 투자

㉠ 연방 정부의 R&D 지원

미국 정부는 바이오헬스 산업의 R&D를 적극 지원하고 있다. 미국의 바이오헬스 연구개발은 25개 이상의 연방정부 부처와 기관이 지원하는 다원화된 체계를 갖추고 있다. 바이오헬스는 국립보건원(NIH)이, 기초 생명과학은 국립과학재단(NSF)이 주로 지원하며, 그 외에도 에너지부(DOE), 국방부(DOD), 농림부(USDA) 등이 다양한 분야의 연구개발을 지원하고 있다.

바이오의료 분야의 세계 최대 연구기관이자 펀딩기관인 국립보건원(NIH)은 27개의 연구소 및 센터(ICs)로 구성되어 있다. NIH 예산의 약 11%는 내부 연구에 사용되며, 약 83%는 외부 연구를 지원한다. 나머지 6%는 연구 지원 및 관리 운영 비용으로 사용된다. 미국 국립보건원(NIH)은 연간 약 420억 달러의 예산을 통해 생명과학 연구를 지원하며, 전 세계적으로 가장 큰 규모의 바이오헬스 연구 자금 중 하나이다. 예산은 신약 개발, 기초 생명과학 연구, 질병 예방 및 치료 연구 등에 사용되고 있다.

구체적으로 국립과학재단(NSF)의 2025년도 연구개발(R&D) 예산은 81억 2,000만 달러로, 이 중 생명공학(유전체학 및 합성 생물학 포함) 분야에 요구한 예산은 4억 2,100만 달러이다. 주요 연구분야는 기초 · 응용 연구(유전체학, 생물정보학, 데이터 분석, 구조생물학, 합성생물학, 조직 · 대사공학 등), 기술개발(신규 바이오소재 개발, 생체모방 데이터 저장, 생물제조 등), 사회적 기여(농업, 건강, 안보, 제조, 기후변화 대응), 기술혁신 촉진(국가 공학생물학 연구개발 이니셔티브 등), 공공 수용성 제고 등이다.

식품의약국(FDA)의 2025년 예산은 71억 달러로 전년 대비 3.5% 증가한 규모이다. 바이오 혁신을 가속화하면서도, 공중보건 안전성을 유지하는데 중점을 둔다. 주요 연구분야는 의약품 및 백신 승인 프로세스 개선, 바이오의약품 규제 및 혁신 촉진, 식품 안전 및 규제 개선, 의료기기 및 디지털 헬스케어 기술 규제, 공중보건 비상 대응 강화이다.

에너지부(DOE)는 생물학적 시스템의 이해, 바이오에너지, 바이오제조 및 탄소중립 기술 개발을 지원하고 있다. 주요 분야는 바이오 에너지 및 연료 개발, 바이오 제조 및 공정 혁신, 탄소 포집 및 바이오기반 기후 변화 대응 기술, 합성생물학 및 바이오기술 혁신 등이다.

농무부(USDA)의 2025년도 연구개발 예산은 전년 대비 1천만 달러가 증가된 38억 달러이다. 산하 농업연구청(ARS, 17.6억 달러)은 지속 가능한 농업 및 식품 생산 연구를 수행하고, 국립식품농업연구소(NIFA,17.3억 달러)는 대학, 연구소에 그랜트를 지원한다. 중점 분야는 지속 가능한 농업 연구 및 생물학적 해충 방제 기술 개발, 바이오기술 및 유전자 편집 농산물 연구 확대 등이다.

국방부(DOD)도 바이오기술을 활용하여 군사 작전 능력을 향상하고, 생물학적 위협에 대응하며, 전투원의 건강을 보호하기 위한 여러 프로그램을 지원하고 있다. 바이오 분야 연간 연구 예산은 약 30억 달러로 추정된다. 군인과 가족의 건강을 지원하는 방위건강프로그램(DHP)은 유방암, 전립선암, 난소암, 외상성 뇌손상, 의족 및 보조기기 등 다양한 연구를 수행한다. 국방고등연구계획국(DARPA)은 합성생물학 응용, 생화학 공격 대응 등 혁신기술 개발을 지원한다.

미국 항공우주국(NASA)은 우주 임무 중 건강관리, 생명과학, 인간의 생리학적 반응 등에 관한 연구를 지원한다. 인간연구프로그램(Human Research Program)에 2025년 1억 4,300만 달러를 요청하였고, 국제우주정거장(ISS) 연구에 우주에서의 생명체 연구, 우주환경이 생물학에 미치는 영향을 연구 등이 포함되어 있다.[84]

㉡ 바이오헬스 혁신 네트워크

정부는 생명과학 연구소, 대학, 병원, 민간 기업 간의 협력 네트워크를 통해 혁신을 촉진하고 있다. 글로벌 혁신 네트워크와 협력은 새로운 치료법과 기술의 개발을 가속화하며, NIH의 Clinical and Translational Science Awards(CTSA) 프로그램은 이러한 협력을 강화하기 위한 주요 정책 중 하나이다.

② 규제 및 승인 절차

㉠ 식품의약국(FDA)의 역할

미국 식품의약국(FDA)은 바이오헬스 산업 제품의 안전성과 효과를 보장하기 위한 핵심 규제 기관이다. 식품의약국(FDA)은 신약, 의료기기, 생명공학 제품의 승인 과정을 통해 엄격한 기준을 적용하고 있으며, 이를 통해 시장에 출시되는 제품의 안전성을 보장하고 있다. 최근에는 신속 승인 절차와 같은 혁신적 규제 프레임워크를 도입해, 신약 개발 속도를 높이는 데 기여하고 있다.

84 한국생명공학연구원(2025), 「2025년 해외 바이오 정책 동향」, BioINpro, vol. 158. 참조.

㉡ 규제 완화 및 혁신 장려

21세기 치료법(21st Century Cures Act)은 2016년에 통과된 법안으로, 혁신적인 의료 제품의 개발과 승인 절차를 가속화하기 위한 규제 완화를 포함하고 있다. 이 법안은 환자 중심의 치료법 개발을 촉진하고, 혁신적인 임상 시험 방법론을 채택할 수 있도록 지원하고 있다.

③ 보건정책과 보험제도

㉠ 메디케어(Medicare)와 메디케이드(Medicaid)

미국의 대표적인 공공 의료보험 제도인 메디케어(Medicare)와 메디케이드(Medicaid)는 바이오헬스 산업에 큰 영향을 미치고 있다. Medicare는 65세 이상과 특정 장애인들을 대상으로 한 연방 건강보험 프로그램이며, 메디케이드(Medicaid)는 저소득층을 위한 주-연방 합동 프로그램이다. 이들 프로그램은 생명공학 제품과 새로운 치료법의 보급을 촉진하고, 접근성을 향상시키는 데 중요한 역할을 하고 있다.

㉡ 의약품 가격 규제 및 접근성 확대

바이오헬스 산업의 발전과 함께 의약품 가격 문제가 사회적으로 부각되면서, 미국 정부는 가격 투명성 제고와 환자의 접근성 확대를 위한 정책을 추진하고 있다. 예를 들어, 2022년 통과된 인플레이션 감축법(Inflation Reduction Act)은 Medicare의 약가 협상 권한을 강화하여 고가 의약품의 가격을 낮추려는 노력을 포함하고 있다.

④ 혁신과 스타트업 지원

㉠ 생명공학 스타트업 육성

미국 정부는 생명공학 스타트업의 성장을 지원하기 위한 다양한 프로그램을 운영하고 있다. 중소기업 혁신 연구(Small Business Innovation Research, SBIR) 및 중소기업 기술 이전 연구(Small Business Technology Transfer, STTR) 프로그램은 NIH를 비롯한 연방 기관들이 신생 기업의 연구개발을 지원하기 위해 자금을 제공하는 대표적인 프로그램이다. 이를 통해 스타트업들이 초기 단계에서 필요한 자금을 확보하고, 새로운 기술과 제품을 시장에 내놓을 수 있도록 돕고 있다.

ⓛ 혁신 허브 및 인큐베이터

각종 바이오헬스 혁신 허브와 인큐베이터 프로그램도 스타트업 육성에 중요한 역할을 하고 있다. 매사추세츠주 보스턴, 캘리포니아주 샌프란시스코 등 생명과학 클러스터는 스타트업과 연구기관이 협력할 수 있는 환경을 조성하며, 벤처 자본 투자 유치와 연구 성과 상용화를 촉진하고 있다.

(2) 유럽 바이오헬스 산업 정책과 주요 특징[85]

유럽연합(EU)은 유럽연구공간(European Research Area, ERA) 정책을 통해 바이오헬스를 포함한 연구혁신(R&I) 단일 시장을 강화하고 있으며, 이를 위한 R&D 투자 확대를 주요 목표로 삼고 있다. Horizon Europe을 통해 역내 연구역량을 강화하고, 연구자의 이동성을 확대하는 마리퀴리액션(Marie Skłodowska–Curie Actions, MSCA) 펠로우십 프로그램을 통해 협력을 촉진하고 있다.

2024년 3월에는 Horizon Europe의 2025–2027 전략 계획을 발표하고, 바이오헬스 다양성 연구를 강화하기 위해 Horizon Europe 예산의 10%를 바이오 관련 주제에 배정하며, 기후변화 대응 및 지속 가능한 바이오 기술 개발을 촉진한다고 밝혔다. 또한 뇌 건강, 지속 가능한 산림, 혁신적 바이오 소재 등 9개의 신규 연구 파트너십을 출범하고, 연구와 산업 간 협력을 촉진하고 있다.

2024년 4월 EU 연구혁신총국(Directorate–General for Research and Innovation, DG RTD)이 발표한 '유럽 경쟁력 제고를 위한 연구, 기술 및 혁신' 보고서에서 정부 차원의 통합 접근방식 채택, 연구 경쟁력 강화 및 우수 인재를 유치를 위한 연구비 확대, 산업경쟁력 및 기술위원회(Industrial Competitiveness and Technology Council) 설립, 사회적 도전과제 위원회(Societal Challenges Council) 설립, 포용적이고 매력적인 연구생태계 조성 등을 권고하였다.

2024년 3월 EU집행위원회는 바이오기술 및 바이오제조 분야의 발전을 촉진하기 위한

---

85 European Commission, "Horizon Europe: The EU Research and Innovation Programme (2021-2027)," European Commission, 2021.; European Commission, "EU4Health Programme 2021-2027," European Commission, 2021.; European Medicines Agency (EMA), "Medical Devices: New Regulations," EMA, 2021.; European Commission, "EU Clinical Trials Regulation: Key Facts," European Commission, 2022.; European Innovation Council (EIC), "EIC Accelerator: Funding & Tenders," 2023.; European Commission, "Pharmaceutical Strategy for Europe," European Commission, 2020. OECD, "Pharmaceutical Pricing Policies in a Global Market," OECD Publishing, 2021.

종합 조치계획을 발표했다. 바이오기술은 특히 EU의 그린 뉴딜 전략에 중요한 기술로 인식되고 있다. 이 계획은 바이오 제조와 관련된 핵심 기술의 상용화와 확산을 촉진하기 위해 디지털화와 AI 활용을 강조하고 있다. AI와 생성형 AI 기술을 바이오기술과 바이오 제조에 접목하여 생산성 향상과 비용 절감을 도모하며, 기후변화 대응, 환경문제 해결에도 긍정적인 영향을 미칠 것으로 기대하고 있다. EU는 또한 공공-민간 협력을 강화하고, 유럽혁신위원회(EIC)를 통해 바이오 스타트업 및 중소기업의 성장을 촉진하려는 노력을 기울이고 있다. 혁신 펀드와 그린 투자 펀드는 바이오헬스경제 발전을 위한 중요한 자금원이 되고 있으며, 이를 통해 유럽 전역에서 바이오 분야의 기술혁신이 이루어지고 있다.

유럽 내 바이오헬스 연구 격차를 줄이고 지속가능한 바이오경제를 구축하기 위해 지역혁신 밸리(RIVs)도 조성하고 있다. 이 계획은 2024년 6월 발표되었는데, Horizon Europe 프로그램과 유럽지역개발기금 등을 통해 1억 1,600만 유로를 지원할 계획이다. 72개 지역이 RIVs로 선정되었고 추가로 79개 지역이 참여할 예정이다. 이들 지역은 바이오기술 혁신, 디지털 전환, 지속가능한 농업, 보건의료 발전 등의 목표를 통해 혁신 역량을 강화한다. 또한 기업의 글로벌 진출을 지원하기 위해 국제 협력과 글로벌 시장 진입을 위한 전략을 마련하고 있다. 5월에는 우크라이나 연구 지원을 위해 EURIZON 펠로우십 프로그램 예산을 1,500만 유로에서 4,500만 유로로 확대한다고 발표하였다. 총 65개 프로젝트와 324명의 연구자가 참여하며, 연구분야는 물리 · 공학(38%), 환경(15%), 보건 · 식품(14%), 에너지(10%) 등으로 구성된다. 이 프로그램은 국제 협력 강화를 통해 연구성과 확산을 지원하며, 연구자들의 연구 환경 개선을 목표로 한다. 연구는 유럽 연구 인프라와 협력하여 바이오, 공중보건, 지속 가능한 에너지 및 환경 개선 등 다양한 분야에서 진행될 예정이다.

유럽연합(EU)의 연구개발은 세계 최대의 다국적 연구사업인 Horizon Europe을 통해 지원된다. 2023-2025 동안 건강(Health) 및 바이오경제(Bioeconomy) 분야에 총 96억 유로를 투자하였는데, 이 중 건강 분야에는 감염병 대응(13억 유로), 맞춤형 의료 및 신약 개발(15억 유로), 유전자 치료 및 재생의학(10억 유로), 디지털 헬스케어 및 의료 AI(9억 유로), 정신 건강 연구(6억 유로) 등 총 79억 유로를, 바이오경제 분야에는 바이오 기반 플라스틱 및 친환경 연료(7억 유로), 지속 가능한 농업 및 식량 공급 연구(6억 유로), 탄소중립 기술 및 바이오매스 활용(4억 유로) 등 총 17억 유로를 투자하였다.[86]

---

86 한국생명공학연구원(2025), 「2025년 해외 바이오 정책 동향」, BioINpro, vol. 158. 참조.

① 유럽연합(EU)의 통합적 정책

㉠ 호라이즌 유럽(Horizon Europe) 프로그램

유럽연합(EU)의 주요 연구개발(R&D) 프로그램인 호라이즌 유럽(Horizon Europe)은 바이오헬스 분야를 포함한 다양한 연구를 지원하고 있다. 이 프로그램은 2021년부터 2027년까지 약 950억 유로의 예산을 할당하며, 특히 유전자 치료, 암 치료, 희귀 질환 연구와 같은 혁신적 의료기술 개발을 촉진하고 있다. 호라이즌 유럽(Horizon Europe)은 다국적 연구 프로젝트를 통해 유럽 전역에서 협력적 연구를 장려하며, 공공 및 민간 부문 간의 협력도 강화하고 있다. 한편, Horizon 2020 프로그램에 대한 집행위원회의 평가보고서가 2024년 1월에 발표되었다. 이 프로그램을 통해 2014-2020년 동안 800억 유로가 5,000개 이상의 연구 프로젝트에 지원되어 276,000건 이상의 논문을 발표했으며, 33명의 노벨상 수상자가 배출되었다. 바이오 분야의 경우 COVID-19, 에볼라, 지카 바이러스 대응, mRNA 백신 개발 등을 지원하였고, 기후변화 대응과 지속 가능한 바이오 연구에 큰 기여를 했다고 평가되었다. 향후 개선 과제로는 행정 절차 간소화, 여성 연구자 참여 확대, 연구성과의 실용화 지원 등이 제시되었다.

㉡ EU4Health 프로그램

EU4Health는 2021년부터 2027년까지 시행되는 EU의 건강 프로그램으로, 총 53억 유로의 예산이 책정되었다. 이 프로그램은 바이오헬스 산업의 발전과 함께 공공건강을 증진하고, 헬스케어 시스템의 회복력을 강화하는 데 중점을 두고 있다. 특히, 팬데믹 대응 능력을 강화하고, 유럽연합(EU) 내 의료 공급망을 개선하는 데 초점을 맞추고 있다.

② 규제 프레임워크와 조화

㉠ 의료기기 규제(MDR 및 IVDR)

유럽연합(EU)은 2017년에 새로운 의료기기 규제(Medical Device Regulation, MDR)와 체외진단기기 규제(In Vitro Diagnostic Regulation, IVDR)를 도입했다. 이 규제는 의료기기와 체외진단기기의 안전성과 성능을 보장하기 위해 엄격한 기준을 적용하며, 2021년과 2022년에 각각 시행되었다. 이를 통해 유럽 내 모든 의료기기와 진단기기는 높은 수준의 안전성과 품질을 유지해야 하며, 제품의 시장 접근성

도 강화되었다.

㉡ 임상 시험 규제

2022년 1월부터 시행된 EU 임상 시험 규제(EU Clinical Trials Regulation)는 임상 시험 승인 절차를 간소화하고, 유럽 전역에서 조화된 규제를 적용하기 위한 목적으로 도입되었다. 이 규제는 임상 시험 데이터의 투명성을 높이고, 환자의 안전을 강화하며, 새로운 치료법의 개발과 상용화를 촉진한다.

③ 혁신과 스타트업 지원

㉠ 유럽 혁신위원회(EIC)

유럽 혁신위원회(European Innovation Council, EIC)는 바이오헬스 분야의 혁신과 스타트업을 지원하기 위한 주요 기관 중 하나이다. EIC는 스타트업과 중소기업(SMEs)이 혁신적인 아이디어를 상업화할 수 있도록 자금을 제공하며, 특히 첨단 바이오 기술과 신약 개발에 대한 지원이 두드러지고 있다. EIC Accelerator 프로그램은 유망한 바이오헬스 스타트업에게 최대 250만 유로의 자금을 지원하여 초기 개발 단계를 넘어 시장에 진입할 수 있도록 돕고 있다.

㉡ 바이오클러스터와 인큐베이터

유럽 내 바이오헬스 산업의 주요 허브로는 프랑스의 메디센(Medicen Paris Region), 독일의 바이오테크 클러스터(Heidelberg), 영국의 골든 트라이앵글(Golden Triangle, London-Oxford-Cambridge)이 있다. 이들 클러스터는 연구기관, 병원, 기업 간의 협력을 통해 바이오헬스 혁신을 촉진하고, 새로운 기술과 제품이 시장에 빠르게 도입될 수 있도록 지원하고 있다.

④ 의약품 접근성과 가격 정책

㉠ 의약품 접근성 강화

유럽연합(EU)은 의약품 접근성을 강화하기 위해 공공과 민간의 협력을 통해 신약 개발과 공급망을 개선하고 있다. 2020년 발표된 제약 전략(European Pharmaceutical Strategy)은 혁신적 의약품의 접근성을 높이고, 희귀 질환과 같은 미충족 의료 수요를 충족하기 위해 제약 정책을 조정하는 데 초점을 맞추고 있다.

㉡ 의약품 가격 관리

유럽 각국은 약가 규제와 환급 시스템을 통해 의약품 가격을 관리하고 있다. 예를 들어, 독일은 의약품시장재편법(Arzneimittelmarkt-Neuordnungsgesetz, AM-NOG) 제도를 통해 신약의 가격을 협상하며, 영국은 약가 협상 시스템을 통해 의약품 가격을 조정하고 있다. 이러한 정책은 환자들이 혁신적인 치료법을 부담 가능한 가격에 이용할 수 있도록 보장하고 있다.

(3) 아시아 바이오헬스 산업 정책과 주요 특징

아시아 지역은 바이오헬스 산업의 성장 잠재력이 큰 시장으로, 각국은 이를 지원하기 위해 다양한 정책을 시행하고 있다.[87]

① 중국: 바이오헬스 산업의 국가 전략

중국은 제14차 5개년 계획(2021~2025)에서 바이오경제를 국가 발전의 핵심으로 지정하고, 2025년까지 바이오경제를 대규모로 확대하며, 2035년까지 바이오 선도국으로 도약하는 것을 목표로 하고 있다. 중국 정부 최초의 바이오 분야 중장기 계획은 '바이오경제14·5규획'으로 국가 발전 개혁 위원회가 2022년 5월 발표하였다. 2025년까지 바이오 기술과 산업의 발전을 가속화하기 위해 바이오경제 규모 확대, 연구개발 투자 강화, 우수 특허 증대, 핵심기술 확보, 바이오산업 공급망 안정화를 강조하고 있다.

2024년 1월 공업신식화부 등 7개 부처 공동으로 '미래산업 혁신발전 추진에 관한 실시의견'을 발표하여, 성장잠재력이 높고 상용화 초기 단계에 있는 바이오의료를 비롯한 제조, 정보통신, 소재, 에너지, 공간 등 6대 미래산업 육성 계획을 발표하였다. 2025년까지 산업기반을 집중 조성하고, 2027년까지 첨단 핵심기술의 산업화와 산업의 규모화를 목표로 하고 있다. 2024년 8월에는 공업신식화부가 미래산업과 신흥산업 육성을 지향하는 '국가 중점 연구개발계획 가이드라인'을 발표하였다. 이 가이드라인에 따라 국가자연과학기금위원회는 촉매, 합성생물학 등 기초연구 프로젝트를 지원하

87 Chinese State Council, "Healthy China 2030 Plan," State Council of China, 2016.; Japanese Ministry of Economy, Trade and Industry (METI), "Society 5.0: Co-creating the Future," METI, 2019.; Korean Ministry of Health and Welfare (MOHW), "K-Biohealth Strategy," MOHW, 2020.; Indian Ministry of Science & Technology, "National Biotechnology Development Strategy 2021-2025," Ministry of Science & Technology, 2021.; World Health Organization (WHO), "WHO-Listed COVID-19 Vaccines," WHO, 2021.

고, 농업농촌부는 중대 병충해 예방 제어, 생물 종 발굴 및 혁신 이용, 국가발전개혁위원회는 인구 노령화 과학기술 대응 등을 지원한다.

바이오 분야 R&D는 '과기혁신 2030-중대 프로젝트'와 '국가 중점 연구개발 프로젝트'를 통해 지원하고 있다. 과기혁신 2030-중대프로젝트에서는 뇌과학 및 뇌모방, 종자 산업, 의료(만성질환) 등 3대 분야를 집중적으로 지원하고 있다. 이 중 '뇌과학 및 뇌모방' 중대프로젝트는 일명 '중국 뇌연구계획'으로 2021년 9월에 시작하여 총 31억 4,800만 위안(약 5,600억원)을 투입할 계획이다. 국가 중점 연구개발 프로젝트는 최근 5년간 뇌과학, 합성생물학, 페노믹스, 계산생물학, 유전자 · 세포 치료 등의 분야에 투자를 확대하여 왔다.

중국은 600개 이상의 지역 클러스터(과학단지)를 운영하며, 이들을 중심으로 바이오 연구 및 산업화를 가속화하고 있다. 네이처(Nature)의 분석에 따르면 2019~2023년간 베이징의 연구인력이 연평균 약 12% 증가하며 세계 최대 규모를 기록했고, 상하이도 비슷한 성장세를 보이고 있다. 베이징은 또한 합성생물학, 뇌과학, 페노믹스, 계산생물학, 유전자 및 세포 치료 등 첨단 분야 모두에서 논문 수 기준으로 세계 1위를 차지하였고, 상하이는 유전자 · 세포 치료 연구에 강점을 보유하고 있다.[88]

㉠ 중국의 '헬스 차이나 2030' 계획

중국 정부는 2016년에 발표한 '헬스 차이나 2030' 계획을 통해 건강증진과 바이오헬스 산업 발전을 국가 전략으로 설정했다. 이 계획은 헬스케어 서비스의 질을 높이고, 생명과학 및 바이오 기술 연구개발(R&D)에 대한 투자를 확대하는 것을 목표로 한다. 또한, 신약 개발과 혁신적인 의료기술 상용화를 촉진하기 위해 규제 환경을 개선하고 있다.

㉡ 대규모 R&D 투자

중국은 생명과학 연구에 대한 투자도 적극적으로 확대하고 있다. 2020년에는 R&D 투자가 3,000억 위안(약 450억 달러)을 넘어섰으며, 이는 글로벌 바이오헬스 R&D 투자에서 큰 비중을 차지하고 있다. 중국의 R&D 투자는 특히 유전자 편집, 면역치료, 디지털 헬스 분야에서 강력한 성과를 내고 있다.

---

88 한국생명공학연구원(2025), 「2025년 해외 바이오 정책 동향」, BioINpro, vol. 158. 참조.

② 일본: 고령화 대응과 바이오헬스 혁신

일본 문부과학성의 주요 연구 분야는 감염병 대응, 유전자 연구, 재생의학, 생명과학 연구기반 구축 등이다. 주요 사업으로는 뇌신경과학 통합 프로그램(75억 엔), 재생·세포의료·유전자치료 연구(122억 엔), 차세대 암 의료 가속화 연구(36억 엔), 게놈 의료 실현 바이오뱅크 활용 프로그램(B-cure, 56억 엔), 신흥·재흥 감염증 연구기반 구축사업(25억 엔) 등이 있다.

경제산업성이 재생의료·유전자 치료 및 신약기술 개발에 중점을 두고 있다. 주요 사업으로는 차세대 치료·진단을 위한 신약 기술 개발(58억 엔), 재생의료·유전자 치료 산업화를 위한 기반 기술 개발(39억 엔), 그리고 재생·세포·유전자 치료 제조 시설 투자 지원(383억 엔), 차세대 의료기기 개발 지원(24억 엔), 의료산업 글로벌 확장(13억 엔) 등이 있다.

후생노동성은 의약품 개발과 혁신(551억 엔), 의료 디지털 전환(DX, Digital transformation) 및 지역 의료 기반 강화(49억 엔), 감염병 대응 및 국제 보건 전략(313억 엔), 예방 및 중증화 방지, 여성 건강 및 치매 대응(135억 엔), 의료·사회보장 시스템 유지(약 10조 엔) 등의 사업을 지원하고 있다. 또한, AI 기반 신약 개발 플랫폼, 전 게놈 분석 연구, 재생의료 및 유전자 치료 연구도 지원하고 있다.

농림수산성은 바이오 기술을 활용한 지속 가능한 농업 및 순환형 경제 구축을 목표하고 있다. 특히, 바이오매스 활용과 유기농업 확대를 중점적으로 추진하며, 친환경 식량 생산 시스템을 강화하는 데 초점을 맞추고 있다. 또한 지역 내 바이오매스 자원 활용, 바이오비료 활용 촉진, 농업 폐기물의 에너지화, 온실가스 배출 절감, 환경 부하 저감형 농업 지원, 바이오 기반 에너지 시스템 구축 등을 지원하고 있다.

일본의료연구개발기구(Japan Agency for Medical Research and Development, AMED)는 의약품 개발, 의료기기 및 헬스케어, 재생의료 및 유전자 치료, 게놈 및 데이터 기반 연구, 질병 기초연구, 그리고 기초연구 및 연구 기반 구축을 위한 연구개발을 지원한다. 의약품 개발 분야는 면역치료와 개인 맞춤형 치료 등 차세대 치료법 연구, 감염병 대응을 위한 신약 및 백신 개발, 그리고 희귀질환 및 난치성 질환에 대한 치료제 연구가 주요 목표이다. 재생의료 및 유전자 치료 분야는 iPS 세포 연구, 유전자 편집 기술, 그리고 CAR-T 치료와 같은 면역세포 치료 연구가 강화될 예정이다. 질병 기초연구 분야는 감염병, 신경질환(알츠하이머, 치매), 만성질환(심혈관 질환, 당뇨병) 연구 및 정신 건강 관련 연구가 포함된다. 마지막으로, 기초연구 및 연구 기반 구축을 위해 연구성과의 실용화를 촉진하고 스타트업 육성, 국제 공동 연구 협력 확대를 통해 연구 생태계를 강화할 계획이다.

민간부문에서도 바이오경제 시대를 대비하기 위한 정책적 제언을 발표하고 있다. 일본 경제단체연합회(경단련 · Keidanren)는 바이오 트랜스포메이션(Biotransformation, BX)을 통해 국내 바이오시장을 2030년까지 약 92조 엔으로 확대하고, 글로벌 경쟁력을 강화하기 위한 추진 과제로 바이오 원료의 안정적 공급망 확보, 기초연구 결과의 신속한 상용화 지원, 스타트업과 대기업 간 협력 강화, 국제 규범 및 표준화 추진을 제시하였다.

일본바이오협회(Japan Bioindustry Association, JBA)는 2030년까지 세계 최고 수준의 바이오경제 사회를 실현하기 위해서는 횡단적 정책(기초연구 및 사업화 강화, 바이오 커뮤니티 지원 강화, 데이터 활용 체계 구축), 바이오 제조 및 시장 확대(바이오 기반 제품 시장 환경 조성, 생산 기반 확충과 원료 확보), 헬스케어 및 의료(연구개발 초기 단계 강화, 임상시험 환경 개선, 인재 육성)가 필요하고, 이를 위해 바이오 제조 혁신 및 연구 지원(3,000억 엔), 바이오의약품 제조 기지 구축(1,000억 엔), 신약 벤처 생태계 강화(3,500억 엔) 등의 R&D 투자를 제안하였다.[89]

㉠ 고령화 사회 대응

일본은 세계에서 가장 빠르게 고령화가 진행되는 국가 중 하나로, 이에 대응하기 위해 바이오헬스 산업에 중점을 두고 있다. 일본 정부는 '소사이어티 5.0(Society 5.0)' 정책의 일환으로, 의료와 바이오 기술의 융합을 통해 고령화 문제를 해결하려 하고 있다. 이를 위해 스마트 헬스케어 시스템 개발, 맞춤형 의료서비스, 로봇 공학을 활용한 의료기술 등을 지원하고 있다.

㉡ 의약품 승인 간소화

일본은 의약품 및 의료기기 승인을 간소화하고, 혁신적인 치료법의 신속한 상용화를 지원하기 위해 규제 체계를 개선하고 있다. 특히, 2014년 '재생의료법'을 통해 재생의료와 유전자 치료의 신속 승인 절차를 도입하여, 관련 산업의 발전을 촉진하고 있다.

89 한국생명공학연구원, 「2025년 해외 바이오 정책 동향」, 2025. 참조.

③ 한국: 바이오헬스 산업의 글로벌 경쟁력 강화

㉠ K-바이오헬스 전략

한국 정부는 'K-바이오헬스 전략'을 통해 바이오헬스 산업을 국가 성장 동력으로 육성하고 있다. 이 전략은 2020년 발표되었으며, 핵심 내용은 신약 개발 지원, 바이오헬스 데이터 인프라 구축, 글로벌 시장 진출 확대 등을 포함하고 있다. 한국 정부는 2025년까지 바이오헬스 분야에 4조 원(약 35억 달러) 이상의 투자를 계획하고 있으며, 글로벌 바이오헬스 허브로 성장하기 위해 노력하고 있다.

㉡ 디지털 헬스와 원격의료

한국은 디지털 헬스 기술과 원격의료를 적극 지원하고 있다. 정부는 COVID-19 팬데믹을 계기로 원격의료 시범 사업을 확대하였으며, 디지털 헬스 기술을 활용한 스마트 병원과 맞춤형 헬스케어 서비스 개발을 추진하고 있다. 이러한 정책은 고령화와 만성질환 관리에 있어 큰 역할을 하고 있다.

④ 인도: 바이오제약 허브로의 부상

㉠ 바이오테크놀로지 산업 촉진 정책

인도 정부는 '국가 바이오기술 개발 전략 2021-2025(National Biotechnology Development Strategy 2021-2025)'를 통해 바이오테크놀로지 산업의 성장을 촉진하고 있다. 이 전략은 인도를 글로벌 바이오제약 허브로 자리매김시키기 위한 목표를 가지고 있으며, 인프라 구축, R&D 지원, 글로벌 협력 확대 등을 포함하고 있다.

㉡ 백신 생산과 제네릭 의약품

인도는 세계 최대의 백신 생산국 중 하나로, COVID-19 팬데믹 동안 'Vaccine Maitri' 프로그램을 통해 전 세계 여러 국가에 백신을 공급했다. 또한, 인도는 제네릭 의약품의 주요 생산국으로, 저렴한 가격의 의약품을 글로벌 시장에 제공하고 있다. 이로 인해 인도는 글로벌 헬스케어 시장에서 중요한 역할을 하고 있다.

(4) 글로벌 바이오헬스 클러스터와 주요 특징

글로벌 바이오헬스 클러스터는 혁신적인 생명과학 연구와 상용화를 촉진하는 중요한 역할을 하는 지역적 허브로, 전 세계 여러 지역에 걸쳐 다양한 형태로 발전하고 있다. 각

클러스터는 연구기관, 대학, 기업, 병원 등이 밀집하여 바이오헬스 산업의 성장을 이끌고 있으며, 독특한 특징을 가지고 있다.[90]

① 미국의 보스턴–케임브리지 클러스터

보스턴–케임브리지 바이오 클러스터는 세계에서 가장 큰 바이오헬스 클러스터 중 하나로, MIT, 하버드 대학교 등 세계적인 연구기관이 위치해 있다. 이 지역은 강력한 대학 네트워크와 벤처 자본의 풍부한 지원을 바탕으로, 생명공학 스타트업과 글로벌 제약 회사들이 밀집해 있다. 신약 개발, 유전자 편집, 암 연구 분야에서 혁신이 활발히 이루어지고 있다. 보스턴의 켄달 스퀘어(Kendall Square)는 "세계에서 가장 혁신적인 제곱마일"로 불릴 정도로 연구와 상업화의 연결이 잘 이루어지고 있다. 2021년 보스턴 클러스터의 생명과학 분야 벤처 투자액은 약 88억 달러로, 미국 전체 생명과학 투자 중 20% 이상을 차지했다.

② 프랑스의 메디센 파리–사클레 클러스터

프랑스의 메디센 파리–사클레(Medicen Paris–Saclay) 클러스터는 유럽에서 가장 중요한 바이오헬스 클러스터 중 하나로, 신약 개발, 의료기기, 디지털 헬스케어 분야에서 강점을 가지고 있다. 이 클러스터는 파리 근교에 위치하며, 인근에 대학원 전용 경영대학원 인시아드(INSEAD), 프랑스 국립보건의학연구소(Institut national de la sante et de la recherche medicale, INSERM) 같은 주요 연구기관과 함께, 많은 바이오텍 스타트업이 자리 잡고 있다. 메디센 클러스터는 연간 100개 이상의 생명공학 및 의료기기 특허를 출원하며, 유럽 혁신 기술 연구에 기여하고 있다.

③ 영국의 골든 트라이앵글

영국의 골든 트라이앵글(Golden Triangle)은 런던, 옥스퍼드, 캠브리지로 이루어진

---

90 Biotechnology Innovation Organization (BIO), "Biotech Clusters: Regional Innovation Hubs in the U.S. and Globally," BIO, 2021.; MassBio, "Life Sciences in Massachusetts: 2021 Industry Snapshot," MassBio, 2021.; Medicen Paris Region, "Medicen Paris Region: Driving Innovation in Healthcare," Medicen, 2021.; UK BioIndustry Association (BIA), "The Golden Triangle: UK's Life Sciences Super Cluster," BIA, 2022.; Osaka Bio Headquarters, "Osaka's Strengths in Life Sciences," Osaka Bio Headquarters, 2022.; Zhongguancun Science Park Administration Committee, "Zhongguancun: The Silicon Valley of China," 2021.

클러스터로, 영국 바이오헬스 산업의 중심지이다. 이 지역은 세계적 수준의 대학과 연구 기관(예: 옥스퍼드 대학교, 캠브리지 대학교, 유니버시티 칼리지 런던, 런던정경대학, 임페리얼 칼리지 런던, 킹스 칼리지 런던)이 위치해 있으며, 풍부한 연구 인프라와 벤처 자본의 지원을 받고 있다. 골든 트라이앵글 클러스터는 신약 개발, 유전자 치료, 백신 연구 분야에서 두각을 나타내고 있으며, 특히 COVID-19 백신 개발에서 중요한 역할을 했다. 옥스퍼드-아스트라제네카 COVID-19 백신 개발은 이 클러스터의 글로벌 바이오헬스 연구 영향력을 잘 보여주고 있다.

④ 일본의 오사카 바이오 클러스터

오사카는 일본의 주요 바이오헬스 클러스터로, 의약품 및 의료기기 제조업체가 집중되어 있다. 일본의 대표적 제약사인 다케다(Takeda), 다이이찌 산쿄(Daiichi Sankyo) 등이 본사를 두고 있으며, 첨단 생명과학 연구와 상업화가 활발히 이루어지고 있다. 오사카 바이오 클러스터는 일본의 고령화 문제를 해결하기 위한 헬스케어 기술 개발과 맞춤형 의료에 중점을 두고 있다. 오사카 클러스터는 매년 50개 이상의 바이오헬스 관련 스타트업이 설립되며, 일본 바이오헬스 산업의 30% 이상을 차지하는 주요 생산 중심지이다.

⑤ 중국의 베이징-중관촌 클러스터

베이징의 중관촌(Zhongguancun) 클러스터는 중국의 주요 바이오헬스 혁신 허브로, 중국 정부의 강력한 지원 아래 성장하고 있다. 중간촌 클러스터는 특히 생명공학, 유전자 편집, 그리고 전염병 대응 연구에서 중요한 역할을 하고 있으며, 다수의 대형 생명과학 기업과 연구소가 밀집해 있다. 중국의 국가 바이오전략에 따라 글로벌 바이오헬스 산업에서의 입지를 강화하고 있다. 중관촌 클러스터는 2020년 한 해 동안 바이오헬스 분야에서 100억 위안 이상의 투자 유치를 기록했으며, 이는 중국 바이오헬스 산업의 성장에 중요한 기여를 하고 있다.

6) 글로벌 바이오헬스 기업과 주요 특징

글로벌 바이오헬스 기업들은 생명과학, 의약품 개발, 디지털 헬스케어 등 다양한 분야에서 혁신을 이끌고 있다. 이들 기업은 주로 신약 개발, 첨단 치료법 연구, 그리고 글로

벌 헬스케어 시장에서 중요한 역할을 하고 있으며, 각 기업마다 독특한 특징을 가지고 있다.[91]

(1) 존슨앤드존슨(Johnson & Johnson)

존슨앤드존슨(Johnson & Johnson)은 세계 최대의 헬스케어 기업으로, 의약품, 의료기기, 소비자 건강 제품 등을 제조하고 있다. 존슨앤드존슨은 특히 제약 부문에서 강점을 가지고 있으며, 종양학, 면역학, 신경과학 등에서 혁신적인 치료제를 개발하고 있다. 존슨앤드존슨은 2021년 기준으로 매출액이 930억 달러를 넘어섰으며, R&D에 연간 약 120억 달러를 투자하고 있다. 또한, COVID-19 팬데믹 동안 자사의 얀센 코로나 19 백신(Janssen COVID-19 vaccine)을 개발하여 글로벌 공중보건에 기여하고 있다. 2021년 존슨앤드존슨의 종양학(Oncology) 부문 매출은 약 140억 달러로, 전년 대비 14% 성장하며 글로벌 종양 치료제 시장에서 강력한 입지를 유지하고 있다.

(2) 화이자(Pfizer)

화이자(Pfizer)는 세계에서 가장 유명한 제약 회사 중 하나로, 백신, 항암제, 심혈관 질환 치료제 등 다양한 의약품을 개발 및 판매하고 있다. 특히, 2020년에는 바이오엔테크(BioNTech)와 협력하여 COVID-19 mRNA 백신을 개발하며 세계적인 주목을 받았다. 화이자는 새로운 치료법 개발에 집중하고 있으며, 최근에는 유전자 치료 및 희귀질환 치료제 연구에 많은 투자를 하고 있다. 2021년 화이자의 총 매출은 약 810억 달러로, 이 중 COVID-19 백신이 360억 달러 이상을 차지하며 글로벌 백신 시장에서 지배적인 위치를 확보했다.

(3) 로슈(Roche)

스위스에 본사를 둔 로슈(Roche)는 글로벌 헬스케어 시장에서 선두를 달리는 바이오헬스 기업 중 하나로, 특히 종양학과 진단 분야에서 강점을 가지고 있다. 로슈의 항암제 포트폴리오는 세계에서 가장 널리 사용되는 제품군 중 하나이며, 진단 부문에서는 분자진단, 조직학, 면역화학 분석에서 선도적인 기술을 제공하고 있다. 로슈는 R&D에 많은

---

91 Johnson & Johnson, "2021 Annual Report," Johnson & Johnson, 2022.; Pfizer, "Pfizer Reports Fourth-Quarter and Full-Year 2021 Results," Pfizer, 2022.; Roche, "Annual Report 2021," Roche, 2022.; Novartis, "Annual Review 2021," Novartis, 2022.; Sanofi, "Sanofi's 2021 Full-Year Results," Sanofi, 2022.; AstraZeneca, "AstraZeneca's Full-Year 2021 Results," AstraZeneca, 2022.

투자를 하며, 2021년에는 약 140억 스위스 프랑을 투자했다. 로슈는 종양학 부문에서 약 280억 달러의 매출을 기록하며, 이는 회사 전체 매출의 약 50%를 차지하고 있다.

(4) 노바티스(Novartis)

노바티스(Novartis)는 스위스에 본사를 두고 있는 다국적 제약기업이다. 특히 유전자 및 세포치료제 개발에 집중하고 있다. 노바티스는 만성질환, 종양학, 심혈관 질환 치료제에서 강력한 파이프라인을 보유하고 있으며, 2017년에는 첫 유전자 치료제인 킴리아(Kymriah)를 출시하여 세포 치료 분야의 선도자로 자리매김했다. 또한, 노바티스는 혁신적인 의약품 개발을 위해 AI 및 데이터 분석 기술을 적극 활용하고 있다. 2021년 노바티스는 킴리아 등 첨단 치료제 판매에서 10억 달러 이상의 매출을 기록하며, 유전자 치료제 시장에서 확고한 입지를 구축했다.

(5) 사노피(Sanofi)

프랑스에 본사를 둔 사노피(Sanofi)는 백신, 희귀질환, 신경과학, 당뇨병 치료제 개발에서 두각을 나타내는 글로벌 제약기업이다. 사노피는 특히 백신 개발에서 강점을 가지고 있으며, 사노피 파스퇴르(Sanofi Pasteur)라는 자회사에서 전 세계적으로 널리 사용되는 백신들을 제조하고 있다. 또한, 사노피는 최근 mRNA 기술을 활용한 새로운 백신 개발에 투자하며, 차세대 백신 시장에 진입하고 있다. 2021년 사노피의 백신 부문 매출은 약 60억 유로로, 특히 독감 백신이 강력한 성과를 보였다.

(6) 아스트라제네카(AstraZeneca)

영국-스웨덴 합작 회사인 아스트라제네카(AstraZeneca)는 주로 종양학, 심혈관, 호흡기 질환 치료제에서 강점을 가진 글로벌 제약기업이다. 특히, COVID-19 팬데믹 동안 옥스퍼드 대학교와 협력하여 COVID-19 백신을 개발한 것으로 유명하다. 아스트라제네카는 신약 개발에 집중하고 있으며, 최근에는 면역항암제와 같은 혁신적인 치료법 개발에 많은 투자를 하고 있다. 2021년 아스트라제네카의 종양학 부문 매출은 약 140억 달러로, 이는 회사 전체 매출의 약 40%를 차지하고 있다.

4. 의료기기 산업

1) 개요

(1) 의료기기 산업의 부상과 원인

의료기기 산업의 부상은 기술 혁신과 디지털 헬스케어, 환자 중심의 맞춤형 치료, COVID-19 팬데믹의 영향 등 다양한 요인에 의해 촉진되고 있으며, 이는 이 산업의 성장과 발전을 뒷받침하고 있다.

시장조사 전문기업인 스트레이츠 리서치(Straits Research)에 따르면, 글로벌 디지털치료기기 시장은 2024년 82억 8,000만 달러(한화 11조 7,854억 원)에서 2033년 414억 달러(한화 58조 9,2710억 원)로 성장할 것으로 전망되며, 연평균 성장률 18.26%를 기록할 것으로 예상하고 있다. 디지털치료기기(Digital Therapeutics, DTx)[92]는 의학적 근거에 기반하여 질병을 예방, 관리, 치료하기 위해 개발된 소프트웨어 의료기기로, 전 세계 시장이 폭발적으로 성장하고 있다. 주요 디지털치료기기 기업들의 평균 펀딩 규모도 사상 최대인 650만 달러(한화 92억 원)에 달하는 등 민간 투자가 활발히 이루어지고 있다.

디지털치료기기 글로벌 시장의 지역별 성장은 북미가 2024년 시장 점유율 49.17%로 글로벌 시장을 주도하고 있으며, 이는 선진 의료 인프라, 높은 디지털헬스 기술 도입률,

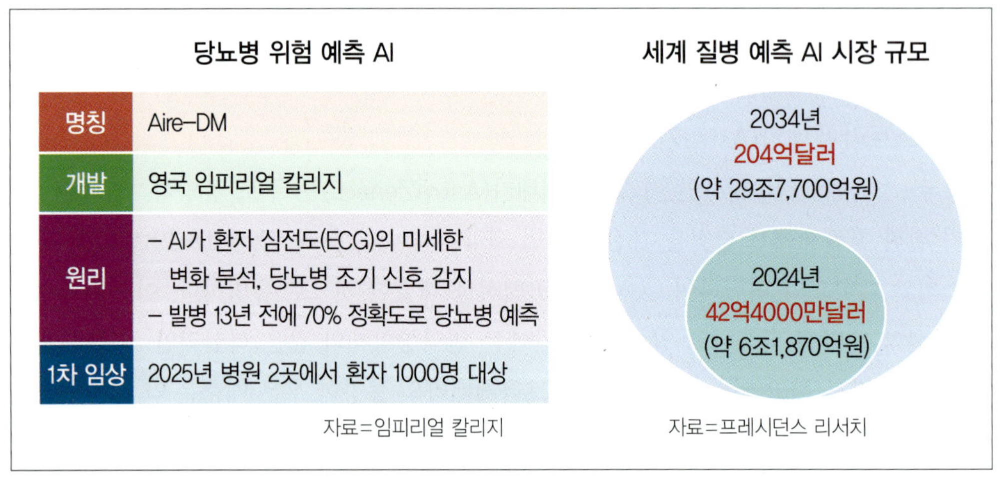

[그림 2-24] 질병 예측 AI 의료기기와 시장 규모

92 의학적 근거를 기반으로 질병을 예방·치료하기 위해 개발된 소프트웨어 의료기기

우호적인 규제 환경 등에 기인하고 있다. 한편, 아시아·태평양 지역은 예측기간 동안 가장 높은 성장률을 보일 것으로 전망되며, 의료 디지털화의 가속, 만성질환의 증가, 개인맞춤형 치료 수요 확대 등이 주요 성장 동인으로 작용하고 있다.[93]

① 기술 혁신과 디지털 헬스케어

기술 혁신, 특히 디지털 헬스케어와 인공지능(AI)의 발전은 의료기기 산업의 성장을 크게 촉진하고 있다. 스마트 의료기기, 원격 모니터링 시스템, AI 기반 진단 도구 등은 진단 및 치료의 정확성을 높이고 효율성을 강화하고 있다. 구체적인 사례로 2024년 12월 영국 일간지 가디언은 "영국 국가보건서비스(NHS)가 세계 최초로 산하 병원 2곳에서 당뇨병 위험을 측정하는 AI(Aire-DM, AI-ECG Risk Estimation for Diabetes Mellitus)를 시범 운영한다"고 보도했다. 영국은 공공 의료 체계인 NHS를 통해 국민에게 무상 의료서비스를 제공한다. 영국 임피리얼 칼리지 런던(Imperial College London, ICL)과 소속 병원 연구팀이 개발한 이번 AI는 심장의 전기적 활동을 분석한 심선도(Electrocardiogram, ECG)를 통해 최대 13년 뒤의 당뇨병 위험을 예측해 준다. 연구팀은 심전도 데이터 약 120만개를 사용해 당뇨병 위험도를 예측하는 AI를 개발했다. 심장 전기신호의 전달 방식이 변하거나 특정 전기가 발생하는 패턴의 변화는 당뇨병의 초기 경고 신호다. 하지만 심전도 변화는 너무 다양하고 미묘하기 때문에 숙련된 의사라고 해도 해석하기 어려운데, 이 문제를 AI가 해결한 것이다. 연구팀이 50만명 이상의 의료 데이터 등으로 이번 AI를 검증한 결과, 다양한 연령·성별·민족 등 사람들의 당뇨병 위험을 70% 정확도로 예측했다. 환자의 나이, 성별, 고혈압 및 과체중 여부 등의 세부 정보를 추가하면 AI의 예측 정확도는 더 높아졌다. 즉 AI를 활용해 질병을 정확히 예측할 수 있으면, 예방을 통해 의료비를 아끼고 삶의 질과 인간 수명에도 큰 영향을 줄 수 있다. AI를 통한 질병 예측이 공중 보건의 '게임 체인저'가 될 수 있는 것이다.

마켓츠앤마켓츠(MarketsandMarkets)의 2024년 보고서에 따르면, 디지털 헬스케어 시장은 2023년에 약 1조 달러였으며, 2028년까지 2조 달러로 성장할 것으로 예상하고 있다. 또한 2023년의 연구에 따르면, IoT 기반의 의료기기와 원격 모니터링 기술은 환자의 상태를 실시간으로 추적하고 관리하는 데 큰 역할을 하고 있다.[94]

93 「GLOBAL BIO-HEALTH INDUSTRY TREND」, Vol.571. 2025.
94 Journal of Medical Internet Research, 2023.

② 고령화 사회와 만성질환의 증가

전 세계적인 고령화와 만성질환의 증가로 인해 의료기기에 대한 수요가 증가하고 있다. 노인 인구의 증가와 만성질환의 확산은 더 많은 진단 및 치료 장비의 필요성을 초래한다. UN의 'World Population Ageing' 보고서에 따르면, 65세 이상의 인구는 2020년에 약 9.3억 명이었으며, 2050년까지 약 16.7억 명에 이를 것으로 예상하고 있다.[95] 또한 2023년 미국 질병통제예방센터(Centers for Disease Control and Prevention, CDC) 보고서에 따르면, 만성질환의 유병률이 증가하고 있으며, 이는 다양한 의료기기에 대한 수요를 증가시키고 있다.

③ 헬스케어 정책과 규제 변화

헬스케어 정책과 규제의 변화는 의료기기 산업의 성장을 이끄는 중요한 요소이다. 많은 국가들이 의료기기 승인 절차를 간소화하고, 혁신적인 기술의 빠른 시장 진입을 지원하고 있다. 2023년 Regulatory Affairs Professionals Society의 보고서에 따르면, 여러 국가에서 의료기기 규제를 완화하여 신속한 시장 진입을 지원하고 있다. 2023년 OECD의 보고서에 따르면, 글로벌 헬스케어 정책 변화가 의료기기 산업의 혁신을 촉진하고 있다.

④ 글로벌화와 신흥 시장의 확대

글로벌화는 의료기기 산업의 성장을 가속화하고 있으며, 신흥 시장에서의 기회가 부각되고 있다. 아시아, 아프리카 등 신흥 시장은 의료기기 수요의 주요 성장 지역으로 부상하고 있다. 2023년 Market Research Future의 연구에 따르면, 아시아-태평양 지역의 의료기기 시장은 연평균 약 8% 성장하고 있으며, 이는 제약 및 의료기기 산업의 주요 성장 동력으로 작용하고 있다. 2023년 Deloitte 보고서에 따르면, 글로벌 의료기기 기업들은 신흥 시장으로의 확장을 통해 새로운 성장 기회를 창출하고 있다.

⑤ 환자 중심의 맞춤형 치료

환자 중심의 맞춤형 치료는 의료기기의 발전에 중요한 영향을 미치고 있다. 맞춤형 의료기기는 개별 환자의 상태에 맞춘 솔루션을 제공하며, 이는 의료기기 시장의 성장을 촉진하고 있다. 2023년 Journal of Personalized Medicine의 연구에 따르면, 개인

95 United Nations, 2020.

맞춤형 의료기기와 장비의 개발이 환자의 치료 경험을 향상시키고 있다. 또한 2023년 Health Affairs의 연구는 환자 중심의 접근 방식이 의료기기 산업의 주요 트렌드 중 하나라고 지적하고 있다.

⑥ R&D 투자와 혁신

R&D 투자와 혁신은 의료기기 산업의 핵심 성장 요소이다. 기업들은 신기술 개발과 혁신적인 솔루션을 통해 경쟁력을 강화하고 있으며, 이는 시장의 발전을 가속화하고 있다. 2023년 MedTech Europe의 보고서에 따르면, 글로벌 의료기기 시장에서 R&D 투자 비중은 계속 증가하고 있으며, 이는 혁신적인 제품 개발을 지원하고 있다. 2023년 Nature Reviews Drug Discovery의 연구에 따르면, 혁신적인 기술(예: 웨어러블 장치, 로봇 수술 시스템)의 도입이 의료기기 시장의 성장을 견인하고 있다.

⑦ COVID-19 팬데믹의 영향

COVID-19 팬데믹은 의료기기 산업에 중대한 영향을 미쳤다. 감염병 대응을 위한 진단 장비, 원격 모니터링 시스템, 인공호흡기 등의 수요가 급증하면서 이 산업의 성장이 가속화되었다. 2023년 The Lancet의 연구에 따르면, COVID-19 팬데믹은 의료기기 산업의 성장에 긍정적인 영향을 미쳤으며, 특히 진단 장비와 원격 모니터링 장비의 수요가 크게 증가했다. 2024년 마켓츠앤마켓츠(MarketsandMarkets)의 보고서에 따르면, 팬데믹 이후 의료기기 시장은 빠르게 회복되고 있으며, 향후 몇 년 동안 안정적인 성장이 예상되고 있다.

이러한 요인들은 의료기기 산업의 부상과 발전을 가속화하며, 향후 이 산업의 성장을 지속적으로 지원할 것이다. 각 요소는 의료기기 산업의 구조와 경제적 영향을 형성하는 데 중요한 역할을 하고 있다.

(2) 의료기기 산업의 주요 개념들

의료기기 산업의 다양한 개념은 이 산업의 구조와 발전을 이해하는 데 중요한 역할을 한다. 각 개념은 의료기기 산업의 여러 측면을 조망할 수 있으며, 이를 통해 산업의 경제적 잠재력과 도전 과제를 파악할 수 있다.

① 의료기기 카테고리(Medical Device Categories)

의료기기는 사용 목적과 위험도에 따라 다양한 카테고리로 분류된다. 일반적으로는 진단 기기, 치료 기기, 모니터링 기기, 재활 기기, 수술 기기 등으로 구분된다. 의료 진단 기기인 혈압계, 혈당 측정기 등. MarketsandMarkets의 2024년 보고서에 따르면, 진단 기기 시장은 2023년에 약 450억 달러였으며, 2028년까지 620억 달러로 성장할 것으로 예상하고 있다. 인공 심장, 체외 진단기기 등의 2023년 Medical Device Manufacturing & Outsourcing의 연구에 따르면, 치료 기기 시장은 고령화 사회와 만성 질환의 증가로 인해 지속적으로 성장하고 있다.

특히 의료기기는 그 기능과 위험도에 따라 여러 가지로 분류되고 있다. 의료기기 분류(Classification of Medical Devices)는 일반적으로 Class I(저위험), Class II(중위험), Class III(고위험)로 나뉘며, 각 등급은 규제 요구사항과 승인 절차가 차이가 나고 있다.

미국 식품의약국(FDA) 분류에 따르면, Class I 기기는 저위험 기기로, 규제가 상대적으로 덜 엄격하며 예를 들어, 수술 장갑과 같은 제품이 포함된다. Class II 기기는 중위험 기기로, 규제 절차가 더 엄격하며 예를 들어, 혈압계와 같은 제품이 포함된다. Class III 기기는 고위험 기기로, 임상 시험과 같은 높은 수준의 규제를 필요로 하며 예를 들어, 심장박동기와 같은 제품이 포함된다.[96] 또한 유럽 CE 마크 즉, 유럽연합에서는 의료기기를 I, IIa, IIb, III 등급으로 분류하여 각 등급에 따른 규제 요구사항을 적용한다.[97]

그리고 2025년 미국 식품의약국(FDA)은 AI 기반 의료기기의 소프트웨어 기능 업데이트를 위한 사전 결정된 변경 관리계획(Predetermined Change Control Plan, PCCP)[98] 최종 지침을 발표하였다. 제조업체가 매번 새로운 허가 신청 없이도 미리 승인받은 계획에 따라 AI 의료기기를 지속적으로 개선할 수 있는 규제 프레임워크를 구축하고 있다. 지침은 ❶ 510(k) ❷ De Novo ❸ PMA 신청 시 PCCP를 함께 제출하여 FDA 승인을 받으면 향후 계획된 업데이트를 품질관리시스템 하에서 독립적으로 실행할 수 있도록 하며, 승인된 PCCP는 기기 설명의 일부가 되어 명시된 방법론과 승인 기준을 정확히 준수해야 한다.[99] 또한 PCCP에는 성능 향상 · 입력 호환성 확대 등 구

96 FDA, 2023.

97 European Commission, 2023.

98 AI 의료기기의 미래 소프트웨어 업데이트 시나리오를 미리 계획하고 FDA 승인을 받아, 개별 업데이트마다 새로운 허가 신청 없이 지속적인 개선이 가능한 사전승인 시스템

99 ❶ 이미 시판 중인 기존 제품(Predicate Device)과 비교하여 실질적 동등성(Substantial Equivalence)을 입증, ❷ 새로운 유형의 의료기기에 대한 승인, ❸ 대규모 임상시험 데이터 제출, 제조 공정 및 품질관리 전

체적 수정사항, 대표성 있는 훈련 데이터 관리 및 편향 완화 전략을 포함한 수정 프로토콜, 개별 및 복합 변경사항의 위험-편익 영향 평가 등이 포함되어야 한다. 특히 사이버보안 위험 관리와 실제 성능 모니터링을 통한 부작용, 편차, 집단별 성능 변화 감지 체계가 필수적으로 요구된다. 그리고 환자 모니터링 모델의 오류 탐지 감소나 피부병변 진단 도구의 추가 스마트폰 지원은 승인 범위 내 업데이트로 분류되는 반면, 새로운 예측 기능 추가나 열화상 기능 도입은 새로운 승인이 필요한 범위 외 변경으로 구분되어 명확한 경계 설정을 통해 규제 예측 가능성을 높이고 있다.[100]

② 디지털 헬스케어(Digital Healthcare)

디지털 헬스케어(Digital Healthcare)는 정보통신 기술을 활용하여 의료서비스를 제공하거나 개선하는 분야를 의미한다. 디지털 헬스케어 앱, 웨어러블 기기, 원격진료 등이 포함된다. 마켓츠앤마켓츠(MarketsandMarkets)의 2024년 보고서에 따르면, 디지털 헬스케어 시장은 2023년에 약 1조 달러였으며, 2028년까지 2조 달러로 성장할 것으로 예상된다. 또한 2023년의 보고서에 따르면, 웨어러블 기기는 심박수, 혈당, 체온 등을 모니터링하며, 디지털 헬스케어의 중요한 구성 요소로 자리잡고 있다.[101]

㉠ 웨어러블 의료기기(Wearable Medical Devices)

웨어러블 의료기기(Wearable Medical Devices)는 신체에 착용하여 생체 신호를 모니터링하거나 건강 데이터를 수집하는 기기이다. 주로 심박수, 혈압, 혈당 등을 측정한다. Grand View Research의 2024년 보고서에 따르면, 웨어러블 의료기기 시장은 2023년에 약 200억 달러였으며, 2028년까지 500억 달러로 성장할 것으로 예상된다. 또한 2023년 Journal of Medical Internet Research의 연구에 따르면, 웨어러블 기기는 심박수, 체온, 활동량 등의 데이터를 실시간으로 모니터링하여 건강관리를 지원하고 있다.

㉡ 원격진료 및 원격 모니터링(Telemedicine and Remote Monitoring)

원격진료 및 원격 모니터링(Telemedicine and Remote Monitoring)은 의료서비

과정 검증을 통한 완전한 안전성·효과성 입증

100 FDA, 2025.08.22.;JD Supra, 2025.08.22.

101 Journal of Medical Internet Research, 2023.

스를 제공하기 위해 IT 기술을 활용하는 것이다. 환자와 의료 제공자가 물리적으로 떨어져 있어도 의료서비스를 제공받을 수 있게 한다. 2023년 Market Research Future의 보고서에 따르면, 원격진료 시장은 2023년에 약 800억 달러였으며, 2028년까지 2,200억 달러로 성장할 것으로 예상된다. 2023년 Telemedicine and e-Health의 연구에 따르면, 원격 모니터링 기술은 만성질환 관리와 환자 모니터링을 효율적으로 지원하고 있다.

ⓒ 스마트 의료기기(Smart Medical Devices)

스마트 의료기기(Smart Medical Devices)는 IoT(사물인터넷) 기술을 활용하여 실시간 데이터 수집 및 분석, 원격 제어 기능을 갖춘 기기이다. 의료 효율성과 정확성을 높이는 데 기여하고 있다. 2023년 마켓츠앤마켓츠(MarketsandMarkets)의 연구에 따르면, 스마트 의료기기 시장은 2023년에 약 150억 달러였으며, 2028년까지 400억 달러로 성장할 것으로 예상된다. 또한 2023년 IEEE Access의 보고서에 따르면, 스마트 의료기기 기술은 환자 모니터링과 데이터 분석에서 혁신적인 변화를 일으키고 있다.

특히 2025년 디지털 의료기기 전문 회사인 랩시헬스(Lapsi Health)가 미국 식품의약국(FDA) 승인을 받은 세계최초 AI 통합 디지털 청진기 '케이쿠(Keikku)' 2.0을 출시했다. 케이쿠 2.0은 AI 기반 청진 분석 기능으로 심장 잡음과 폐음을 감지하여 질병 징후를 즉시 파악하고, 고화질 주변 마이크로 소음 환경에서도 임상 수준의 음향을 포착한다. 또한 AI 의료기록 작성 기능을 통해 의사-환자 대화를 자동으로 작성하고 전자건강기록(Electronic Health Record, EHR) 시스템에 통합 가능한 진료 기록을 자동 생성한다. 케이쿠 2.0은 Class II 의료기기[102]로, 가벼운 무선 휴대용 설계를 통해 회진, 진료실, 응급현장 등 어디서나 사용 가능하며, 현재는 블루투스로 스마트폰과 연결하여 작동한다.[103]

---

102 중간 수준의 위해 가능성을 가진 제품군으로, 안전성과 효과성을 보장하기 위해 인증·성능시험 등 규제 심사가 필요한 의료기기 등급

103 랩시헬스 CEO는 해당 기기가 의료진의 업무 효율성을 높여 환자 돌봄의 질을 향상시킬 수 있으며, 청진, 기록, 진단을 실시간으로 수행하는 최초의 청진기라고 설명했다. 의료진들은 케이쿠 2.0이 병원 행정과 청진 방식을 효율적으로 변화시켰으며, AI를 의료 현장에서 사용할 수 있는 유용한 도구라고 평가하고 있다. [PR Newswire 2025.10.15.;Yahoo Finance, 2025.10.16.]

㉣ 맞춤형 의료기기(Personalized Medical Devices)

맞춤형 의료기기(Personalized Medical Devices)는 개별 환자의 특정 요구에 맞춘 기기로, 개인의 생체 정보를 바탕으로 맞춤형 치료와 진단을 제공한다. 2023년 Journal of Personalized Medicine의 연구에 따르면, 맞춤형 의료기기 시장은 지속적으로 성장하고 있으며, 개인 맞춤형 치료와 예방에서 중요한 역할을 하고 있다. 또한 2023년의 보고서에 따르면, 맞춤형 의료기기는 환자의 유전적 정보와 건강 데이터를 기반으로 맞춤형 솔루션을 제공하고 있다(출처: Nature Reviews Drug Discovery, 2023).

㉤ 재활 기기(Rehabilitation Devices)

재활 기기(Rehabilitation Devices)는 부상, 질병, 수술 후 회복을 지원하는 기기로, 운동 기능의 회복을 돕는 다양한 장비를 포함한다. 물리 치료 기기, 보조 기기 등이 포함된다. 2023년 Grand View Research의 보고서에 따르면, 재활 기기 시장은 2023년에 약 200억 달러였으며, 2028년까지 300억 달러로 성장할 것으로 예상된다. 또한 2023년 Journal of Rehabilitation Research and Development의 연구에 따르면, 재활 기기는 로봇 보조 기기와 가상 현실을 활용한 치료법 등 혁신적인 기술이 도입되고 있다.

③ 의료기기 R&D 투자(Medical Device R&D Investment)

의료기기 R&D(연구 및 개발) 투자(Medical Device R&D Investment)는 새로운 기술과 제품 개발을 위한 투자이다. 의료기기의 혁신과 시장 경쟁력 강화에 중요한 역할을 한다. 2023년 MedTech Europe의 보고서에 따르면, 글로벌 의료기기 산업의 R&D 투자는 연간 약 300억 달러에 달하며, 이는 신제품 개발과 기술혁신을 지원하고 있다. 또한 2023년 Nature Reviews Drug Discovery의 연구에 따르면, R&D 투자와 혁신은 의료기기 산업의 기술 발전과 경쟁력 강화를 이끌고 있다.

④ 의료기기 규제와 인증(Regulations and Certifications)

의료기기의 규제와 인증(Regulations and Certifications)은 제품의 안전성과 효능을 보장하기 위한 법적 요구사항이다. 각국의 규제기관이 의료기기의 승인과 품질 관리를 담당한다. 미국 식품의약국(FDA)과 CE 마크(유럽의료기기 인증)는 주요 의료기기 규제기관으로, 제품의 안전성과 품질을 보장한다. 2023년 식품의약국(FDA)의 보고서에 따르면, 각국의 규제기관은 신속한 승인과 규제 완화를 통해 시장 진입을 지원하고 있다. 2023년 Regulatory Affairs Professionals Society의 연구에 따르면, 의료기기의 인증 절차는 제품의 품질과 안전성을 보장하는 데 필수적이다.

⑤ 글로벌화와 시장 확장(Globalization and Market Expansion)

의료기기 산업의 글로벌화는 국제 시장으로의 확장과 글로벌 공급망의 활용을 포함한다. 시장 기회를 확대하고, 다양한 국가에서의 수요를 충족시키는 데 기여하고 있다. 2023년 Market Research Future의 보고서에 따르면, 글로벌 의료기기 시장은 약 4,500억 달러에 달하며, 신흥 시장에서의 성장이 주요 원동력이다. Deloitte의 2023년 보고서에 따르면, 의료기기 기업들은 글로벌 시장 진출과 전략적 제휴를 통해 새로운 시장 기회를 모색하고 있다. 이러한 개념들은 의료기기 산업 경제의 다양한 측면을 이해하는 데 중요한 역할을 하며, 산업의 구조와 성장 가능성을 평가하는 데 유용하다. 각 개념은 의료기기 산업의 발전과 경제적 영향을 형성하는 핵심 요소들로, 산업의 동향과 미래 전망을 조망하는 데 도움이 된다.

(3) 의료기기 산업의 발전 잠재력과 전망

의료기기 산업은 다양한 잠재력과 발전 전망을 가지고 있으며, 이는 기술혁신, 인구동향, 정책 변화 등 여러 요인에 의해 영향을 받는다.

특히 전 세계 의료체계가 서비스 제공 중심에서 환자 건강 중심의 '가치 기반 의료(Value-based Healthcare)' 모델로 전환함에 따라, 치료 효과를 객관적으로 입증할 수 있는 디지털치료기기의 도입이 빠르게 확산되고 있다. 가치 기반 의료는 진료 건수나 서비스 양이 아닌 환자의 실제 건강 개선 정도를 기준으로 보상하는 의료 모델로, 디지털 치료기기는 검증된 정량적 효과를 제시할 수 있어 해당 모델과 높은 연결성을 보이고 있다. 이로 인해 전 세계 공공 및 민간 의료보험 기관은 비용 대비 치료효과가 입증된 치료 기술이나 서비스가 보험 보장 체계에 포함되도록 정책을 전환하고 있다.

① 기술 혁신의 영향

기술 혁신은 의료기기 산업의 성장과 발전을 크게 이끌고 있다. 특히 인공지능(AI), 사물인터넷(IoT), 웨어러블 기술 등의 발전이 중요한 역할을 하고 있다. 이러한 기술들은 의료기기의 정확성을 높이고, 환자의 건강 상태를 실시간으로 모니터링하며, 맞춤형 치료를 가능하게 한다. 마켓츠앤마켓츠(MarketsandMarkets)의 2024년 보고서에 따르면, AI와 IoT 기술의 도입은 의료기기 산업의 성장에 크게 기여하고 있으며, 이는 진단 정확도 향상과 원격진료의 확산에 기여하고 있다. AI 기반의 의료기기는 2023년에 약 30억 달러의 시장 규모를 기록했으며, 2028년까지 90억 달러로 성장할 것으로 예상된다.[104] 2024년 Grand View Research의 보고서에 따르면, 웨어러블 의료기기 시장은 2023년에 약 200억 달러였으며, 2028년까지 500억 달러로 성장할 것으로 예상된다.

특히 모바일 헬스케어 기술의 발전을 통한 스마트폰, 웨어러블 기기, 클라우드 기반 서비스의 확산은 디지털헬스 플랫폼의 접근성과 활용성을 크게 높이고 있으며, 이는 디지털치료기기 시장 성장의 핵심 인프라로 작용하고 있다. 시장조사 기업 그랜드 뷰 리서치(Grand View Research)에 따르면, 글로벌 웨어러블 기술 시장 규모는 2024년 842억 달러에서 2030년까지 연평균 13.6% 성장할 것으로 전망했다.[105]

② 고령화 사회와 만성질환의 증가

전 세계적으로 고령화가 진행되면서 만성질환의 유병률이 증가하고 있다.[106] 이로 인해 노인 환자와 만성질환 환자를 위한 의료기기에 대한 수요가 급증하고 있으며, 이는 의료기기 산업의 주요 성장 동력으로 작용하고 있다. UN의 'World Population Ageing' 보고서에 따르면, 65세 이상의 인구는 2020년에 약 9.3억 명이었으며, 2050년까지 16.7억 명으로 증가할 것으로 예상된다.[107]

2023년의 미국 질병통제예방센터(CDC, Centers for Disease Control and Prevention) 보고서에 따르면, 만성질환의 유병률이 증가하고 있으며, 이는 다양한 의료기기와 치료 장비에 대한 수요를 증가시키고 있다.

---

104 MarketsandMarkets, 2024.

105 「GLOBAL BIO-HEALTH INDUSTRY TREND」, Vol.571. 2025.

106 국제당뇨병연맹(International Diabetes Federation, IDF)에 따르면, 2024년 기준 전 세계 성인(20~79세) 5억 8,900만 명이 당뇨병을 앓고 있으며, 이는 전 세계 인구 9명 중 1명에 해당하는 규모이다. 또한 세계보건기구(World Health Organization, WHO)에 따르면, 심혈관질환은 2022년 기준 연간 1,980만 명의 사망자를 발생시켜 전 세계 사망 원인의 32%를 차지하며, 만성 호흡기 질환은 유럽 지역에서만 8,170만 명이 영향을 받는 중이다.

107 United Nations, 2020.

③ 헬스케어 정책과 규제의 변화

헬스케어 정책과 규제의 변화는 의료기기 산업에 긍정적인 영향을 미치고 있다. 많은 국가들이 의료기기 승인 절차를 간소화하고, 혁신적인 기술의 시장 진입을 지원하고 있다. 의료기기 산업의 글로벌화를 촉진하고, 기업들의 시장 접근성을 높이는 데 기여하고 있다. 2023년의 Regulatory Affairs Professionals Society의 보고서에 따르면, 여러 국가에서 의료기기 규제를 완화하여 신속한 시장 진입을 지원하고 있다. OECD의 2023년 보고서에 따르면, 글로벌 헬스케어 정책의 변화는 의료기기 산업의 혁신과 성장을 촉진하고 있다.

④ 글로벌화와 신흥 시장의 확대

글로벌화와 신흥 시장의 확대는 의료기기 산업의 중요한 성장 동력이다. 아시아, 아프리카 등 신흥 시장에서의 수요 증가가 의료기기 산업의 성장을 견인하고 있다. 신흥 시장에서는 특히 저렴한 의료기기와 기본적인 의료서비스에 대한 수요가 높아지고 있다. 2023년의 연구에 따르면, 아시아-태평양 지역의 의료기기 시장은 연평균 약 8% 성장하고 있으며, 이는 제약 및 의료기기 산업의 주요 성장 동력으로 작용하고 있다.[108]

딜로이트(Deloitte)의 2023년 보고서에 따르면, 글로벌 의료기기 기업들은 신흥 시장으로의 확장을 통해 새로운 성장 기회를 창출하고 있다.

⑤ 환자 중심의 맞춤형 치료

환자 중심의 맞춤형 치료는 의료기기 산업의 중요한 트렌드 중 하나이다. 맞춤형 의료기기는 개인의 생체 정보와 건강 상태에 기반하여 치료와 진단을 맞춤화함으로써, 환자의 치료 경험을 개선하고 있다. 맞춤형 의료기기 시장의 경우 2023년의 연구에 따르면, 개인 맞춤형 의료기기와 장비의 개발이 환자의 치료 경험을 향상시키고 있다.[109] 2023년의 보고서에 따르면, 맞춤형 의료기기는 유전적 정보와 건강 데이터를 기반으로 맞춤형 솔루션을 제공하고 있다.[110]

신체의 일부분을 만들어 내는 '바이오 프린팅'이란 연구가 진행 중이다. 바이오 프린팅은 3D(3차원) 프린터의 원리를 활용해 사람 신체의 각 부위를 구현하고 있다. 3D 프

108 Market Research Future, 2023.
109 Journal of Personalized Medicine, 2023.
110 Nature Reviews Drug Discovery, 2023.

린터가 섬유나 플라스틱 등의 소재를 한층 한층 쌓아 입체적인 사물을 만들어내듯이 바이오 프린팅은 장기나 뼈, 피부 등을 제공하고 있다. 특히 바이오 프린팅은 만들고자 하는 생체 정보를 입력해 두면 기존과 같은 모양과 기능의 신체 부위를 뽑아낼 수 있어서 영화 속 휴먼 프린팅과 유사하다고 할 수 있다.[111] 시장조사 기관 프리시던스리서치는 바이오 프린팅 시장이 이미 2023년 기준 30억 달러(약 4조 4,000억원)에 이르며 2034년엔 130억 5,000만 달러 규모로 4.4배 수준으로 커질 것으로 예측했다.

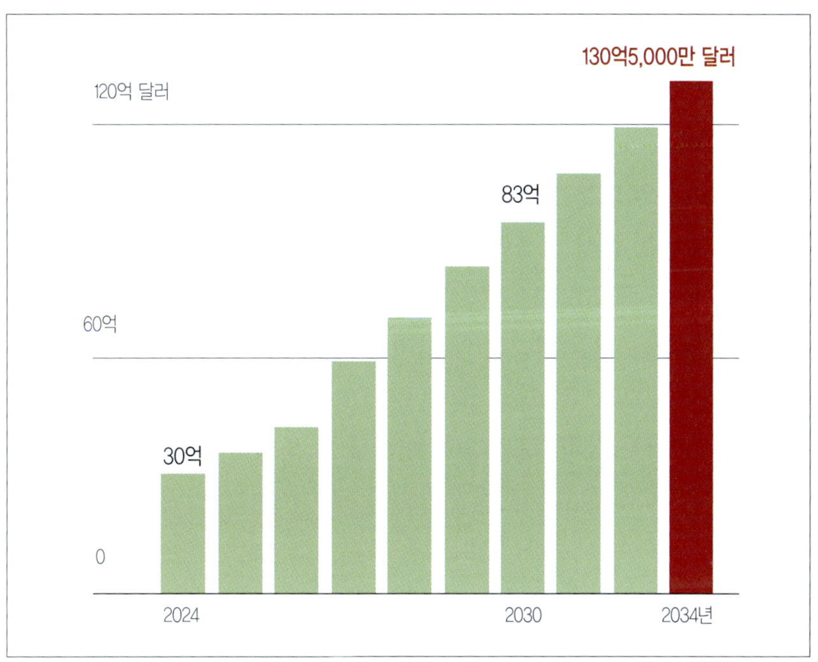

[그림 2-25] 바이오 프린팅 시장 규모 변화
자료: 프레시던스 리서치

111 봉준호 감독의 새 영화 '미키17'. 이 영화 속 주인공이자 17번째 삶을 살던 미키 반스(로버트 패틴슨)가 '니플하임'이란 행성에서 크레바스에 빠져 죽을 위기에 처한다. 이때 미키의 친구인 티모(스티븐 연)는 도움의 손길 대신 이런 말을 남기고 현장을 떠난다: "미키, '죽는다'는 느낌은 어때? 지금쯤은 익숙해졌겠지만 말이야. 자알 죽고, 내일 만나!". 미키17은 2054년 미래를 그린 공상과학(SF) 영화다. 지구가 더 이상 사람이 살기 힘든 환경으로 접어들자, 식민지 행성 개척단이 새 터전을 개척하기 위해 떠나는 얘기를 담았다. 이 영화에서 가장 이목을 끄는 설정은 '휴먼 프린팅'이란 기술이다. 생체 정보와 과거 기억을 업로드해 두면 죽은 사람을 몇 번이고 재출력해 살려낼 수 있다는 이 기술이 영화의 기본 흐름을 끌고 간다. 즉, 생체 정보를 기계에 저장해 뒀다가 주인공이 죽을 때마다 정확히 같은 모습으로 새로 출력해 내는 게 영화 속 설정이다. 조선일보, 2025.03.28. 참조.

⑥ COVID-19 팬데믹의 영향

COVID-19 팬데믹은 의료기기 산업에 중대한 영향을 미쳤으며, 감염병 대응을 위한 진단 장비, 원격 모니터링 시스템, 인공호흡기 등의 수요가 급증했다. 팬데믹 이후에는 이와 관련된 기술과 장비의 수요가 계속 증가할 것으로 예상된다. 2023년 The Lancet의 연구에 따르면, COVID-19 팬데믹은 의료기기 산업의 성장에 긍정적인 영향을 미쳤으며, 특히 진단 장비와 원격 모니터링 장비의 수요가 크게 증가했다. 2024년 마켓츠앤마켓츠(MarketsandMarkets)의 보고서에 따르면, 팬데믹 이후 의료기기 시장은 빠르게 회복되고 있으며, 향후 몇 년 동안 안정적인 성장이 예상된다.

⑦ R&D 투자와 혁신

R&D 투자와 혁신은 의료기기 산업의 핵심 성장 요소이다. 기업들은 새로운 기술 개발과 혁신적인 제품을 통해 경쟁력을 강화하고 있으며, 이는 시장의 발전을 가속화하는 데 기여하고 있다. 2023년 MedTech Europe의 보고서에 따르면, 글로벌 의료기기 시장에서 R&D 투자는 연간 약 300억 달러에 달하며, 이는 신제품 개발과 기술 혁신을 지원하고 있다. 2023년 Nature Reviews Drug Discovery의 연구에 따르면, 혁신적인 기술(예: 웨어러블 장치, 로봇 수술 시스템)의 도입이 의료기기 시장의 성장을 견인하고 있다.

2) 의료기기 산업의 주요 특성과 동향

헬스케어 경제의 의료기기 산업은 전 세계적으로 중요한 역할을 하며, 다양한 특징을 지니고 있다. 의료기기 산업 경제는 질병의 진단, 치료, 예방, 건강증진 등을 목적으로 사용되는 의료기기를 개발, 생산, 유통하는 산업 분야의 경제 활동을 의미한다. 의료 현

[표 2-31] 의료기기 산업 경제의 주요 구성 요소

구분	주요 구성 요소
진단 의료기기	X-ray, CT, MRI 등 영상 진단 장비, 초음파 진단기, 생화학 검사 장비 등
치료 의료기기	수술기기, 인공관절, 인공심장, 레이저 치료기 등
재활 의료기기	보청기, 휠체어, 인공호흡기 등
생체신호 측정기기	심전도 검사기, 혈압 측정기, 혈당 측정기 등

장에서 사용되는 모든 종류의 기기, 장비, 소모품 등을 포함하는 광범위한 개념이다. 의료기기 산업은 단순히 제품을 생산하는 것을 넘어, 인간의 건강과 직결된 만큼 기술 개발, 규제 준수, 윤리적 문제 등 다양한 요소를 고려해야 하는 특수한 산업이다.

(1) 주요 특징

① 기술 혁신과 발전

의료기기 산업은 지속적인 기술 혁신을 특징으로 한다. 인공지능(AI), 머신러닝, 로봇 공학, 3D 프린팅(바이오 프리팅 및 휴먼 프린팅), 나노기술 등 첨단 기술이 의료기기 설계와 제조에 통합되고 있다. 또한 정밀 진단 및 치료가 가능해 지고 있나. 고해상도 이미지 촬영 기기, 정밀 수술 로봇, 웨어러블 헬스 모니터링 장비 등 정밀한 진단과 치료를 가능하게 하는 기술이 발전하고 있다.

따라서 디지털 기술 혁신을 통한 글로벌 의료기기 산업이 2024년 5,453억 8천만 달러에서 2029년 8,013억 4천만 달러로 성장할 것으로 예상되며, 심혈관 기기(Cardio-vascular Devices), 당뇨 관리 기기(Diabetes Care Devices), 로보틱스(Robotics) 등 주요 시장 분야에서 연 평균 7~16%대의 높은 성장률을 기록하고 있다. 구체적으로 AI 기반 예측 유지보수(AI-Enabled Predictive Maintenance)[112] 기술이 의료기기 서비스 분야의 표준으로 자리잡으면서, 사전 예방적 장비 관리를 통해 가동 중단 시간을 최소화하고 전반적인 성능을 향상시키고 있다. 의료장비 유지보수 시장이 2024년 552억 2천만 달러에서 2030년 1,015억 2천만 달러로 연평균 10.8% 성장할 것으로 전망된다. AI 기반 예측 유지보수 기술의 표준화는 의료기기의 안정성과 신뢰성을 크게 향상시켜, 환자 안전성 강화와 의료서비스 품질 개선에 기여할 것으로 전망된다.[113]

② 규제와 인증

의료기기는 환자의 안전과 효과를 보장하기 위해 각국에서 엄격한 규제를 받는다. 주요 규제기관으로는 미국 식품의약국(FDA), 유럽의 의약품청(EMA), 일본의 의약품

112 인공지능 알고리즘을 활용해 의료기기의 상태를 실시간으로 분석하고 고장을 사전에 예측하여 적절한 시점에 유지보수를 수행하는 기술

113 Beauty Matter, 2025.08.19.:FDA, 2025.08.28.

의료기기종합기구(PMDA) 등이 있으며, 이들은 의료기기의 승인과 시장 진입을 관리한다. 국제표준화기구(ISO)와 유럽 CE 인증 등 다양한 국제 인증이 필요하며, 이는 품질과 안전성을 보장하는 데 필수적이다.

③ 다양한 분야와 응용

CT, MRI, 초음파, X-ray 등 다양한 진단 기기가 있으며, 각각의 기기는 특정 질병 진단과 모니터링을 위한 전문적인 기능을 가지고 있다. 심장 박동기, 인공관절, 혈액 투석 기기 등 다양한 치료 기기가 있으며, 이러한 기기들은 특정 질병의 치료와 관리에 중요한 역할을 한다. 또한 웨어러블 헬스 디바이스, 생체 신호 모니터링 기기 등은 환자의 건강 상태를 실시간으로 모니터링하고 데이터 수집을 통해 예방적 조치를 가능하게 한다.

④ 글로벌 시장과 경쟁

의료기기 산업은 글로벌 시장을 대상으로 하며, 각국의 규제와 시장 요구를 충족시키기 위해 국제적으로 활동한다. 주요 의료기기 제조업체는 기술 혁신과 가격 경쟁을 통해 시장 점유율을 확대하려고 하며, 이는 기업 간 치열한 경쟁을 야기하고 있다.

⑤ 개인 맞춤형 솔루션

3D 프린팅 기술과 유전자 기반 분석을 통해 개인 맞춤형 의료기기와 치료 솔루션이 개발되고 있다. 이는 환자의 특정 요구와 상태에 맞는 정확한 치료를 가능하게 한다. 또한 환자의 건강 데이터와 분석을 통해 맞춤형 치료 및 예후 예측이 가능해지며, 이는 개인화된 의료서비스를 제공한다.

⑥ 연구개발(R&D)과 혁신

의료기기 산업은 높은 수준의 연구개발 투자와 혁신을 필요로 하며, 이는 새로운 기술 개발과 제품 개선에 기여하고 있다. 또한 의료기기 기업은 대학, 연구기관, 병원 등과 협력하여 혁신적인 솔루션을 개발하고, 이를 상용화하기 위한 다양한 파트너십을 구축한다.

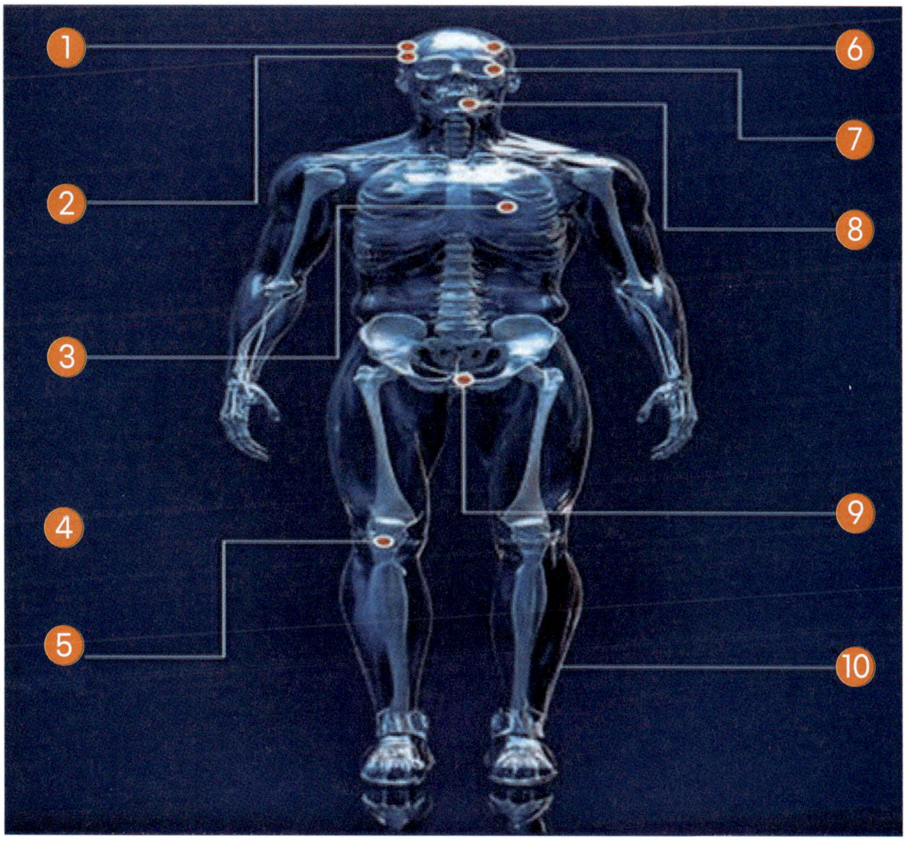

❶ 머리카락

가발 만들 수 있는 수준의 섬유 구현 인공 모낭 연구 진행 중

❷ 두개골 및 뼈

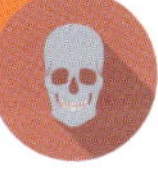

이식 가능한 수준

❸ 심장

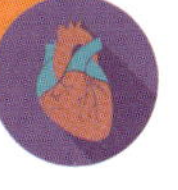

심장근육세포 구현
3개월간 박동하는 수준

❹ 간

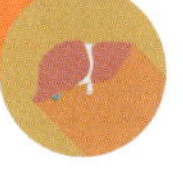

배양기 내에서 3개월간
생존하는 단계

❺ 무릎 및 관절

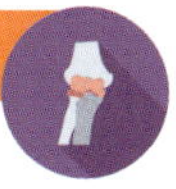

이식 가능한 수준

❻ 뇌

연구용 뇌혈관 및 조직 구현 가능

❼ 눈

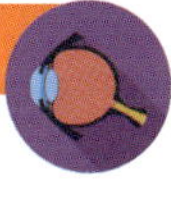

인공 각막 제작 성공 이식 및
상용화 연구 단계

❽ 턱 및 치아

이식 가능한 수준

❾ 방광

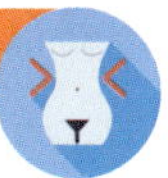

이식 가능한 수준

❿ 피부

동물이식 성공

[그림 2-26] 3D 프린팅 기술로 만들 수 있는 신체 부위

⑦ 고령화 등 시장의 변화와 동향

전 세계적으로 고령화가 진행됨에 따라 노인 인구의 건강관리와 관련된 의료기기 수요가 증가하고 있다. 디지털 헬스케어와 원격진료의 발전에 따라 관련 기기와 솔루션의 수요가 증가하고 있으며, 이는 의료기기 시장의 새로운 트렌드를 형성하고 있다.

⑧ 비용 및 접근성

첨단 의료기기의 개발과 유지 관리에는 높은 비용이 수반되며, 이는 의료기기의 가격 결정과 접근성에 영향을 미치고 있다. 개발도상국을 위한 저비용 의료기기와 솔루션이 개발되고 있으며, 이는 글로벌 시장에서의 접근성을 높이기 위한 노력의 일환이다.

⑨ 윤리적 고려와 데이터 보안

의료기기에서 수집된 환자 데이터의 보안과 프라이버시 보호가 중요하며, 관련 법규와 윤리적 기준을 준수해야 한다. 의료기기 개발과 사용에 있어 윤리적 고려가 필요하며, 환자의 권리와 안전을 최우선으로 해야 한다.

(2) 의료기기 산업 생태계

의료기기 산업 생태계(Medical Device Industry Ecosystem)는 의료기기의 연구, 개발, 생산, 유통, 사용, 유지보수까지 모든 과정을 포함하는 포괄적인 시스템이다. 의료기기 산업 생태계는 다양한 이해관계자들이 유기적으로 연결되어 질병의 예방, 진단, 치료, 관리, 그리고 환자의 삶의 질을 개선하기 위해 작동한다. 의료기기 산업 생태계는 기술 혁신과 글로벌 협력을 기반으로 지속 발전하며, 현대 의료서비스와 공중 보건에서 중요한 역할을 담당하고 있다.

① 의료기기 산업 생태계의 주요 구성 요소

의료기기 산업 생태계 구성 측면에서 보면, '연구 및 개발', '제조 및 생산', '규제 및 인증', '유통 및 공급망', '서비스 제공 및 유지보수', '소비자 및 사용자', '기술 및 데이터 제공자', '투자 및 금융' 등 다양한 요소가 유기적으로 연결되어 있다.

[표 2-32] 의료기기 산업 생태계의 구성 요소

주체	주요 역할
연구 및 개발 (R&D)	연구 및 개발의 구성 요소로는 산학연 기관들이다. 대학 및 연구기관은 기초과학 및 기술 연구 중심이고, 의료기기 제조사는 제품 설계 및 시제품 개발 중심이며, 스타트업 및 혁신 기업은 첨단 기술을 활용한 혁신적인 솔루션을 개발한다. 즉, 신기술 도입과 의료기기 설계와 AI, IoT, 로봇 기술, 나노기술, 3D 프린팅 등을 활용한다.
제조 및 생산 (Manufacturing)	제조 및 생산의 구성 요소로는 의료기기 제조업체와 위탁개발생산업체(CDMO) 등이 있다. 의료기기 제조업체는 완제품 생산 및 품질 관리, 위탁개발생산업체(CDMO)는 특정 기술이나 장비를 기반으로 제품을 생산한다. 즉, 고품질 제품의 안정적인 생산과 국제 표준(GMP, ISO 13485 등)에 따른 품질 및 안전성을 보장한다.
규제 및 인증 (Regulation & Certification)	규제 및 인증의 구성 요소로는 각국 규제기관인 미국 식품의약국(FDA), 유럽 의약품청(EMA), 한국 식약처 그리고 표준 인증으로 CE 마크(유럽), UL 인증(미국) 등이다. 의료기기의 안전성과 효과성을 보증하며, 제품 출시 전 임상시험 및 인증 절차를 관리한다.
유통 및 공급망 (Distribution & Supply Chain)	유통 및 공급망의 구성 요소로는 물류 및 유통 기업, 온라인 플랫폼, 글로벌 공급망 등이다. 물류 및 유통 기업은 의료기기를 병원, 약국, 소비자에게 전달한다. 온라인 플랫폼은 의료기기 판매 및 서비스를 제공한다. 글로벌 공급망을 통해 수출입 및 다국적 기업 간 협력을 진행한다. 즉, 의료기기의 안정적인 공급 및 보급과 효율적인 물류 및 콜드체인(냉장 물류) 관리 등이 있다.
서비스 제공 및 유지보수 (Services & Maintenance)	서비스 제공 및 유지보수의 구성 요소로 유지보수 서비스 제공업체는 의료기기의 안정적 운영 지원하고, 소프트웨어 업데이트 및 기술 지원으로 디지털 의료기기와 시스템을 유지한다. 즉, 의료기기의 장기적인 안전성과 성능 유지와 사용자의 효율적인 활용을 위한 기술울 지원한다.
소비자 및 사용자 (Consumers & End-Users)	소비자 및 사용자의 구성 요소는 의료 전문가로 병원, 클리닉, 요양 시설에서 의료기기를 사용하며, 환자 및 일반 소비자는 웨어러블 디바이스와 개인 건강관리 기기 등을 활용한다. 의료기기를 사용하여 진단, 치료, 재활을 수행한다. 건강관리와 예방에 직접 참여한다.
기술 및 데이터 제공자 (Technology & Data Providers)	기술 및 데이터 제공자의 구성 요소로는 다양한 기업이다. IT 기업은 의료기기와 연동된 데이터 관리 시스템 개발하고, AI 및 데이터 분석 기업은 진단 보조 및 의료 데이터 최적화하며, IoT 기업은 연결성과 실시간 데이터 전송 솔루션을 제공한다. 즉, 디지털 기술과 의료기기를 통합하여 새로운 솔루션을 개발하고, 의료 데이터 분석을 통한 개인화된 치료를 지원한다.
투자 및 금융 (Finance & Investment)	투자 및 금융의 구성 요소로는 다양한 펀드가 있다. 벤처 캐피탈 및 투자사는 의료기기 스타트업 및 혁신 기업 지원하고, 공공 및 민간 펀드는 연구 개발과 인프라 구축 자금을 조달한다. 즉, 신기술 개발과 시장 진출을 위한 재정적 지원과 초기 단계 혁신 기업의 성장을 촉진한다.

② 의료기기 산업 생태계의 상호작용

㉠ R&D와 제조 간의 협력

연구 단계에서 도출된 아이디어를 제조 단계에서 구체화하고, 생산 공정과 기술을 통해 의료기기의 상용화를 실현한다.

㉡ 규제와 산업 간 조율

의료기기의 설계와 생산은 규제 요구사항에 부합해야 한다. 안전성과 효능 검증을 통한 시장 신뢰를 확보한다.

㉢ 유통과 소비자 간 연결

유통 네트워크를 통해 병원 및 소비자에게 의료기기를 전달하고, 디지털 플랫폼과 온라인 채널의 중요성이 증가한다.

㉣ 기술 제공과 데이터 활용

AI와 IoT 기반 의료기기를 통해 데이터 수집 및 분석하며, 환자 모니터링, 질병 예측, 치료 최적화에 기여한다.

㉤ 투자와 R&D의 선순환 구조

투자를 통해 R&D가 활성화되고, 성공적인 제품이 시장에 출시되며, 시장 성과가 새로운 연구와 기술 개발에 재투자되고 있다.

③ 의료기기 산업 생태계의 특징

㉠ 다양한 이해관계자

의료 전문가, 기술 제공자, 규제기관, 제조업체, 투자자 등 다수의 이해관계자들이 긴밀히 연결된다.

㉡ 첨단 기술 중심

AI, IoT, 빅데이터, 로봇 기술 등 첨단 기술이 융합된 고도화된 산업이다. 기술중심의 디지털 헬스케어가 강화되고 있다. 원격의료와 AI 기반 의료기기의 보급이 확대되고 있다. 또한 개인 맞춤형 의료기기가 개발되어, 환자의 유전자 및 건강 데이터를 활용한 맞춤형 기기가 설계되고 있다.

㉢ 글로벌화

다국적 기업과 글로벌 협력 네트워크를 통해 의료기기 시장이 확장되고 있다. 글로벌 협력과 표준화 측면에서, 규제와 인증 절차의 국제 표준화를 통해 시장 접근성이 강화되고 있다.

㉣ 환자 중심

환자의 건강과 요구를 중심으로 맞춤형 솔루션을 제공한다.

㉤ 지속 가능성

환경 친화적인 제조 공정과 폐기물을 관리한다. 친환경 소재와 제조 공정을 통해 환경 부담을 감소한다.

(3) 의료기기 산업 구조

의료기기 산업 구조는 연구 및 개발, 제조, 규제 승인, 유통 및 서비스 제공, 소비자와의 상호작용까지 모든 과정을 포함하는 다층적이고 복잡한 체계이다. 의료기기 산업 구조는 기술 혁신과 규제, 시장 요구 변화에 따라 유기적으로 작동하며, 의료 현장 및 개인 건강관리에 필요한 다양한 제품과 서비스를 제공한다. 의료기기 산업 구조는 기술 혁신과 글로벌화가 핵심 동력이며, 연구, 제조, 유통, 소비자가 유기적으로 연결되어 현대 의료 시스템과 개인 건강관리를 지원하는 중요한 역할을 한다.

① 의료기기 산업의 주요 단계

㉠ 연구 및 개발(R&D)

주요 핵심 활동은 새로운 의료기기 설계 및 프로토타입 개발과 임상 데이터와 기술을 활용하여 혁신적 솔루션 도출 등이다. AI, IoT, 로봇공학, 나노기술 등 첨단 기술과 연계되어 있다. 초기 투자와 고도의 기술력이 요구되며, 대학, 연구소, 스타트업, 대형 제조사의 협력이 필요하다.

㉡ 제조 및 생산(Manufacturing)

주요 핵심 활동은 원료 조달 및 의료기기 생산, 품질 관리(QA/QC) 및 안전성 검증, 국제 표준(GMP, ISO 13485 등) 준수 등이다. 대량 생산과 맞춤형 생산이 동시에 이루어지고, 자동화 및 친환경 제조 공정이 도입되고 있다.

㉢ 규제 및 인증(Regulation & Approval)

주요 핵심 활동은 각국 규제기관의 안전성 및 효과성 검증, 의료기기 등급(Class I, II, III)에 따른 인증 절차 수행, 임상 시험 데이터 제출 및 승인 등이다. 미국 식품의약국(FDA), 유럽 의약품청(EMA), 한국 식약처 등 글로벌 인증이 필수이며, 규제 과정은 제품의 신뢰도와 시장 접근성을 결정한다.

㉣ 유통 및 공급망(Distribution & Supply Chain)

주요 핵심 활동은 의료기기를 병원, 약국, 온라인 플랫폼에 공급, 글로벌 시장에서 수출 및 물류 관리, 콜드체인(냉장 물류) 등 특수 환경 요구 기기 관리 등이 있다. 효율적 공급망이 시장 확대의 핵심이다. 디지털 플랫폼과 물류 자동화 시스템을 활용한다.

㉤ 서비스 제공 및 유지보수(Services & Maintenance)

주요 핵심 활동은 의료기기의 설치, 작동 교육, 유지보수이다. 디지털 의료기기의 소프트웨어 업데이트와 기술 지원이다. 기기의 수명 연장과 효율적인 운영을 위한 필수 서비스이며, 사용자의 기술 활용도와 만족도에 영향을 미치고 있다.

㉥ 소비자 및 사용자(Consumers & End-Users)

주요 핵심 활동은 의료 전문가는 병원, 클리닉에서 진단 및 치료에 기기를 활용하며, 일반 소비자는 웨어러블 기기, 개인 건강관리 제품을 사용한다. 환자와 소비자의 피드백이 시장 방향성을 결정한다. 사용자 경험(UX)과 안전성이 제품 성공의 주요 요인이다.

② 의료기기 산업의 주요 구성 요소

㉠ 진단 기기(Diagnostic Devices)

주요 진단 기기로는 MRI, CT, 초음파, 혈액 분석기 등이 있다. 질병의 조기 발견과 정확한 진단을 제공한다.

㉡ 치료 기기(Therapeutic Devices)

주요 치료 기기로는 심장 박동기, 방사선 치료기, 수술 로봇 등이 있다. 질병 치료와 환자 회복을 지원한다.

㉢ 모니터링 기기(Monitoring Devices)

주요 모니터링 기기로는 심박수 모니터, 혈압계, 혈당 측정기 등이 있다. 환자의 상태를 실시간으로 추적 및 관리를 한다.

㉣ 웨어러블 및 디지털 기기(Wearable & Digital Devices)

주요 웨어러블 및 디지털 기기로는 스마트워치, 헬스케어 앱, 원격 모니터링 기기 등이 있다. 개인 건강 데이터를 수집하고 관리한다.

㉤ 재활 및 보조 기기(Rehabilitation & Assistive Devices)

주요 재활 및 보조 기기로는 인공 관절, 의족, 재활 로봇 등이 있다. 신체 기능 회복과 일상 생활을 지원한다.

(4) 의료기기 산업의 주요 성과 사례

헬스케어 경제의 의료기기 산업에서 주요 성과 사례는 기술 혁신, 환자 관리 개선, 새로운 치료 방법 제공 등 다양한 분야에서 나타나고 있다. 이러한 성과들은 의료기기 산업의 발전과 혁신을 보여주며, 환자의 치료와 관리 방법을 개선하는 데 중요한 역할을 하고 있다. 이들 기기는 의료서비스를 보다 효율적이고 접근 가능하게 만들고 있으며, 헬스케어 경제에 큰 영향을 미치고 있다.

구체적인 사례로 2024년 12월 식품의약품안전처(식약처)는 인공지능(AI) 기술로 우울증 확률을 수치화해 표시해주는 소프트웨어 의료기기 'ACRYL-D01'을 12월 20일 허가했다고 공개했다. 우울증을 진단하는 소프트웨어 가운데 국내에서 처음으로 품목 허가를 받은 것이다. 이 제품은 AI 의료기기 전문 기업 아크릴(ACRYL)이 개발했다. 병원을 찾은 환자의 면담 기록지를 AI 기술로 분석한 뒤 우울증 확률을 0~100%까지 수치화해서 보여준다. 환자의 답변에 나타난 놀람, 두려움, 분노, 사랑, 슬픔, 싫음, 행복, 중립 등의 감정을 원그래프, 꺾은선그래프, 확률로 나타낸다. 확률이 50% 이상이면 진단 결과에 '우울증'이라고 표시한다. 이번 허가는 국내 환자 2,796명의 면담 데이터를 기초로 한 AI 분석 결과와 정신건강의학 임상의 진단을 비교하는 방식으로 이뤄졌다. 앞으로 이 기기의 AI 분석 결과는 임상의가 환자의 우울증을 진단할 때 활용한다. 식약처는 "이 소프트웨어가 예측한 우울증 선별 결과를 이용해, 임상의가 우울 장애 환자의 우울증을 조기에 진단하는 데 도움을 받을 수 있을 것"이라고 설명했다.

① 인공지능 기반의 진단 기기

IBM의 왓슨 포 온콜로지(Watson for Oncology)는 인공지능을 활용하여 암 진단과 치료에 관한 방대한 데이터를 분석한다. 이 시스템은 환자의 병력과 최신 연구결과를 바탕으로 맞춤형 치료 옵션을 제시하며, 여러 병원에서 유용성을 입증받았다. 또한 패스AI(PathAI)는 인공지능을 통해 병리학적 이미지를 분석하고, 암과 같은 질병의 조기 진단을 돕는 기기를 개발했다. 이 기술은 병리학적 데이터 분석의 정확성을 높이고, 진단 오류를 줄이는 데 기여하고 있다.

② 웨어러블 헬스케어 기기

글로벌 웨어러블 헬스케어 전문기업인 핏빗(Fitbit)은 건강 모니터링 기능이 탑재된 웨어러블 기기로, 심박수, 수면 패턴, 신체 활동 등을 실시간으로 모니터링한다. 최근에는 심전도(ECG) 측정 기능을 추가하여 심장 질환 조기 진단을 지원하고 있다. 또한 애플워치(Apple Watch)는 심전도(ECG) 측정, 혈중 산소 농도 측정, 낙상 감지 기능 등을 포함하여 건강관리와 질병 예방에 기여하고 있다. 이 기기는 사용자에게 건강 관련 경고를 제공하며, 의료 전문가와의 연결을 통해 조기 치료를 가능하게 한다.

③ 로봇 수술 시스템

인튜이티브 서지컬 회사(Intuitive Surgical)의 다빈치 수술 시스템(da Vinci Surgical System)은 로봇을 사용하여 최소 침습 수술을 수행하는 기기이다. 이 시스템은 정밀한 조작과 시각화를 통해 수술의 안전성과 효율성을 높이고 있으며, 다양한 분야에서 광범위하게 사용되고 있다. 또한 메드트로닉(Medtronic)의 휴고(Hugo™) 로봇 수술 시스템은 원격으로 수술을 수행할 수 있는 기능을 제공하며, 최소 침습 수술을 통해 환자의 회복 시간을 단축시키고 있다.

④ 인슐린 펌프 및 당뇨 관리 기기

메드트로닉(Medtronic)에서 만든 미니메드 670G(Medtronic Minimed 670G) 인슐린 펌프는 자동으로 혈당을 모니터링하고, 적절한 인슐린 용량을 조절하여 당뇨병 관리에 도움을 준다. 이는 환자들이 더 나은 혈당 조절을 할 수 있도록 지원한다. 또한 덱스콤 G6(Dexcom G6)는 연속 혈당 모니터링 시스템으로, 실시간으로 혈당을 측정하고 이를 스마트폰으로 전송한다. 이 기기는 당뇨병 환자들에게 혈당 변화를 즉시 인식하고 관리할 수 있는 도구를 제공한다.

⑤ 진단 및 치료 기기 혁신

로슈 코바스 6800/8800(Roche Cobas 6800/8800) 시스템은 고속 진단 기기로, 대규모 실험실에서 빠르고 정확하게 검사를 수행할 수 있다. 이는 감염병 및 암 진단에서의 효율성을 높이는 데 기여하고 있다. 또한 보스톤사이어티픽(Boston Scientific)의 와치맨(WATCHMAN™)은 심방 세동(Atrial Fibrillation, AF) 환자들을 위한 심장 장치로, 뇌졸중의 위험을 줄이기 위해 심방에서 혈전을 방지하는 기능을 수행한다. 이 기기는 심장 질환 관리에서 중요한 역할을 하고 있다.

⑥ 원거리 의료기술

텔라닥 헬스(Teladoc Health)의 텔라닥(Teladoc)은 원거리 진료를 제공하는 플랫폼으로, 환자가 집에서 편리하게 의료서비스를 받을 수 있도록 한다. 최근에는 AI 기반의 진단 및 치료 조언을 제공하며, 글로벌 원거리 의료 시장에서 중요한 역할을 하고 있다. 또한 암웰(Amwell)은 원거리 의료 플랫폼을 통해 의사와 환자가 실시간으로 소통하고 진료를 받을 수 있도록 하며, 특히 팬데믹 동안 원거리 진료의 필요성이 크게 증가했다.

⑦ 신경 자극 및 재활 기기

뉴로페이스(NeuroPace)의 RNS(Responsive Neurostimulation, 반응성 신경자극) 시스템은 뇌의 전기적 활동을 모니터링하고, 발작을 예방하기 위해 신경 자극을 제공한다. 이는 약물 치료에 반응하지 않는 난치성 간질 환자들에게 중요한 치료 옵션이 되고 있다. 또한 이스라엘의 리워크 로보틱스(ReWalk Robotics)의 경우, 리워크(ReWalk)의 로봇 보행 기기는 하반신 마비 환자들이 다시 걸을 수 있도록 지원한다. 이 기기는 물리적 재활과 환자의 삶의 질 향상에 기여하고 있다.

(5) 글로벌 의료기기 산업 시장

[표 2-33] 글로벌 의료기기 시장 변화 추이 : 2010–2023년

년도	시장 규모(단위: 조달러)
2010	3.1
2011	3.3
2012	3.5
2013	3.7
2014	3.9
2015	4.2
2016	4.5
2017	4.9
2018	5.2
2019	5.5
2020	5.9
2021	6.3
2022	6.8
2023	7.3

자료: 1) Grand View Research: Medical Devices Market Report
2) MarketsandMarkets: Medical Devices Market Research
3) Frost & Sullivan: Medical Devices Market Analysis
4) Market Research Future: Medical Devices Market Report

① 시장 성장

의료기기 산업은 전 세계적으로 지속적인 성장을 보이고 있다. 마켓츠앤마켓츠(MarketsandMarkets)의 보고서에 따르면, 글로벌 의료기기 시장은 2022년에 약 5,300억 달러였으며, 2027년까지 7,200억 달러에 도달할 것으로 예상된다. 이는 고령화 사회, 만성질환 증가, 기술 발전 등이 주요 요인으로 작용하고 있음을 보여준다.

② 기술 혁신

인공지능(AI), 사물인터넷(IoT), 원격의료(Telehealth or Telemedicine) 등 기술 혁신이 의료기기 산업을 변화시키고 있다. 딜로이트(Deloitte)의 보고서에 따르면, 이러한 기술들은 의료기기의 정확성과 효율성을 향상시키고 있으며, 개인 맞춤형 치료와 예측 분석 등 새로운 기회를 창출하고 있다.

③ 규제와 인증

의료기기는 각국의 규제와 인증 절차를 통과해야 시장에 출시될 수 있다. 미국의 경우, 식품의약국(FDA)의 승인 절차가 필요하며, 유럽연합에서는 CE 마크가 필수적이다. 이러한 규제는 제품의 안전성과 효과를 보장하기 위한 중요한 요소로 작용하고 있다.

④ 시장 경쟁

의료기기 시장은 다수의 글로벌 대기업과 중소기업이 경쟁하는 구조이다. 주요 글로벌 기업으로는 메드트로닉(Medtronic), 지멘스 헬시니어스(Siemens Healthineers)[114], 필립스(Philips), 존슨앤드존슨(Johnson & Johnson) 등이 있으며, 이들은 혁신적인 기술과 제품을 통해 시장 점유율을 확대하고 있다.

⑤ 지속 가능성 및 윤리적 고려

최근에는 환경적 지속 가능성과 윤리적 생산 과정이 중요한 이슈로 떠오르고 있다. 의료기기 제조업체들은 친환경적인 재료 사용과 지속 가능한 생산 공정을 채택하려는 노력을 기울이고 있다.

3) 의료기기 산업의 비즈니스 모델과 글로벌 의료기기 기업

의료기기 산업은 환자의 진단, 치료, 모니터링, 재활을 지원하는 물리적 제품과 디지털 소프트웨어를 포함한 융복합 산업으로, 최근에는 SaaS형 진단 알고리즘, 디지털 치료기기, 원격 모니터링 기기, AI 기반 영상분석 솔루션 등으로 다변화되고 있다. 기존의 판매 중심 모델에서 서비스 · 구독 · 데이터 기반 모델로 빠르게 진화 중이다.

[표 2-34] 의료기기 산업의 주요 비즈니스 모델 유형

유형	설명	수익 구조	예시
① 전통형(장비 판매)	장비 일회성 판매	판매금액 + A/S	CT, 초음파, 내시경 장비
② 렌탈/리스형	장비 대여 + 유지보수 계약	월 정액 수익 + 부품 교체비	검사 장비, 치과 장비
③ SaaS형	진단 알고리즘/AI 소프트웨어 구독	연간 사용료, API 사용료	루닛, 뷰노, HeartFlow

114 2016년 5월에 지멘스 헬스케어(Siemens Healthcare)의 사업 운영은 "지멘스 헬시니어스(Siemens Healthineers)"로 리브랜딩되었다(위키피디아, 2024년 12월 24일 접속).

④ 데이터 분석형	장비+플랫폼 연동 후 데이터 분석	분석 보고서 제공 수익	병리 AI, 운동 재활 기기
⑤ D2C 홈 헬스형	개인 소비자 대상	하드웨어 판매 + 앱 구독	스마트 체중계, 혈압계
⑥ 원격 모니터링형	센서 + 플랫폼 기반	B2B 구독, 보험 연계 수익	웨어러블 ECG, 당뇨 센서

(1) 메드트로닉(Medtronic): 다양한 의료기기 포트폴리오

미국 미네소타주 미니애폴리스에서 1949년 설립된 글로벌 의료기기 기업으로, 현재 세계 최대 규모 중 하나이다. 메드트로닉(Medtronic)은 비교할 수 없는 규모와 사업 다각화, 그리고 의료기기 혁신의 선두 기업이다. Adaptive 뇌자극기나 원격 환자 모니터링 등 미래 지향적 의료기술을 바탕으로, 당뇨 부문 분사 전략을 통해 효율성과 성장 잠재력을 동시에 추구하고 있으며, 글로벌 의료기술 시장의 중심이 되고 있다.[115]

Medtronic은 "규모, 기술, 규제 신뢰, 디지털 확장을 아우르는 메가 헬스테크 기업"으로 혁신적인 의료기기와 디지털 헬스 플랫폼을 통해 수익성과 지속가능성을 동시에 추구하며, 글로벌 고령화 및 만성질환 시장에서 지속적 리더십을 유지하고 있다.

(2) 존슨앤드존슨(Johnson & Johnson): 광범위한 헬스케어 사업

존슨앤드존슨(Johnson & Johnson)은 의약품, 의료기기, 소비자 헬스케어 제품 등 다양한 사업 분야를 운영하는 다국적 기업이다. 의료기기 분야에서는 수술 장비, 정형외과 임플란트, 진단 장비 등을 제공한다.

(3) 지멘스 헬시니어스(Siemens Healthineers): 영상 진단 장비 선도

지멘스 헬시니어스(Siemens Healthineers)은 MRI, CT, 초음파 등 영상 진단 장비 분야에서 선도적인 위치를 차지하고 있다. 첨단 기술을 활용한 고품질의 영상 이미징 솔루션을 제공하며, 의료 영상 분야의 발전에 기여하고 있다.

(4) 필립스(Philips): 헬스 테크놀로지 기업으로 전환

필립스(Philips)는 과거 전자 제품 회사로 유명했지만, 최근에는 헬스 테크놀로지 기업

---

115 주요 혁신 성과로 ① *BrainSense Adaptive DBS*: 파킨슨병 증상을 실시간 뇌 신호에 맞춰 조절하는 적응형 뇌심부 자극기. FDA 승인된 세계 최초 장치로 네이버브레인 인터페이스 기술의 핵심 적용 사례, ② *HealthCast*™: 병원용 지속 환자 모니터링 시스템으로, 의료진이 실시간 환자 데이터를 활용해 조기 대응 가능하도록 지원. MedTech Breakthrough 2025 수상작임

으로 사업 중심을 전환했다. 영상 진단 장비, 환자 모니터링 장비, 헬스 인포매틱스 솔루션 등을 제공하며, 의료 분야의 디지털 전환을 주도하고 있다.

(5) 스트라이커(Stryker): 정형외과 및 수술 장비 전문

스트라이커(Stryker)는 정형외과 임플란트, 수술 장비, 의료용 침대 등 수술 및 환자 치료에 필요한 다양한 제품을 제공하는 기업이다. 특히, 인공 관절 및 척추 임플란트 분야에서 높은 시장 점유율을 차지하고 있다.

5. 화장품 산업

1) 개요

(1) 화장품 산업 경제의 주요 개념들

화장품 산업 경제는 다양한 개념으로 구성되어 있으며, 각 개념은 산업의 동향과 경제적 영향을 이해하는 데 중요하다.

① 글로벌 시장 규모(Global Market Size)

화장품 산업의 글로벌 시장 규모(Global Market Size)는 전 세계적으로 화장품과 관련 제품의 총 판매액을 의미한다. 이 개념은 산업의 성장 가능성과 투자 기회를 평가하는 데 중요한 지표이다. 마켓츠앤마켓츠(MarketsandMarkets)의 2024년 보고서에 따르면, 글로벌 화장품 시장은 2022년에 약 5,700억 달러였으며, 2028년까지 8,500억 달러로 성장할 것으로 예상된다. Euromonitor International의 2023년 보고서에 따르면, 글로벌 화장품 시장은 연평균 약 5% 성장하고 있다.

② 소비자 트렌드(Consumer Trends)

소비자 트렌드(Consumer Trends)는 화장품 산업에서의 소비자의 선호와 행동 변화를 의미한다. 제품 개발과 마케팅 전략에 중요한 영향을 미친다. 민텔(Mintel)의 2023년 보고서에 따르면, 천연 및 유기농 화장품에 대한 수요가 증가하고 있으며, 이러한 제품이 시장에서의 중요한 트렌드로 자리잡고 있다. 2023년 Grand View Research의 보고서에 따르면, 맞춤형 화장품 시장은 2023년에 약 20억 달러였으며,

2028년까지 50억 달러로 성장할 것으로 예상된다.

③ 디지털화와 전자상거래(Digitalization and E-commerce)

디지털화와 전자상거래(Digitalization and E-commerce)는 온라인 플랫폼과 디지털 기술을 활용하여 화장품을 판매하고 마케팅하는 방식을 의미한다. 화장품 산업의 성장과 변화에 중요한 역할을 한다. Statista의 2024년 보고서에 따르면, 글로벌 화장품 전자상거래 시장은 2023년에 약 1,300억 달러였으며, 2028년까지 2,100억 달러로 성장할 것으로 예상된다. 또한 Social Media Examiner의 2023년 보고서에 따르면, 소셜 미디어 플랫폼은 화장품 브랜드의 마케팅 전략에서 중요한 역할을 하고 있으며, 소비자와의 직접적인 상호작용을 촉진하고 있다.

④ 기술 혁신(Technological Innovation)

기술 혁신(Technological Innovation)은 새로운 기술과 연구개발을 통해 화장품의 품질과 기능을 향상시키는 것을 의미한다. 이는 제품 개발과 산업의 경쟁력을 높이는 데 기여한다. 2023년 Journal of Cosmetic Science의 연구에 따르면, AI 기반의 피부 분석 기술과 데이터 분석이 화장품 산업의 혁신을 이끌고 있으며, 이는 맞춤형 제품 개발을 가능하게 하고 있다. 2023년 Cosmetics & Toiletries의 보고서에 따르면, 혁신적인 스킨케어 기술(예: 나노기술, 마이크로바이옴 연구)이 화장품 제품의 효능을 개선하고 있다.

⑤ 환경 및 윤리적 소비(Environmental and Ethical Consumption)

환경 및 윤리적 소비(Environmental and Ethical Consumption)는 지속 가능한 제품과 윤리적인 생산 방식에 대한 소비자의 관심을 의미한다. 이는 브랜드의 사회적 책임과 소비자의 선택에 큰 영향을 미친다. Harvard Business Review의 2023년 보고서에 따르면, 소비자들은 환경 친화적인 포장과 동물 실험을 하지 않는 제품을 선호하고 있다. Ethical Consumer의 2023년 보고서에 따르면, 윤리적 소비 트렌드는 화장품 산업의 성장에 중요한 영향을 미치고 있으며, 브랜드들은 투명성과 윤리적 생산을 강화하고 있다.

⑥ 기능성 화장품(Functional Cosmetics)

기능성 화장품(Functional Cosmetics)은 특정 피부 문제를 해결하거나 건강을 증진시키기 위해 개발된 화장품을 의미한다. 이러한 제품은 일반 화장품과는 다른 특수한 기능을 제공한다. 마켓츠앤마켓츠(MarketsandMarkets)의 2023년 보고서에 따르면, 기능성 화장품 시장은 2023년에 약 900억 달러였으며, 2028년까지 1,300억 달러로 성장할 것으로 예상된다. Journal of Dermatology의 2023년 연구에 따르면, 헬스케어와 스킨케어의 융합은 제품의 효능을 향상시키고 있으며, 소비자들에게 더 많은 가치를 제공하고 있다.

⑦ R&D 투자(Research and Development Investment)

R&D 투자(Research and Development Investment)는 새로운 기술과 제품 개발을 위한 연구와 개발에 투자하는 것을 의미한다. 이는 산업의 혁신과 경쟁력을 유지하는데 필수적이다. Cosmetics Business의 2023년 보고서에 따르면, 글로벌 화장품 산업에서 R&D 투자는 연간 약 100억 달러에 달하며, 이는 신제품 개발과 기술 혁신을 지원하고 있다. Nature Reviews Drug Discovery의 2023년 보고서에 따르면, 혁신적인 연구와 개발은 화장품 산업의 성장과 경쟁력을 강화하고 있다.

(2) 화장품 산업의 발전 잠재력과 전망

화장품 산업은 다양한 잠재력과 발전 전망을 가지고 있다. 이러한 잠재력과 전망은 글로벌 트렌드, 소비자 행동 변화, 기술 혁신, 그리고 시장 구조의 변화에 의해 형성되고 있다.

① 글로벌 시장 확장(Global Market Expansion)

글로벌 시장의 확장(Global Market Expansion)은 화장품 산업의 주요 성장 동력이다. 특히 신흥 시장에서의 성장이 두드러지고 있다. 마켓츠앤마켓츠(Marketsand-Markets)의 2024년 보고서에 따르면, 글로벌 화장품 시장은 2022년에 약 5,700억 달러였으며, 2028년까지 약 8,500억 달러로 성장할 것으로 예상된다. 2023년 Euro-monitor International의 보고서에 따르면, 아시아-태평양 지역은 특히 중국과 인도에서의 성장이 두드러지며, 이 지역은 글로벌 화장품 시장의 주요 성장 엔진 중 하나로 평가되고 있다.

② 소비자 트렌드 변화(Shifting Consumer Trends)

소비자들의 변화하는 트렌드(Shifting Consumer Trends), 특히 개인화와 천연 및 유기농 제품에 대한 수요 증가는 화장품 산업의 미래를 형성하는 주요 요소이다. 2023년 Grand View Research의 보고서에 따르면, 맞춤형 화장품 시장은 2023년에 약 20억 달러였으며, 2028년까지 50억 달러로 성장할 것으로 예상된다. 또한 민텔(Mintel)의 2023년 보고서에 따르면, 천연 및 유기농 화장품에 대한 수요는 지속적으로 증가하고 있으며, 이는 소비자들의 건강과 환경에 대한 관심을 반영하고 있다.

③ 디지털화와 전자상거래의 성장(Growth in Digitalization and E-commerce)

디지털화와 전자상거래(Digitalization and E-commerce)는 화장품 산업의 새로운 성장 동력으로 작용하고 있다. 온라인 플랫폼과 디지털 마케팅 전략의 발전은 시장 확장과 브랜드 인지도 향상에 기여하고 있다. Statista의 2024년 보고서에 따르면, 글로벌 화장품 전자상거래 시장은 2023년에 약 1,300억 달러였으며, 2028년까지 2,100억 달러로 성장할 것으로 예상된다. Social Media Examiner의 2023년 보고서에 따르면, 소셜 미디어는 화장품 브랜드의 마케팅 전략에서 중요한 역할을 하며, 이는 브랜드 인지도와 소비자와의 상호작용을 강화한다.

④ 기술 혁신의 도입(Adoption of Technological Innovations)

기술 혁신(Technological Innovations)은 화장품 산업의 품질 개선과 제품 다양화를 가능하게 하며, 산업의 경쟁력을 강화하는 데 기여하고 있다. Journal of Cosmetic Science의 2023년 보고서에 따르면, AI 기반의 피부 분석 기술과 데이터 분석은 맞춤형 제품 개발을 지원하며, 이는 개인화된 소비자 경험을 제공한다. 또한 Cosmetics & Toiletries의 2023년 연구에 따르면, 나노기술과 마이크로바이옴 연구 등이 스킨케어 제품의 혁신을 이끌고 있으며, 이는 제품의 효능을 크게 향상시키고 있다.

⑤ 지속 가능성과 윤리적 소비(Sustainability and Ethical Consumption)

지속 가능성과 윤리적 소비는 화장품 산업에서 중요한 성장 영역으로 부각되고 있다. 소비자들은 환경 친화적이고 윤리적인 제품을 선호하고 있으며, 이는 산업의 생산 방식과 마케팅 전략에 큰 영향을 미친다. Harvard Business Review의 2023년 보고서에 따르면, 환경 친화적인 포장과 동물 실험을 하지 않는 제품에 대한 소비자의 선호가 높아지고 있으며, 이는 브랜드의 경쟁력을 강화한다. Ethical Consumer의 2023년 보고서에 따르면, 윤리적 소비 트렌드는 화장품 산업의 중요한 성장 요소로 작용하고 있으며, 브랜드들은 투명성과 윤리적 생산을 강화하고 있다.

⑥ 헬스케어와 뷰티의 융합, 그리고 화장품 산업과 한류(K-Culture)의 융합

헬스케어와 뷰티의 융합(Integration of Healthcare and Beauty)은 새로운 제품 카테고리와 시장 기회를 창출하고 있다. 기능성 화장품과 건강증진을 목표로 하는 제품이 시장에서 인기를 얻고 있다. 특히 화장품 산업과 한류의 융합(Integration of Cosmetics industry and K-Culture)은 한국의 우수한 기능성 화장품 기술력에, K-팝, K-드라마, K-뷰티 콘텐츠를 결합하여『브랜드 인지도 → 소비자 신뢰 → 글로벌 팬덤 기반 매출 확장』으로 이어지는 글로벌 K-뷰티 전략의 핵심 축이다. 이는 단순히 화장품을 수출하는 수준을 넘어, 문화와 기술이 결합된 뷰티 경험의 수출이라는 점에서 의미가 크다. 한류 콘텐츠 기반 감성 브랜드와 피부과학 기반 기능성 제품을 결합하여 글로벌 소비자와 감정적 · 기술적 신뢰를 동시에 구축하는 것이다. K-팝/K-드라마의 '감성소비 유도력'과 K-뷰티의 '과학 기반 신뢰'의 융합을 통한 고객 전환 및 글로벌 브랜드화로 발전하는 것이다.

식품의약품안전처는 2024년 국내 화장품 생산실적이 전년(14조 5,102억원)보다 20.9% 늘어난 17조 5,426억원이었으며 수출액은 20.3% 증가한 102억 달러로 집계됐다고 발표했다. 생산액과 수출액 모두 역대 최고 수준이다.[116] 특히 2024년 수출 실적은 프랑스(232억 5,823만 달러), 미국(111억 9,858만 달러)에 이어 세계 3위 수준이다. 전년 3위였던 독일(90억 7,601만 달러)을 10억 달러 이상 차이로 제쳤다. 2024년 국내 화장품이 수출된 국가는 172개국으로 전년보다 7개국 증가했다.

2) 화장품 산업의 주요 특징과 동향

헬스케어 경제의 화장품 산업은 빠르게 변화하는 소비자 요구와 기술 발전에 의해 영

116 국가별로는 중국(24억9천만 달러)이 1위였지만 전년에 비해서는 10.3% 감소했다. 미국이 56.4% 급증한 19억 달러로 2위였고 일본(10억4천만 달러), 홍콩(5억8천만 달러), 베트남(5억3천만 달러) 순이었다. 또한 기초화장품과 색조화장품의 수출 증가로 새로운 시장인 아랍에미리트(1억7천만 달러·9위)에서 91.0%의 큰 폭 증가세를 보였고 인도네시아(1억4천만 달러·13위), 폴란드(1억3천만 달러·14위)에서는 각각 69.9%와 161.9% 급증했다.

향을 받으며, 다양한 주요 특징이 있다. 화장품 산업 경제는 인간의 미적 욕구를 충족시키고 피부 건강을 유지하기 위한 화장품을 생산, 유통, 판매하는 모든 경제 활동을 의미한다. 화장품 원료 개발부터 제품 생산, 마케팅, 유통, 소비에 이르기까지 화장품과 관련된 모든 경제적 가치 창출 과정을 포괄하는 개념이다. 화장품 산업은 변화하는 소비자 요구, 기술 발전, 환경 문제 등 다양한 요인에 의해 지속적으로 변화하고 있으며, 이러한 특징들은 기업들이 시장에서 경쟁력을 유지하고 성장하기 위한 전략을 수립하는 데 중요한 역할을 하고 있다.

K-뷰티와 함께하는 화장품 브랜드의 미래는 세계 최고 강국 프랑스 제품을 위협하고 있다. "10~20년 전까지만 해도 아모레퍼시픽, LG생활건강 등 대기업의 브랜드가 시장을 주도했었지만 이젠 달라졌다. 글로벌 소비자 맞춤형 소규모 화장품 브랜드가 빠르게 성장해 몇 년 만에 연 매출 수천억원을 달성하는 사례가 빈번하게 발생하고 있다. K-뷰티와 함께하는 대한민국 화장품의 인기는 세계적인 수준이며, 지속적인 수출 확대 실적으로 나타나고 있다. 2025년 K뷰티 파워는 대한민국의 해외 역직구 절반이 화장품으로 기록되었다. 2025년 8월 통계청에 따르면 2025년 2분기 화장품 해외 역직구(해외에서 한국 제품을 온라인으로 구매하는 것) 거래액이 4,046억으로 전년 대비 6.7% 증가했다. 전체 역직구 금액(7,388억)의 절반이 넘는 실적이다.

[표 2-35] 화장품 산업 경제의 주요 구성 요소

구분	주요 구성 요소
원료 산업	화장품 원료 개발 및 생산
제조 산업	화장품 제품 생산
유통 산업	화장품 도매 및 소매
마케팅 산업	브랜드 구축, 광고, 홍보
뷰티 서비스 산업	피부 관리, 메이크업 등 뷰티 서비스 제공

(1) 주요 특징

① 혁신적인 제품 개발과 글로벌 시장 확장

화장품 산업은 지속적으로 혁신적인 기술과 성분을 도입하고 있다. 예를 들어, 스킨케어 제품에서는 나노 기술, 바이오 기술, 인공지능(AI) 기반의 맞춤형 솔루션 등이 포함된다. 또한 천연 및 유기농 성분, 비타민, 항산화제 등 효과적인 성분을 사용하여 피부에 미치는 긍정적인 영향을 강조하고 있다.

글로벌 화장품 브랜드는 전 세계 여러 시장에 진출하며, 현지화 전략을 통해 다양한 문화와 소비자 요구에 대응한다. 또한 전자상거래 플랫폼을 통한 글로벌 판매가 증가하고 있으며, 디지털 마케팅과 소셜 미디어를 활용한 브랜드 홍보가 활발하다.

② 소비자 지향적 접근, 그리고 디지털화와 기술 적용

맞춤형 제품 트렌드에 의해, 개인의 피부 타입, 연령, 문제에 맞춘 맞춤형 화장품이 인기를 끌고 있다. AI와 데이터 분석을 활용하여 소비자 맞춤형 솔루션을 제공하는 브랜드가 증가하고 있다. 환경 문제에 대한 관심이 높아짐에 따라, 지속 가능한 포장재 사용과 동물 실험을 하지 않는 제품이 선호되고 있다.

화장품 산업에 스마트 기술을 접목하여, 소비자에게 실시간으로 피부 상태를 분석하고 적절한 제품을 추천하는 스마트 기술이 발전하고 있다. 또한 증강 현실(AR) 기술을 활용한 가상 메이크업 체험이 인기이며, 소비자들이 제품을 구매하기 전에 시각적으로 체험할 수 있는 다양한 기회를 제공하고 있다.

③ 건강과 웰빙 강조, 그리고 연구 및 개발 투자

현대 화장품은 단순한 미용 제품을 넘어 피부 건강을 유지하고 증진시키는 역할을 강조한다. 스트레스 완화, 수면 개선 등 웰빙 요소를 포함한 제품이 주목받고 있다. 또한 화학 성분의 사용을 줄이고, 자연 성분을 강조하며, 파라벤, 황산염 등 유해 성분을 배제한 제품이 인기를 끌고 있다.

대기업과 스타트업 모두 연구 및 개발에 많은 자원을 투자하여, 새로운 기술과 혁신적인 제품을 시장에 선보이고 있다. 이에는 신제품 개발뿐만 아니라 기존 제품의 개선도 포함된다.

④ 규제와 인증

화장품 산업은 각국의 규제기준을 충족해야 하며, 제품의 안전성과 효능을 보장하기 위해 다양한 인증과 검사를 받아야 한다. 예를 들어, 미국에서는 식품의약국(FDA), 유럽에서는 의약품청(EMA)과 같은 기관의 규제를 따른다. 동물 실험 금지, 공정 무역 인증 등 윤리적 기준에 부합하는 제품이 증가하고 있다.

⑤ 글로벌 트렌드와 문화적 영향

K-뷰티의 영향으로 한국의 뷰티 트렌드와 제품이 전 세계적으로 인기를 끌고 있으며, 혁신적인 스킨케어 루틴과 화장품이 글로벌 시장에 큰 영향을 미치고 있다. 또한 전통적인 성분과 현대의 과학 기술을 결합하여 새로운 제품을 개발하는 추세가 있다. 대표적인 사례로 화장품 니치마켓을 창출한 남성용 화장품 브랜드 인그리랩을 개발한 벨롱앤아이코스 기업을 설명할 수 있다. 인그리랩 퍼펙트 올인원은 기초부터 보습까지 하나로 챙길 수 있는 남성용 기초 화장품이다. 스킨, 로션, 에센스, 수분크림, 아이크림 등 5가지 기초 화장품의 주요 성분을 하나에 담은 것이 특징이다. 식품의약품안전처의 인증을 받은 기능성 원료인 아데노신과 니아신아마이드를 함유했다. 아데노신은 주름 완화에, 니아신아마이드는 칙칙한 피부톤 개선에 도움을 준다.

(2) 화장품 산업 생태계

① 화장품 산업 생태계 주요 특징

화장품 산업 생태계(Cosmetics Industry Ecosystem)는 기초 연구, 제품 개발, 생산, 유통, 소비자와의 상호작용 등 화장품과 관련된 모든 활동이 유기적으로 연결된 시스템이다. 이 생태계는 다양한 이해관계자가 참여하며, 소비자 트렌드와 기술 혁신, 글로벌화, 지속 가능성 등 다양한 요소에 의해 진화하고 있다. 화장품 산업 생태계는 다양한 이해관계자가 상호작용하며, 기술과 트렌드 변화에 따라 진화하는 고부가가치 산업으로, 소비자의 요구와 지속 가능성을 중심으로 발전하고 있다.

[표 2-36] 화장품 산업의 사용 목적

주요 핵심 목적	주요 내용
미용적 목적	외적인 아름다움 증진
기능적 목적	피부 건강 유지, 자외선 차단, 노화 방지 등
감각적 목적	향, 질감, 색감 등을 통한 사용자 만족감 제공

[표 2-37] 화장품의 주요 유형

구분	주요 내용	주요 제품
기초 화장품 (Skincare Products)	피부 보습, 영양 공급, 미백, 주름 개선 등	크림, 세럼, 토너, 로션

색조 화장품 (Color Cosmetics)	외모를 아름답게 표현하기 위한 메이크업 제품	립스틱, 파운데이션, 아이섀도우
헤어케어 (Haircare Products)	모발 관리 및 스타일링	샴푸, 컨디셔너, 헤어 스프레이
퍼스널 케어 (Personal Care)	청결 유지와 위생 관리 제품	바디워시, 데오드란트, 치약
남성용 화장품 (Men's Grooming Products)	남성을 위한 스킨케어 및 헤어케어 제품	면도 크림, 애프터쉐이브, 클렌저
향수 및 디퓨저 (Fragrances)	개인적 향취와 공간의 향기 조성	향수, 룸 디퓨저

[표 2-38] 화장품 산업 생태계의 주요 구성 요소

구분	주요 구성 요소	주요 역할
연구 및 개발 (R&D)	• 연구소 및 대학: 피부과학, 생명공학, 화학 등의 기초 연구 • 화장품 제조사: 신소재 개발, 기능성 성분 연구, 안정성 테스트 • 혁신 기술 기업: 나노 기술, AI, 데이터 분석을 활용한 맞춤형 화장품 개발	신소재 및 첨단 기술 도입 제품의 안전성과 효능을 과학적으로 입증
원료 공급 및 제조 (Ingredients & Manufacturing)	• 원료 공급사: 천연 원료, 합성 성분, 기능성 물질 • OEM/ODM 업체: 화장품 제조 및 생산 대행 • 자체 생산 업체: 브랜드의 직접 생산 및 품질 관리	고품질 원료와 기술을 기반으로 제품 생산 글로벌 규제(GMP, ISO 22716 등)에 따른 품질 관리
제품 개발 및 포장 (Product Development & Packaging)	• 디자인 팀: 브랜드 아이덴티티를 반영한 패키지 디자인 • 친환경 포장 개발사: 지속 가능한 재활용 가능한 포장재 제공	소비자 친화적이고 환경 친화적인 제품 패키징 사용 편의성과 브랜드 이미지 강화
규제 및 인증(Regulation & Certification)	• 정부 및 규제기관: FDA(미국), CPNP(유럽), 식약처(한국) • 인증 기관: 비건, 친환경, 유기농 인증	제품의 안전성과 품질을 보장 소비자 신뢰도를 높이기 위한 필수 과정
마케팅 및 브랜딩 (Marketing & Branding)	• 브랜드 팀: 브랜드 아이덴티티와 전략 수립 • 디지털 마케팅: 소셜 미디어, 온라인 광고, 인플루언서 협업 • 소비자 참여 프로그램: 후기, 리뷰, 체험 이벤트	브랜드 가치를 소비자에게 전달 트렌드에 맞춘 혁신적이고 개인화된 마케팅 전략 개발
유통 및 판매 (Distribution & Sales)	• 오프라인: 백화점, 화장품 전문 매장, 편의점 • 온라인: E-commerce 플랫폼, 브랜드 자체 온라인 스토어 • 글로벌 유통 네트워크: 해외 시장 진출 및 수출	소비자가 쉽게 접근할 수 있는 다양한 채널 제공 전 세계 소비자와의 연결을 통한 시장 확대

소비자 및 사용자 (Consumers & Users)	• 일반 소비자: 기초 화장품, 색조 화장품, 퍼스널 케어 제품 사용 • 전문가: 피부과, 미용사, 메이크업 아티스트 등	소비자의 피드백이 제품 개발과 마케팅에 영향을 미침 개인화된 요구와 트렌드가 산업 방향성을 결정
지속 가능성과 윤리적 책임 (Sustainability & Ethical Practices)	• 친환경 원료 개발 기업: 재활용 가능하고 환경에 무해한 성분 공급 • 윤리적 제조사: 동물 실험 없는 비건 화장품 생산 • 재활용 프로그램 운영: 사용 후 제품 회수 및 재활용	지속 가능한 생산과 소비 패턴 촉진 윤리적 소비자 요구에 부응하여 브랜드 신뢰도 강화

② 화장품 산업 생태계의 상호작용

첫째, 연구 및 제조 간 협력 측면에서, 신소재 연구결과를 제조 공정에 반영하여 혁신적 제품을 개발한다. 생명공학, 나노기술, 데이터 분석을 통한 개인화된 제품이 개발되고 있다. 개인 맞춤형 화장품 개발을 위해, AI와 빅데이터를 활용하여 피부 데이터 기반 제품을 개발하고 있다. 둘째, 규제와 시장 간 조율 측면에서, 제품의 안전성과 품질을 보장하기 위한 규제 준수는 시장 접근성을 결정한다. 셋째, 유통과 소비자 간 연결 측면에서, 유통 채널의 다변화를 통해 소비자 접근성이 향상된다. 온라인 플랫폼과 오프라인 매장의 통합적 경험이 제공되고 있다. 특히 최근에는 소비자 라이프스타일 변화와 최신 트렌드에 빠르게 적응하기 위해, 다양한 AI 플랫폼이 활용되고 있다. 개인화된 솔루션과 경험 중심의 접근 방식이 강조되고 있다. 또한 디지털 혁신을 통한 AR/VR을 활용한 가상 메이크업 체험을 제공한다. 넷째, 마케팅과 소비자 피드백 측면에서, 소비자 요구와 트렌드에 맞춘 마케팅 전략을 수립한다. 후기와 리뷰를 통한 제품 개선과 브랜드 신뢰를 구축하고 있다. 다국적 브랜드의 글로벌 시장 확대와 현지화 전략이 병행되고 있다.

(3) 화장품 산업 구조

화장품 산업 구조는 제품의 연구개발부터 제조, 유통, 마케팅, 소비자에게 이르는 모든 과정을 포함하는 다차원적인 체계이다. 이 구조는 다양한 이해관계자들이 상호작용하며, 기술 혁신, 소비자 트렌드, 규제 변화 등에 따라 유기적으로 발전한다. 화장품 산업 구조는 다양한 이해관계자와 단계가 유기적으로 연결되어 있으며, 소비자 트렌드, 기술 혁신, 지속 가능성 등의 영향 아래 지속적으로 변화하고 발전하고 있다. 이러한 구조를 이해함으로써 기업은 시장에서의 경쟁력을 강화하고, 소비자의 요구에 부응하는 제품과 서비스를 제공할 수 있다.

[표 2-39] 화장품 산업의 주요 구성 요소

구분	주요 내용
원료 공급사	천연 원료, 합성 성분, 기능성 물질 등을 제공 지속 가능한 원료와 친환경 성분에 대한 수요 증가
제조업체	**자체 생산 업체**: 브랜드가 직접 생산 시설을 운영하여 품질과 생산 과정을 통제 **OEM/ODM 업체**: 전문 제조사가 제품을 개발 및 생산하여 브랜드에 공급
브랜드 및 마케팅 기업	제품 개발, 마케팅, 판매 전략을 수립하고 실행 브랜드 이미지와 가치를 소비자에게 전달
유통 채널	**오프라인 매장**: 백화점, 전문점, 편의점 등에서 직접 판매 **온라인 플랫폼**: 자사 온라인몰, 이커머스, 모바일 앱 등을 통한 판매
소비자 및 전문가 커뮤니티	제품 사용 후기와 정보를 공유하는 소비자 그룹 메이크업 아티스트, 피부과 전문의 등의 전문가 네트워크

[표 2-40] 화장품 산업 구조의 특징

구분	주요 내용
다양한 제품군과 시장 세분화	기초 화장품부터 색조 화장품, 퍼스널 케어까지 다양한 제품 라인업 연령, 성별, 피부 타입, 라이프스타일 등에 따른 세분화된 시장
트렌드 민감성	패션, 문화, 사회적 이슈 등에 빠르게 반응 K-뷰티, J-뷰티 등 지역별 트렌드의 글로벌 영향력 확대
고도의 경쟁 시장	다국적 기업과 로컬 브랜드 간의 경쟁 심화 혁신과 차별화를 통한 시장 점유율 확보 노력
지속 가능성과 윤리적 가치의 중요성	친환경 포장, 비건 제품, 동물 실험 반대 등의 가치 소비 확대 사회적 책임과 기업 윤리가 브랜드 이미지에 영향
디지털 전환과 옴니채널 전략	온라인 판매 채널의 중요성 증가 오프라인과 온라인의 통합된 고객 경험 제공

(4) K-뷰티 산업의 주요 특징과 생태계

① K-뷰티 산업의 주요 특징

글로벌 팬덤과 글로벌 충성 소비자를 보유한 한류의 경제화와 산업화를 위해[117], 글로

117 한류의 글로벌 팬덤화 현상의 대표적인 사례를 보면, 대한민국 걸그룹 하이브는 아이돌 그룹 엔하이픈과 연계해 '다크문: 달의 제단'이란 웹툰 연재에 나섰다. 2025년 7월 10일 기준 이 웹툰 누적 조회 수는 2억뷰를 달성했는데, 이는 미국과 프랑스, 독일 등 전 세계적으로 인기를 끈 결과란 분석이다. BTS IP를 활용한 아이돌 게임 'BTS 월드'도 비슷한 사례다. BTS 월드는 글로벌 176국에 14개 언어로 출시돼 1600만 다운로드 수를 기록하는 등 아이돌 게임으로는 최고 성적을 거뒀다. 팬덤화된 아이돌 세계관을 바탕으로 영화, 드

벌 소셜미디어와 디지털 플랫폼 및 SNS 마케팅을 적극적으로 활용하고 있다. 대한민국 K-뷰티는 전 세계적으로 큰 인기를 얻고 있으며, 다음과 같은 주요 특징들을 가지고 있다. 첫째, 제품 개발에 혁신적인 기술력과 독특한 성분을 활용하고 있다. K-뷰티는 최첨단 피부 과학 기술을 바탕으로 끊임없이 새로운 제형과 성분을 개발한다. 캡슐화된 포뮬러, 발효 활성 성분, 재생 성분 등 독창적인 기술력이 돋보이며, 달팽이 점액, 키토산, PDRN 등 서양 제품에서는 흔히 볼 수 없는 독특한 자연 유래 성분들을 활용한다. 또한, 전통 한의학과 서양 의학의 기술력을 융합하여 동서양의 강점을 결합하는 특징도 있다.

둘째, 피부 건강 중심의 접근 방식(스킨케어 중시)을 지향한다. K-뷰티는 단순히 메이크업으로 결점을 가리는 것을 넘어, 피부 본연의 건강과 광채를 중시한다. "유리알 피부(Glass Skin)" 또는 "꿀광 피부"로 불리는 맑고 투명하며 촉촉한 피부 표현을 이상적으로 여기며, 이를 위해 여러 단계의 스킨케어 루틴(예: 10단계 스킨케어)을 제안한다. 클렌징부터 보습, 영양 공급에 이르기까지 꼼꼼하고 체계적인 관리를 강조한다.

셋째, 우수한 가성비와 품질을 제공한다. 한국 소비자들은 화장품 성분과 품질에 대한 지식이 풍부하고 요구 수준이 매우 높다. 이러한 배경 속에서 K-뷰티 제품들은 뛰어난 품질을 유지하면서도 합리적인 가격대를 형성하여 소비자들에게 높은 가성비를 제공한다.

넷째, 글로벌 팬덤과 글로벌 충성 소비자를 보유한 한류와 함께 매력적이고 감각적인 패키징 및 스토리텔링을 제공한다. K-뷰티는 시선을 사로잡는 귀엽고 혁신적인 패키징 디자인으로 유명하다. 재미있고 개성 있는 디자인은 제품에 대한 호기심을 자극하며, 독특한 브랜드 스토리텔링과 광고 비주얼도 소비자의 구매 욕구를 자극하는 중요한 요소이다. '스킨 엔터테인먼트'라는 개념처럼 일상적인 피부 관리를 즐거운 경험으로 만들기도 한다.

다섯째, 글로벌 소비자들에게 개인 맞춤형 솔루션 및 포용성을 제공한다. K-뷰티는 다양한 피부 타입과 고민에 맞춰 세분화된 제품들을 선보이며 개인화된 뷰티 솔루션을 제공한다. 또한 성별에 구애받지 않고 피부 고민에 초점을 맞추는 성별 중립적인 접근 방식을 취하는 제품이 많다.

여섯째, 세계가 부러워하는 빠른 트렌드 변화와 혁신을 제공한다. K-뷰티 시장은 트렌드 변화가 매우 빠르며, 이에 발맞춰 신제품 개발 및 출시가 활발하게 이루어진

라마, 웹툰, 캐릭터 사업, 화장품, 성형 및 헬스케어 산업 등에 응용할 수 있는 수퍼 IP가 향후 한국 엔터테인먼트 산업의 핵심 성장축이 될 것이란 평가와 분석이 있다.(조선일보, 2025.07.18.)

다. 소비자들의 니즈를 빠르게 파악하고 반영하여 끊임없이 진화하고 있다.

일곱째, ESG 경영전략으로 친환경 및 지속가능성을 추구하고 있다. 최근에는 환경 문제에 대한 인식이 높아지면서 친환경 성분, 비건 인증 제형, 지속 가능한 생산 및 폐기 방식 등 환경과 사회적 가치를 중시하는 움직임이 K-뷰티의 주요 특징으로 부상하고 있다.

마지막으로 글로벌 팬덤과 글로벌 충성 소비자를 보유한 K-컬처(한류)와의 연계가 K-POP 스타, K-드라마 배우 등 한류 콘텐츠의 세계적인 인기[118]는 K-뷰티의 확산에 지대한 영향을 미치고 있다.[119] K-뷰티 제품을 홍보하고 새로운 뷰티 아이콘으로 자리매김하며 K-뷰티의 인기를 견인하고 있다. 특히 K팝 스타에 대한 이미지가 좋아지고 이들의 외모와 화장법에 대한 관심이 커지면서 미국 시장에서 한국산 화장품 판매는 프랑스산을 넘어섰다. 미국 국제무역위원회(USITC)에 따르면, 한국의 2024년 대미 화장품 수출액은 17억100만 달러로, 프랑스(12억6,300만 달러)를 제치고 미국 시장 1위를 기록했다.

② K-뷰티 산업의 주요 생태계

대한민국 K-뷰티 산업은 전 세계적으로 독보적인 성장세를 보이며, 단순한 트렌드를 넘어 하나의 강력한 산업 생태계를 구축하고 있다. 한류의 물결은 K-팝과 드라마를 넘어 대한민국의 역사와 문화 및 일상생활, 의료 및 피부, 옷장, 식탁 그리고 거실 속까지 스며들었다. 즉, 'K-Pop', 'K-Drama', 'K-뷰티'와 'K-패션', 'K-푸드', 'K-리빙'은 단순한 소비재를 넘어 하나의 문화 코드이자 세계가 공유하는 라이프스타일 언어로 자리잡고 있다. 대한민국 고유의 미학과 전통, 여기에 혁신과 트렌드가 결합하면서, 지금 K-라이프스타일은 글로벌 무대에서 가장 역동적이고 세련된 문화 흐름으로 부상했다.

K-라이프스타일은 하나의 글로벌 브랜드다. 한국의 일상과 감각은 이제 일시적인

118 K팝의 세계적 확산 여파가 제품별 수출에 얼마나 도움이 되는지 분석한 자료도 나와 있다. 한국수출입은행 해외경제연구소의 'K콘텐츠 수출의 경제 효과' 보고서에 따르면 K팝 수출이 1억 달러 증가할 경우 관련 소비재 수출은 약 22억 달러, 화장품은 2억4,000만 달러, 가전·휴대전화는 19억 달러까지 증가하는 것으로 분석됐다. 문화 콘텐츠가 한류 확산을 넘어 전방위적인 산업 성장의 촉매 역할을 한다는 의미이다.

119 2025년 현재 전 세계가 K팝에 빠졌고, 한류의 황금기를 맞고 있다. K팝을 소재로 한 애니메이션 'K팝 데몬 헌터스'는 2025년 6월 공개 이후 넷플릭스 영화 부문 글로벌 1위를 차지하며 흥행 돌풍이다. 걸그룹 블랙핑크의 신곡 '뛰어(JUMP)'는 2025년 7월 11일 발매되자마자 신드롬이다. 세계 최대 음원 플랫폼 스포티파이의 '데일리 톱 송 글로벌' 차트에 공개 이틀 만에 1위에 올랐다. 블랙핑크는 2025년 7월 12~13일 미국 로스앤젤레스 소파이 스타디움 양일 매진, 총 10만명 관객 동원이란 최다 관객 동원 신기록을 세웠다.

호기심을 넘어 세계인의 삶 속에 스며들고 있다. K-뷰티는 과학적 성분 검증과 자연친화적 이미지를 결합해 '신뢰할 수 있는 아름다움'을 상징한다. K-푸드는 간편식, 분식에서 출발해 비건 · 건강식으로 진화하고 있다. K-패션은 미니멀리즘과 스트리트 감각이 더해져 런웨이와 거리 모두에서 빛을 발한다. K-리빙은 한국 전통의 요소와 미니멀리즘이 만난 '코리안 모던'으로, 글로벌 인테리어의 새로운 키워드로 자리 잡고 있다. 즉, 'Made in Korea'는 품질과 세련됨을 보장하는 라벨이다. 동남아시아에서는 한국 화장품이 명품처럼 자리 잡았고, 런던 · 파리 · 뉴욕의 도심에는 줄 서서 먹는 한국 식당이 늘어나고 있다. 따라서 K-뷰티 산업의 주요 생태계는 다음과 같다.

㉠ 혁신적인 연구개발(R&D) 및 기술력 중심 생태계

첫째, 다양한 첨단 기술을 제품개발에 적용한다. K-뷰티 산업은 AI, 빅데이터, 마이크로바이옴 등 첨단 기술을 활용하여 기능성을 강화하고 개인 맞춤형 화장품을 개발하는 데 주력하고 있다. 이는 제품의 효능을 극대화하고 소비자의 다양한 니즈를 충족시키는 데 기여하고 있다. 둘째, 독자적인 성분 및 제품 형태를 개발하고 있다. 달팽이 점액, 키토산, PDRN 등 한국 고유의 원료나 서양에서는 찾아보기 힘든 독특한 성분을 활용하며, 캡슐화, 발효 공법 등 차별화된 제형 기술을 통해 제품 경쟁력을 높인다. 셋째, 글로벌 화장품 시장에서 가장 빠른 신제품 출시 주기를 보유하고 있다. 빠르게 변화하는 시장 트렌드와 소비자 요구에 신속하게 대응하여 신제품을 기획하고 출시하는 능력이 탁월하다. 이는 대한민국 K-뷰티 산업의 '속도 전략'이라고도 불린다.[120]

㉡ ODM/OEM 기반의 강력한 생산 역량과 산업 생태계 보유

첫째, 화장품 선진국과 선진 기업들도 부러워하는 세계적인 ODM/OEM 기반의 강력한 생산 역량과 글로벌 제품 경쟁력 및 산업 생태계를 보유하고 있다. 한국은 세계 3대 ODM(제조자 개발 생산) 기업 중 코스맥스, 한국콜마 등 2곳이 속해 있을 정도로 ODM/OEM 역량이 매우 뛰어나다.[121] 이는 국내외 브랜드의 제품 개발 및 생산을 효율적으로 지원하며, K-뷰티의 빠른 성장을 가능하게 하는 핵심 동력이다. 둘째, 매우 다양하고 창의적인 기획으로 인디 브랜드의 창출 및 약진이 발생하는 산업 생태계를 보유하고 있다. 뛰어난 ODM 인프라 덕분에 자본력이 부족한 인디 브

---

120 「여성조선」, 2025년 9월호.

121 글로벌 반도체 기업의 TSMC와 같은 기업으로 인식되기도 함

랜드들도 혁신적인 아이디어만 있다면 고품질의 제품을 생산하고 시장에 빠르게 진출할 수 있다. 이는 시장의 다양성과 역동성을 높이는 요인이다.

ⓒ 다양한 유통 채널 및 디지털 전환 가속화

첫째, 세계적인 디지털 및 정보통신 인프라를 보유한 대한민국은 온라인 유통 채널 중심으로 성장하고 있다. 아마존, 라쿠텐, 쇼피 등 글로벌 전자상거래 플랫폼과 국내 역직구 몰을 통해 K-뷰티 제품이 전 세계로 확산되고 있다. 특히 미국 시장에서는 온라인 채널을 통한 K-뷰티의 침투율과 성장률이 매우 높다. 2024년 미국 수입 화장품 1위 국가가 대한민국으로 기록했다. 둘째, 글로벌 소셜미디어와 디지털 플랫폼 및 SNS 마케팅을 적극적으로 활용하고 있다. 인플루언서 마케팅, 소셜 미디어 활용 등 디지털 환경에 최적화된 플랫폼과 마케팅 전략을 통해 소비자와 직접 소통하고 트렌드를 확산하는 데 강점을 보이고 있다.

ⓔ 수출 시장 다변화 및 글로벌 위상 강화

한류는 글로벌 팬덤을 보유하면서, 이들이 충성 소비자로 변화하고 있다. 따라서 K-뷰티의 글로벌 팬덤과 충성 소비자들에 의해, 수출 시장 다변화와 대한민국 글로벌 위상이 강화되고 있다.[122] 첫째, 수출액 증가 및 대상국이 다변화하고 있다. 2010년대까지는 중국 시장에 대한 의존도가 높았으나, 2020년 이후 최근 미국, 일본, 동남아 등으로 수출 대상국이 다변화되고 있으며, 특히 미국 시장에서 K-뷰티가 프랑스를 제치고 최대 수입국으로 부상하는 등 괄목할 만한 성장을 이루고 있다. 둘째, 매우 다양하고 창의적인 기획으로 단독 카테고리 창출 및 형성하고 있다. K-뷰티는 단순히 특정 제품군을 넘어 하나의 독자적인 뷰티 카테고리를 형성하며 글로벌 시장에서 강력한 영향력을 행사하고 있다.

ⓜ K-컬처(한류)와의 시너지 효과

한류 콘텐츠의 영향이 글로벌화 되면서, 한국 방문 증가와 충성 소비자들이 계속해

122 K팝의 세계적 확산은 한국이란 국가 브랜드 이미지를 끌어올려 한국산 제품의 매력을 끌어올리는 효과를 냈다. K팝 팬층이 두꺼워질수록, 한국산 제품에 대한 소비자 호감도도 함께 높아지는 '원산지 효과'가 뚜렷하게 나타났다는 의미다. 고려대 경영대 소속 연구자 위안야위의 'K팝이 한국 브랜드 판매에 미치는 영향 평가: 미국 시장 자동차 사례를 중심으로'란 논문에 의하면, 미국 주(州)별로 비교해 싸이나 BTS 등 K팝에 대한 관심이 높은 주일수록 한국산 자동차 판매가 의미 있게 높아지는 원산지 효과가 관찰됐다.

서 확대되고 있다.[123] K-POP, K-드라마 등 한류 콘텐츠의 세계적인 인기 및 팬덤화[124]와 경제적 효과[125]가 지속되면서, K-뷰티 제품의 인지도를 높이고 글로벌 소비자들이 K-뷰티를 접하고 구매하는 계기가 되고 있다. 연예인들의 피부 관리법이나 메이크업 트렌드가 전 세계적으로 확산되면서 K-뷰티 산업 전체의 성장을 견인하고 있다.

ⓑ 소비자 중심의 트렌드 반영

첫째, 글로벌 소비자들에게 개인 맞춤형 솔루션을 제공한다. 글로벌 소비자의 다양한 피부 타입과 고민, 그리고 연령별 니즈에 맞춰 세분화된 제품을 개발하고 개인 맞춤형 서비스를 제공하려는 마케팅 전략과 다양한 노력이 활발하다. 둘째, ESG 경영전략으로 친환경 및 지속가능성을 추구하고 있다. 클린 뷰티, 비건 뷰티, 친환경 포장재 사용 등 환경과 윤리적 소비를 중시하는 글로벌 트렌드에 발맞춰 지속 가능한 뷰티를 지향하는 제품과 브랜드가 증가하고 있다. 셋째, '스킨케어' 중심으로 소비트렌드를 선도하고 있다. 단순히 메이크업으로 가리는 것을 넘어 피부 본연의 건강과 개선에 초점을 맞춘 스킨케어 제품군(에센스, 세럼, 마스크팩 등)이 K-뷰티 수

---

123 문화체육관광부에 따르면 2023년 한국 음악 산업 수출액은 12억2,253만 달러(약 1조7,000억원)로, 10년 전인 2013년(2억7,732만 달러)에 비해 4.4배 수준이 됐다. 이 같은 수출 증가세를 감안하면 2025년 음악 산업 수출액은 2조원을 훌쩍 넘어설 것이란 게 업계 전망이다. 이는 현대자동차의 고급 세단 제네시스 G80을 2만5,000대 이상 판매한 것에 맞먹는 수치다. K팝 가수의 콘서트나 팬미팅, 페스티벌 등 온·오프라인 공연·행사 시장을 중심으로 한 K팝 이벤트 시장 규모도 폭발적 성장을 예고하고 있다. 얼라이드 마켓 리서치의 최근 보고서에 따르면 전 세계 K팝 이벤트 시장은 2021년 81억 달러에서 연평균 7.3%씩 성장해 2031년 200억 달러 규모에 이를 것으로 전망된다.

124 K팝 성장 역사에서 팬덤은 단순한 소비자를 넘어 K팝이란 산업의 글로벌 성공을 견인한 핵심 주체로 평가받는다. 전문가들에 따르면 1990년대 초 서태지와 아이들의 팬클럽을 계기로 조직적 형태를 갖추기 시작한 한국의 팬덤 문화는 2010년대 들어 스타의 이미지를 관리하고 확산하는 일종의 매니지먼트 역할까지 수행하게 됐다. 이후 K팝 팬덤의 영향력은 소셜미디어와 디지털 플랫폼 확산으로 급성장하고 있다. 펜실베니아주립대 사회학과 샘 리처드 교수는 "소셜미디어가 전 세계적으로 확산되던 바로 그 시기에 K팝을 통해 '한국 문화'가 전 세계에 소개됐다. 기술적 접점을 통해 문화 확산이 기가 막히게 이뤄진 셈"이라고 설명했다. 이때부터 전 세계로 확장된 팬덤은 K팝 음반을 구매하고, 한국어 가사를 공부하며, 한국 제품을 써보고, 한국 관광에 나서는 충성스러운 K콘텐츠 전도사가 됐다. (조선일보, 2025.07.18.)

125 대표적인 K팝 아이콘인 BTS는 이미 수십 개 중견기업이 내는 생산 유발 효과를 창출한 것으로 분석된다. 현대경제연구원이 2018년 내놓은 'BTS의 경제적 효과' 보고서에 따르면 BTS가 한 해 활동으로 관광·유통·미술 등 국내 각 생산 분야에 유발한 효과는 연평균(2013~2017년 기준) 4조1,400억원에 이른다. 중견기업 평균 매출액의 26배 수준이다. 여기에 BTS의 연평균 부가가치 유발 효과(1조4,200억원)까지 합친 연간 경제 효과는 5조5,600억원에 이른다. 이 분석이 나오고 7년이 흘러 BTS의 위상이 더욱 견고해진 만큼 경제적 파급 효과는 더 막강해질 전망이다. 2025년 영국 파이낸셜타임스는 "가장 영향력 있는 K팝 아이돌의 복귀는 한국의 소프트파워에 새로운 물결을 일으킬 것"이라며 "이들의 복귀가 한국의 다른 산업 수출에도 긍정적인 파급 효과를 미칠 것"이라고 분석했다.

출의 큰 비중을 차지하고 있다.

[표 2-41] K-뷰티 산업의 주요 기업 브랜드

기업 브랜드	주요 특징
설화수 (Sulwhasoo)	아모레퍼시픽(Amorepacific)의 대표 럭셔리 한방 스킨케어 브랜드. '윤조에센스'가 시그니처 제품으로, 인삼 등 전통 한방 원료를 현대 과학으로 재해석하여 피부 균형과 안티에이징에 집중. 해외 럭셔리 시장, 특히 북미에서 존재감을 확대하고 있음
후 (The History of Whoo)	LG생활건강의 럭셔리 궁중 한방 콘셉트 브랜드. 왕후의 비법을 담았다는 스토리텔링과 화려한 패키징으로 차별화되며, '자생 에센스' 등 고기능성 제품으로 큰 인기를 얻었음
라네즈 (Laneige)	아모레퍼시픽(Amorepacific)에서 출시된 수분 과학을 기반으로 한 스킨케어 브랜드. '워터 슬리핑 마스크', '립 슬리핑 마스크' 등 혁신적인 제품으로 글로벌 시장, 특히 북미에서 인기를 끌며 아모레퍼시픽의 해외 성장 동력 중 하나임
코스알엑스 (COSRX)	성분 중심의 더마 코스메틱 브랜드로, 피부 고민 솔루션에 집중함. '스네일 96 뮤신 파워 에센스' 등 특정 히트 상품이 아마존 베스트셀러에 오르며 북미 등 해외에서 폭발적인 인기를 얻었음. 최근 아모레퍼시픽에 인수되었음
달바 (d'Alba)	자연 유래 원료와 더마 성분을 결합한 클린 스킨케어 브랜드. '어성초 77 토너'가 대표적이며, 틱톡 등 숏폼 콘텐츠를 통한 바이럴 마케팅과 북미 시장에서의 빠른 성장이 돋보임
조선미녀 (Beauty of Joseon)	구다이글로벌(Goodai Global)에서 운영하는 스킨케어 브랜드임. 전통 한방 원료(쌀, 인삼 등)를 현대적으로 재해석한 '모던 한방' 스킨케어 브랜드. '맑은쌀 선크림'이 아마존 선크림 부문 1위를 차지하는 등 해외, 특히 미국 MZ세대 사이에서 압도적인 인기를 누리고 있음
스킨1004 (SKIN1004)	구다이글로벌(Goodai Global)에서 운영하는 마다가스카르산 센텔라 아시아티카(병풀)를 핵심 원료로 한 피부 진정 전문 스킨케어 브랜드. 순한 성분과 비건 지향이 특징이며, 아마존 등 글로벌 플랫폼에서 높은 판매량을 기록하며 해외 시장에서 빠르게 성장하고 있음
티르티르 (TIRTIR)	클린 뷰티를 지향하며, 특히 베이스 메이크업 제품(예: '마스크 핏 레드 쿠션')으로 큰 성공을 거둔 브랜드. 일본 시장에서 압도적인 인기를 자랑하며, 현지 소비자 니즈에 맞는 제품 개발과 마케팅이 강점임
롬앤 (rom&nd)	색조 화장품 전문 브랜드로, '글래스팅 워터 틴트', '쥬시 래스팅 틴트' 등 틴트 제품이 특히 인기가 많음. 독특하고 트렌디한 컬러감과 우수한 발색력, 촉촉한 질감으로 국내외 MZ세대에게 큰 사랑을 받고 있음. 개성 있는 컬러 스펙트럼 제공과 글로벌 색조 시장 공략함
마녀공장 (Manyo Factory)	천연 유래 성분 기반의 자연주의 기능성 스킨케어를 지향하는 브랜드. "좋은 성분은 피부를 속이지 않는다"는 철학 아래 피부에 이로운 성분을 고함량으로 담는 것을 강조함. '퓨어 클렌징 오일', '갈락 나이아신 2.0 에센스' 등 특정 제품들이 입소문을 타며 베스트셀러 제품임. 특히 클렌징 오일은 뛰어난 세정력과 순한 사용감으로 꾸준히 인기를 얻고 있음. 착한 성분 및 비건 지향: 유해 성분 배제, 동물 실험 반대, 비건 인증 등을 통해 클린 뷰티 트렌드에 발맞추며 윤리적 소비를 중시하는 소비자들에게 어필함

메디큐브 (Medicube)	에이피알(APR)의 더마 코스메틱 및 뷰티 디바이스 전문 브랜드. 'AGE-R(에이지알)' 뷰티 디바이스가 국내외에서 큰 성공을 거두며 K-뷰티 테크를 선도하고 있음. 화장품과 디바이스의 시너지를 강조함. 메디큐브(Medicube)[126]는 '피부를 연구하는 디지털 클리닉'을 표방하며, 특히 홈 뷰티 디바이스를 중심으로 혁신적인 피부 관리 솔루션을 제공하는 것이 가장 큰 특징임. 특히 피부과 시술의 원리를 가정에서 구현할 수 있도록 다양한 기능을 탑재한 디바이스들을 제공함.[127] 메디큐브는 '집에서 누구나 전문가처럼 피부 관리를 할 수 있도록 돕는 혁신적인 뷰티 디바이스와 과학적 기반의 스킨케어 제품'을 핵심으로 하는 브랜드

이러한 다양한 산업 생태계들이 복합적으로 작용하여 대한민국 K-뷰티 산업은 글로벌 뷰티 시장에서 지속적인 성장과 혁신을 이루어내고 있다.

(5) 화장품 산업의 비즈니스 모델과 뷰티산업 트렌드

화장품 산업 제품 중심 제조업에서 고객 경험 · 콘텐츠 · 플랫폼 중심의 소비자 참여형 산업으로 빠르게 진화하고 있다. 특히 디지털 전환, K-뷰티 · 한류, AI 피부진단, D2C, 그리고 지속가능성(ESG) 기반의 차별화가 핵심 경쟁력으로 부상하고 있다.

[표 2-42] 화장품 산업의 대표 비즈니스 모델 유형

유형	설명	수익 구조	예시
OEM/ODM형	제조 위탁 모델	위탁 수수료 또는 납품 마진	코스맥스, 한국콜마
브랜드 직판형(D2C)	자체 브랜드+자사몰 판매	제품 마진, 정기배송 수익	더마픽, 헉슬리
유통형	멀티 브랜드+플랫폼	입점 수수료, 큐레이션 판매	올리브영, 세포라
콘텐츠 기반형	K-콘텐츠 · IP 융합 제품	굿즈 · 콜라보 수익, 팬덤 마케팅	WAKEMAKE×IVE, VT×BTS

126 인디 브랜드 '메디큐브'를 운영하는 기업은 에이피알(APR)이며, 에이피알은 2014년에 설립된 뷰티 테크 기업으로 메디큐브 외에도 다양한 브랜드를 보유하고 있다. 2025년 8월 현재, 에이피알(APR)은 대한민국 화장품 기업 시가 규모 Top 1로 급성장한 혁신 기업이다. 2024년 2월 상장한 뷰티전문기업 에이피알이 LG 생활건강은 물론 아모레퍼시픽까지 제치고 국내 화장품 기업 시가총액 1위에 올랐고, 1년 5개월만의 성과이다. 에이피알(APR)은 에이프릴스킨과 포맨트 등 화장품 브랜드와 메디큐브인 홈 뷰티 디바이스 브랜드 등을 서비스하는 기업이다. 미국과 유럽, 중동에 수출 실적이 오르면서 급속하게 기업규모가 확장되었다. 에이피알은 해외 K뷰티 시장 공략을 위해 뷰티 디바이스 브랜드 광고모델로 배우 김희선에 이어 그룹 아이브의 장원영을 발탁했다.

127 예를 들어, '부스터 프로'는 광채, 모공, 탄력, 볼륨 등 여러 피부 고민을 한 번에 케어할 수 있는 올인원 기기임

AI 진단형	피부 데이터 분석+맞춤 제품	진단비 + 제품 판매 + 구독	아모레퍼시픽 '베이스픽', lululab 'Lumini'
ESG 지속가능형	친환경 포장, 비건 인증	프리미엄 수익, 브랜드 가치 제고	라네즈 워터뱅크, 이니스프리 리필제품

[표 2-43] 6대 뷰티 산업 트렌드(2024년 및 2025년)

❶ 천연 및 유기성분: 환경 친화적이거나 지속가능한 제품에 대한 관심과 수요가 높아짐
❷ AI와 AR을 활용한 개인화: 점점 소비자들의 개인화 경험을 바탕으로 한 제품에 대한 수요가 높아짐
❸ 지속가능성을 가진 바이오기술: 지속가능한 뷰티에 대한 수요가 높아지며, 바이오테크 기업은 새로운 뷰티성분을 찾기 위해 노력하고 있음
❹ SNS 마케팅 참여: 유명 SNS인 틱톡(TikTok)과 인스타그램(Instagram)에서 뷰티제품 구매가 급증함
❺ 남성 뷰티제품 수요: 과거에 비해 더 많은 남성이 스킨케어 및 메이크업 제품을 구매하고 있는 추세임
❻ 다양성과 포용성: 소비자들은 뷰티업계가 다양한 유형의 사람들을 고려한 제품을 제작하기를 원함

자료: 1) 한국보건산업진흥원(2024), 「글로벌 보건산업 동향」, vol.535, 11월 25일.
2) 2025년 7월 22일 접속, https://rixincosmetics.com/blog/beauty-trends/

(6) 화장품 산업의 주요 성과 사례

헬스케어 경제의 화장품 산업에서 주요 성과 사례는 기술 혁신, 글로벌 시장 확장, 지속 가능한 개발 등 다양한 측면에서 이루어지고 있다. 화장품 산업에서 기술 혁신, 지속 가능한 개발, 소비자 중심의 접근, 글로벌 시장 확장 등을 통해 얻어진 중요한 성과를 보여준다. 주요 기업은 이러한 성과를 통해 시장에서의 경쟁력을 강화하고 있으며, 다양한 소비자 요구를 충족시키기 위해 지속적으로 노력하고 있다.

① 아모레퍼시픽(Amorepacific)의 "아이오페(IOPE)"와 "설화수" 브랜드 혁신

아이오페(IOPE) 더 비타민 C21.5 앰플 제품은 고농도의 비타민 C를 함유하여 피부 미백과 탄력 개선에 효과적인 것으로 평가받고 있다. 혁신적인 제형과 효과로 국내외에서 높은 인기를 얻었다. 또한 설화수 자음생 에센스는 전통 한방 성분을 기반으로 한다. 이 제품은 피부의 기초 체력을 강화하고, 피부 톤과 결을 개선하는 데 효과적인 것으로 평가받고 있다.

② 로레알(L'Oréal)의 지속 가능성 이니셔티브

미래를 위한 로레알(L'Oréal for the Future) 계획은 환경 보호와 지속 가능한 발전

을 목표로 하며, 2030년까지 모든 제품 포장을 100% 재활용 가능 또는 재사용 가능한 포장으로 전환할 계획이다. 또한, 탄소 배출량을 줄이고, 지속 가능한 원료 사용을 확대하는 목표를 설정했다.

③ 에스티로더(Estée Lauder)의 디지털 혁신

에스티로더(Estée Lauder)의 버츄얼 트라이온(Virtual Try-On)은 증강 현실(AR) 기술을 활용하여 소비자들이 가상으로 제품을 시도해볼 수 있는 기능을 제공하고 있다. 이 기술은 소비자들이 집에서 편리하게 제품을 테스트할 수 있게 하여, 구매 결정을 돕고 있다.

④ 모엣 헤네시 · 루이비통(LVMH, Moët Hennessy · Louis Vuitton S.A.)의 "Fenty Beauty" 런칭

리아나(Rihanna)가 창립한 펜티 뷰티(Fenty Beauty)는 다양한 피부 톤을 위한 폭넓은 색조 제품을 제공하여 화장품 업계에서 포용성과 다양성을 강조했다. 이 브랜드는 전 세계적으로 큰 인기를 끌며, 다양한 피부 색상에 맞춘 제품을 제공함으로써 화장품 산업에서의 기준을 새롭게 정의했다.

⑤ 네이처리퍼블릭(Nature Republic)의 "올리브영" 독점 판매

네이처리퍼블릭(Nature Republic)은 자연에서 얻은 성분을 활용한 스킨케어 제품으로 인기를 끌고 있으며, '올리브영'과 같은 유통 채널을 통해 글로벌 시장에 성공적으로 진출하고 있다.

⑥ 프록터 앤드 갬블(P&G)의 "Olay(올레이)" 브랜드 리뉴얼

올레이의 리제너리스트 레티놀 24(Olay Regenerist Retinol 24)는 레티놀을 포함하고 있다. 이 제품은 피부 재생과 주름 개선에 효과적이라는 평가를 받고 있으며, 고급스러운 성분과 효과로 소비자들에게 인기가 많다. 프록터 앤드 갬블(P&G, The Procter & Gamble Company)은 올레이(Olay) 브랜드를 통해 스킨케어 분야에서의 혁신을 이어가고 있다.

⑦ 키엘(Kiehl's)의 "일회용 플라스틱 감축" 노력

키엘(Kiehl's)은 지속 가능한 포장재를 사용하여 일회용 플라스틱 사용을 줄이는 노

력을 기울이고 있으며, 재활용 가능한 재료를 사용하는 제품을 출시하고 있다.

⑧ 이니스프리(Innisfree)의 "제주 원료 활용"

제주도의 천연 화산재를 이용한 스킨케어 제품은 피부 진정과 모공 축소에 효과적이라는 평가를 받으며, 지역 원료의 효과를 활용한 혁신적인 제품이다.

⑨ 시세이도(Shiseido)의 "Essential Energy" 제품군

시세이도(Shiseido)의 Essential Energy 제품군은 피부의 에너지를 증진시키고 수분을 공급하는 데 중점을 두고 있으며, 피부가 생기 있게 보이도록 도와준다. 시세이도(Shiseido)는 연구개발을 통해 피부 생리학적 접근을 강화하고 있다.

⑩ 닥터자르트(Dr. Jart+)의 "Cicapair" 라인

닥터자르트(Dr. Jart+)의 시카페어 타이거 그라스 컬러 코렉팅 트리트먼트(Cicapair Tiger Grass Color Correcting Treatment) 제품은 피부의 붉어짐을 완화하고, 진정 효과를 제공하는 것으로 평가받고 있으며, 제품의 혁신적인 성분과 효과로 많은 사랑을 받고 있다.

(7) 글로벌 화장품 산업 시장

화장품 산업이 글로벌화, 기술 혁신, 지속 가능한 개발, 소비자 중심의 접근 등 다양한 방향으로 발전하고 있음을 보여준다. 기업들은 이러한 글로벌 시장의 동향을 반영하여 경쟁력을 유지하고 성장하기 위해 노력하고 있다. 특히 케이(K)브랜드와 K뷰티는 일시적인 유행이 아니다. 미국 유통 시장을 구조적으로 변화시키고 있다. 2025년 6월 윌 와츠(Will Watts) W 글로벌 이노베이션(W Global Innovation) 설립자는 K뷰티, K푸드, 전자제품 등 주요 카테고리에서 한국 브랜드들이 단순한 '신흥 브랜드'가 아닌, 시장을 흔드는 '카테고리 리더'이자 디스럽터(Disruptor · 시장 파괴자)로 자리 잡았다고 평가했다. 2024년 K뷰티가 프랑스를 제치고 미국 화장품 수출 1위를 기록했으며, K푸드 또한 월마트(Walmart), 코스트코(Costco) 등 주요 유통망에서 중심 상품군으로 성장했다는 점을 근거로 설명했다.[128]

128 윌 와츠는 W 글로벌 이노베이션 창업자이자 수석 컨설턴트다. 미국 월마트 식품안전협업센터 전무를 역임한 그는 한국을 포함한 아시아 지역 유통 전문가다.

[표 2-44] 글로벌 화장품 시장 변화 추이 : 2010-2023년

년도	시장 규모(단위: 억달러)
2010	4,500
2011	4,700
2012	4,900
2013	5,100
2014	5,300
2015	5,500
2016	5,800
2017	6,000
2018	6,300
2019	6,600
2020	6,800
2021	7,000
2022	7,300
2023	7,600

자료: 1) Euromonitor International: Beauty and Personal Care Market Report
2) Grand View Research: Cosmetics Market Report
3) MarketsandMarkets: Cosmetics Market Forecast

① 글로벌화와 지역적 특성

다국적 화장품 브랜드들이 전 세계 시장에 진출하여 글로벌 인지도를 높이고 있다. 예를 들어, 로레알(L'Oréal), 에스티로더(Estée Lauder), 프록터 앤드 갬블(P&G, The Procter & Gamble Company) 등은 세계 각국에서 강력한 존재감을 가지고 있다. 글로벌 브랜드는 각 지역의 문화와 소비자 요구를 반영하여 제품을 맞춤화하고 있다. 예를 들어, K-뷰티 제품은 아시아를 넘어서서 유럽과 북미에서도 인기를 얻고 있다.

② 기술 혁신과 디지털화

디지털 혁신을 통해 스마트 기술의 통합이 진행되고 있다. 인공지능(AI), 증강 현실(AR), 가상 현실(VR) 등의 기술을 활용하여 맞춤형 제품 추천, 가상 메이크업 체험, 피부 분석 등의 서비스를 제공하고 있다. 또한 디지털 경제와 전자상거래의 확대가 진행되고 있다. 온라인 쇼핑과 모바일 앱을 통한 판매가 급증하고 있으며, 전자상거래 플랫폼과 소셜 미디어 마케팅이 중요한 판매 채널로 자리 잡고 있다.

③ 지속 가능성과 윤리적 소비

재활용 가능한 포장재 사용, 친환경 성분, 비건 제품 등 지속 가능한 개발과 환경 보호에 대한 관심이 높아지고 있다. 또한 동물 실험 금지, 공정 무역, 인권 보호 등 윤리적 소비에 대한 요구가 증가하고 있으며, 많은 기업들이 이러한 기준을 채택하고 있다.

④ 소비자 중심의 맞춤형 제품

개인화와 맞춤화 트렌드에 의해, 개인의 피부 타입, 문제, 선호도에 맞춘 맞춤형 화상품이 인기를 끌고 있으며, 데이터 분석과 AI를 활용하여 개인 맞춤형 솔루션을 제공하고 있다. 또한 스킨케어, 메이크업, 헤어케어, 바디케어 등 다양한 제품군이 소비자들의 다양한 요구를 충족시키고 있다.

⑤ 글로벌 건강 및 웰빙 트렌드

화장품 산업은 건강과 웰빙을 강조하는 방향으로 발전하고 있으며, 스트레스 완화, 면역력 강화, 피부 건강을 위한 제품이 증가하고 있다. 또한 천연 및 유기농 성분을 강조하며, 화학 성분을 최소화하는 제품들이 선호되고 있다.

⑥ 혁신적인 R&D 투자

새로운 성분과 기술을 개발하기 위해 많은 기업들이 연구 및 개발에 투자하고 있으며, 이로 인해 새로운 제품과 솔루션이 지속적으로 시장에 출시되고 있다. 또한 혁신적인 스타트업과의 협업 또는 인수합병을 통해 최신 기술과 트렌드를 신속하게 반영하고 있다.

⑦ 글로벌 규제 및 인증

여러 국가들의 규제기준을 충족해야 하며, 제품의 안전성과 효능을 보장하기 위한 다양한 인증이 필요하다. 예를 들어, 미국 식품의약국(FDA), 유럽 의약품청(EMA), 한국 식품의약품안전처(MFDS) 등의 기관의 규제를 따른다. 또한 공정 무역 인증, 비건 인증, 유기농 인증 등 다양한 국제 인증을 통해 글로벌 시장에서 신뢰를 구축하고 있다.

⑧ 소셜 미디어와 인플루언서 마케팅

디지털 경제가 발전하면서 소셜 미디어 영향력이 확대되고 있다. Instagram, YouTube, TikTok 등의 플랫폼에서의 마케팅이 중요한 역할을 하고 있으며, 인플루언서와의 협업을 통해 제품 인지도를 높이고 있다. 또한 소비자들이 자신의 사용 경험을 공유하는 사용자 생성 콘텐츠(UGC)가 브랜드 인지도와 신뢰성을 높이는 데 기여하고 있다.

⑨ K뷰티와 글로벌 트렌드의 상호작용

K-뷰티와 J-뷰티의 확산이 발생하고 있다. 한국과 일본의 뷰티 트렌드가 글로벌 시장에서 인기를 끌며, 이러한 트렌드가 다른 지역의 뷰티 시장에 영향을 미치고 있다. 또한 뷰티와 헬스케어, 패션, 기술 등 다양한 분야 간의 경계를 허물며 새로운 트렌드를 창출하고 있다.

K-뷰티와 관련하여, 2025년 1분기 중소기업 수출 1 · 2위 품목인 화장품(18.4억 달러, +19.6%), 자동차(17.4억 달러, +67.4%)는 1분기 역대 최고 수출액을 기록했다. 특히 화장품의 경우 최대 수출국인 미국에서도 역대 1분기 최고실적을 기록했을 뿐 아니라, 중소기업 수출 상위 10대국 중 8개 국가에서 두 자릿수 증가율을 보이는 등 수출 시장이 다변화되고 있다.[129]

아울러 K-뷰티에 이어 'K-뷰티 디바이스'도 수출 호조를 보이고 있다. 뷰티 디바이스(Beauty Device)란 고주파나 초음파 기능을 통해 주름 개선, 미백, 피부 진정 등의 효과를 볼 수 있는 기기를 의미한다. 그동안 국내에서는 집에서도 쉽게 쓸 수 있어, 피부과 시술을 받으러 갈 시간이 부족한 20~30대 직장인을 중심으로 주목을 받아왔다. 최근 1년 만에 수출 규모가 2배 넘게 늘면서 미국과 동남아, 일본 등 해외에서도 성장세를 타고 있다.[130] 틱톡 등에서 해외 인플루언서들이 한국의 뷰티 디바이스(Beauty Device)를 소개하면서, 한국 웹드라마 작품을 통해 K-뷰티가 더 큰 주목을 받고 있다. 그 중심에는 LG 등 대기업은 물론, 에이피알(APR) · 달바(d'Alba) 같은 중소기업도 있다. K-뷰티 트렌드를 기반으로 '뷰티테크(Beauty Tech)'까지 성장세를 확장하고 있다.

129 국가별 화장품 수출액/증감률(억달러, %) : 1위 미국 3.0(+10.8), 2위 중국 2.8(△0.1), 3위 일본 1.9(+11.7)

130 뷰티 디바이스 수출 성장세는 2024년 특히 두드러졌다. 한국무역협회에 따르면, 2024년 1~10월 미용기기 수출 규모는 1억7,921만 달러(약 2,493억원)로 1년 전보다 두 배 넘게 성장했다. 2020년부터 매년 10~30%대 성장을 꾸준히 이어왔지만 1년 만에 두 배 넘게 수출이 늘어난 것은 이번이 처음이다. K뷰티의 핵심 시장인 미국과 동남아 등지에서 특히 인기가 높다. 같은 기간 전체 수출의 절반을 차지한 미국에만 8,861만 달러(약 1,232억원)가 수출됐고, 홍콩(16.7%), 일본(12.1%) 등에서도 2,000만 달러대 수출을 기록했다.

[표 2-45] K-뷰티와 글로벌 화장품 시장 트렌드

항목	Before (전통 화장품 마케팅)	After (한류 융합형 전략)
브랜드 진입 방식	기능성 강조, 전문가 이미지 중심	감성 콘텐츠 기반 스토리 브랜딩
유통 방식	오프라인 중심(백화점/면세점)	디지털 기반 D2C + 팬덤 플랫폼
소비자 관계	단방향 광고 + 후기 중심	팬덤 기반 참여형 커뮤니티 운영
제품 포지션	스킨케어 기능 위주	감성 · 브랜드 경험 + 기능 결합형

[표 2-46] K뷰티와 글로벌 화장품 시장별 확산 전략

지역	한류 융합 포인트	적용 전략
동남아	K-팝 팬덤 강세, 뷰티 소비 빠른 성장	아이돌 루틴 콘텐츠 + 피부 분석 챌린지
중동	여성 프리미엄 시장 + 문화적 제약	여성전용 패키지 + 한방 · 이슬람 맞춤 제품
북미/유럽	기능성 + 클린뷰티 선호	성분 중심 투명성 + K-드라마 브랜드화
중국	플랫폼 규제 심화	왕홍 기반 PPL + 직구형 브랜드몰 강화

3) 글로벌 화장품 기업

(1) 로레알(L'Oréal): 다양한 브랜드 포트폴리오 및 R&D 투자

로레알(L'Oréal)은 랑콤(Lancome), 키엘(Kiehl's), 비오템(Biotherm), 로레알 파리(L'Oreal Paris), 메이블린(Maybelline) 등 다양한 브랜드를 보유한 세계 최대의 화장품 기업이다. 적극적인 R&D 투자를 통해 혁신적인 제품 개발에 힘쓰고 있으며, 디지털 마케팅 및 전자상거래 강화에도 주력하고 있다. 2021년 로레알의 해외 매출이 뷰티 매출의 72%를 차지하며, 중국, 이탈리아, 스페인, 독일 등 주요 해외 시장에서의 성장을 기록했다. 특히 2024년 말 케이(K)뷰티 브랜드 닥터지(Dr.G)[131]가 세계 최대 화장품 기업인 로레알 그룹에 인수되었다. 로레알 그룹의 K-뷰티 브랜드 인수는 2018년 스타일난다의 코스메틱 브랜드 '3CE' 이후 6년 만이다. 로레알이 인수 대상 기업으로 고운세상코스메틱을 선택한 이유에 대해 업계는 주목하고 있다. 2024년 고운세상코스메틱뿐 아니라 독도토너로 유명한 라운드랩, 티르티르, 라카코스메틱 등 수많은 K-뷰티 매물이 등장했기 때문이다. 이미 해외에서 인기를 끌고 있는 K뷰티 브랜드와는 달리 닥터지(Dr.G)는 국

131 고운세상코스메틱이 운영하는 닥터지는 2003년 피부과 전문의 안건영 박사가 설립한 더마(피부과학) 코스메틱 브랜드다. 최근 숏폼 마케팅을 기반으로 해외에서 인기를 끌고 있는 신생 인디 브랜드와 비교하면 상대적으로 기업 활동이 긴 전통의 강자라는 평가이다. 로레알은 고운세상코스메틱의 인수 금액을 밝히지 않았으나 시장에서는 5,000억~6,000억원 규모일 것이라고 예상한다.

내 인지도와 매출 비중이 더 높은 편이다. 최근 해외에서 인기를 끌고 있는 K뷰티 신생 브랜드들은 틱톡 등 숏폼 마케팅을 기반으로 성장했다. 닥터지는 이와 달리 한국 군납을 기반으로 컸다는 독특한 성장 전략이 있다. 군인들이 PX에서 구매해서 여자 친구, 가족 선물로 활용하면서 인지도가 높아졌고 올리브영에서도 인기를 얻으며 매출 1,000억원대로 컸다. 고운세상코스메틱의 2023년 매출은 연결 기준 1,984억원이다. 닥터지는 국내 더마코스메틱(Derma Cosmetic) 1세대 브랜드로, 10대부터 90대까지 전 세대가 사용하는 대중적 화장품이라는 인식과 평가이다. 민감성 피부에 적합한 수분 · 진정 솔루션 '레드 블레미쉬' 라인부터 누적 판매량 3,000만개 이상인 '블랙 스네일 크림' 등 히트 제품이 많다.[132] 대한민국 화장품이 가성비와 품질로 미국, 일본, 동남아 시장에서 특히 스킨케어의 강자로 자리 잡은 상태이다. 로레알 측은 "증가하는 'K뷰티' 수요에 대응하고 합리적 가격대의 스킨케어 수요를 충족하게 될 것"이라고 설명한 바 있다.

(2) 에스티 로더(Estée Lauder Companies): 프리미엄 및 럭셔리 브랜드 중심

에스티 로더(Estée Lauder Companies)는 에스티 로더, 맥, 크리니크, 라 메르 등 프리미엄 및 럭셔리 브랜드에 집중하고 있다. 고급 백화점 및 면세점을 중심으로 유통망을 구축하고 있으며, 강력한 브랜드 이미지를 통해 높은 수익성을 유지하고 있다.

(3) 시세이도(Shiseido): 일본 시장 및 아시아 시장 강자

시세이도(Shiseido)는 일본을 대표하는 화장품 기업으로, 시세이도, 끌레드뽀 보떼, NARS 등 다양한 브랜드를 보유하고 있다. 특히 일본 및 아시아 시장에서 강력한 입지를 가지고 있으며, 최근에는 글로벌 시장 확대를 추진하고 있다. 중국 시장에서의 성장 등을 확인할 수 있으며, 특히 전자상거래 강화 및 온-오프라인 활동 통합을 통한 충성도 향상 전략을 확인할 수 있다.

(4) 아모레퍼시픽(Amorepacific): K-뷰티 선도 기업

아모레퍼시픽(Amorepacific)은 설화수, 라네즈, 마몽드, 이니스프리 등 다양한 브랜드를 보유한 한국 대표 화장품 기업이다. K-뷰티 열풍을 주도하며 글로벌 시장에서 성장세를 보이고 있으며, 특히 중국 시장에서 높은 인지도를 가지고 있다.

---

132 이 제품들은 모두 어린 시절 얼굴에 입은 화상 흉터로 인한 콤플렉스를 극복하기 위해 피부과 전문의가 된 창업주 안건영 박사가 직접 개발했다.

[표 2-47] 주요 뷰티제품과 브랜드

기업명	제품명 및 서비스	이미지
랑콤 (Lancome)	합타(HAPTA) • 세계최초 손잡이가 있는 메이크업 어플리케이터로, △손 동작 장애 △관절염 △헌팅턴병 △뇌졸중 등으로 인해 움직임에 어려움을 겪는 사람들을 위해 고안됨 • 동작 안정화 장치가 탑재되어, 립스틱이나 마스카라 등 화장품을 바를 때 편안한 각도를 찾을 수 있게 함	
퍼플 고트 (Purple Goat)	인플루언서 마케팅 • 전 세계 30개 이상의 지역에서 장애인 크리에이터 및 인플루언서의 마케팅을 지원하는 프로그램임 • 장애인들의 실제 경험을 바탕으로 강력한 스토리텔링을 브랜드와 연결지어 마케팅을 진행할 수 있게 함	
펜티 뷰티 (Fenty Beauty)	파운데이션(Foundation) • 글로벌 가수 리한나(Rihanna)가 만든 뷰티 브랜드인 펜티 뷰티는 다양한 피부색을 반영한 파운데이션 제품을 제작함 • 또한 다양한 △민족 △피부 색 △체형의 모델을 활용한 마케팅 캠페인을 이어가고 있음	
휴먼 뷰티 (Human Beauty)	제품 및 서비스 • 시스틴증(Cystinosis)이라는 희귀질환을 가진 창립자가 만든 뷰티 브랜드로, 사용하기 쉬운 제품 포장과 제품에 대한 비디오 설명 등 접근성에 초점을 두고 있음 • 또한, 제품의 실효성 검토를 위해 다양한 장애가 있는 사람들을 포함한 패널을 구성하여 테스트함	
노토 보나틱 (NOTO Botanic)	제품 및 자금지원 • △성별 나이 △신체 사이즈 △인종에 관계없는 포용성을 핵심으로 하는 뷰티 브랜드로, 모든 제품들은 △다용도 △클린 코스메틱 △성별 포용성을 중점으로 제작됨 • 또한 제품 수익의 일정비율을 △취약계층 △예술 △환경 등에 지원함	
멜린앤게츠 (MALIN+GOETZ)	제품 및 사회운동 • 모든 성별을 위해 제작한 뷰티 브랜드로, 특정 성별을 드러내거나 겨냥하지 않는 △중립적인 패키지 △흰색 병 △다양한 색상의 글꼴 등을 활용한 제품을 제작함 • 또한 인종차별에 맞서는 교육을 지원하고, 환경 친화적인 제품을 제작함	

자료: L'Oreal, Purple Goat, Fenty Beauty. Human Beauty, NOTO.(MALIN+GOETZ)

(5) 유니레버(Unilever): 생활용품 및 화장품 사업 운영

유니레버(Unilever)는 도브, 폰즈, 렉소나 등 다양한 생활용품 및 화장품 브랜드를 보유한 다국적 기업이다. 폭넓은 유통망과 강력한 마케팅을 통해 전 세계 시장에서 높은 인지도를 확보하고 있다.

(6) K-뷰티 선도기업이며 화장품 ODM 세계 1위 기업 코스맥스

세계 1위 화장품 ODM(연구 · 개발 · 생산) 기업으로 K-뷰티를 견인하고 있는 코스맥스(COSMAX)는 다양한 산학협력 연구를 진행하고 있다. 코스맥스(COSMAX)는 자체 브랜드 없이 전 세계 화장품 기업의 주문을 받아 화장품을 생산한다. 단순히 생산만 하는 게 아니다. 자체 기술을 연구하고 개발해 고객사에 제안을 한다. 1992년 직원 3명으로 시작한 코스맥스는 2015년부터 세계 1위 자리를 지키고 있다. 세계 1위 파운드리(반도체 위탁 생산) 기업 대만 TSMC에 비교해서, 코스맥스를 '화장품 업계의 TSMC'라고 부르고 있다.

초기 일본 기업과의 기술 제휴로 시작한 코스맥스(COSMAX)는 2년 만에 자체 연구개발을 하며 홀로 서기에 나설 정도로 연구개발에 총력을 기울이는 기업이다. 중소기업이 초기부터 연구개발에 나서는 건 투자 비용과 인력 확보 등에서 쉽지 않은 일이다. 글로벌 고객사들의 눈높이는 높아지고, 경쟁사들의 기술 수준도 빠르게 올라간다. 이런 상황에서 코스맥스(COSMAX)가 세계 1위를 유지하기 위해 시도하고 있는 게 바로 서울대, 포스텍 등 국내 대학은 물론 미국 하버드대, 중국 푸단대, 싱가포르 국립대 등 세계 명문 대학과 손잡고 화장품 연구에 나서는 산학협력이다. '세계의 머리'를 빌리고 있는 것이다.

코스맥스(COSMAX)의 산학협력이 주목받는 건 대학과의 연구가 실제 기술 혁신으로 이어지고 있기 때문이다. 코스맥스(COSMAX)는 최근 4년여 동안 산학협력에 104억원을 투입해 2,510억원의 매출 성장을 기록했다. 기업이 대학에 기부하는 걸로 끝나는 산학협력이 아니라 ROI(투자 대비 효과)를 철저하게 따져봐도 성과를 내고 있는 것이다.[133]

(7) 올리브영: K-뷰티 선도기업

1999년 영업을 시작한 올리브영(Olive Young)은 17년 만인 2016년 매출 1조원을 돌파

133 산학협력이 익숙한 연구진들을 독려하기 위해 코스맥스(COSMAX)는 지극히 '기업적인 방식'을 선택했다. 일종의 '러닝 개런티(흥행 보수)'처럼 높은 매출을 올린 제품의 매출 일부를 연구진에게 포상으로 주는 인센티브를 제공하고 있다.

하고 5년 만인 2021년 2조원을 달성했다. 2023년 3조 8,000억원대 매출을 올리며 4조원대에 근접한 데 이어 2024년에는 5조원 가까운 매출을 기록했다. 올리브영(Olive Young)의 빠른 매출 성장 배경으로는 K-뷰티 열풍이다. 2024년 전국 1,371개 올리브영(Olive Young) 매장 중 외국인 관광객이 찾은 매장은 1,264개로 전체 중 92%를 차지한다. 올리브영(Olive Young)의 외국인 매출도 지난해 전년 대비 140% 증가한 것으로 나타났다. 189국 출신 외국인이 매장을 찾아 942만 건을 결제했다. 올리브영은 CJ그룹 내에서 CJ제일제당, CJ대한통운, CJENM에 이어 매출 4위를 차지하고 있다.

2025년 2월 미국 하버드대 경영대학원의 경영 혁신 수업에서 2년 차 학생 70여 명이 CJ올리브영(Olive Young)에 대해 토론을 벌였다. 이 학교 교수진이 작년 방한해 올리브영 임직원들을 만나는 등 18페이지 분량의 교재를 만들었다. 교재 제목은 '올리브영: 뷰티 혁신을 창출하다(Olive Young: Formulating Beauty Innovation)'였다. 하버드 경영대학원 학생들은 2년 동안 약 500개의 사례 연구를 한다. 올리브영(Olive Young) 사례처럼 수업에 채택된 교재는 하버드가 발간하는 세계적 권위의 경영 저널 '하버드 비즈니스 리뷰(Harvard Business Review)'에 실리게 된다.

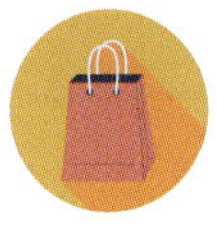

乙자처한 상품 기획자
브랜드 싸게 입점시키면 됐던 상품 기획자, 입점사와 상품 기획하며 좋은 브랜드 같이 만들어

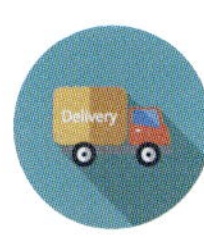

3시간 배송 시대 열어
편의점도 아니면서 전국 1350개 오프라인 빼곡히 진출, 여기에다 전용 앱 주문시 3시간내 배송

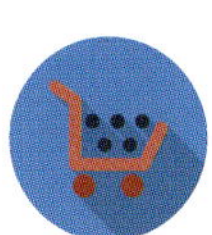

브랜드 no, 클렌징 등 품목별로, 진열의 혁신
브랜드별로 진열하던 과거와 결별, 트렌드와 카테고리별로 진열

[그림 2-27] 미국 하버드 경영대학원이 꼽은 올리브영 경쟁력 3가지

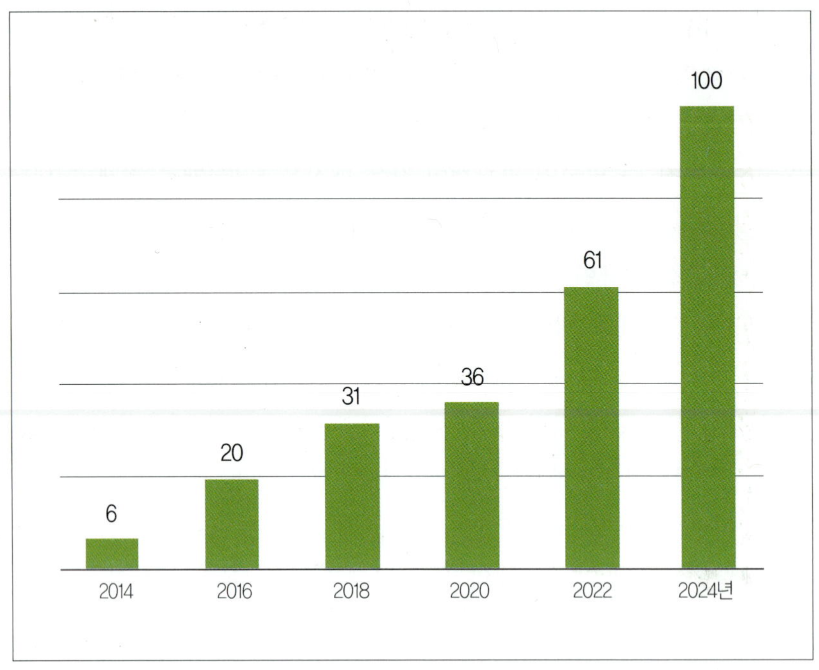

[그림 2-28] 연매출 100억원 이상 올리브영 입점 브랜드 수
자료: CJ올리브영

6. 시니어케어산업

1) 개요

공공기관과 일부 문헌에서는 '시니어케어산업'보다 '고령친화산업'이라는 용어를 일반적으로 사용하고 있다. 이는 '고령친화산업 진흥법' 등 관련 법령에서 '고령친화산업'이 공식 용어로 정의되어 있기 때문이다.

그러나 본서적에서는 보다 직관적이고 이해하기 쉬운 표현, 그리고 돌봄 중심을 넘어 삶의 질 전반을 포괄하는 산업의 확장성을 강조하기 위해 '시니어케어산업'이라는 용어를 주로 사용하였다.

이는 미국 등 해외에서도 'Aging-Friendly Industry(고령친화산업)'보다 'Senior Care Industry(시니어케어산업)'라는 표현이 보다 친숙하고 포괄적인 개념으로 널리 쓰이고 있다는 점에 주목한 것이다.

'시니어케어산업'은 고령자의 건강, 돌봄, 여가, 금융, 스마트 기술 등 다양한 영역을 아우르는 넓은 개념이며, 초고령사회로 빠르게 진입하는 세계적 추세에 대응하기 위해 발전한 산업이다.

국내에서도 그 쓰임이 점차 확대되고 있으며, 단순한 복지 서비스 제공을 넘어 경제적 · 기술적 발전과 연계된 고부가가치 산업으로 성장하고 있다.

이에 따라 본서에서는 고령친화산업과 시니어케어산업을 동일하거나 유사한 의미로 간주하되, 설명의 일관성을 위해 '시니어케어산업'을 중심으로 서술하고자 한다.

① 시니어케어산업의 정의 및 필요성

시니어케어산업은 노인의 건강, 생활 편의, 사회적 참여 등을 지원하는 모든 제품과 서비스를 포함한다. 평균 수명의 증가로 인해 65세 이상 인구 비율이 급격히 증가하면서, 고령층을 위한 의료, 주거, 금융, 여가산업 등이 빠르게 성장하고 있다.

- **세계적인 인구 고령화**: UN에 따르면, 2050년까지 전 세계 60세 이상 인구는 21억 명에 이를 것으로 예상된다.
- **고령층의 경제적 영향력 확대**: 고령자의 경제적 활동 및 소비력이 증가하면서, 실버 이코노미(Silver Economy)가 주요 경제 성장 동력이 되고 있다.

② 시니어케어산업의 주요 분야

시니어케어산업은 크게 다음과 같은 분야로 구분된다.

- **의료 · 헬스케어**: 원격진료, 인공지능 의료, 스마트 의료기기 개발
- **주거 · 생활 편의**: 스마트홈, 고령자 전용 주택 및 요양시설
- **금융 · 연금**: 노인 맞춤형 보험 및 금융상품
- **사회 참여 · 여가**: 노인 맞춤형 교육, 취업 지원, VR 기반 여가 활동

③ 글로벌 시장 동향

- **일본**: 고령자 맞춤형 주거 및 돌봄 로봇 기술이 발달
- **미국**: 원격의료, AI 기반 헬스케어 서비스 확산
- **유럽**: 공공 의료 및 스마트 헬스케어 시스템 발전
- **중국**: 고령층 대상 스마트 의료기기 및 온라인 헬스케어 플랫폼 성장

The Age-Friendly Ecosystem
Sectors and Initiatives
Public Health
Age-Friendly Public Health Systems
Healthcare Systems
Age-Friendly Health Systems
Workplaces
Certified Age-Friendly Employer Program
Age-Friendly Policies & Practices
Education & Research
Age-Friendly University Global Network
Home & Community-based Services
Aging Network
Cities, Communities, States
AARP Network of Age-Friendly States and Communities

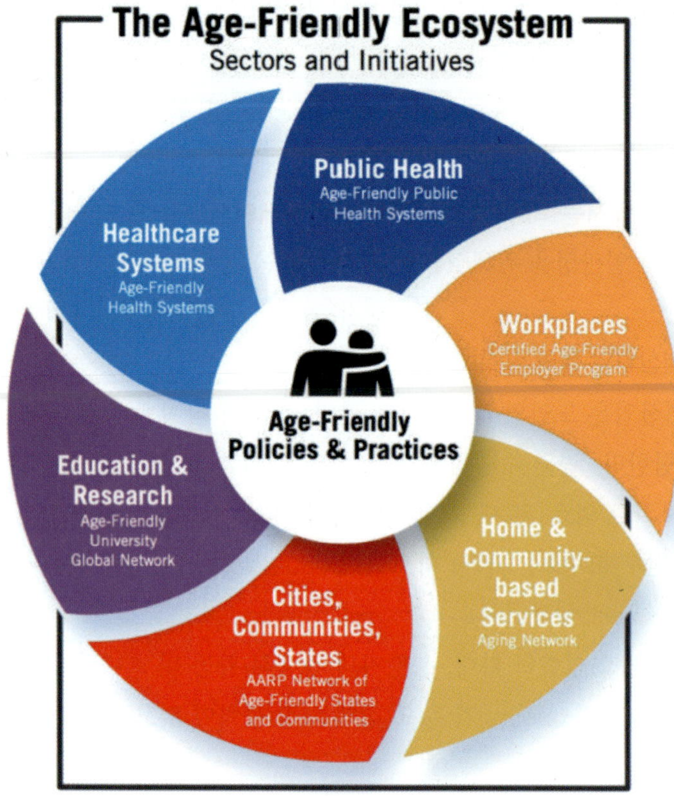

[그림 2-29] 시니어케어산업(고령친화산업) 생태계

자료: AARP, The Age-Friendly Guidebook

시니어케어산업은 단순한 복지 개념을 넘어 혁신 기술과 결합된 산업으로 빠르게 발전하고 있으며, AI 및 데이터 기반 맞춤형 서비스가 핵심이 될 것이다. 주목할 부분은 "[그림 2-29] 시니어케어산업 생태계"에서 보는 바와 같이, 시니어케어산업이 6개 부문의 협력과 노력에 의해 생태계를 이루고 있다는 점이다. 따라서 시니어케어산업이 지속적으로 성장하기 위해서는 부문 간 유기적인 협력 체계가 마련되어야 한다.

(1) 시니어케어산업의 역사적 발전 과정

시니어케어산업은 20세기 중반부터 발전하기 시작했으며, 사회 · 경제 · 기술적 변화에 따라 지속적으로 진화해왔다. 초기에는 단순한 요양시설과 의료서비스 제공에 집중되었으나, 현대에는 AI, 로봇, IoT, 원격의료 등의 첨단 기술과 융합되면서 더욱 정교하고 혁신적인 형태로 발전하고 있다.

① 1950~1970년대: 전통적 요양시설 및 의료 중심 서비스

이 시기는 주로 노인 복지 개념이 본격적으로 등장한 시기로, 노인을 위한 국가 차원의 복지제도가 마련되기 시작했다.

- **사회보장제도의 등장:** 미국은 1965년 '메디케어(Medicare)'와 '메디케이드(Medicaid)'를 도입하여 노인의 의료비 부담을 줄이기 시작했다. 유럽 국가들은 공공 연금과 장기요양보험제도를 도입하여 노인의 생활을 지원하는 정책을 확대했다.
- **전통적 요양시설의 확산:** 서구권에서는 고령자를 위한 장기요양시설(Nursing Home)이 활성화되었고, 한국, 일본 등 아시아 국가들은 가족 중심의 돌봄 체계를 유지했다.
- **노인 질환 연구의 시작:** 고령화에 따른 만성질환 증가에 대응하기 위해 노인의료 및 노인병학(Geriatrics) 연구가 활발해지기 시작했다.

② 1980~1990년대: 노인 복지 확대 및 실버산업 도입

이 시기는 노인 복지 개념이 보다 구체화되고, 실버산업(Silver Industry)이 본격적으로 성장하기 시작한 시기이다.

- **실버산업 개념 도입:** 일본은 1980년대부터 노인 대상 상품과 서비스 시장을 의미하는 '실버산업' 개념을 도입하고, 1990년대에 다양한 고령자 맞춤형 제품(건강식품, 보조기기, 노인 주택 등)을 개발했다.
- **시니어케어 주택 및 시설 확대:** 서구권에서는 노인의 자립적 생활을 지원하는 '고령자 전용 주거시설(Senior Housing)'이 확산되었고, 일본은 1994년 '고령자복지법'을 개정하여 스마트 케어 주택 도입을 촉진했다.
- **노인 장기요양보험제도 도입 논의:** 독일은 1995년 세계 최초로 '장기요양보험(Pflegeversicherung)'을 도입하여, 정부 주도의 고령자 돌봄 지원 체계를 마련했다.

③ 2000~2010년대: 디지털 헬스케어 및 스마트 기술 도입

이 시기는 첨단 기술이 노인 복지 및 의료에 본격적으로 적용되기 시작한 시기이다.

- **장기요양보험제도 확대:** 일본(2000년)과 한국(2008년)이 장기요양보험제도를 도입하면서, 국가 차원의 고령자 돌봄 서비스가 본격화되었다.
- **디지털 헬스케어 및 원격진료:** 미국과 유럽에서는 원격의료(Telemedicine)가 본격적으로 도입되었으며, 노인의 건강관리를 위한 디지털 헬스케어 솔루션이 등장했

다. 애플, 구글, 마이크로소프트 등 글로벌 IT 기업들은 헬스케어 데이터 분석 및 스마트 건강T도 관리 시스템을 개발하기 시작했다.

- **스마트 요양시설 도입:** 일본과 독일은 AI 및 IoT 기술을 접목한 스마트 요양시설을 도입하여, 원격 건강 모니터링 및 자동 돌봄 시스템을 구축했다.
- **고령친화도시(Age-Friendly Cities) 개념 확산:** WHO(세계보건기구)는 2007년 '고령친화도시(Global Age-Friendly Cities)' 프로젝트를 발표하고, 전 세계 도시들이 고령자를 위한 인프라와 서비스를 강화하도록 유도했다.

④ 2010년대 이후: AI, 로봇, IoT 기반의 맞춤형 시니어케어산업 발전

이 시기는 4차 산업혁명과 함께 AI 및 자동화 기술이 시니어케어산업에 본격적으로 도입된 시기이다.

- **AI 기반 의료 및 돌봄 서비스:** 일본의 소프트뱅크는 '페퍼(Pepper)' 로봇을 활용하여 노인을 위한 감성 교류 및 돌봄 서비스를 제공하고 있으며, 미국과 유럽에서는 AI를 활용한 맞춤형 의료서비스가 확대되고 있다.
- **웨어러블 헬스케어 기기 보편화:** 애플 워치, 핏빗(Fitbit) 등 웨어러블 기기들이 노인의 건강 모니터링 기능을 강화하여, 심박수, 혈압, 혈당 등을 실시간으로 측정할 수 있도록 발전했다.
- **스마트 주거 및 돌봄 로봇 보급:** 일본, 한국, 독일 등에서 스마트홈 기술이 적용된 노인 친화적 주거시설이 확산되고 있으며, 돌봄 로봇이 요양시설 및 가정에서 활용되고 있다.
- **데이터 기반 맞춤형 헬스케어:** 미국과 유럽에서는 빅데이터를 활용한 맞춤형 건강관리 솔루션이 도입되었으며, AI 기반의 질병 예측 및 예방 시스템이 발전하고 있다.
- **시니어케어 모빌리티 서비스:** 일본과 독일을 중심으로 자율주행차 및 공유 모빌리티 서비스를 개발하여, 노인들의 이동성을 강화하고 있다.

⑤ 시니어케어산업의 미래 전망

현재 시니어케어산업은 AI 및 첨단 기술과의 융합을 통해 지속적으로 발전하고 있으며, 앞으로도 맞춤형 헬스케어, 스마트 돌봄 시스템, 노인 친화적 도시 인프라 등의 혁신이 가속화될 전망이다.

- **개인 맞춤형 헬스케어 확대:** 유전자 분석, AI 건강진단, 데이터 기반 맞춤형 치료가

보편화될 것으로 예상된다.

- **고령자 고용 및 경제활동 증가:** 노동력이 부족한 국가들은 고령자의 경제활동을 지원하는 정책을 더욱 강화할 가능성이 높다.
- **사회적 연계 서비스 강화:** 노인들의 사회적 고립을 방지하기 위한 온라인 플랫폼 및 가상 현실(VR) 기반의 노인 커뮤니티 서비스가 확대될 것이다.

이처럼 시니어케어산업은 과거 단순한 요양 및 복지 서비스에서 출발하여, 현재는 AI와 데이터 기반의 맞춤형 의료 및 돌봄 시스템으로 발전해가고 있다. 앞으로의 발전 방향은 기술 융합을 통한 개인화된 헬스케어 솔루션과 사회적 통합을 위한 정책 지원이 핵심이 될 것이다.

(2) 한국과 글로벌 시장 비교

한국의 시니어케어산업은 급속한 고령화에 따라 빠르게 성장하고 있으며, 정부의 정책적 관심과 제도 기반 강화가 산업 성장의 주요 동력으로 작용하고 있다. 그러나 글로벌 시장과 비교해 볼 때, 아직 민간 주도의 혁신성과 산업 다양성 측면에서는 발전 가능성이 크다는 평가를 받고 있다.

우선 한국은 국민건강보험과 장기요양보험을 중심으로 한 공공 기반의 복지 인프라가 탄탄하게 구축되어 있다. 정부 주도로 스마트 요양시설, 고령자 친화 의료서비스, 디지털 복지 플랫폼 도입 등이 추진되고 있으며, 산업 전반에 걸쳐 제도 기반의 안정성이 강점이다. 하지만 시니어케어 제품 · 서비스에 대한 민간 기업의 참여는 아직 제한적이며, 기술 상용화와 시장 확산을 위한 정책적 유인책과 규제 완화가 더욱 필요하다.

반면, 일본은 초고령사회에 가장 먼저 진입한 국가로, 고령자를 위한 AI 기반 건강관리 시스템과 돌봄 로봇, 웨어러블 헬스기기 등이 일상에 자연스럽게 통합되어 있다. 특히 스마트 주거시설과 지역 중심의 커뮤니티 케어 시스템은 고령자가 지역사회 내에서 자립적으로 생활할 수 있도록 지원하는 구조로, 민관 협력이 매우 활발하게 이루어지고 있다.

미국은 민간 주도의 헬스케어 시장이 특징이다. 원격의료, 디지털 헬스 플랫폼, AI 진단 보조시스템 등이 스타트업 및 빅테크 기업 주도로 발전했으며, Medicare 및 Medicaid와 같은 공공 보험과 연계하여 서비스가 제공되고 있다. 환자 중심의 데이터 기반 맞춤형 헬스케어 서비스가 발달해 있으며, 시장에서의 경쟁과 기술 혁신이 핵심 성장 원리로 작동하고 있다.

유럽의 경우, 독일 · 영국 · 스웨덴 등은 정부 주도의 장기요양보험과 공공보건시스템을 중심으로 고령층을 지원하고 있으며, 디지털 헬스케어 기술과 통합형 사회서비스가 발달해 있다. 특히 "유럽연합 차원에서의 고령자 디지털 포용 정책(E-Inclusion)"은 고령자의 디지털 접근성과 사용 편의를 제고하는 데 집중하고 있다. 유럽은 고령자의 인권 · 자율성 · 삶의 질을 중심으로 정책과 산업이 설계된다는 점에서 차별화된다.

이처럼 선진국의 시니어케어산업은 공공과 민간의 역할 분담이 명확하고, 기술 응용이 생활밀착형으로 구현되어 있다는 공통점을 갖는다. 한국도 이러한 글로벌 사례를 참고하여, 민관 협력 강화, AI · IoT 기반 기술의 본격 상용화, 시니어 UX 기반의 제품 개발, 지역사회 중심의 통합 서비스 구축 등으로 시니어케어산업의 경쟁력을 제고해야 할 시점이다.

2) 시니어케어산업의 주요 특성

(1) 시장 확대 및 고부가가치 산업으로의 전환

시니어케어산업은 더 이상 복지 서비스에 국한되지 않고, 첨단 기술과의 융합을 통해 새로운 부가가치를 창출하는 미래 성장 산업으로 빠르게 전환되고 있다. 한국을 포함한 다수 국가들이 초고령사회로 진입함에 따라, 이 산업은 기술 기반의 고부가가치 모델로 진화하고 있다.

첫째, 급격한 고령화와 수요 증가는 산업 확대의 가장 근본적인 원인이다. 한국은 2025년 초고령사회 진입을 앞두고 있으며, 65세 이상 인구 비중이 20%를 넘어설 것으로 예상된다. 이에 따라 건강관리, 주거, 돌봄, 여가, 금융 등 다양한 분야에서 고령자 특화 제품 및 서비스 수요가 폭발적으로 증가할 전망이다.

둘째, 건강관리 산업의 성장은 시니어케어산업 전환의 중심축이다. 고령자의 만성질환 예방과 자가 건강관리를 위한 웨어러블 기기, 스마트 의료기기, 원격진료 시스템이 빠르게 확산되고 있으며, 이는 디지털 헬스케어 산업의 고도화를 견인하고 있다. 국내외 의료기관과 기업들은 비대면 진료 플랫폼, 홈케어 서비스 등 다양한 모델을 시장에 도입하고 있다.

셋째, 기술 융합을 통한 차별화는 단순한 제품 공급을 넘어서는 시니어케어산업의 경쟁력을 결정짓는 요소다. 예컨대, AI 기반의 생체신호 분석, 로봇 요양보조 시스템, 인지기능 지원 앱 등은 고령자의 실질적 삶의 질 향상에 기여하면서도, 기술적 차별성을 통해 시장에서 경쟁력을 확보할 수 있는 대표적 사례다.

넷째, 이러한 흐름은 고부가가치 창출 구조로 자연스럽게 이어지고 있다. 단순한 저가 보조기기나 요양 서비스에서 벗어나, 정밀의료, 데이터 기반 맞춤형 건강 솔루션, AI 건강 예측 시스템 등이 산업의 핵심 전략으로 부상하고 있으며, 이는 시니어케어산업이 첨단 기술 산업과 융합되는 지점을 잘 보여준다.

다섯째, 스마트 주거 시장의 확산은 고령자의 자립적 생활을 가능케 하는 핵심 영역이다. IoT 센서, 음성 인식 제어, 낙상 감지 시스템이 결합된 스마트홈은 노인의 안전성과 독립성을 동시에 확보하며, 일본의 고령자 스마트하우징 모델이나 독일의 커뮤니티 주거시설 등은 국제적인 벤치마킹 대상이 되고 있다.

여섯째, 맞춤형 영양 및 건강식품 산업의 발전도 주목할 만하다. 노화로 인한 소화 기능 저하, 특정 영양소 부족 등의 문제를 해결하기 위한 기능성 식품, 연화식, AI 기반 개인 맞춤형 식단 솔루션이 활발히 개발되고 있으며, 이는 영양학+디지털헬스+바이오 기술이 융합된 새로운 형태의 산업으로 자리잡고 있다.

마지막으로, 고령자 전용 모빌리티 산업은 이동성과 삶의 활력을 동시에 높이는 핵심 분야다. 전동 휠체어, 자율주행형 셔틀버스, 스마트 교통 시스템 등이 고령자의 사회적 활동을 증진시키고 있으며, 특히 일본과 미국에서는 도심형 실버 모빌리티 인프라가 도시계획에 포함되고 있다.

결국 시니어케어산업은 복지 중심의 수요 기반 모델을 넘어, 기술 · 데이터 · 디자인이 융합된 혁신 산업으로의 전환이 본격화되고 있다. 향후에는 고령자의 삶의 질 향상뿐 아니라, 국가 경제에 새로운 가치를 창출하는 첨단 산업군으로 자리매김할 것이다.

(2) AI와의 연계 및 기술 발전

AI 기술의 발전은 시니어케어산업에 혁신을 가져오고 있으며, 맞춤형 의료서비스, 스마트 돌봄 시스템, 웨어러블 기기, 로봇 기술 등이 빠르게 확산되고 있다.

① AI 기반 의료서비스 및 원격진료

- AI 기술은 노인의 질병 예방, 진단, 치료에 효과적으로 활용되고 있으며, 원격진료 서비스가 이를 더욱 가속화하고 있다.
- IBM 왓슨 헬스(Watson Health): AI 기반 빅데이터 분석을 통해 질병 예측 및 진단

을 지원하는 플랫폼

- **텔라닥 헬스**(Teladoc Health): 미국 원격진료 시장을 선도하는 기업으로, AI 기반 맞춤형 의료 상담 제공
- **한국의 사례**: 국내에서도 닥터앤서(Dr. Answer) 같은 AI 의료 분석 솔루션이 개발되고 있으며, 병원과 연계하여 정밀의료를 제공하고 있다.

② AI 돌봄 로봇 및 스마트 요양시설

- **일본 '페퍼 로봇'**: 감성 인식 AI를 탑재한 돌봄 로봇으로 요양시설 및 가정에서 노인과의 대화 및 정서적 지원 제공
- **LG 클로이 케어봇**: 국내에서도 LG전자가 스마트 돌봄 로봇을 개발하여 요양시설에서 활용 중
- **스마트 요양시설**: IoT 및 AI를 활용하여 실시간 건강 모니터링 및 응급 상황 대응 시스템 적용

③ AI 기반 웨어러블 헬스케어 기기

웨어러블 기기는 실시간 건강 데이터를 측정하여 맞춤형 의료서비스를 제공하며, 노인의 건강관리에 필수적인 요소가 되고 있다.

- **애플 워치**(Apple Watch): 심전도(ECG), 혈중 산소포화도 측정 기능을 탑재하여 노인 건강 모니터링 강화
- **핏빗**(Fitbit): 수면 모니터링 및 운동 데이터 분석을 통해 맞춤형 건강 솔루션 제공
- **삼성 갤럭시 워치**: 혈압 및 심박수 모니터링 기능을 통해 만성질환 예방 지원

④ AI 기반 맞춤형 헬스케어 및 질병 예측

- **구글 딥마인드**(DeepMind): AI를 활용한 질병 예측 모델 개발, 노인 대상 알츠하이머 및 치매 조기 진단 가능
- **GE 헬스케어**(GE Healthcare): AI 기반 의료 영상 분석을 통해 노인의 뇌졸중 및 심장질환 조기 진단 지원
- **대한민국 AI 의료 혁신**: 정부가 AI 기반 정밀의료 연구를 적극 지원하며, AI 진단 및 원격진료 플랫폼이 확대 중

⑤ 미래 전망

- AI 기반 맞춤형 건강관리 서비스가 더욱 정교해지면서 개인화된 의료서비스가 발전할 것이다.
- 노인 돌봄 로봇이 보다 감성적 교류 및 맞춤형 대응이 가능하도록 개선될 것이다.
- 웨어러블 기기와 원격의료 시스템이 연계되어, 실시간 건강 모니터링 및 응급 대응 시스템이 더욱 강화될 것이다.

AI 기술의 발전은 노인의 삶의 질을 개선하는 데 핵심적인 역할을 하며, 향후 시니어케어산업에서 더욱 중요한 위치를 차지할 것이다.

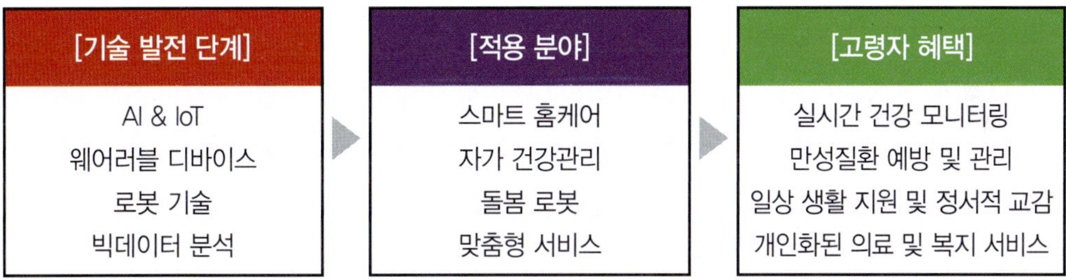

[그림 2-30] 시니어케어산업의 기술 진보 흐름

3) 시니어케어산업의 주요 동향

(1) 국가별 정책 비교

각국 정부는 급격한 고령화에 대응하기 위해 다양한 정책을 시행하고 있다. 일본, 독일, 미국을 포함한 주요 선진국은 고령자 돌봄 서비스, AI 및 디지털 헬스케어 기술 도입, 연금 및 복지제도 개편 등을 추진하며 고령화 사회에 대비하고 있다.

① 일본: 초고령사회 대응을 위한 AI 및 로봇 활용

일본은 세계에서 가장 빠르게 초고령사회로 진입한 국가 중 하나로, 정부 차원에서 다양한 시니어케어 정책을 추진하고 있다.

- AI 및 로봇 기반 헬스케어: 일본 정부는 '초고령사회 대응 AI 헬스케어 프로젝트'를 통해 인공지능 및 로봇을 활용한 돌봄 서비스를 적극 지원하고 있다. 예를 들어, 소프트뱅크의 '페퍼(Pepper)' 로봇은 요양시설 및 가정에서 노인 돌봄을 수행하며, 파나소

닉과 도요타는 고령자를 위한 스마트 요양시설과 모빌리티 서비스를 개발 중이다.

- **장기요양보험제도**: 2000년부터 시행된 장기요양보험제도를 통해 65세 이상 노인들은 일정 비용만 부담하면 간병 및 돌봄 서비스를 받을 수 있다.
- **스마트 주거 지원**: 일본 정부는 고령자의 독립적인 생활을 돕기 위해 스마트홈 기술을 도입한 노인 친화적 주택 개발을 확대하고 있다.
- **지역사회 기반 복지**: 지방자치단체와 협력하여 노인들이 거주 지역에서 의료, 돌봄, 사회활동을 지속할 수 있도록 지원하는 '지역포괄케어 시스템'을 운영하고 있다.

② 독일: 디지털 헬스케어 및 장기요양 강화

독일은 사회보험 시스템을 기반으로 한 연금 및 건강보험 제도를 운영하며, 고령층을 위한 다양한 복지 정책을 시행하고 있다.

- **디지털 헬스케어 지원**: 독일은 2019년부터 '디지털 건강관리법(Digital Healthcare Act, DVG)'을 시행하여 원격진료 및 AI 기반 의료서비스를 활성화했다. 또한, 디지털 처방전 시스템을 도입하여 고령자의 의료 접근성을 향상시키고 있다.
- **장기요양보험제도**: 독일은 1995년부터 장기요양보험(Pflegeversicherung)을 시행하여 요양 서비스 비용을 국가가 부담하는 체계를 구축했다. 이를 통해 노인들은 요양시설 또는 가정 내 돌봄 서비스를 받을 수 있다.
- **고령자 맞춤형 주거 정책**: 독일 정부는 노인 친화적 건축 기준을 마련하고, 장애인 및 고령자가 쉽게 이용할 수 있는 스마트홈 기술을 지원하고 있다.
- **노인 고용 지원**: 독일은 60세 이상 근로자의 고용 안정성을 위해 세제 혜택을 제공하고, 지속적인 재교육 프로그램을 운영하여 '활동적 노화(Active Aging)'를 지원하고 있다.

③ 미국: 민간 중심의 원격의료 및 금융 복지 확대

미국은 정부 지원보다는 민간 주도로 원격의료 및 헬스케어 서비스를 활성화하며, 연금 및 금융상품 개발을 통해 고령층을 지원하고 있다.

- **원격의료 및 AI 헬스케어**: 미국은 코로나19 이후 원격의료 플랫폼이 빠르게 확산되었으며, AI 기반 건강관리 시스템이 활성화되고 있다. 대표적으로 '텔라닥 헬스(Teladoc Health)'와 '아마존 케어(Amazon Care)'가 노인 대상 원격 의료서비스를 제공하고 있다.

- **메디케어(Medicare) 및 메디케이드(Medicaid)**: 미국 정부는 고령층 의료비 지원을 위해 연방 건강보험인 메디케어와 저소득층 지원 프로그램인 메디케이드를 운영하고 있으며, 이를 통해 병원비 부담을 줄이고 있다.
- **노인 맞춤형 금융 서비스**: 존슨앤드존슨 및 주요 보험사들은 노인들의 노후 대비를 위한 연금, 건강보험, 투자상품을 개발하여 맞춤형 재정 관리를 지원하고 있다.
- **고령자 복지 및 커뮤니티 지원**: 미국은 지역 사회 중심의 노인 지원 프로그램을 운영하며, 비영리단체 및 민간기업과 협력하여 노인들의 사회적 고립을 예방하는 프로젝트를 진행 중이다.

④ 한국: 정부 주도의 시니어케어산업 육성 및 정책 개편

한국은 빠르게 초고령사회로 진입하고 있어, 이에 대비한 정책 개편과 산업 육성 전략을 마련하고 있다.

- **고령친화산업진흥법 개정**: 2023년 개정된 법률을 통해 시니어케어 제품 및 서비스 개발을 지원하고 있으며, 관련 기업에 대한 세제 혜택을 확대했다.
- **스마트 요양시설 도입**: 정부는 AI 및 IoT 기반 스마트 요양시설을 확대하고, 빅데이터를 활용한 맞춤형 건강관리 시스템을 도입하고 있다.
- **국가 주도의 복지 서비스**: 한국은 국민건강보험을 기반으로 노인장기요양보험을 운영하며, 이를 통해 65세 이상 노인들에게 방문 돌봄 및 요양 서비스를 제공하고 있다.
- **노인 일자리 창출**: 고령층의 경제적 자립을 위해 공공 및 민간 부문에서 노인 맞춤형 일자리 사업을 확대하고 있으며, 2025년까지 100만 개 이상의 고령자 일자리를 창출할 계획이다.

⑤ 국가별 정책 비교 요약

각국의 정책 비교를 통해 볼 때, 일본과 독일은 정부 중심의 고령자 지원 정책을 강화하고 있으며, 미국은 민간 주도의 헬스케어 및 금융 서비스를 확대하는 전략을 취하고 있다. 한국은 아직 정책 정비 단계에 있으며, 글로벌 트렌드에 맞춘 시니어케어산업 육성 및 사회적 인프라 구축이 필수적이다.

[표 2-48] 국가별 시니어케어 정책 비교

국가	주요 정책	세부 내용
일본	AI 및 로봇 기반 돌봄	인공지능 및 로봇을 활용한 요양 지원, 스마트 주거 개발
독일	디지털 헬스케어 및 요양보험	원격진료 활성화, 장기요양보험 도입, 노인 친화적 주택 확대
미국	원격의료 및 금융 복지	원격진료 플랫폼 확산, 메디케어/메디케이드 지원, 노인 맞춤형 연금 개발
한국	정부 주도의 시니어케어산업 육성	스마트 요양시설 확대, 노인 일자리 창출, 국가 복지 서비스 강화

(2) 소비자 계층의 고령화와 시니어케어산업의 확대

① 소비자 계층 고령화

㉠ 노인들은 높은 수입(특히 OECD 국가의 경우 고령 연금)과 높은 수요(의료 및 전문 의료에 대한 수요)를 모두 가지고 있어 주요 소비층이 될 전망(한국보건산업흥원, 글로벌 고령친화산업 성장 현황 및 전망)

② 중산층 소비자에서 노인 비중 증가

㉡ 중산층 소비자(하루에 최소 11달러를 지출하는 것으로 정의되는 소비자) 계층에서 노인들의 비중 증가(한국보건산업흥원, 글로벌 고령친화산업 성장 현황 및 전망)

[표 2-49] 글로벌 소비자 계층의 고령화(단위: 백만명)

구분	'20년	'30년	증가인원	증가율	'30년 소비층 인구비율	'30년 총 소비층 에서의 비중
어린이(0~14세)	728	1,008	280	38%	53%	18%
청년층(15~29세)	858	1,185	327	38%	63%	21%
전문직 중장년층(30~44세)	890	1,206	316	36%	69%	22%
전문직 고령층(45~64세)	1,000	1,402	402	40%	76%	25%
고령층(65세 이상)	459	760	301	66%	76%	14%
합계	3,935	5,561	1,626	41%	66%	100%

자료: Brooking, The silver economy is coming of age: A look at the growing spending power of seniors, 2021.01.14.

(3) 한국의 현재 시장 상황

한국의 시니어케어산업 시장은 초고령사회 진입을 앞두고 양적 · 질적 성장이 동시에 이루어지고 있다. 고령층 인구의 급속한 증가와 더불어, 기술 기반의 스마트 헬스케어 및 복지 서비스 수요가 증가하면서 산업 전반이 다변화되고 있는 양상이다. 현재 한국의 시니어케어산업은 다음과 같은 특징을 중심으로 전개되고 있다.

첫째, 시장 규모의 지속적 확대가 두드러진다. 2025년 대한민국이 본격적인 초고령사회에 진입함에 따라, 고령자를 대상으로 하는 건강관리, 요양, 주거, 여가, 금융서비스 수요가 폭발적으로 증가하고 있다. 산업연구원 및 관련 기관에 따르면, 2030년까지 국내 시니어케어산업 시장은 100조 원을 넘어설 것으로 전망되며, 이는 단순 복지 영역을 넘어 첨단기술 기반의 새로운 서비스 시장 창출을 의미한다.

둘째, 정부의 정책적 지원이 강화되고 있다. 장기요양보험 적용 범위의 확대와 더불어, 스마트 요양시설 및 지역사회 통합돌봄 체계 구축이 본격화되며 공공영역의 인프라 투자가 지속적으로 이루어지고 있다. 또한, 고령자 대상 의료 접근성을 높이기 위한 시니어케어 병원 인증제도, 방문형 건강서비스, AI 기반 건강 모니터링 시스템 도입 등도 국가적 차원에서 추진 중이다.

셋째, 민간 기업의 활발한 참여가 돋보인다. 특히 헬스케어 IT 기업, 건설사, 보험사, 스타트업 등이 시니어케어 서비스 시장에 진출하고 있으며, AI · IoT · 로봇 기술을 접목한 고령자 맞춤형 주거 서비스, 자가 건강관리 플랫폼, 비대면 돌봄 솔루션 등이 빠르게 확산되고 있다. 예를 들어, 스마트홈 설계에 건강 모니터링 센서를 내장하거나, 실버 케어로봇을 활용한 감정교류 기반 요양보조 서비스 등이 그 사례다.

넷째, 소비자 요구의 변화가 시장 구조에 영향을 미치고 있다. 기존의 일방적인 돌봄 중심 서비스에서 벗어나, 고령자들은 주체적 삶, 건강 수명 연장, 웰니스(Wellness) 지향형 삶의 질 개선에 대한 관심을 드러내고 있다. 이에 따라 개인 맞춤형 건강관리 서비스, 노후자산관리 컨설팅, 문화 · 여가 기반 치매 예방 프로그램 등의 수요가 증가하고 있으며, 산업 내 서비스 구조 또한 점차 다양화되고 있다.

이와 같은 변화는 한국의 시니어케어산업이 단순히 복지 차원을 넘어 미래 지향적 산업으로 도약할 수 있는 전환점에 놓여 있음을 시사한다. 향후 민관 협력을 통한 제도적 기반 강화와 혁신기술의 융합이 병행된다면, 한국은 아시아 시니어케어산업 선도 국가로 부상할 수 있을 것이다.

주요 산업별 한국 시장의 동향 및 관련 글로벌 사례는 다음과 같다.

[표 2-50] 주요 산업 분야별 시장 흐름

분야	주요 흐름	국내 동향	글로벌 사례
헬스케어	만성질환 관리, 원격진료, 디지털 헬스	스마트 요양시설, 건강관리 앱	일본 파나소닉 케어서비스, 미국 Teladoc
주거	고령자 맞춤형 스마트 주택	LH 고령자 전용 임대주택, 스마트 실버하우징	미국 Del Webb, 스웨덴 Särskilt boende
요양	통합 돌봄 서비스, 치매 특화	지역포괄돌봄 시범사업, 장기요양보험 고도화	일본 지역포괄케어, 프랑스 공공요양기금
금융	연금, 간병보험, 자산관리	실버 전용 보험/연금, 은퇴설계 서비스	미국 LTC 보험, 싱가포르 CPF Life
문화/여가	여가 · 여행 · 디지털 교육	노인복지관, 온라인 문화교실	AARP Senior Planet, 일본 e스포츠클럽

(4) 제조업 동향

시니어케어산업에서 제조업의 역할은 필수적이며, 의료기기, 건강식품, 건강용품(복지용구) 산업이 중심이 되고 있다. 주요 기업들의 제품을 포함하여 구체적인 동향을 살펴보면 다음과 같다.

① 의료기기

AI 기반 헬스케어 기기, 웨어러블 건강 모니터링 장치, 원격진료를 위한 스마트 디바이스의 개발이 가속화되고 있다.

- **필립스(Philips)**: 스마트 헬스케어 기기인 'Philips Lifeline'은 응급 상황 시 자동으로 의료진과 연결되는 기능을 제공하며, 노인의 안전을 보장한다.
- **옴론(Omron Healthcare)**: 고령자를 위한 혈압 모니터 및 심전도 기기를 개발하며, AI 기반의 건강 데이터 분석 기능을 제공한다.
- **메드트로닉(Medtronic)**: AI 기반의 심장 박동기 및 신경 자극 기기를 개발하여, 노인의 만성질환 관리에 기여한다.
- **삼성전자(Samsung Healthcare)**: 스마트워치(갤럭시 워치) 및 스마트 의료 플랫폼을 통해 심박수, 혈압, 산소포화도 등을 실시간으로 모니터링하는 기능을 제공한다.

② 건강식품

기능성 식품 및 노인 맞춤형 영양 보충제 시장이 확대되고 있으며, 바이오 기술을 활용한 신제품 연구개발이 활발하다.

- **네슬레**(Nestlé Health Science): 노인의 영양 균형을 맞추기 위한 단백질 보충제 'Ensure' 및 뇌 건강 보조제 개발에 집중하고 있다.
- **암웨이**(Amway Nutrilite): 고령층을 위한 맞춤형 비타민 및 건강 보조제를 개발하여, 면역력 강화 및 관절 건강을 지원한다.
- **한국야쿠르트**(hy): 고령자의 장 건강을 위한 프로바이오틱스 제품을 출시하며, 노화 예방을 위한 기능성 발효유 및 유산균 연구를 강화하고 있다.
- **대웅제약**(Daewoong Pharmaceutical): 노화 방지를 위한 항산화 성분 및 관절 건강 보조제(나보타, 이지엔6 등)를 개발하고 있다.

③ 건강용품(복지용구)

노인의 이동성 향상을 위한 보행 보조기, 자동 높이 조절 침대, 맞춤형 보청기 및 시각 보조기기 등이 주요 트렌드이다.

- **파나소닉**(Panasonic): AI 및 IoT 기반의 스마트 침대 및 자동 높이 조절 침대를 개발하여, 노인의 편안한 생활을 지원하고 있다.
- **도요타**(Toyota Mobility): 노인 및 장애인을 위한 전동 휠체어와 자율주행 모빌리티 솔루션을 개발하여, 고령자의 이동성을 개선하고 있다.
- **LG전자**(LG Healthcare): 스마트홈 기술을 기반으로 한 노인 친화적 가전제품(음성인식 스마트 냉장고, 스마트 조명)을 개발하여, 노인의 생활 편의를 높이고 있다.
- **텐코**(Tenco): 노인용 맞춤형 보청기를 개발하여, 난청 노인의 사회 활동을 지원하고 있으며, AI 기반의 자동 소음 조절 기능을 추가했다.

④ 제조업의 향후 발전 방향

- **AI 기반 맞춤형 의료기기 확대**: 웨어러블 기기를 통한 실시간 건강 모니터링 및 맞춤형 의료 데이터 분석 기술이 더욱 발전할 것으로 예상된다.
- **기능성 건강식품 및 맞춤형 영양 솔루션 증가**: 노인의 영양 요구를 반영한 기능성 식품 및 개인별 맞춤형 식단이 성장할 전망이다.
- **스마트홈 및 IoT 연계 제품 확대**: 고령자의 독립적 생활을 돕기 위한 스마트 가전, 자동화 복지용구 및 로봇 돌봄 기술이 활성화될 것으로 보인다.

이처럼 제조업 기업들은 시니어케어산업에서 중요한 역할을 하며, 첨단 기술과 결합된 제품을 지속적으로 개발하고 있다. 향후, AI 및 데이터 분석을 통한 개인 맞춤형 제품 개발이 더욱 강조될 것이다.

(5) 서비스업 동향

① 의료/건강서비스(원격진료 등)

AI 기반 원격의료 플랫폼이 활성화되고 있으며, 개인 맞춤형 건강 데이터 분석을 통한 정밀의료 서비스가 증가하고 있다.

국내외 시니어케어 디지털 헬스케어 서비스 사례 비교: 메디다스와 WebMD

고령사회로의 진입과 함께 디지털 헬스케어 산업은 고령자 맞춤형 정보 제공과 비대면 건강관리 기술을 중심으로 빠르게 진화해왔다. 특히, 국내 메디다스(현 유비케어)와 미국의 WebMD Health Corporation은 고령자를 대상으로 한 정보 서비스와 온라인 건강관리 플랫폼을 비교적 이른 시기에 도입한 기업으로 주목할 만하다.

메디다스는 2000년대 초반 '건강샘(healthkorea.net)'이라는 이름의 온라인 건강상담 플랫폼을 운영하였다. 이 서비스는 고령층을 포함한 일반 이용자들에게 질환 중심의 건강정보, 자가진단 콘텐츠, 1:1 의료상담 게시판 등을 제공하며, 정보 접근성을 크게 개선하는 역할을 수행하였다. 이후 모바일 환경의 보급에 따라 건강샘의 기능을 확장한 모바일 건강관리 앱도 출시되어, 비대면 자가건강 모니터링과 보험 연계형 헬스케어 모델로의 발전을 시도했다. 특히 동부화재(현 DB손해보험)와의 협업을 통해 고령층 보험가입자를 대상으로 건강데이터 기반의 사전 예방 서비스를 제공한 사례는 민간 보험과의 연계 가능성을 보여주는 대표적 시도였다.

반면, WebMD Health Corp.는 미국에서 가장 영향력 있는 헬스케어 정보 제공 플랫폼 중 하나로, 일찍부터 시니어케어 서비스에 주목해왔다. WebMD는 고령자에게 흔한 만성질환(고혈압, 당뇨, 관절염 등)에 대한 전문적이고 이해하기 쉬운 콘텐츠를 제공하는 한편, 큰 글씨, 단순한 인터페이스, 명확한 구조 등 고령자 UX에 특화된 웹사이트 및 모바일 앱을 운영하였다. 또한 'Symptom Checker(증상 검색기)', '약물 상호작용 도구', '건강 알림 기능' 등을 통해 고령자의 자가 건강관리를 돕고, WebMD 앱을 통한 건강 커뮤니티 및 전문가 Q&A 서비스도 활성화되어 있다.

이처럼 메디다스와 WebMD는 서로 다른 의료 시스템과 시장 환경 속에서 출발했지만, 고령자의 정보 접근성과 자가 건강관리 역량을 강화한다는 공통의 목표를 중심으로 각각의 접근법을 발전시켜왔다. 한국은 보험 기반보다는 정보 제공 및 보험 연계형 건강증진 서비스에 중점을 두었고, 미국은 보다 전문화된 정보 구조와 디지털 UX 개선을 통해 고령자의 온라인 접근성과 참여를 확대해왔다. 이러한 비교는 향후 국내 시니어케어 서비스가 어떤 방향으로 진화할 수 있을지에 대한 유의미한 시사점을 제공한다.

● 메디다스(유비케어)와 WebMD의 시니어케어 서비스

[표 2-51] 국내 기업과 해외 기업의 시니어케어 서비스 비교

회사명	메디다스(현 유비케어)	WebMD Health Corp. (미국)
출시 시기	2000년대 초반('건강샘' 웹 서비스)	1996년 설립, 이후 시니어케어 콘텐츠 강화
대표 서비스	건강샘(healthkorea.net), 모바일 건강관리 앱	WebMD.com, WebMD 앱, Medscape
대상 사용자	일반인 및 고령자, 보험가입자(동부화재 등과 연계)	일반인 및 고령자 중심, 의료전문가(의사)는 Medscape로 분리
주요 콘텐츠	건강 상담 게시판, 자가진단 설문, 질병 백과	만성질환 중심 정보, 증상 검색기, 약물 상호작용 도구
서비스 특징	보험 연계형 건강 모니터링, 비대면 상담 기능	UX 최적화(큰 글씨, 쉬운 내비게이션), 전문가 Q&A
시니어케어 요소	간단한 질의응답 기반 서비스, 자가 건강 관리 기능 제공	모바일 앱 내 큰 텍스트, 직관적 구조, 알림 기능
차별화된 시도	보험사와 연계한 건강위험 관리 모델 제안	Symptom Checker 및 커뮤니티 기반 자가진단 시스템
기술 발전	원격진료 및 모바일 헬스케어 확장	AI 기반 맞춤형 건강 리포트, 고령자UX 고도화

② 여가문화 서비스

고령자 맞춤형 피트니스, 정신 건강관리 서비스, 문화 및 여행 프로그램 등이 확대되고 있다.

사례

국내 사례

국민건강보험공단의 '생애주기 건강프로그램'

❶ 지역 커뮤니티센터에서 고령층 대상 요가, 실버댄스, 미술치료 등 운영

❷ 건강관리 + 사회적 고립 예방이라는 이중 효과

서울시 '어르신문화즐김터'

❶ 고령층 전용 문화복지 공간으로, 국악 · 문인화 · 영화 상영 등 프로그램 제공

❷ 노년의 자존감 회복 및 공동체 연결망 형성

해외 사례
일본 '라쿠텐 실버문화클럽'(Rakuten Silver Culture Club) ❶ 온라인 기반 여가 콘텐츠 제공(e-스포츠, 디지털 그림교실 등) ❷ 디지털 격차 해소와 동시에 여가 소비문화 창출
미국 AARP의 'Senior Planet' ❶ 60세 이상 대상의 디지털 기술 교육 및 취미교실 운영 ❷ Zoom을 활용한 실시간 요가 수업, 스마트폰 사진 강의 등

③ 주거서비스(주택)

스마트홈 기술이 접목된 고령자 전용 주택 및 실버타운이 증가하고 있으며, 거주자의 안전 및 편의성을 고려한 설계가 주목받고 있다.

사례

국내 사례
LH의 고령자 전용 공공임대주택 ❶ 손잡이, 미끄럼 방지 바닥재, 단차 없는 구조 등 유니버설 디자인 적용 ❷ 지역 복지센터 · 의료기관과 연계된 '생활돌봄 시스템' 탑재
서울시 '스마트 실버하우징 시범사업' ❶ IoT 센서로 낙상 감지, 실내 온도 · 습도 자동조절 ❷ 고독사 예방 목적의 실시간 모니터링 기능 포함
해외 사례
스웨덴 'Särskilt boende'(특화 주거) ❶ 일반 주택형이지만, 의료진 상주 및 식사·생활서비스 제공 ❷ "집에서 사는 느낌"을 중시한 고령자 주거복지 모델
미국 Del Webb 커뮤니티(Sun City 등) ❶ 55세 이상 전용 커뮤니티 타운 조성 ❷ 클럽하우스, 피트니스, 의료시설을 갖춘 고령자 특화 주거 단지

④ 요양서비스(요양시설)

AI 기반 스마트 요양시설이 확산되고 있으며, 웨어러블 기기를 활용한 실시간 건강 모니터링이 도입되고 있다.

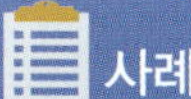

사례

국내 사례

장기요양보험제도 기반 요양시설
❶ 간호 · 요양보호사 상주, 재활치료 및 인지치료 병행
❷ 최근엔 치매안심형 요양원 및 의료 · 복지 통합형 시설이 주목받음

마트 요양시설(경기도 스마트복지 시범시설)
❶ AI 스피커 · 웨어러블 · CCTV 기반 실시간 건강 모니터링
❷ 낙상 및 심박수 이상 실시간 경보 → 대응 시간 단축

해외 사례

일본 '지역포괄케어시스템'
❶ 집, 의료, 요양, 예방, 생활지원이 하나의 시스템 안에 통합
❷ "노인의 마지막까지 지역에서 살도록"이라는 국가 정책 기조

덴마크의 '헬프투케어(Help2Care)' 프로그램
❶ 방문요양사에게 태블릿과 앱을 제공 → 실시간 건강·생활기록 작성
❷ 고령자 맞춤형 돌봄계획 수립 및 기관 간 정보 연동

⑤ 금융서비스(연금 등 금융상품)

연금 및 금융상품에 AI 기반 개인 맞춤형 컨설팅을 적용하여, 노후 자산 관리와 보험 서비스가 강화되고 있다. 최근 일본과 유럽에서는 AI 및 로봇을 활용한 요양시설이 확산되며, 실시간 건강 모니터링 및 인공지능 돌봄 서비스가 제공되고 있다. 또한, 바클레이스 및 골드만삭스 같은 글로벌 금융기업들은 노후 자산 관리 및 맞춤형 금융 서비스를 통해 고령층의 경제적 안정을 지원하고 있다.

연금 및 소득보장 서비스

국내 사례

국민연금공단 노후준비서비스
❶ 고령자 대상 재무 · 건강 · 여가 · 대인관계 4대 영역 진단 및 상담 제공
❷ 노후 소득 부족 위험군에는 개별 재무계획 수립 지원

농협은행 NH올백연금서비스
❶ 국민연금 · 퇴직연금 · 개인연금을 통합 관리
❷ '100세 시대 소득 흐름도'를 시각화해 은퇴설계 제공

해외 사례

일본 '공적연금 + 민간보완형 상품 연계 모델'
❶ 공적연금 외에도 민간 보험사에서 '장수 리스크 대비형 상품' 활성화
❷ 예: "생존 시 추가 지급형" 연금 상품, 고령 후 연금 전환 옵션 부여

싱가포르 'CPF Life(중앙적립식 연금)'
❶ 65세 이후 종신연금으로 자동 전환
❷ 금융교육 연계로 고령자 맞춤형 금융이해도 향상 프로그램 운영

장기요양 재정 대비 상품(보험 등)

국내 사례

삼성생명 '실버케어 종합보험'
❶ 요양급여, 치매진단비, 장기입원 등 고령자에게 발생할 수 있는 비용 보장을 패키지화

한화생명 '100세 인생 설계보험'
❶ 연금 + 장기요양 + 간병비를 통합 보장하는 형태
❷ 고령자 대상 설계 시 낙상, 입원 등 위험 항목을 별도 보장

해외 사례

미국 Long-Term Care Insurance (LTCI)
❶ 일정 나이 이후 요양시설 · 재택간병 · 치매관리 비용 보장
❷ 메디케어(Medicare)와 병행하여 사용되며, 민간 보험으로 광범위 확산

프랑스 '공공요양기금(CNSA)' 연계 민간보험
❶ 요양 상태 등급에 따라 보험금이 자동 책정
❷ 공공+민간 혼합 보장모델

디지털 자산관리

국내 사례

카카오페이 시니어 전용 금융 UI 시범 도입
❶ 고령자를 위한 큰 글씨, 단순 메뉴 구성 → 접근성 개선

KEB하나은행 '실버 PB(Private Banking)'
❶ 은퇴 후 자산관리, 상속, 치매 대비 금융설계 제공
❷ 대면 상담 중심 + 치매 대비 금융대리인 제도 안내

해외 사례

영국 'Age UK & Barclays' 공동 프로젝트
❶ 디지털 금융 소외 방지를 위한 '디지털 동행(Digital Buddy)' 프로그램 운영
❷ ATM 이용, 온라인 뱅킹 등 고령자 교육

핀란드 OP금융그룹 고령자용 AI 챗봇
❶ 시니어 친화형 음성 기반 금융비서 도입

이상의 사례들과 같이, 시니어케어 금융서비스는 이제 단순 연금 지급을 넘어 연금 + 보험 + 자산관리 + 금융교육으로 통합 노후보장 플랫폼으로 진화 중임. 이는 의료 · 요양 분야와 연결되면서, 시니어케어산업을 구성하는 핵심 축 중 하나로 자리잡고 있음

(6) 정책 제언 및 미래 전망

한국의 시니어케어산업이 지속적으로 성장하기 위해서는 산업 기반을 공고히 하고, 기술혁신을 가속화하며, 제도적 장애물을 해소하는 정책적 뒷받침과 미래지향적 전략이 필요하다. 다음은 이를 위한 핵심 정책 제언과 향후 전망이다.

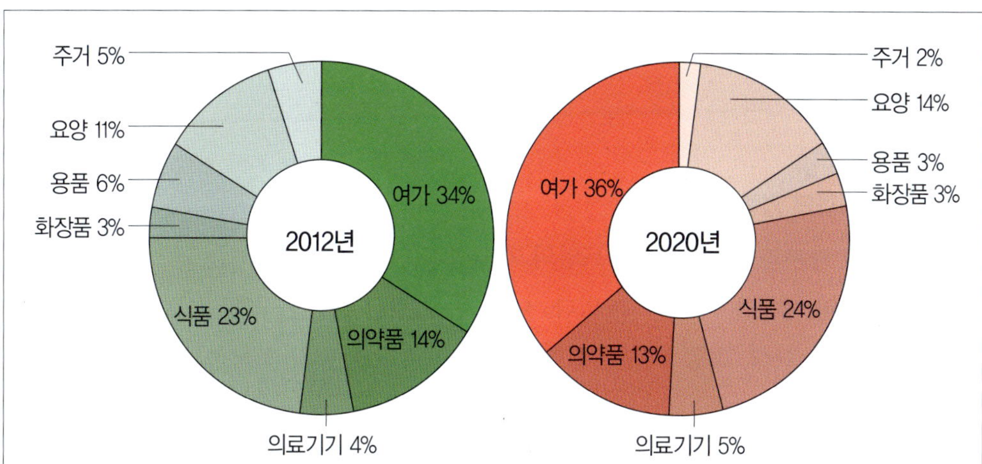

- 그래프에서 시니어케어산업은 9대 산업분야(요양, 의약품, 식품, 화장품, 의료기기, 용품, 금융, 주거, 여가)로 나누어져 있으며 비교적 범위가 넓다(고령친화산업진흥법).
- 그래프의 식품은 영양성분이 골고루 갖춰진 식품, 소화가 잘 되는 식품, 씹기 편하고 넘기기 좋은 부드러운 식품 등을 의미한다.
- 고령화 추세와 함께 '엑티브 시니어'라 불리는 베이비부머 세대 역시 증가하고 있기 때문에 향후 수요 전망은 밝다. 이들은 시간적, 경제적 여유와 함께 적극적인 소비 의지를 갖고 있으며 새로운 라이프스타일을 추구하는 경향을 보인다.

[그림 2-31] 시니어케어산업별 시장 비중 변화

자료: 한국보건산업진흥원(고령친화산업환경 변화 및 대응방안), 식품산업통계정보

① 정부 차원의 지원 강화

AI 기반의 원격진료, 건강 모니터링, 비대면 돌봄 서비스는 고령자의 의료 접근성을 높이고 인력 부담을 줄일 수 있는 핵심 수단이다. 이를 활성화하기 위해서는 관련 법률 · 제도 정비, 특히 의료법 · 개인정보보호법 등 규제의 유연한 해석과 개선이 필요하다. 동시에 공공의료기관을 중심으로 시범사업 확대와 재정 지원이 병행되어야 한다.

② 스마트 돌봄 시스템 구축

고령자의 돌발 건강상태(예: 낙상, 심정지 등)에 빠르게 대응할 수 있는 IoT 기반 센서 시스템과 AI 예측 알고리즘을 도입한 스마트 돌봄 체계를 확대해야 한다. 지역 내 요양시설, 방문간호, 응급의료체계와 실시간 연동되는 통합 관제 플랫폼 구축도 중요한 과제다.

③ 고령자 맞춤형 서비스 제공

개인의 건강기록, 생활습관, 인지기능, 주거환경 등의 데이터를 분석하여 맞춤형으로 설계되는 건강관리 · 주거 · 여가 서비스가 필요하다. 예컨대, 치매 고위험군을 위한 예방 중심의 여가 프로그램이나, 식단 · 복약 알림이 통합된 스마트홈 기반 서비스 등이 활성화될 수 있다.

④ 민간기업과의 협력 확대

대기업의 자본과 인프라, 스타트업의 기술력과 창의성이 결합되는 구조를 통해 시니어케어산업의 혁신을 촉진할 수 있다. 이를 위해 민관 공동연구개발(R&D) 펀드 조성, 규제 샌드박스 확대, 공공조달 연계 창업 육성 프로그램 등의 정책적 지원이 필요하다.

⑤ 시니어케어 인프라 확충

지역 간 돌봄 격차를 해소하고 고령자의 자립적 삶을 지원하기 위해, 지자체 단위의 스마트 주거단지, 커뮤니티 요양센터, 복합형 건강지원 공간 등이 확대되어야 한다. 고령자 밀집 지역에는 통합형 실버복지 허브 구축도 검토할 수 있다.

⑥ AI 및 첨단 기술 적극 도입

데이터 기반 예측, 디지털 치료제, AI 간호봇 등 최신 기술의 도입을 통해 고령자의 건강관리 효율성과 만족도를 높일 수 있다. 특히 생체신호 기반의 헬스케어 기기, 음성 인식 UI, 디지털 헬스코칭 플랫폼 등이 고령자 친화 기술로 주목받고 있다.

⑦ 해외시장 진출 지원

국내 시니어케어 기업이 축적한 기술과 경험을 바탕으로 일본, 동남아, 유럽 등 고령사회에 진입한 해외 시장으로의 진출을 유도해야 한다. 이를 위해 국제 인증 지원, 수출보험, 해외 전시회 참가비 지원, 현지 파트너 연계 플랫폼 등 글로벌화 전략이 필요하다.

⑧ 사회적 인식 개선

시니어케어산업에 대한 인식을 복지 · 의존이 아닌 성장 산업, 미래 시장, 기술 융합의 장으로 재정의하는 노력이 필요하다. 다양한 홍보 콘텐츠, 시니어 스타트업 성공사례 공유, 세대 간 소통형 캠페인을 통해 긍정적 인식과 사회적 공감대 형성이 이루어져야 한다.

(7) 시니어케어산업 환경 종합

시니어케어산업의 발전은 경제, 기술, 사회적 요인의 영향을 받으며, 각국의 정책 및 산업 환경에 따라 상이하게 나타난다. 글로벌 시장에서 시니어케어산업이 성장하는 주요 환경 요인을 분석하면 다음과 같다.

① 경제적 요인

- **고령층 소비시장 확대:** 2050년까지 전 세계 60세 이상 인구의 소비력이 20조 달러를 넘을 것으로 예상되며, 고령층 맞춤형 제품 및 서비스의 수요가 급증할 전망이다.
- **고령자 경제활동 증가:** 퇴직 연령이 연장되면서, 고령층이 경제활동을 지속하며 소비시장에 적극적으로 참여하고 있다.

② 기술적 요인

- **AI 및 자동화 기술 발전:** 인공지능 기반 헬스케어, 로봇 돌봄, 스마트 의료기기가 시장을 주도하며, 기술 융합을 통해 개인 맞춤형 서비스가 제공되고 있다.
- **IoT 기반 스마트홈 확산:** 고령자의 생활 편의성을 높이기 위한 스마트홈 기술이 발전하고 있으며, 원격 건강 모니터링 시스템과 결합되어 실시간 건강관리가 가능해

지고 있다.

③ 사회적 요인

- **고령자 삶의 질 개선 요구 증가:** 단순한 복지 서비스에서 벗어나, 건강과 여가를 포함한 전반적인 삶의 질을 개선하는 산업으로 확장되고 있다.
- **사회적 연계 서비스 강화:** 고령자의 사회적 고립을 방지하기 위해 온라인 커뮤니티, VR 기반 여가 활동, 로봇 반려동물 등의 서비스가 등장하고 있다.

4) 글로벌 시니어케어 비즈니스 기업

(1) 글로벌 시장에서 시니어케어 비즈니스의 역사

시니어케어산업은 20세기 후반부터 급속히 성장하기 시작했으며, 각국의 사회경제적 환경에 따라 발전 양상이 다르게 나타났다.

① 1950~1980년대: 전통적 요양시설 중심

- 미국과 유럽에서는 장기요양시설(Nursing Homes)이 확산되었으며, 일본과 한국 등 아시아권에서는 가족 중심의 돌봄 문화가 유지되었다.
- 1965년 미국이 '메디케어(Medicare)'를 도입하며 국가 차원의 노인 건강보험 체계를 구축하였다.
- 독일, 스웨덴 등 유럽 국가들은 공공 연금과 장기요양보험을 통해 노인 돌봄을 체계적으로 지원하기 시작했다.

② 1990~2010년대: 실버산업 및 헬스케어 기술 도입

- 일본은 1990년대부터 실버산업 개념을 도입하고, 기능성 건강식품, 노인 맞춤형 주택, 고령자 전용 금융 상품 등을 개발하였다.
- 독일은 1995년 '장기요양보험제도(Pflegeversicherung)'를 도입하여 노인 돌봄을 국가 차원에서 지원하는 체계를 구축했다.
- 미국은 원격진료(telemedicine) 개념을 확립하고, 헬스케어 IT 기술을 통해 노인 건강관리를 강화하는 움직임을 보였다.

③ 2010년 이후: AI 및 스마트 기술 적용

- AI 기반 맞춤형 의료 및 스마트 요양시설이 발전하며, 일본과 유럽을 중심으로 로봇 돌봄 서비스가 도입되었다.
- 미국에서는 빅테크 기업(구글, 애플, 마이크로소프트)이 헬스케어 시장에 진입하여, AI 및 데이터 분석 기반의 개인 건강관리 서비스를 제공하고 있다.
- 유럽연합(EU)은 '디지털 헬스케어 이니셔티브'를 발표하여, 공공 의료 및 민간 헬스케어 산업 간 협력을 촉진하고 있다.

(2) 글로벌 시장에서 시니어케어 비즈니스의 주도권 경쟁

시니어케어산업은 각국이 경제적, 기술적 경쟁력을 바탕으로 주도권을 차지하기 위해 치열한 경쟁을 벌이는 분야이다.

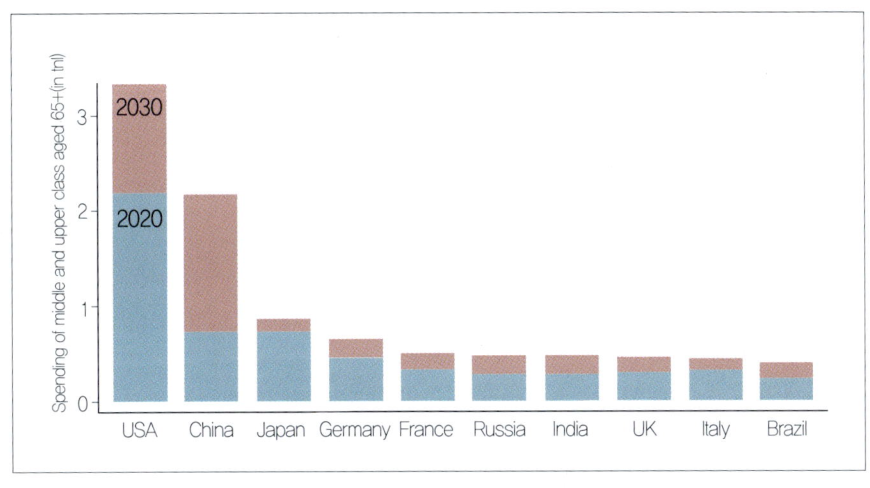

[그림 2-32] 글로벌 상위 시니어케어경제 시장

자료: Brooking, The silver economy is coming of age: A look at the growing spending power of seniors, 2021.01.14.

① 일본 vs. 미국: 기술 혁신 경쟁

- 일본은 AI 기반 요양로봇, 스마트 요양시설 및 고령자 맞춤형 주거시설을 적극 도입하고 있으며, 소프트뱅크(SoftBank), 도요타(Toyota) 등이 시니어케어산업 기술을 선도하고 있다.
- 미국은 원격의료 및 헬스케어 IT 기술을 발전시키며, 애플(Apple Health), 텔라닥 헬스(Teladoc Health) 등이 주도적으로 사업을 확장하고 있다.

② 유럽 vs. 중국: 공공 헬스케어 vs. 대규모 시장 확장

- 유럽은 공공 헬스케어 시스템을 강화하며, 독일, 영국, 프랑스 등이 AI 기반 건강 모니터링 및 의료기기 산업을 육성하고 있다.
- 중국은 급격한 고령화에 대비하여, 텐센트(Tencent), 화웨이(Huawei) 등이 헬스케어 기술 및 원격진료 플랫폼을 빠르게 성장시키고 있다.

③ 글로벌 협력 및 시장 통합

- 일본과 유럽의 기업들은 공동 연구개발을 통해 시니어케어 로봇, AI 헬스케어 솔루션을 개발하며 협력을 강화하고 있다.
- 미국과 중국은 헬스케어 IT 및 원격의료 서비스 분야에서 치열한 경쟁을 벌이고 있으며, 각국 정부의 규제와 지원 정책이 시장에 큰 영향을 미치고 있다.

이처럼 시니어케어산업은 단순한 복지 서비스에서 벗어나, 각국이 경제성장과 산업 발전을 위해 주도권을 차지하려는 전략 산업으로 자리 잡고 있다. 향후, AI 및 스마트 헬스케어 기술의 발전과 함께 국가 간 협력과 경쟁이 더욱 치열해질 전망이다.

(3) 나라별 시니어케어 비즈니스 및 기업

① 일본

- 시니어케어 로봇산업 발전: 소프트뱅크의 '페퍼(Pepper)', 파나소닉의 로봇 간병 서비스(인공지능 및 로봇 기술을 활용한 고령자 케어 로봇을 개발하여 요양시설 및 가정에서 활용하고 있으며, 일본 내에서뿐만 아니라 해외 시장에서도 점차 수요가 증가)
- AI 및 IoT 기반 헬스케어: 일본 정부의 '초고령사회 대응 AI 헬스케어 프로젝트'
- 주요 기업: 소프트뱅크/'페퍼(Pepper)' 로봇을 활용한 요양 지원 서비스, 파나소닉/AI 및 IoT 기반 스마트 요양시설 운영, 도요타/고령자를 위한 자율주행 모빌리티 서비스 개발, 후지쯔/고령자를 위한 자율주행 모빌리티 서비스 개발

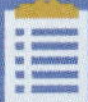

사례 연구: 일본, 고령화 시대 지속가능한 성장을 위한 경제 대책

- 2024년 11월 22일 일본 정부 내각이 국민의 안심 · 안전과 지속적인 성장을 위한 종합경제대책(「国民の安心·安全と持続的な成長に向けた総合 経済対策」)을 발표함
- 해당 대책의 새로운 지방창생 정책(지방창생 2.0) 전개(新たな地方創生施策(「地方創生2.0」)の展開) 생산연령인구 및 고령자 인구의전망(生産年齢人口及び高齢者人口の見通し)에 따르면, 일본은 급속한 고령화와 저출산으로 인한 생산연령인구 감소와 사회적 부양 부담 증가 대응을 위해 다음과 같은 전략을 수립함

❶ **고령화 대응을 위한 경제 정책:** △연금 제도 개혁 및 고령자의 재고용 환경 개선 △고령자 복지 및 의료서비스 강화를 위한 예산 확대와 지역 의료 체계의 디지털화 촉진

❷ **다세대 포용적 성장 전략:** △고령 인구와 젊은 세대 간 협력으로 세대 간 소득 격차를 줄이고, 고령자와 청년 모두가 경제성장에 기여할 수 있는 정책 수립 △고령자를 포함한 모든 세대가 디지털 기술을 활용할 수 있는 교육 및 기술 훈련 강화

❸ **사회적 안전망 및 생활환경 개선:** △고령화 사회에서 중요한 지역 커뮤니티 유지를 위해 지방창생 2.0정책 시행 △생활 필수 서비스(교통, 의료, 쇼핑 등) 접근성 강화 △고령자 친화적인 도시 설계와 공공서비스의 디지털화를 통해 생활의 편의성 제고

- 고령화는 전 세계가 직면한 과제 중 하나로, 일본 정부의 이러한 대책은 고령화에 따른 문제를 해결하는 동시에, 새로운 경제 기회를 창출하여 국민의 삶의 질을 향상시킬 것으로 보여짐

자료: 内閣府, 2024.11.22.

② 유럽

- **디지털 헬스케어 강화:** 독일, 스웨덴 등에서 원격의료 및 AI 기반 요양시설 확대
- **고령자 맞춤형 금융 서비스:** 영국의 연금 관리 AI 시스템 도입/고령자를 위한 연금 및 금융관리 서비스를 AI 기반으로 개선하여, 연금 관리, 노후 자산 운용 및 온라인 금융 서비스를 지원
- **주요 기업:** 독일 바이엘(Bayer)/디지털 헬스케어 솔루션 개발, 스웨덴 카린타(Carina)/AI 기반 원격 요양 서비스 제공, 영국 바클레이스(Barclays)/고령자를 위한 맞춤형 금융 서비스 도입

사례 연구: 영국 NHS, AI 도입으로 응급실 고빈도 환자 예측 및 조기지원 제공

- 영국 NHS(National Health Service)는 AI를 활용하여 응급실을 자주 찾는 환자들을 사전 예측하고 조기에 적절한 지원을 제공함
- 고빈도 사용(HIU: High Intensity Use) 서비스는 영국 내 125개 이상 응급실에 도입되어, 최신 환자 데이터를 활용하여 빈번한 응급실 방문의 근본적인 원인*을 분석함
  * 영국은 병원 진료 예약이 어렵고 대기시간이 길어, 적기에 치료받기가 힘들며 빈곤과 사회적 고립과도 연관됨
- 영국 NHS의 최고경영자 아만다 프리처드(Amanda Pritchard)는 응급실 고빈도 환자에게 맞춤형 지원을 제공하는 것은 NHS의 부담을 줄이는 데 도움이 될 것이라고 강조함
- 매년 36만 명 이상의 환자들이 연간 5회 이상 응급실을 방문하고 있는 상황이며, 이러한 데이터 기반 서비스는 환자가 응급실을 방문하기 전 병원 지원팀에 연락할 수 있도록 도움
- 사우스 티스 병원 NHS 재단 신탁(South Tees Hospitals NHS Foundation Trust)은 전담 직원 배치로 20명의 HIU에게 △사회적 △실질적 △정서적 지원을 제공하여 연간 응급실 방문 횟수를 33회에서 절반 이하로 줄이는 데 성공함
- 이러한 AI기반 접근법은 환자들에게 맞춤형 케어를 제공하고, NHS의 효율성을 높이며 의료비용 절감에 기여하는 영국의 10개년 계획(2019~2029)의 핵심전략과 일치함

자료: Digital Health, 2024.12.13.;NHS England, 2024.12.13.;NHS, 2024.12.30.

③ 미국

- **빅테크 기업들의 헬스케어 시장 진출:** 애플, 구글, 아마존이 AI 기반 건강관리 서비스 개발
- **AI 원격의료 플랫폼:** WebMD, 텔라닥 헬스(Teladoc Health) 등이 원격진료 활성화
- **노인 맞춤형 헬스케어:** 존슨앤드존슨은 노인 맞춤형 헬스케어 기기 및 정밀의료 솔루션을 개발하고 있으며, AI 및 빅데이터를 활용한 스마트 헬스케어 서비스를 확대
- **주요 기업:** 텔라닥 헬스(Teladoc Health)/원격진료 활성화, 아마존 케어(Amazon Care)/AI 기반 의료 지원 서비스 개발, 애플(Apple)/고령자 건강 모니터링 기능을 탑재한 스마트워치 제공, 존슨앤드존슨(Johnson & Johnson)/노인 맞춤형 의료기기 개발

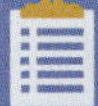

사례 연구: 알라조 헬스, 2025년 환자 복약순응도 개선을 위한 4가지 기술 전략

미국의 의료 AI기업 알라조 헬스(AllazoHealth)의 설립자인 클리포드 존스(Clifford Jones)는 2025년 환자의 복약순응도 개선을 목표로 하는 기술기반 전략으로 ❶ 대화형 앱 ❷ 스마트 제품 ❸ 디지털 옴니채널(Omnichannel)* 커뮤니케이션 ❹ AI 등 4가지를 언급함

* 옴니채널은 여러 커뮤니케이션 채널을 통합하여 모든 접점에서 원활하고 일관된 경험을 제공하는 고객 참여 접근방식임. 따라서 디지털 옴니채널 커뮤니케이션은 여러 디지털 채널을 통해 원활하고 일관된 방식으로 고객, 사용자 또는 환자와 소통하기 위한 조정되고 통합된 접근 방식을 의미함

❶ **대화형 앱**: 환자의 약물 섭취량 추적, 건망증 및 기억문제를 해결하는 데 도움이 되는 모바일 앱임. 이는 편리하게 복약순응도를 모니터링할 수 있지만, 고위험 환자의 경우 등록 및 참여율을 달성하는 데 어려움이 있음

❷ **스마트 제품**: RFID(Radio Frequency Identification)** 기술을 탑재한 스마트 알약, 약병, 정리함과 같은 스마트 약물 주수제품(MAPs: Medication Adherence Products) 으로 실시간 약물 섭취량을 모니터링할 수 있음

** 전파를 이용해 사물에 부착된 전자태그의 정보를 인식하는 기술

❸ **디지털 옴니채널 커뮤니케이션**: 문자메시지, 이메일, 자동전화를 활용하여 기존 실시간 전화통화 또는 대면상담 등의 전략을 보완할 수 있음. 효과적이기 위해서는 매우 개인화된 커뮤니케이션 타겟팅 시스템을 갖추는 것이 중요함

❹ **AI**: 개인기반 데이터를 활용하여 환자의 습관을 예측하고, 참여를 극대화 하여 순응도를 향상시킴. 이러한 기술전략을 통합함으로써, 의료기관은 약물 비순응 문제를 해결하고 잠재적으로 병원입원을 줄이며 환자결과를 개선할 수 있음

자료: Hit Consultant, 2025.01.02.;AllazoHealth, 2024.12.24.

④ 기타 국가

- **노인 맞춤형 주거시설**: 호주에서는 노인을 위한 맞춤형 주거시설을 운영하며, 고령자의 자립 생활을 지원하는 다양한 스마트홈 기술을 도입
- **전자건강기록 시스템 공급**: 오라클 헬스는 2025년 호주 헬스케어 IT 순위에서 최고 성과를 내기도 했으며, 빅토리아주의 알프레드 헬스(Alfred Health)에서 전자건강기록을 구현하여 운영 효율성을 25% 향상
- **주요 기업**: 중국 텐센트(Tencent)/AI 기반 건강관리 플랫폼 운영, 싱가포르 호스피스케어(HospisCare)/스마트 의료기기 및 돌봄 서비스 제공, 호주 실버체인지(SilverChange)/실버타운 및 고령자 맞춤형 주거 서비스 제공, 오라클 헬스/전자건강기록 시스템 공급

사례 연구: 대만의 의료기술 기업, AI를 활용한 스마트 웨어러블 분야 혁신 주도

- 대만의 의료기술 기업인 조진(Jorjin), 싱귤러 윙스 메디컬(SingularWings Medical) 및 사운드랜드(SoundLand)는 AI기반 스마트 웨어러블 기술의 선두에 서서 다양한 의료기기의 혁신을 도입하고 있음
- 기술혁신 및 서비스 제공업체인 조진은 증강현실(AR: AugmentedReality) 안경과 AI를 결합하여 교육훈련 및 표준운영절차(SOP:Standard Operating Procedure)* 안내를 지원하는 메타스페이스 AR(MetaSpace AR) 상호작용 플랫폼을 출시함
  * 조직이나 기업 내에서 특정 작업이나 절차를 체계적으로 수행하기 위해 마련된 문서화된 지침
- 또한, 의료 전자기기 제조 기업인 싱귤러 윙스 메디컬은 피부를 보호하고 데이터 불연속성을 해결한 비침습적 혈당 모니터링 웨어러블 심전도(ECG: Electrocardiogram) 센서를 개발함. 이 센서는 AI알고리즘과 다수의 임상 데이터를 활용함
- 사운드 처리 관련 기기개발 기업인 사운드랜드는 심폐음의 원격전송을 위해 설계된 고급형 전자식 및 패치형 청진기를 출시함. 이는 원격진료 및 교육훈련이 가능하여 지속적인 모니터링과 환자의 편의성을 높임
- 이처럼 대만기업들은 글로벌 AI 및 스마트 웨어러블 시장에서 잠재력을 보이고 있으며, 혁신을 이끌 것으로 기대됨

자료: PR News, 2024.12.29.;Bastille Post, 2024.12.30.

(4) 시니어케어 비즈니스에서의 국가 간 협력

각국 정부 및 기업들은 공동 연구개발 및 국제 협력을 통해 시니어케어산업의 지속적인 발전을 도모하고 있다. 특히 AI 및 데이터 공유를 통한 글로벌 헬스케어 네트워크 구축이 활발하게 이루어지고 있다.

[표 2-52] 주요 국가들의 노인 구매력

구분	주요 내용
미국[134]	• 실버시장 규모 1위로 '25년 약 3조 5천억 달러 • 미국 베이비붐 세대('46~'65년생)는 자녀 세대인 밀레니얼 세대나 Z세대보다 자산과 연금소득이 많아 은퇴 후에도 높은 소비력을 보이고 있음 • 미국 고령층 소비 지출은 '20년 약 7조 6,200억 달러 • 연간 소득은 '20년에 5조 6,000억 달러이고, '30년 6조 4,000억 달러로 예상
영국[135]	• '19년 12월 국제 장수 센터(International Longevity Centre, ILC)의 보고서에 따르면 고령층 소비자의 지출은 '18년 총 소비자 지출의 54%에서 '40년 총 소비자 지출의 63%로 증가할 것으로 예상 • 영국 고령층 소비 지출은 '20년 약 9,310억 달러 • 연간 소득은 '20년에 6,180억 달러이고, '30년에 7,640억 달러로 예상

134 한국무역협회, 주요국의 실버시장 현황과 우리기업에의 시사점, 2022.07.05. / AARP, Global Longevity Economy Outlook-United States, 2022.

일본136	• 대표적인 초고령화 사회로 인구의 약 절반(47%)이 50세 이상이고, '35년까지 54%로 증가 예상 • 일상생활, 주거, 의료, 여행 등 다양한 분야에서 고령자의 수요를 반영한 제품 및 서비스가 활성화되어 있음 • 노인들이 소비 지출을 주도하고 있으며 고령층 소비 지출은 '20년 약 1조 6,200억 달러 • 연간 소득은 '20년에 1조 달러, '30년에 1조 1,000억 달러로 예상
중국137	• 중국 고령화 연구센터가 최근 발표한 '중국 고령화 산업 발전 보고서(2021~2022)'에 따르면 고령자 구매력은 '30년 26조 7천억 위안에서 '50년 106조 7천억 위안으로 확대 • 중국 은퇴자 소비 지출은 '20년 약 4조 5,200억 달러 • 연간 소득은 '20년에 2조 4,000억 달러, '30년에 3조 7,000억 달러로 예상
독일138	• 독일은 유럽 내 모든 국가의 60세 이상 소비력의 16.5%를 차지 • 독일 고령층 소비 지출은 '20년 약 1조 3,100억 달러 • 연간 소득은 '20년에 9,000억 달러, '30년에 1조 150억 달러로 예상
핀란드139	• 핀란드의 '22년 은퇴자의 최저 연금액은 월 837.59유로, 평균은 월 1,929유로로 고령연금 수급자의 총 연금 수령액이 가장 높음 * 은퇴자가 소득비례연금 등으로 수령액이 부족할 경우에 핀란드 사회보험청에서 차액 보장 • 핀란드 고령층 소비 지출은 '20년 약 730억 달러 • 연간 소득은 '20년에 390억 달러, '30년에 480억 달러로 예상

자료: 나라별 각주 참조

(5) 시니어케어 비즈니스 기업의 당면 과제

시니어케어산업은 고령자의 삶의 질을 높이고 사회적 부담을 경감하는 핵심 산업으로 자리매김하고 있으며, 특히 AI와 IoT, 빅데이터 기술과의 융합을 통해 지속적인 혁신과 성장이 가능한 영역으로 발전하고 있다. 하지만 이 산업이 지속 가능하고 신뢰받는 구조로 나아가기 위해서는 기업 차원에서 해결해야 할 다양한 구조적 과제가 존재한다. 다음은 시니어케어 비즈니스 기업들이 직면한 핵심 과제와 그에 대한 대응 방향이다.

---

135 University of Oxford, The Burgeoning Silver Economy, 2020.01.15. / AARP, Global Longevity Economy Outlook-Kingdom, 2022.

136 ILC, Nearly half of Japanese workers could be aged 50+ by 2035, 2022.07.14. / AARP, Global Longevity Economy Outlook-Japan, 2022.

137 中国经济网, 发展银发经济要坚持问题导向, 2023.09.09. / AARP, Global Longevity Economy Outlook-China, 2022. / 中国新闻网, 老龄产业需求旺盛 加速释放银发经济潜力, 2023.09.07.

138 Worlddata, Silver Economy Spending Power Trends In Europe, 2019.11.19. / AARP, Global Longevity Economy Outlook-Germany

139 국회미래연구원, 사회경제시스템 전환과 복지국가 유형별 대응체제 비교, 2021.12. / AARP, Global Longevity Economy Outlook-Finland / Eläketurvakeskus, Tilasto Suomen eläkkeensaajista, 2022.12.31.

① 개인정보 보호 문제

시니어케어산업에서 AI 기반 건강관리 서비스가 확대되면서, 고령자의 의료정보 · 생체정보 · 생활 패턴과 같은 민감한 개인정보의 수집과 활용이 필수가 되고 있다. 이에 따라 기업은 데이터 활용의 윤리성, 정보보호법 준수, 데이터 익명화 및 암호화 기술 적용 등을 통해 개인정보 보호를 강화해야 한다. 특히, 고령자 본인이 데이터 활용에 대한 명확한 동의를 할 수 있도록 돕는 '디지털 설명 책임'도 기업의 책무로 간주되어야 한다.

② 기술 표준화 필요성

시니어케어 제품과 서비스는 AI 진단 알고리즘, 스마트 웨어러블 기기, IoT 기반 주거 모니터링 시스템 등 다양한 기술이 융합된 형태로 제공된다. 이 과정에서 제품 간 데이터 연동, 플랫폼 간 호환성, 안전기준 일관성 부족이 문제로 떠오르고 있다. 정부와 산업계는 의료 · 복지 · 스마트홈 등 분야 간 상호운용성 확보를 위한 표준화 로드맵을 마련해야 하며, 기업은 자사 기술이 국가 · 국제 표준에 부합되도록 연구개발 초기단계부터 전략적으로 설계해야 한다.

③ 고령층의 디지털 접근성 문제

많은 고령자가 스마트기기 사용에 익숙하지 않으며, 작은 글씨나 복잡한 앱 구조로 인해 서비스 사용을 꺼리는 경향이 있다. 이에 따라 기업은 시니어 친화형 UI/UX 설계를 우선순위로 두고, 터치 크기, 음성 안내, 간단한 조작법 등을 반영한 '고령자 맞춤형 인터페이스' 개발이 필요하다. 더불어, 디지털 헬스 리터러시 향상을 위한 교육 프로그램을 병행하여 사용 장벽을 낮춰야 한다. 공공기관 · 지자체와 연계한 '디지털 동행 프로그램' 도입도 효과적일 수 있다.

④ 사회적 인식 변화

시니어케어산업이 여전히 '노인 복지'에 국한된 개념으로 인식되고 있는 한, 민간의 적극적 투자와 인재 유입이 제한될 수밖에 없다. 이 산업이 실질적으로는 경제성장의 신동력, 기술 기반 서비스 혁신의 무대, 사회 통합의 촉진자라는 인식을 확산시켜야 한다. 정부와 민간은 시니어케어 비즈니스 스타트업 성공 사례 공유, 산업 트렌드 리포트 발간, 언론 · 콘텐츠 홍보 강화 등을 통해 산업에 대한 인식을 전략적으로 제고해

나가야 한다.

궁극적으로 시니어케어 비즈니스 기업은 AI 기반 자동화 기술과 인간 중심의 정서적 돌봄 간의 균형을 이루는 방향으로 서비스를 설계해야 한다. 기술은 도구일 뿐이며, 고령자의 삶에 공감하고 존중하는 철학이 서비스 전반에 녹아 있어야 한다. 특히 한국은 세계에서 가장 빠른 속도로 초고령사회로 진입하고 있는 만큼, 기술 · 인프라 · 인력 · 문화적 기반 전반에서 선제적인 대응 전략이 필수적이다.

[표 2-53] 시니어케어 비즈니스 기업의 당면 과제 요약

구분	주요 과제	핵심 내용	대응 방향
1	개인정보 보호	AI · 빅데이터 기반 서비스 확산에 따른 민감 정보 노출 위험	데이터 암호화, 익명화, 설명책임 강화
2	기술 표준화 부족	제품 · 플랫폼 간 상호운용성 미흡, 시장 확장 제한	국가/국제 표준 연계, 초기 설계 단계에서 표준 반영
3	디지털 접근성 문제	고령자의 스마트기기 사용 장벽, 낮은 리터러시	고령자 맞춤 UI/UX, 디지털 교육 및 동행 프로그램
4	사회적 인식 한계	시니어케어산업 = 복지라는 편견, 투자 및 인재 유입 저조	산업의 혁신 · 경제성 강조, 사례 기반 인식 개선 캠페인

AI 시대 보건산업

3

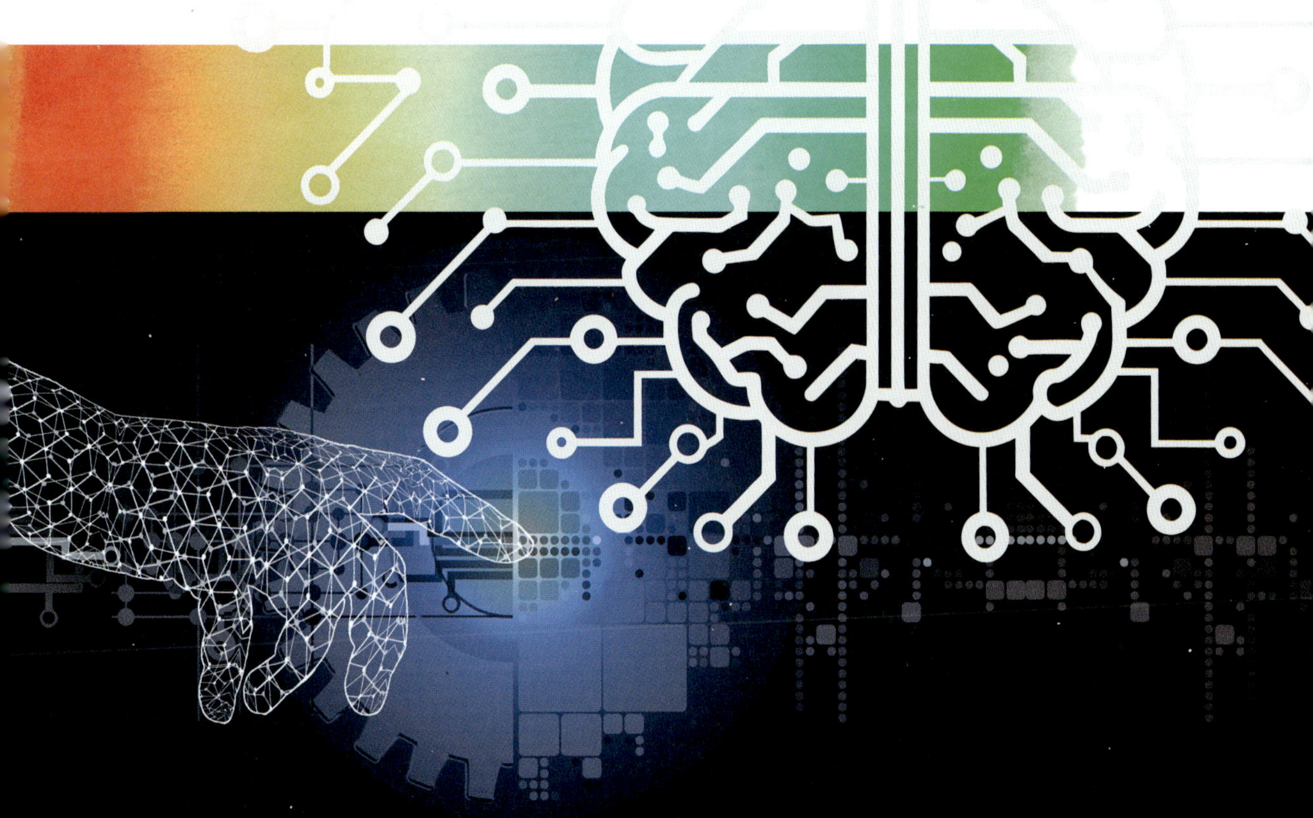

제3장 AI 시대 보건산업

1. 4차 산업혁명과 디지털 혁신[1]

1) 1차/2차/3차/4차 산업혁명의 주요 특징과 성과들

(1) 1차 산업혁명

1차 산업혁명(17세기~19세기 초)에서 철강산업 혁신과 증기엔진을 기반으로 방적기, 증기철도, 상선 등에 의한 파괴적 기술혁신 가속화와 생산 경제 확대로 경제 규모의 확대와 시장경제 활성화 및 지속적인 경제성장이 발생하였다. 1차 산업혁명 동안 이룬 주요 성과를 설명하면 다음과 같다.

① 기계화와 자동화

증기기관의 발전으로 산업 경제에 새로운 에너지를 제공하였다. 즉, 제임스 와트의 증기기관 개량은 생산성과 효율성을 크게 향상시켰다. 증기기관은 공장, 광산, 철도 등 다양한 분야에 적용되어 산업 전반의 기계화와 자동화를 가능하게 했다. 주요 성과로는 기계 방적기와 직조기 등이 있다. 리처드 아크라이트의 물레 방적기와 에드먼드 카트의 제직기 같은 기계들은 섬유 산업의 대량 생산을 가능하게 했다. 이는 섬유 산

1 김용환의 「AI(인공지능) 경영론」(2024)과 「AI(인공지능) 시대의 데이터 경제학」(2021) 및 「헬스케어 경제학」(2025) 참조

업의 생산성을 급격히 향상시켰고, 저비용의 의류 구매로 소비자들은 외출의 자유와 다양한 쇼핑 등이 증가하면서 시장 활동이 증가했다.

② 교통 혁신

도시와 도시를 연결하는 철도의 발달이 이루어졌다. 조지 스티븐슨의 로코모션 1호와 같은 증기 기관차는 철도의 혁신을 가져왔다. 철도는 대량의 화물과 승객을 빠르고 효율적으로 운송할 수 있게 하여 경제적 교류와 산업 확산을 촉진했다. 또한 해상 무역에서도 증기선의 도입 등이 활발하게 진행되었다. 즉, 로버트 풀턴의 증기선 '클레르몬트'는 해상 교통을 혁신했다. 이는 국제 무역의 원활한 진행과 세계 시장의 확대로 이어졌다.

③ 산업 원자재의 혁신

산업화의 기본인 철강 생산의 혁신이 진행되었다. 헨리 베세머의 베세머 공정은 저렴하고 대량으로 철강을 생산할 수 있게 했다. 철강 산업은 건축, 교통, 기계 제조 등 다양한 분야에 중요한 역할을 했다. 또한 화학 산업의 발전도 함께 진행되었다. 1차 산업혁명 동안 화학 산업이 발전하며 염료와 비료 등의 생산이 가능해졌고, 농업 생산성과 다양한 산업 제품의 품질을 향상시키는 성과가 발생했다.

④ 사회적 및 경제적 변화

봉건제도 및 장원제도에서 벗어난 농민들이 이주하여 도시화와 인구가 증가했다. 산업혁명은 도시의 급격한 성장을 가져왔고, 이는 인구 밀도의 증가와 도시 인프라의 발전을 촉진했다. 새로운 산업 도시가 형성되었고, 이는 경제성장의 중심지가 되었다. 도시를 중심으로 산업 경제가 발전하면서, 산업 자본가 계층이 등장하였다. 새로운 산업 자본가 계층이 등장하였고, 이들은 산업 투자와 기술혁신을 통해 경제적 부를 축적했다. 이는 사회 경제 구조의 변화를 일으켰다.

⑤ 생산성 향상과 경제성장

기계화와 공장 시스템 덕분에 생산과정 분업화와 대량 생산이 가능한 산업구조 기반이 구축됐다. 제품의 가격을 낮추고 소비자에게 더 많은 선택지를 제공했다. 그 결과 무역과 글로벌 경제가 확대되었다. 효율적인 생산과 교통 수단의 발달로 국제 무역이 활발해졌고, 글로벌 경제의 교류와 네트워크가 확장되었다.

⑥ 과학적 및 기술적 성과

산업혁명은 다양한 기술혁신을 촉진하였으며, 기술혁신은 이후의 산업 발전과 과학적 연구에 기초가 되었다. 제조 과정에서의 표준화와 시스템화가 이루어졌으며, 이는 품질 관리와 효율성을 높였다.

⑦ 자본주의 경제 체계의 확산과 발전

자본주의 경제 체제가 더욱 확립되었으며, 자유 시장 경제와 경쟁이 강조되었다. 생산성이 향상되면서 경제성장이 가속화되었고, 대량 생산과 소비가 가능해졌다. 1차 산업혁명은 이러한 변화들을 통해 사회, 경제, 기술의 큰 전환점을 마련하였고, 현대 산업 사회의 기초를 다지게 되었다. 기계산업 등 하드웨어 인프라인 유형자산 중심의 산업구조 기반이 형성되었다.

INDUSTRIAL REVOLUTION PROCESS		
1st Industrial revolution 1784 • 기계의 발명을 통한 초기자동화 도입 • 다리, 항만 등을 통한 국가 내의 연결성 촉진함 • 유형자산 중심의 산업구조	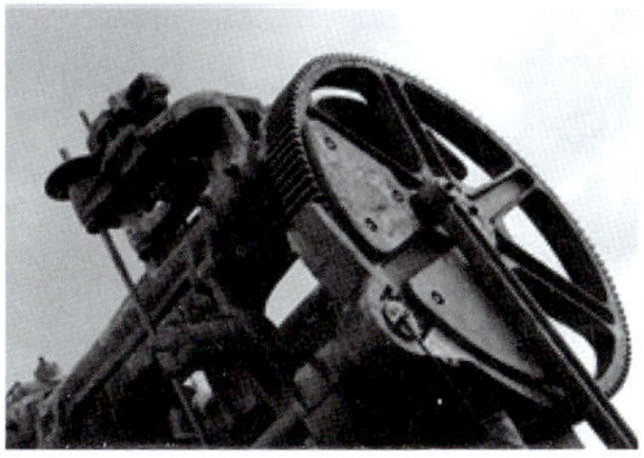 mechanical production	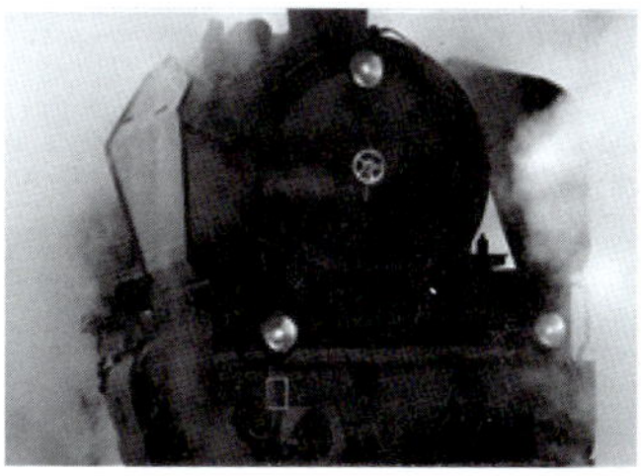 steam power energy
2nd Industrial revolution 1870 • 자동화는 대량생산으로 발전 • 노동부문에서의 효율적이고 생산적인 연결성을 촉진 • 유형자산 중심의 산업구조	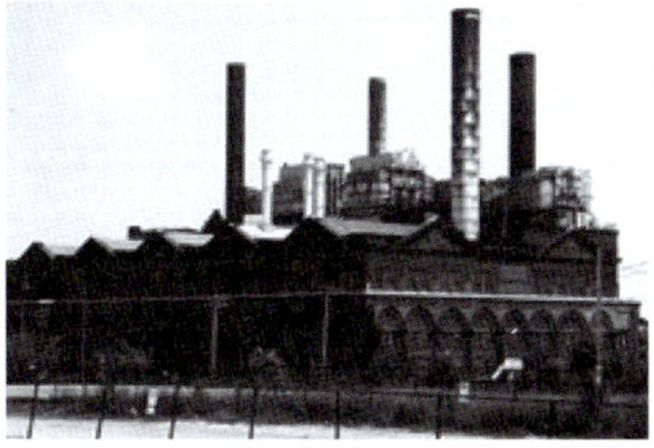 mass production	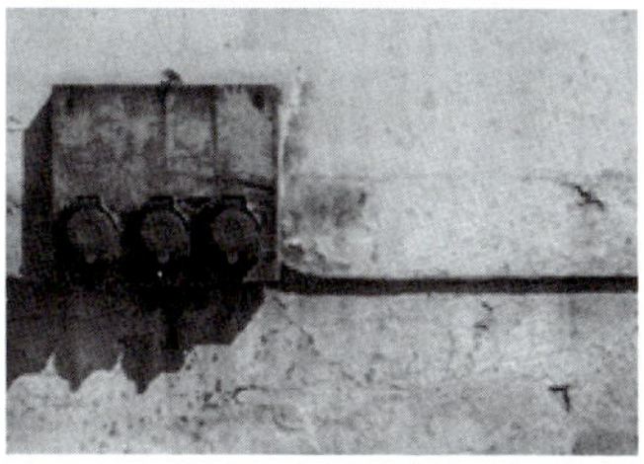 electrical energy

[그림 3-1] 1차 산업혁명과 2차 산업혁명

(2) 2차 산업혁명

2차 산업혁명(19세기 중반~20세기 중반)에서 전기 및 제조 생산공정의 자동화, 특히 컨베이어벨트 생산시스템에 의한 자동차산업 발전 등 제조업의 생산성이 급격히 이루지는 파괴적 기술혁신이 발생하였다. 생산 경제 중심의 경제에서 생산 공급과잉이 발생하면서, 미국에서는 1929년 대공황이 발생하고 1, 2차 세계대전 등으로 미국을 중심으로 하는 새로운 글로벌 경제질서와 비즈니스 환경이 발생하였다. 2차 산업혁명의 주요 특징을 구체적으로 설명하면 다음과 같다.

[표 3-1] 2차 세계 대전과 기술 패러다임 변화

시기	기술 패러다임	대표적 혁신	전후 영향
1930s	전쟁기간 기술 기반 확립	내연기관, 라디오, 금속공학	산업화 기반 구축
1940-45	전쟁 진행시 과학 · 산업 통합	레이더, 로켓, 항생제, 컴퓨터	과학 · 산업 융합 가속
1945-50s	전쟁후 기술확산기	제트, 플라스틱, 트랜지스터	냉전기 과학기술 경쟁, 산업혁명 3.0의 전초

[표 3-2] 주요 군수산업 기술의 발전

구분	핵심 역할	연결고리
① 무기(Weapons Systems)	전쟁 수행의 중심. 항공기 · 전차 · 잠수함 · 로켓 등	전자(탐지 · 유도), 화학(연료 · 폭약), 생산시스템(대량조립), 의료(피해관리)
② 전자(Electronics)	정보 · 통신 · 탐지 · 계산	무기(레이더 · 유도), 생산(자동화 · 품질제어), 의료(의료기기), 화학(측정장비)
③ 화학(Chemistry & Materials)	폭약 · 연료 · 소재 · 합성물질	무기(탄약 · 연료), 의료(항생제), 생산시스템(합성고무 · 윤활유), 전자(절연재)
④ 의료(Medical & Life Sciences)	인명보존 · 병참지원	화학(의약품), 전자(의료기기), 생산(위생체계 · 보급), 무기(전장 피해 대응)
⑤ 생산시스템(Production & Logistics)	전 산업을 연결하는 운영 플랫폼	대량생산 · 공급망 · 표준화 · 운영연구(OR), 모든 축에 자원 공급

[표 3-3] 2차 세계 대전 전후 산업 파급효과

전시 기술 연계	전후 산업 진화	대표 산업/기업
무기 × 전자	→ 우주항공, 미사일, 컴퓨터	NASA, Boeing, Lockheed, IBM
무기 × 화학	→ 에너지 · 소재 · 석유화학	BASF, DuPont, Shell
화학 × 의료	→ 제약 · 바이오산업	Pfizer, Merck, GSK
전자 × 생산	→ 자동화 · 컴퓨터화 · 정보산업	IBM, Intel, Toyota
생산 × 의료	→ 산업보건, 의료산업 표준화	WHO, CDC, Johnson & Johnson

① 전기와 전기 기계의 도입

2차 산업혁명은 전기 에너지의 발전과 전송 기술의 혁신으로 특징지어진다. 토머스 에디슨(Thomas Edison)의 전구와 전기 조명 시스템의 도입은 생산성과 생활 수준을 크게 향상시켰고, 니콜라 테슬라(Nikola Tesla)의 병렬전기 배송 가능으로 근대화된 전기 중심 생활 기반이 만들어지기 시작했다. 또한 전신과 전화가 개발되어 소개되었다. 알렉산더 그레이엄 벨의 전화와 사무엘 모스의 전신은 통신의 혁신을 가져왔다. 이는 정보 전파의 속도를 획기적으로 높여 산업과 상업 활동을 촉진했다. 전기 중심의 제조업 기반과 근대화된 도시생활 기반이 구축되었다.

② 철강과 화학 산업의 발전

산업화의 기반 산업인 철강 산업의 비약적 발전이 이루어졌다. 앤드류 카네기의 철강 제련 기술 발전과 베세머 공정의 개선은 대량 생산과 대형 구조물 건설을 가능하게 했다. 특히, 헨리 베세머의 제법은 저렴하고 품질 높은 강철 생산을 가능하게 했다. 아울러 화학 산업의 혁신이 진행되었다. 화학 공정의 발달로 인한 합성 물질의 생산이 확대되었다. 예를 들어, 프리드리히 오스만의 염료 제조법은 섬유 산업에 큰 변화를 가져왔고, 새로운 화학 비료와 폭발물 제조도 산업적 중요성을 지니게 되었다. 철강산업을 기반으로 중화학공업이 발전하면서, 제조업 중심의 산업구조가 구축되었다.

③ 자동차와 대중교통

독일 카를 벤츠의 첫 번째 내연기관의 실용적 자동차는 개인 교통수단의 변화가 발생하게 되었고, 이후 헨리 포드의 대량 생산 방식(조립 라인)은 자동차의 대중화를 가속화 했다. 컨베이어밸트를 활용한 대량생산 메카니즘은 자동 가격의 저렴화와 대중교통의 발전으로 이어졌다. 전기 트램과 지하철 시스템의 도입은 도시 내 이동을 효율적으로 만들었으며, 이는 도시화와 경제 활동의 중심을 형성했다.

④ 대량 생산과 조립 라인의 도입

헨리 포드의 컨베이어밸트를 통한 조립 라인 방식은 대량 생산을 효율적으로 가능하게 했다. 헨리 포드의 컨베이어밸트 조립 라인 방식은 생산 비용을 절감하고, 생산 속도를 극적으로 향상시켰다. 대량 생산의 필요에 따라 제조 공정의 표준화가 이루어졌으며, 이는 품질 일관성과 생산 효율성을 높이는 데 기여했다.

⑤ 산업 및 기업 조직의 변화

2차 산업혁명 동안 대규모 기업과 신용기관이 등장했다. 이는 자본과 자원의 집중을 통해 대규모 산업 프로젝트와 혁신을 추진할 수 있게 했다. 아울러 산업의 집중과 독점이 발생하게 되었다. 철강, 석유, 전력 산업 등의 분야에서 대규모 독점적인 기업들이 등장하게 되었다. 이는 시장에서의 경쟁을 감소시키고, 가격과 생산을 통제하는 경향을 보였다. 자본주의 시장경제에 독점의 피해가 발생하였다. 자유시장 시장 경제구조는 활성화되었지만, 반면에 독점기업에 의한 독점이 구조적으로 발생하게 되었다. 특히 중화학 산업 등 하드웨어 인프라인 유형자산 중심의 산업 구조가 형성되었다.

⑥ 과학과 기술의 융합

과학적 연구와 기술혁신의 융합이 촉진되었다. 2차 산업혁명 기간 동안 과학적 발견과 기술혁신이 긴밀히 결합되었다. 물리학, 화학, 생물학 등 다양한 과학적 분야의 발전이 산업 기술의 진보를 가속화하는 결과가 창출되었다. 연구소와 기술자가 산업혁신의 중심으로 자리 잡았으며, 이는 혁신적인 기술 개발과 산업적 응용을 촉진했다.

⑦ 사회적 · 경제적 변화: 노동 조건의 개선과 사회적 개혁 등

노동자들의 권리와 노동 조건 개선을 위한 사회적 노력이 강화되었다. 이는 노동 조합의 발전과 사회적 개혁을 유도했다. 영국의 경우, 20세기초에 와서야 노동계약의 기준이 되는 임금제도가 정비되어 확정되었다. 산업의 발전과 기술혁신으로 인해 교육과 전문 기술 훈련의 중요성이 커졌다. 이는 노동력의 질을 높이고, 산업의 지속 가능한 발전을 지원했다. 이와 같은 특징들은 2차 산업혁명이 산업, 경제, 사회 구조에 가져온 다양한 변화를 보여주며, 현대 산업 사회의 기초를 더욱 확립하였다.

(3) 3차 산업혁명

3차 산업혁명(20세기 중반~21세기 초)에서 인텔의 창업자 고든 무어(Gordon Moore)에 의해 밝혀진 '무어의 법칙(Moore's law)'에 근거하여, TV, 냉장고, 세탁기 등 가전제품을 중심으로 한 생산공정 및 생산공장 자동화시스템과 ERP[2] 도입, 개인형컴퓨터(PC)

---

2 전사적 자원관리(Enterprise Resource Planning: ERP)는 경영정보시스템(MIS)의 한 종류이며, 혁신적 경영전략으로 활용되고 있다. 전사적 자원관리는 회사의 모든 정보뿐만 아니라 공급사슬관리, 고객의 주문정보까지 포함하여 통합적으로 관리하는 시스템이다. ERP 도입 시 생산 부문이 마케팅을 실시간으로 조회하

의 출현과 인터넷의 일반화로 전자상거래의 발전, 스티브 잡스(Steve Jobs)의 아이팟(iPod)과 아이폰(iPhone) 등 새로운 비즈니스 모델 개발로 급속한 생산성 발전과 비즈니스 수익구조 및 수익모델이 발생하였다. 또한 전자 · 정보기술의 급속한 기술진보를 기반으로 시장가치 1조 유니콘 기업(Unicon)과 시장가치 10조 데카콘 기업(Decacorn)이 급속히 출현하면서 기술혁신과 새로운 비즈니스 중심의 글로벌 경제를 발전시켰다. 3차 산업혁명의 주요 특징을 설명하면 다음과 같다.

① IT 혁명과 정보통신기술(ICT)의 발전

인터넷과 컴퓨터의 등장으로 IT 혁명과 발전이 진행되었다. 컴퓨터 기술의 발전은 3차 산업혁명의 핵심이다. 초기 컴퓨터는 주로 대형 컴퓨터에서 시작되었고, 이후 개인용 컴퓨터(PC)가 보급되면서 정보 처리와 저장의 효율성이 크게 향상되었다. 특히 인터넷(Internet)과 월드 와이드 웹(WWW, World Wide Web)이 제공되었다. 인터넷의 출현과 월드 와이드 웹(WWW) 및 PC, 그리고 스마트폰의 발전은 정보의 전송과 접근 방식을 혁신했다. 글로벌 연결성을 강화하고, 정보와 통신의 접근성을 높였다. IT 혁명을 선도하는 애플, MS, 아마존, 구글, 메타(페이스북), 네이버, 인터파크, 다음 등이 창업하였다.

② 자동화와 로봇 기술의 도입

산업용 로봇의 도입은 제조업의 자동화를 가속화했다. 산업용 로봇은 반복적이고 정밀한 작업을 효율적으로 수행할 수 있어 생산성과 품질을 향상시켰다. 또한 자동화 시스템과 제어 기술의 발전으로 공정의 자동화가 가능해졌으며, 이는 생산공정의 효율성을 높이고 인건비를 절감했다.

③ 디지털화와 데이터 처리

아날로그에서 디지털로의 전환이 이루어졌다. 디지털 기술은 데이터의 저장, 처리, 전송을 편리하게 활용하게 했으며, 이는 다양한 산업 분야에서 효율성을 극대화했다. 그 결과 대량의 데이터를 수집하고 분석하는 기술의 발전으로, 데이터 기반의 의사결정이 가능해졌다. 기업의 전략 수립과 시장 예측을 더욱 정교화했다.

여 생산일정을 조회 및 변경할 수 있는 등 비용 낭비나 생산 지연 요인을 사전에 제거하는 일이 가능해진다. 차세대 ERP는 경영효율화를 위한 디지털 솔루션으로 최근에는 디지털 대전환과 인공지능 혁신과 연계해 SAP의 지능형 ERP, 세일즈포스의 인공지능 CRM 등으로 발전하고 있다.

④ 통신 기술의 혁신

휴대폰의 보급과 스마트폰(Smartphone)의 등장은 통신 방식을 혁신했다. 애플(Apple)의 스티브 잡스(Steve Jobs)가 2007년 공개한 스마트폰(Smart phone)은 통신뿐만 아니라 인터넷, GPS, 카메라 등 다양한 기능을 통합하여 개인의 일상과 업무 방식을 변화시켰다. 또한 무선 통신 기술의 발전은 이동 중에도 인터넷과 데이터 서비스에 접근할 수 있게 하여, 연결성의 향상과 글로벌 네트워킹을 가능하게 했다. 2010년 이후 주요 애플을 비롯한 글로벌기업들의 비즈니스 모델은 '모바일을 기반으로 하는 비즈니스 모델'이었다.

⑤ 정보화 사회와 경제의 변화

정보와 지식이 중요한 자산으로 간주되며, 경제 활동과 사회적 상호작용에서 정보의 역할이 커졌다. 지식 기반 경제와 정보화 사회의 형성을 촉진했다. 그 결과 정보와 지식의 집단지성이 발전하면서, 디지털 경제의 성장이 발생했다. 디지털 기술을 기반으로 한 새로운 산업과 경제 활동이 성장했다. B2C 및 B2B 등의 전자상거래, 온라인 서비스, 디지털 콘텐츠 산업 등이 주요 경제 분야로 부상되었다.

⑥ 제조업의 혁신과 스마트 팩토리

제조업의 혁신으로 스마트 팩토리(Smart Factory)와 사물인터넷(IoT)이 등장했다. 사물인터넷(IoT)은 공장 내 기계와 장비를 인터넷에 연결하여 실시간 모니터링과 자동화를 가능하게 했다. 또한 제조공정의 유연성과 맞춤형 생산이 가능해졌으며, 이는 소비자의 개별 요구에 맞춘 제품 생산을 촉진했다.

⑦ 혁신적인 에너지 기술

태양광, 풍력, 수력 등 재생 가능 에너지의 기술 발전은 에너지 생산의 패러다임을 변화시켰다. 이는 환경보호와 에너지 자원의 지속가능성을 강화하였다. 또한 에너지 효율성을 높이기 위한 기술과 정책이 발전했으며, 이는 에너지 소비를 줄이고, 경제적 비용을 절감하는 데 도움을 주었다.

⑧ 사회적 · 문화적 · 경제적 변화

디지털 미디어와 소셜 네트워크의 출현은 정보 전달과 사회적 상호작용을 변화시켰다. 이는 글로벌 소통과 사회적 영향력의 확장을 가져왔다. 또한 디지털 기술의 발전으로 원격 근무와 온라인 협업이 가능해졌으며, 이는 근무 방식과 조직의 운영 방식을 변화시켰다. 3차 산업혁명은 이러한 기술적, 사회적 변화들을 통해 현대 사회와 경제 구조를 근본적으로 변모시켰으며, 디지털화와 정보통신기술의 발전이 중요한 역할을 했다. 중화학과 전자 산업 등 제조업 인프라 중심의 유형자산과 정보 · 통신의 무형 자산 등이 혼합된 산업구조가 형성되었다.

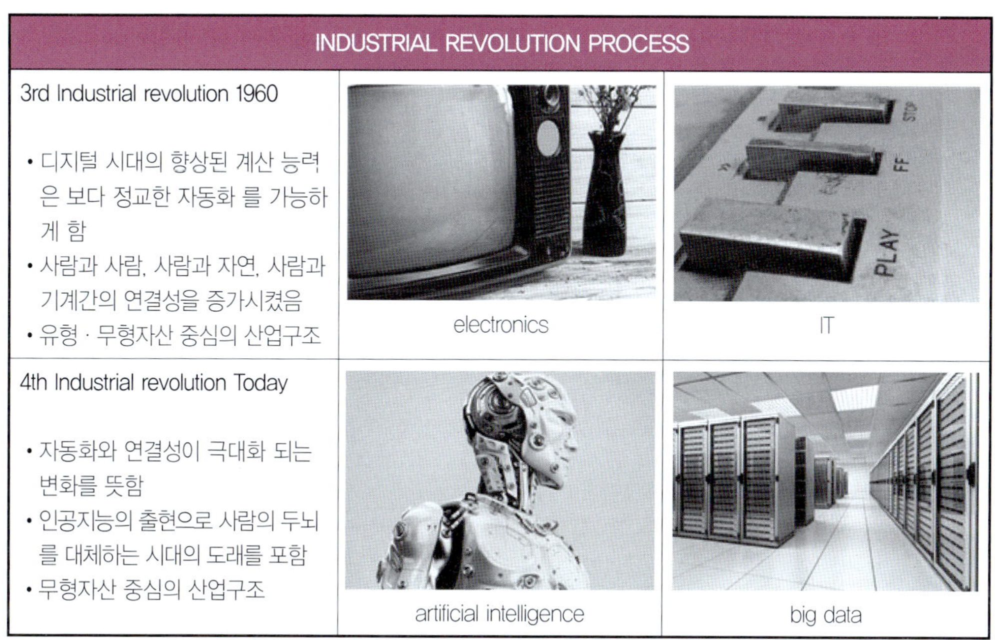

[그림 3-2] 3차 산업혁명과 4차 산업혁명

(4) 4차 산업혁명

4차 산업혁명(21세기 초~현재)에서는 정보통신기술(Information Communication Technology: ICT) 기반 디지털 산업혁신 중심으로 기존의 사업시장이 결합 및 융합한 CPS(Cyber Physical System, 사이버물리시스템)가 시장경제와 글로벌 경제의 성장엔진으로 주목받고 있다. 특히 디지털 기술의 혁신 성과물인 데이터의 집단지성인 빅데이터와 AI(인공지능), 클라우드 등에서 발생하는 파괴적 혁신을 중심으로 새로운 비즈니스가 폭발적으로 발생하고 있다.[3] 데이터의 '생애주기(수집 · 생산 → 저장 · 관리 → 가공 · 유통 → 분석 · 활용)' 과정에서 AI와의 연계가 가속화하고 있다.

3 McKinsey, "Driving innovation with generative AI", 2024.3.25.

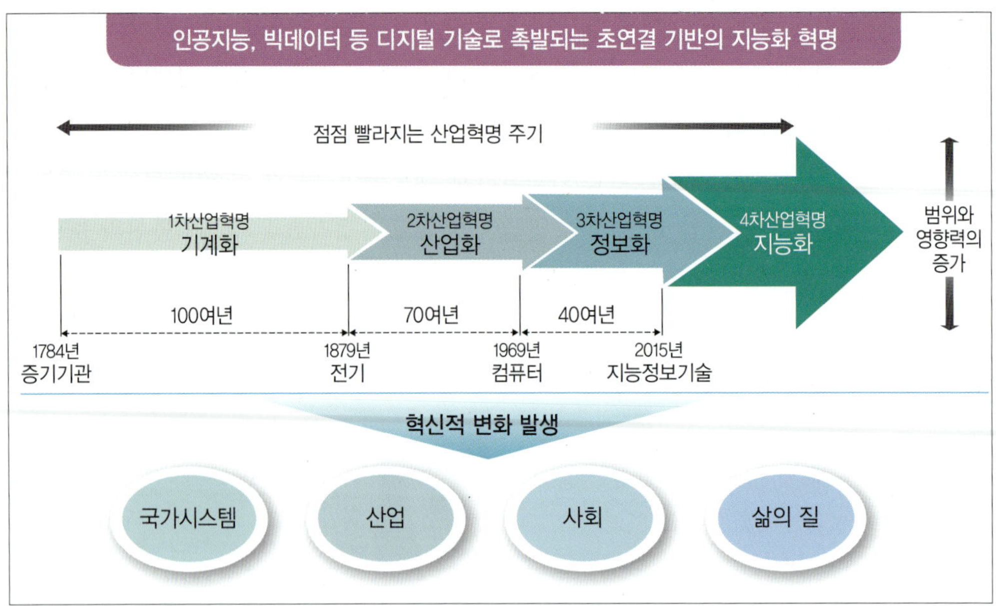

[그림 3-3] 산업혁명과 주요 트렌드

향후 3-5년 내 신규 진입자를 위한 기회 규모
생성AI가치사슬
서비스
생성AI를 활용하는 방법에 대한 지식서비스
애플리케이션
기본 모델을 그대로 사용하거나 특정사용 사례에 맞게 미세 조정된 B2B 또는 B2C 제품
모델허브 및 MLOps
기초모델(예: 애플리케이션과 기초모델 사이의 차 이점)을 선별, 호스팅, 미세조정 또는 관리도구
기초모델
생성AI 애플리케이션을 구축할 수 있는 핵심 모델
클라우드 플랫폼
컴퓨터 하드웨어 액세스를 제공하는 플랫폼
컴퓨터 하드웨어
모델 훈련 및 실행에 최적화된 가속기 칩

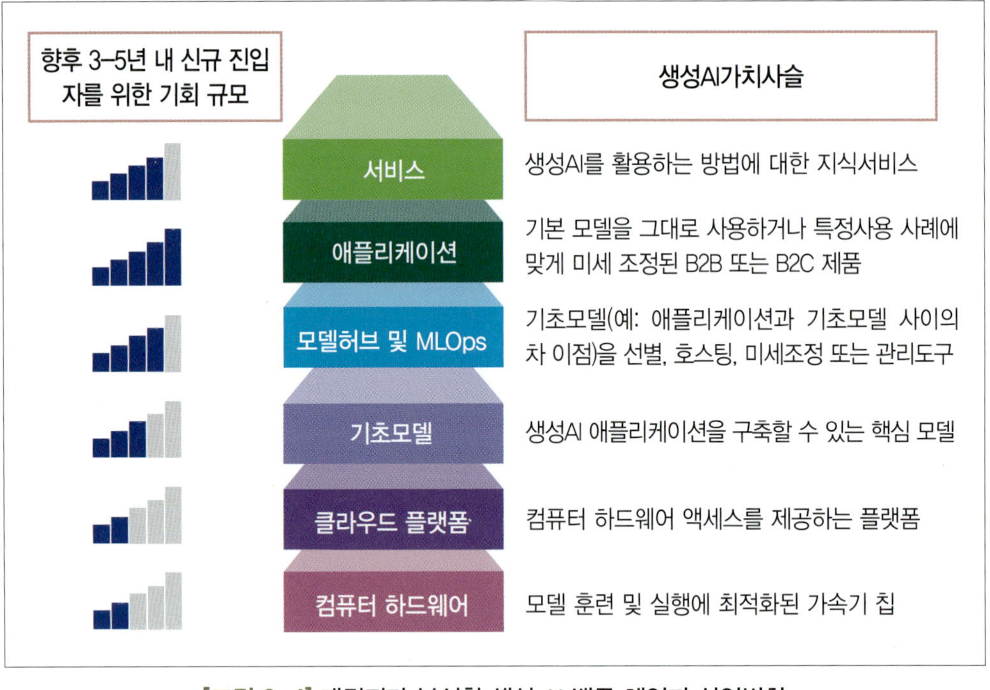

[그림 3-4] 매킨지가 분석한 생성 AI 밸류 체인과 산업변화

출처: 맥킨지

기업 AI 성숙도의 4단계				
AI 단계	실험 및 준비	파일럿 및 역량 구축	AI 작업 방식 개발	AI 미래준비
기업 비율	28%	34%	31%	7%
속성	• AI에 대한 인력 교육 • 허용 가능한 사용 정책 수립 • 데이터 접근성 개선 • 데이터 기반 의사결정 보장 • 인간 개입이 필요한 부분 식별	• 프로세스 간소화 및 자동화 시작 • 사용 사례 생성 • API를 통한 데이터 공유 • 코치 및 소통 관리 스타일 활용 • LLM(기존 및 생성형 AI 모델 모두)을 사용하여 업무 보강	• 프로세스 자동화 노력 확대 • 테스트 및 학습 방식으로 전환 • 재사용 가능한 아키텍처 설계 • 사전 학습 모델 업무 도입 및 독점 AI 모델 검토 • 자율 에이전트 탐색	• 의사결정 및 프로세스에 AI 내재화 • AI 증강 비즈니스 서비스 생성 및 판매 • 전통적, 생성형, 에이전트 및 로봇 AI 결합
초점	탐색 및 교육	비즈니스 사례 및 파일럿	AI 플랫폼 및 대시보드 확장	지속적인 혁신 및 새로운 수익원

© MIT CISR 2024. Source: MIT CISR 2022 Future Ready Survey (N=721) and interviews in 2024 with 19 executives of nine enterprises. Respondents were grouped into four stages using a measure of Total AI Effectiveness, the equally weighted combination of three measures: effectiveness of AI to (i) improve operations, (ii) improve customer experience, and (iii) support and develop the ecosystem. On a 0%-100% scale of Total AI Effectiveness, Stage 1 AI Copability=0%-49%, Stage 2-50%-74%, Stage3=75%-99%, Stage 4=100%.

[그림 3-5] 미국 MIT의 기업 AI 성숙도

구체적으로 SNS와 이미지 및 동영상 등으로 구성된 정형 데이터와 비정형 데이터 및 반정형 데이터를 인식 및 이해하는 인공지능의 머신러닝과 딥러닝의 발전으로 디지털 헬스케어 산업과 로봇 프로세스 자동화(RPA)[4]의 융복합 비즈니스 등이 폭발적으로 성장 · 발전하고 있다.[5] 데이터와 인공지능은 실제 마케팅 및 영업, 공급망 관리 및 제조 분야, 의료 및 헬스케어 분야 등의 비즈니스 현장에서 발생하는 문제를 해결해 주면서, 유니콘 기업(Unicorn)과 데카콘 기업(Decacorn)들이 데이터와 인공지능이 융합된 새로운 비즈니스를 다양하게 창출하고 있다. 15초 동영상 서비스인 틱톡의 바이트댄스와 차량 공유 서비스인 미국 우버 및 리프트, 2025년 현재 약 3억 명 유료회원을 보유한 동영상

4 RPA는 Robotic Process Automation의 약자이다. 현재는 데이터 입력 등의 단순 반복업무 프로세스의 자동화에 주로 적용되고 있지만, 향후 AI, 머신러닝 등의 기술이 발전, RPA와 결합한다면 자료분석 및 솔루션 제시 등의 업무 자동화의 영역까지도 가능할 수 있다. 기존의 로봇이 공장 생산 라인의 실체적 기계였다면 RPA는 소프트웨어로 구현된 사무직을 위한 로봇으로 이해할 수 있다. 4차 산업혁명으로 디지털화가 심화된다는 점에서 데이터의 '수집·생산 →저장·관리 →가공·유통 →분석·활용' 과정에서 AI와 연계한 RPA는 매우 유망한 비즈니스 분야로 발전할 것으로 전망된다.

5 글로벌 리서치기관인 트랙티카(Tractica)에 따르면 인공지능 소프트웨어가 창출한 매출은 2017년 54억 달러였지만 2025년에는 1,058억 달러로 증가할 것으로 전망했다.

스트리밍 서비스의 세계적 기업인 넷플릭스 등이 대표적 기업이다. 고객의 데이터로부터 다양한 데이터 신경망 분석을 기반으로 하는 넷플릭스의 비즈니스 모델은 인공지능 기술에 바탕을 둔 추천 구독서비스이다. 즉 고객이 원하는 시간에 즐길 수 있는 영화 등 다양한 멀티미디어 콘텐츠를 실시간 개인맞춤형으로 추천하는 시스템이다. 예를 들면, 수많은 영화 중에서 주관적으로 선택해야 하는 어려움과 리스크를 해소시켜 주면서, 개인맞춤형 서비스로 고객이 대우받고 있다는 즐거움을 제공하는 비즈니스 모델이다.

〈산업혁명의 발전단계별 특징〉

구분	특징
제1차(18세기)	동력 • 수력 및 증기기관 • 기계식 생산설비
제2차 (19~20세기)	자동화 • 노동 분업, 전기 • 대량생산
제3차 (20세기 후반)	디지털 • 전자기기, IT • 자동차 생산
제4차 (2015~)	융합 • 사이버물리시스템(Cyber-physical system)

〈4차 산업혁명 주요 특징〉

구분	특징
속도(Velocity)	인류가 전혀 경험하지 못한 빠른 속도의 획기적 기술진보
범위(Scope)	각국 전 산업 분야에서 파괴적 기술(Disruptive Technology)에 의해 대대적으로 개편
영향력(System Impact)	생산, 관리, 지배구조 등을 포함한 전체적으로 시스템의 큰 변화가 예상

[그림 3-6] 4차 산업혁명의 주요 특징

[표 3-4] Eroom's Law vs Moore's Law 비교

구분	Moore's Law (무어의 법칙)	Eroom's Law (이룸의 법칙)
정의	반도체 칩의 성능(트랜지스터 수)은 약 18~24개월마다 2배 증가	신약 개발 비용은 약 9년마다 2배 증가
적용 분야	반도체 · IT 산업	제약 · 바이오 산업
생산성 경향	기술 생산성 기하급수적 향상	혁신 생산성 지속적 저하
추진 요인	미세 공정 발전, 집적도 향상, 공정 자동화	규제 강화, 임상 실패율 증가, 환자 모집 어려움
효과	가격 하락, 성능 향상, 대중화(PC · 스마트폰 혁명)	비용 상승, 개발 기간 증가, 투자 효율성 악화
대표 지표	2년마다 같은 비용으로 2배 더 빠른 칩 생산	9년마다 같은 성과를 내는데 2배 비용 소요
상징적 의미	기술혁신의 가속 → 산업 성장	혁신생산성의 역설 → 산업 위기
극복 전략	나노공정, EUV 리소그래피, 3D 적층	AI · 빅데이터, 정밀의료, 오픈이노베이션, 양자컴퓨팅
사회적 파급	IT혁명, 디지털 경제 촉진	의약품 접근성 문제, 의료비 증가, 환자 부담 가중

4차 산업혁명이 현대 산업, 경제, 사회 전반에 미치는 깊은 영향을 잘 보여주고 있다. 기술의 융합과 혁신은 생산성 향상과 새로운 기회를 창출하며, 동시에 사회적, 윤리적 문제를 동반하고 있다. 4차 산업혁명은 데이터와 인공지능 등이 융합한 디지털 경제의 발전 패러다임을 갖고 있다. 데이터의 집단지성과 지식의 자산화가 일반화된 무형자산

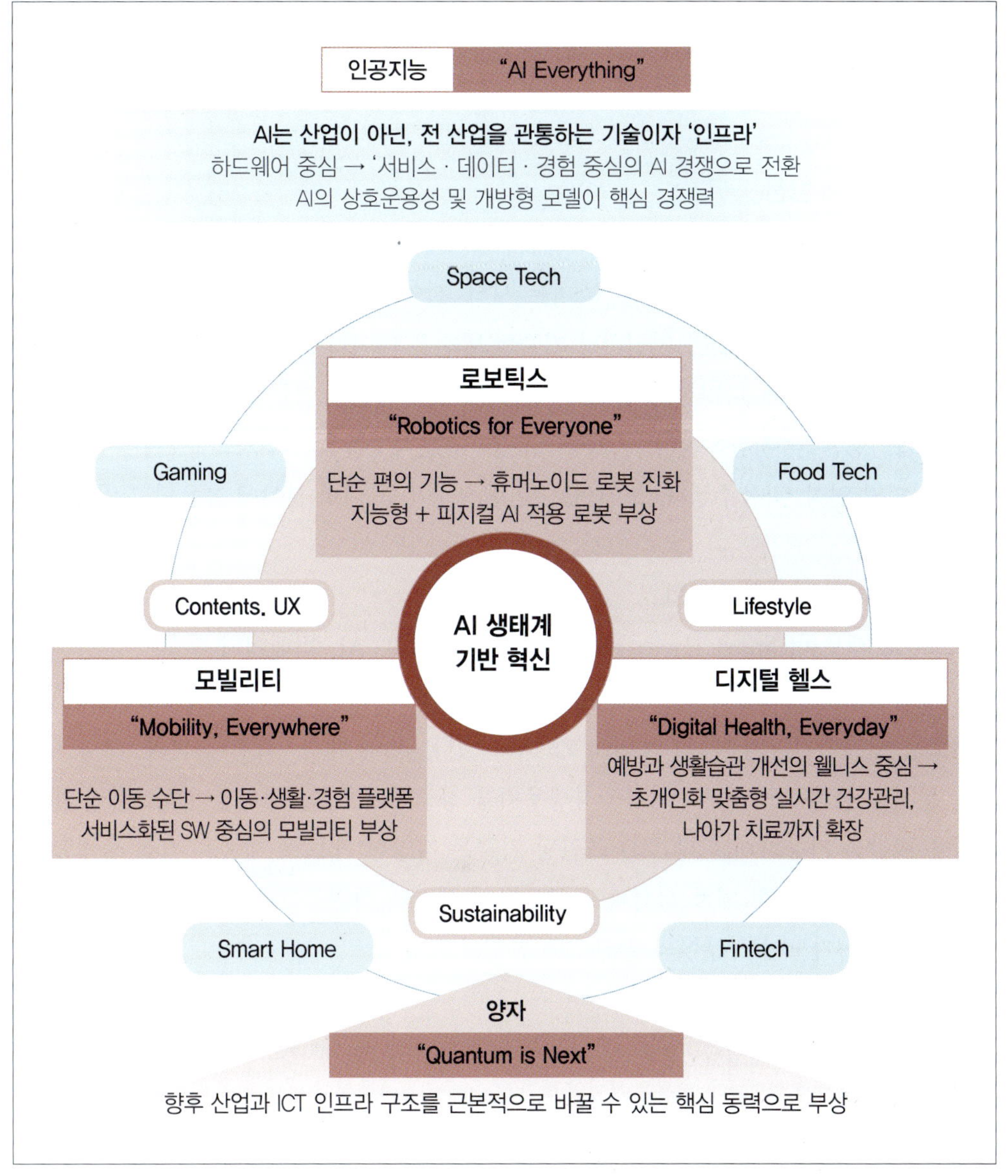

[그림 3-7] 'CES 2026'이 공개한 새로운 혁신 트렌드
자료: 삼일PWC경영연구원, 「기술이 감성을 만나는 곳, CES 2026」, 2026.

중심의 산업구조가 형성되고 있다. 특히 AI는 혁신 생산성 저하 위기(Eroom's Law[6] 등)를 반전시킬 잠재력이 있으며, 이는 단순한 기업 수익 확대를 넘어 질병 치료 · 탄소 감축 · 삶의 질 향상 같은 인류적 과제 해결로 이어질 수 있다. 즉, 기업 리더가 지금 전략적 · 조직적 결단을 내릴 때, AI 혁신의 "다음 혁명"이 열린다. AI는 "효율성의 도구"를 넘어 혁신을 되살리는 엔진이다. 리더들이 속도 · 조직 · 모델 역량 · 인간 협업 네 가지를 갖추고 지금 실행한다면, AI는 인류가 직면한 거대 문제를 해결하고 새로운 번영의 시대를 열 수 있다.[7]

① 융합 기술의 발전

사물인터넷(IoT)은 다양한 물리적 기기와 장비가 인터넷에 연결되어 데이터를 수집하고 교환하는 기술이다. 스마트 홈, 스마트 시티, 산업 자동화 등 여러 분야에서 활용되고 있다. 특히 인공지능(AI)과 머신러닝 기술의 발전은 데이터 분석, 패턴 인식, 예측 분석 등을 가능하게 하며, 다양한 산업에서 자동화와 의사결정을 지원한다. 데이터의 『생애주기(수집 · 생산 → 저장 · 관리 → 가공 · 유통 → 분석 · 활용)』 과정에서 AI는 자연어 처리, 이미지 인식, 자율주행차, 보건의료 및 헬스케어 등 여러 분야에 응용되고 있다.

② 스마트 제조와 공정 자동화

스마트 팩토리(Smart Factory)는 사물인터넷(IoT), AI, 빅데이터 분석을 활용해 고객과 시장 변화를 고려하여, 제조 공정을 실시간으로 모니터링하고 최적화한다. AI는 새로운 매뉴팩처링의 "게임 체인저"가 되고 있다. 코어 예측, 가격 최적화, 보증 데이터 분석을 통해 효율성 · 수익성 · 경쟁우위를 창출한다.[8] 즉, 생산성 향상, 품질 개선, 비용 절감을 가능하게 한다. 3D 프린팅 기술은 다양한 재료로 제품을 직접 출력할 수 있는 기술로, 맞춤형 제품 생산과 프로토타입 제작에 혁신을 가져왔다. 특히 인공심장 등 다양한 올가노이드 분야의 발전으로 진행되고 있다.

---

6 Eroom's Law는 제약 산업에서 흔히 인용되는 개념으로, 신약 개발의 생산성이 시간이 지남에 따라 오히려 감소한다는 현상을 설명한다. 이름은 무어의 법칙(Moore's Law)의 무어(Moore)의 영어철자를 반대로 한 철자(Eroom)이다. Eroom's Law는 "제약산업의 생산성 역설"을 나타내는 법칙으로, 기술혁신이 오히려 비용·시간 증가로 이어지는 패턴을 설명한다. 오늘날 제약·바이오 업계는 이를 극복하기 위해 AI, 디지털, 양자기술, 오픈이노베이션 같은 접근법을 적극 도입하는 중이다.

7 맥킨지 리포트 「The Next Innovation Revolution-powered by AI」(2025.6).

8 맥킨지 보고서 「Powering the Remanufacturing Renaissance with AI」(2025년 3월)

③ 디지털 트윈과 가상 현실 및 메타버스

디지털 트윈(Digital Twin)은 물리적 객체나 시스템의 디지털 복제본을 만들어 실시간으로 모니터링하고 분석하는 기술이다. 제조업, 건설업 등에서 공정 최적화와 문제 예측에 활용되고 있다. 또한 가상 현실(VR)은 완전히 가상의 환경을 제공하고, 증강 현실(AR)은 현실 세계에 디지털 정보를 추가하는 기술이다. 디지털 트윈, VR, AR, 메타버스 등을 통해 헬스케어, 교육, 엔터테인먼트, 산업 훈련 등 다양한 분야에서 적용된다.

④ 클라우드 컴퓨팅과 엣지 컴퓨팅

클라우드 컴퓨팅(Cloud Computing)은 데이터 저장, 처리, 소프트웨어 접근으로 인터넷을 통해 제공하는 기술이다. 이는 비용 효율적이고 확장 가능한 IT 자원을 제공하며, 비즈니스의 유연성을 높인다. 또한 엣지 컴퓨팅(Edge Computing)은 데이터 처리와 분석을 데이터 생성 지점 가까이에서 수행하여 지연 시간을 줄이고 실시간 처리 성능을 향상시키고 있다. 사물인터넷(IoT)과 관련된 애플리케이션에서 중요한 역할을 한다.

⑤ 블록체인과 보안

블록체인(Blockchain)은 분산 원장 기술(Distributed Ledger Technology)로, 데이터의 무결성과 투명성을 보장한다. 주로 금융 거래, 공급망 관리, 스마트 계약, 비트코인 등 암호화폐와 ETF, 중앙은행 디지털화폐(CBDC) 등에서 활용되고 있다. 또한 4차 산업혁명에서의 사이버 보안은 데이터 보호와 시스템 안전성을 유지하는 데 필수적이다. 새로운 위협과 취약점을 대비하기 위해 AI 기술과 양자 기술혁신으로 고급 암호화 기술과 보안 프로토콜이 개발되고 있다.

⑥ 인간-기계 협업

협업 로봇(코봇, Cobot)은 인간과 함께 작업할 수 있도록 설계된 로봇이다. 이는 작업 환경에서 인간과 로봇 간의 안전하고 효율적인 협업을 가능하게 한다. 특히 AI는 다양한 분야에서 인간의 작업을 보조하며, 반복적인 작업의 자동화, 데이터 분석, 의사결정 지원 등을 통해 생산성을 제고하고 있다.

⑦ 지속가능성과 친환경 기술

4차 산업혁명에서는 에너지 효율성, 자원 절약, 환경보호를 목표로 하는 지속 가능한 기술이 중요시되고 있다. 이는 재생 가능 에너지, 친환경 제조 공정, 폐기물 감소 등을 포함한다. 또한 자원의 재사용과 재활용을 중시하는 순환 경제 모델이 채택되며, 이는 자원의 효율적인 사용과 환경 영향을 줄이는 데 기여하고 있다. 특히 ESG가 기업경영이 지속적으로 발전하는 중요한 지표가 되고 있다.

⑧ 헬스케어의 혁신

디지털 헬스케어 기술은 원격진료, 웨어러블 기기, 건강 데이터 분석 등을 포함하여 개인 맞춤형 건강관리와 예방적 치료를 가능하게 한다. 또한 유전자 편집과 맞춤 의학 및 정밀의학으로 발전하고 있다. 크리스퍼(CRISPR)와 같은 유전자 편집 기술의 발전은 유전자 기반 질병 치료와 개인 맞춤형 의학 및 정밀의학의 발전을 이끌고 있다. 2024년 노벨 화학상은 단백질 구조 설계와 예측이 가능한 '알파폴드(AlphaFold)' 개발자 구글 딥마인드 CEO인 데미스 허사비스와 연구원 존 점프가 수상했다. 헬스케어(Healthcare) 분야에 디지털 혁신과 AI 혁신이 가속화되고 있다.

[표 3-5] 헬스케어 혁신: Eroom's Law 극복 전략 사례(AI · DTx · Quantum 기반)

극복 영역	AI (인공지능 · 빅데이터)	DTx (디지털 치료제 · Digital Health)	Quantum (양자컴퓨팅 · 양자센싱)
① 신약 후보 발굴 (Discovery)	• AI 기반 화합물 스크리닝 • 단백질-약물 상호작용 예측 • 신약 타깃 발굴 자동화	• 환자 리얼월드 데이터(RWD) 분석으로 신규 적응증 탐색	• 양자화학 시뮬레이션으로 분자 구조 · 결합 최적화 • 약물 – 단백질 결합 에너지 고정밀 예측
② 전임상 · 임상 설계 (Pre-clinical & Clinical)	• AI 기반 임상시험 설계 최적화 • 환자 모집 · 적합성 예측 모델	• DTx를 통한 환자 모니터링 & 순응도(Adherence) 개선 • 웨어러블 데이터로 임상 중간지표 확보	• 양자 시뮬레이션 기반 독성 · 대사 모델링 • 임상 리스크 최소화 시나리오 생성
③ 규제 대응 (Regulatory)	• 규제기관 제출용 AI 기반 예측 모델 검증 • GxP · AI 규제 프레임워크 활용	• 디지털 치료 데이터로 실사용증거(Real-World Evidence, RWE) 확보	• 규제기관 대상 양자기반 안전성 데이터 시뮬레이션 검증 지원
④ 환자 맞춤형 치료 (Precision Medicine)	• 유전체 · 바이오마커 기반 AI 알고리즘으로 환자 세분화	• 맞춤형 DTx 프로그램 제공 • 행동 데이터 기반 맞춤 치료	• 양자머신러닝(QML) 기반 환자 특이적 치료 반응 예측
⑤ 가치사슬 혁신 (Value Chain Innovation)	• AI로 R&D → 제조 → 상용화 전체 프로세스 효율화	• DTx + DTL(Digital Therapeutic Loop) 통한 치료 + 데이터 선순환	• 양자-클라우드(QaaS)로 R&D 가속 및 비용 절감

⑨ 글로벌 가치사슬 구축과 네트워크와 협력

4차 산업혁명은 글로벌 가치사슬 구축과 네트워크 및 협력의 중요성을 강조한다. 국제적인 협력과 기술 공유는 혁신과 기술 발전을 촉진한다. 글로벌 디지털 플랫폼과 생태계 구축이 진행되고 있다. 데이터의 『생애주기(수집 · 생산 → 저장 · 관리 → 가공 · 유통 → 분석 · 활용)』 과정에서 디지털 플랫폼은 다양한 서비스와 제품을 연결하며, 이는 글로벌 비즈니스와 경제 활동의 통합을 강화한다. 글로벌 디지털 플랫폼과 생태계 구축으로 글로벌 빅테크 기업들과 다양한 유니콘 기업들의 브랜드가치가 급성장하고 있다.

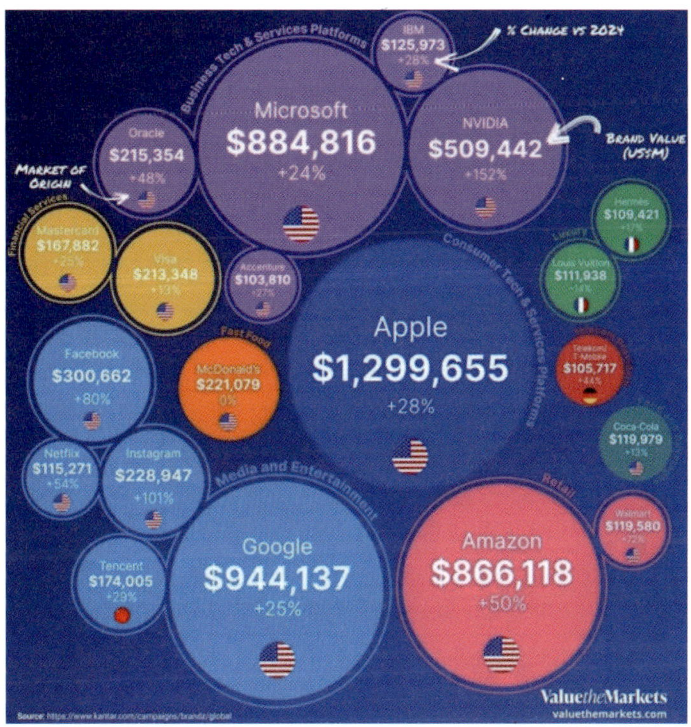

[그림 3-8] 글로벌 기업 브랜드가치(2025년 기준)

2. 디지털 헬스케어 산업

1) 디지털 헬스케어 발전 배경

(1) 주요 배경

디지털 헬스케어는 정보기술(IT)과 정보통신기술(ICT)을 활용해 헬스케어 서비스를 제공하고 관리하는 분야로, 의료서비스의 접근성, 효율성, 그리고 개인화된 치료를 향상시키기 위해 기술을 활용하는 것을 목표로 한다. 디지털 헬스케어는 디지털 기술과 헬스케어 산업이 융합되면서 형성되었으며, 환자와 의료 제공자 모두에게 다양한 혜택을 제공한다. 디지털 헬스케어는 지속적으로 성장하고 있으며, 기술의 발전과 더불어 새로운 서비스와 제품이 지속적으로 개발되고 있다. 궁극적으로 글로벌 헬스케어 시스템의 변화를 이끌며, 환자와 의료 제공자 모두에게 긍정적인 영향을 미칠 것이다. 특히 디지털 헬스케어는 정보통신기술(ICT)을 활용하여 개인 맞춤형 건강관리 및 질병 예방 서비스를 제공하는 산업 분야이다. 의료서비스의 품질 향상과 의료비 절감을 목표로 하며, 개인이 소유한 휴대형, 착용형 기기나 클라우드 병원정보시스템 등에서 확보된 생활습관, 신체검진, 의료이용정보, 인공지능, 가상현실, 유전체정보 등의 분석을 바탕으로 개인 중심의 건강관리 생태계를 구축한다.

[표 3-6] 디지털 헬스케어의 핵심 개념

구분	주요 특징
개인 맞춤형 건강관리	데이터의 『생애주기(수집 · 생산 → 저장 · 관리 → 가공 · 유통 → 분석 · 활용)』 과정에서 개인의 건강 데이터를 수집하고 분석하여 맞춤형 건강관리 계획을 제공
원격진료	데이터의 『생애주기(수집 · 생산 → 저장 · 관리 → 가공 · 유통 → 분석 · 활용)』 과정에서 시간과 장소에 구애받지 않고 의료서비스를 제공
모바일 헬스	데이터의 『생애주기(수집 · 생산 → 저장 · 관리 → 가공 · 유통 → 분석 · 활용)』 과정에서 스마트폰 앱 등을 통해 언제 어디서든 건강관리를 할 수 있도록 지원
웨어러블 기기	데이터의 『생애주기(수집 · 생산 → 저장 · 관리→가공 · 유통 → 분석 · 활용)』 과정에서 스마트 워치, 헬스밴드, 링 등을 통해 건강 데이터를 실시간으로 수집하고 분석
인공지능 활용	데이터의 『생애주기(수집 · 생산 → 저장 · 관리 → 가공 · 유통 → 분석 · 활용)』 과정에서 질병 진단, 신약 개발 등 의료 분야 전반에 인공지능 기술을 활용

일반적으로 디지털 헬스케어는 국내뿐만 아니라 전 세계적으로 급부상하는 분야로, 다양한 국가에서 여러 관점으로 정의하고 있지만, 공통적으로 IT/ITC 기술을 활용하여 건강관리를 개선하고 의료서비스를 혁신하려는 점은 공통적으로 포함된다. 데이터의 『생애주기(수집 · 생산 → 저장 · 관리 → 가공 · 유통 → 분석 · 활용)』 과정에서 디지털 헬스케어는 IT/ITC 기술을 활용하여 건강관리를 개선하고 의료서비스를 혁신하는 광범위한 개념이다. 해외 주요 기관 및 연구소들은 디지털 헬스(Digital Health or

디지털 헬스케어 · Digital Healthcare)[9]를 다양하게 정의하고 있지만, 공통적으로 개인 맞춤형 건강관리, 원격진료, 건강 데이터 관리, AI 활용 등을 중요하게 인식하고 있다. 해외 주요 기관 및 연구소의 정의는 다음과 같이 정의할 수 있다.

첫째, 미국 식품의약국(FDA)은 디지털 헬스 제품을 "환자의 건강을 모니터링하거나 질병을 진단 또는 치료하는 데 사용되는 소프트웨어 애플리케이션, 모바일 앱, 웨어러블 기기 등"으로 정의한다. 식품의약국(FDA)은 디지털 헬스 제품의 안전성과 효과성을 평가하고 규제하는 역할을 수행하고 있다. 둘째, 유럽연합(EU)은 디지털 헬스를 "건강 및 질병 관리에 대한 정보 및 통신 기술의 활용"으로 정의하며, 개인 맞춤형 의료, 원격진료, 건강 데이터 관리 등을 포함한다. EU는 디지털 헬스 기술의 표준화와 상호 운용성을 위한 다양한 노력을 하고 있다. 셋째, 세계보건기구(WHO)는 디지털 헬스를 "정보 및 통신 기술을 활용하여 건강정보에 접근하고, 건강 서비스를 제공하며, 보건 시스템의 성과를 개선하는 것"으로 정의한다. WHO는 디지털 헬스 기술을 저소득 국가의 보건 서비스 접근성을 향상시키는 데 활용하고 있다. 넷째, 글로벌 조사연구기관인 맥킨지는 디지털 헬스를 "개인의 건강 데이터를 수집, 분석, 활용하여 예방, 진단, 치료, 관리를 개선하는 기술과 서비스"로 정의한다. 맥킨지는 디지털 헬스가 의료 비용 절감, 환자 만족도 향상, 의료서비스 접근성 증대에 기여할 것으로 전망하고 있다. 다섯째, 글로벌 조사연구기관인 가트너는 디지털 헬스를 "개인의 건강관리를 지원하고 의료서비스를 제공하는 데 사용되는 모든 기술과 서비스"로 넓게 정의한다. 가트너는 인공지능, 빅데이터, 클라우드 컴퓨팅 등 첨단 기술이 디지털 헬스의 발전을 이끌 것으로 예측하고 있다.

대한민국 과학기술정보통신부는 2020년에 디지털 헬스케어를 IT 기술이 융합된 건강 및 질병 관리 산업 기술로 정의하였다. 또한, 산업통상자원부는 2019년에 디지털 헬스케어를 정보통신기술과 헬스케어가 융합된 산업으로 정의하며, 빅데이터와 인공지능 등의 ICT를 활용하여 고도화된 환자 맞춤 의료서비스와 건강관리 제품 · 서비스를 제공하는 것으로 설명하였다. 디지털 헬스케어 담당 부처인 보건복지부는 디지털 헬스케어를 통해 국민 건강증진과 의료서비스 혁신을 이루고자 다양한 정책을 추진하고 있다. 보건복지부가 강조하는 디지털 헬스케어의 주요 특징은 다음과 같다. 첫째, 개인 맞춤형 건강관리다. 즉, 개인의 건강상태와 특성에 맞춰 건강관리 목표를 설정하고, 이를 달성하기 위한 다양한 서비스를 제공한다. 둘째, 비대면 의료서비스 확대다. 시간과 장소에 제약

9 What is digital health(digital healthcare)?, 2025년 7월 23일 접속, https://www.techtarget.com/searchhealthit/definition/digital-health-digital-healthcare

없이 의료서비스를 제공하여 의료 접근성을 높이는 것이다. 셋째, 데이터 기반 의사결정이다. 축적된 건강 데이터를 분석하여 질병 예측, 치료 효과 평가 등에 활용한다. 넷째, 다양한 디지털 기술 활용이다. 인공지능, 빅데이터, 모바일 기술 등을 활용하여 의료서비스의 효율성을 제고한다. 한편 "「디지털헬스케어산업의 육성 및 지원에 관한 법률」(산업통상자원중소벤처위원회)"에서 디지털 헬스케어는 '지능정보기술과 보건의료데이터를 활용하여 질병의 예방 · 진단 · 치료, 평생건강관리, 연구개발 등 국민의 건강증진에 기여하는 일련의 활동과 수단'이라고 설명한다. 이 법률은 디지털 헬스케어 산업을 체계적으로 육성하고 지원하기 위해 제정되었다. 따라서 디지털 헬스케어의 개념을 명확히 정의함으로써 관련 산업의 범위를 설정하고, 정책 수립의 기반을 마련하고자 하는 것이다.

다양한 디지털 헬스케어 정의와 개념을 종합하면, 디지털 헬스케어는 IT 및 디지털 기술을 활용하여 시간과 장소에 구애받지 않고 개인 맞춤형 건강 진단, 예방, 사후 관리를 제공하는 유 · 무형의 제품 및 서비스로 이해할 수 있다. 디지털 헬스케어는 기존의 의료서비스 제공 방식을 보완하거나 대체하며, 개인 중심의 건강관리 생태계를 구축하는 것을 목표로 한다고 설명할 수 있다.

디지털 헬스케어 경제는 정보통신기술(ICT)을 활용하여 건강관리 및 의료서비스를 제공하고, 이를 통해 새로운 경제적 가치를 창출하는 모든 활동을 의미한다. 웨어러블 기기, 모바일 앱, 인공지능, 빅데이터 등 다양한 디지털 기술을 활용하여 질병 예방, 건강관리, 의료서비스 제공 등을 개선하고, 이를 통해 새로운 비즈니스 모델을 창출하는 산업 생태계를 의미한다. 따라서 디지털 헬스케어(Digital Healthcare)란 정보통신기술(ICT)을 활용하여 건강관리, 질병 예방, 진단, 치료, 사후관리 등 의료서비스 전반을 디지털화 · 지능화하는 융합 산업을 의미한다. 기존의 의료행위에 디지털 기술을 접목하여, 환자 중심의 맞춤형 건강관리, 원격 모니터링, 데이터 기반 의사결정 등을 가능하게 한다. 대표적으로는 인공지능(AI) 기반 진단 시스템, 웨어러블을 통한 실시간 건강 모니터링, 디지털 치료제(DTx), 개인 건강기록(PHR) 플랫폼, 가상 진료(Virtual Care), 원격 모니터링(RPM) 등이 포함된다.

요약하면 디지털 헬스케어는 헬스케어 산업과 ICT 산업의 경계를 허무는 대표적 융합산업이며, 제약 · 바이오, 바이오헬스, 의료기기, 보험, 시니어케어, 피트니스, 식품, 뷰티산업과도 다층적으로 연결된다.[10] 세계보건기구(WHO), 미국 식품의약국(FDA), 한국 보

---

10 '한강의 기적'으로 대한민국은 제조업 중심의 경제 선진국으로 급속히 발전했다. 아울러 한류는 대한민국 경제의 핵심 성장엔진으로 자리 잡았다. K-팝, K-드라마, K-영화, K-뷰티, K-푸드 등 다양한 K-콘텐츠가 전

건복지부 등은 디지털 헬스케어를 규정할 때 의료기기로 볼 수 있는 소프트웨어(Software as a Medical Device, SaMD)와 비의료 건강관리 서비스로 분리해 구분 관리하고 있다.

[표 3-7] 디지털 헬스케어의 주요 구성 범위

구분	세부 내용
헬스 IT 인프라	전자의무기록(EMR), 개인건강기록(PHR), 병원정보시스템(HIS), 클라우드 기반 데이터 관리
원격의료	비대면 진료, 화상상담, 원격 모니터링(RPM), 원격협진
디지털 치료제(DTx)	알고리즘 기반 치료 소프트웨어, 정신건강 관리 앱 등
AI 기반 진단/예측	영상 판독, 병리 분석, 바이오마커 기반 예측 진단
웨어러블 및 IoT 기기	스마트워치, 패치형 센서, 모바일 건강 앱
빅데이터 · 분석 플랫폼	정밀의료 분석, 리얼월드 데이터(RWD) 기반 솔루션
블록체인 및 보안 기술	의료데이터 위변조 방지, 개인정보 보호 등

결론적으로 디지털 헬스케어는 데이터 · AI · 연결성(connectivity)을 기반으로 의료 · 헬스케어 전 과정을 지능화 · 실시간화하는 새로운 건강관리 패러다임이다. 즉, 단순한 IT 도입이 아니라 의료 Value Chain 전체를 '데이터 중심(Data-driven)'으로 재편시키는 구조적 전환이다. 즉, 디지털 헬스케어는 의료 · 헬스케어 전 주기를 '데이터 · AI · 연결성'을 기반으로 재설계하여, 질병의 예방 · 진단 · 치료 · 관리 · 예후까지 모든 과정을 지능화하고, 개인 중심(person-centered) 의료로 전환하는 새로운 건강관리 시스템이다. 디지털 헬스케어는 의료 시스템의 소프트웨어화(Software-defined Healthcare)이다.

[표 3-8] 디지털 헬스케어를 구성하는 4대 핵심 요소

핵심 요소	주요 내용
데이터(Data)	EMR · EHR, 영상 · 병리 데이터, 웨어러블, 유전체, 생활 데이터 등 → 의료의 중심 자산이 '데이터'로 전환
알고리즘(Algorithm: AI/ML)	진단 AI, 예측 모델, 디지털 트윈, DTx 치료 알고리즘 → 데이터에서 의미를 추출해 의료적 판단을 자동화 · 지능화
디지털 기기(Device / IoMT)	웨어러블, 모니터링 센서, 고정밀 진단기기 → 실시간 · 연속 의료 데이터 생성
서비스/플랫폼(Service & Platform)	원격의료, 건강관리 앱, 병원 Workflow 시스템, 보험 연계 플랫폼 → 데이터+AI를 실제 의료 현장에 연결하는 실행 인프라

세계적으로 큰 인기를 얻으며, 문화산업을 넘어 국가 경제 전반에 걸쳐 막대한 파급효과를 창출하고 있다.

따라서 디지털 헬스케어는 의료서비스의 전체 과정–예방 · 진단 · 치료 · 관리 · 예측–에 디지털 기술(AI, 데이터, IoT, 소프트웨어, 클라우드)을 결합하여 '정확성 · 속도 · 접근성 · 효율성 · 개인화'를 극대화하는 의료 · 산업 · 정책의 융합체계이다. 즉, 디지털 헬스케어는 의료의 "치료" 중심에서 "예측 · 예방 · 개인화" 중심으로 패러다임을 전환시키는 기술 · 산업 · 정책 복합 영역이다.

디지털 헬스케어는 '의료의 중심을 데이터 · AI · 소프트웨어로 이동시키는 초대형 패러다임 전환'이다. 전통 의료를 예측 · 개인화 · 지능화로 바꾸고, 국가 · 산업 · 병원의 구조를 동시에 변화시키는 미래의 핵심 산업이다. 즉, 디지털 헬스케어는 의료 · 헬스케어 서비스 전 과정에 데이터 · AI · 디지털 기술을 결합하여 정확한 진단, 예측, 예방, 개인화 치료, 비용 효율화, 접근성 개선을 실현하는 산업이다.

[표 3–9] 디지털 헬스케어의 산업 범위(Scope)

주요 산업 구분	세부 산업 내용
임상(Clinical) 영역	AI 영상진단(X–ray, CT, MRI, 병리) 의료 영상 · 병리 데이터 AI 분석 CDSS(Clinical Decision Support System) 의사결정지원 로봇 · 스마트병원 자동화(RPA/HIS/EMR 연동)
치료(Therapeutics) 영역	DTx(디지털 치료제) 정신건강 · 인지행동 기반 소프트웨어 치료 약물 복약관리 · 부작용 모니터링 치료효과 예측 · 개인화 복약 설계
예측 · 관리(AI Predictive Care)	Digital Twin 기반 예측 모델 만성질환 예후 예측 입원 · 재입원 위험 예측 보험 연계 건강 예측 서비스
원격 · 모니터링(Remote Care)	원격진료 RPM(Remote Patient Monitoring) 홈 헬스(Home Health) IoMT 기반 실시간 생체신호 모니터링
생활 · 웰니스(Consumer Health)	웨어러블(EKG/혈압/수면/활동) Life–Logging & Health Coaching 기업 건강관리(B2B Wellness) 디지털 영양 · 비만관리
정밀의학(Precision Medicine)	유전체 기반 맞춤치료 암 치료 AI 모델 RWE(Real World Evidence) 분석 AI 기반 임상시험 지원

[표 3-10] 디지털 혁신과 디지털 헬스케어 산업의 핵심 구성요소

주요 구성 요소	세부 헬스케어 산업
Digital Diagnostics	AI 영상진단, ECG/EEG 분석, 병리 AI
Remote Monitoring & Telehealth	원격진료, RPM(Remote Patient Monitoring)
Digital Therapeutics(DTx)	소프트웨어 기반 치료제
Personalized Care & CDSS	AI 기반 임상의사결정지원
Digital Twins & Predictive Analytics	환자 디지털 쌍둥이
Genomics × Digital	정밀의학/유전체 AI 분석
IoMT(Internet of Medical Things)	의료 IoT · 웨어러블
Hospital Digital Transformation	스마트 병원, 자동화 · RPA
Health Data Platform & Cybersecurity	의료 빅테크 기업 헬스케어 보안
Insurance & Pharma × Digital	디지털 보험, 제약 · 임상 데이터 혁신

① 기술 발전

디지털 헬스케어를 만드는 5대 기반 기술은 AI & 머신러닝(Diagnosis · Prediction · Clinical Intelligence의 핵심 엔진), IoMT & 웨어러블 센서(Health Data 생성의 원천), 클라우드 · 상호운용성(Interoperability) · 데이터 인프라, Digital Twin · Simulation · Virtualization 기술, Genomics × Multi-omics 플랫폼 등으로 분류 가능하다. 이 5대 기술은 각각 독립적 가치를 갖지만, 실제 혁신은 "5대 기술의 통합(Stack Integration)"에서 발생한다.[11] 구체적으로 웨어러블이 데이터를 만들면, 클라우드가 저장 · 통합하고, AI가 분석하여, Digital Twin이 예측하고, Genomics가 치료를 개인화한다. 즉, 디지털 헬스케어는 데이터 입력 → 처리 → 분석 → 예측 → 치료까지 하나의 End-to-End 의료 혁신 체계를 만드는 기술 집합이다.

첫째, AI & 머신러닝(Diagnosis · Prediction · Clinical Intelligence의 핵심 엔진)은 디지털 헬스케어의 두뇌(Brain) 역할을 한다. 즉, AI의 기술적 구성요소인 컴퓨터비전(CV), 자연어 처리(NLP: 의무기록, 음성차트), Bio-AI(신약개발), Generative AI(단백질 디자인 · 가상 스크리닝) 등이 적용된다. 구체적인 임상적 활용 영역에서, AI Diagnostics는 X-ray, CT, MRI, 초음파 영상 자동 판독, 병리 슬라이드(WSI) 분

11 HealthTech Stack: Data → AI → Connectivity → Simulation → Bio-omics

석, 암 조기 탐지, 심전도(ECG) 자동 분석 등에 활용된다. Predictive Analytics는 암 · 심혈관 · 당뇨 위험 예측, 재입원(Re-admission) 예측, 환자 상태 악화(Early Deterioration) 사전 경고 등에 활용된다. Clinical Workflow Optimization는 triage 자동화, 문서 작성 자동화, 의료진 피로도 감소(Documentation 40% 감소 가능) 등에 활용되고 있다. 의료가 본질적으로 "불확실성 높은 의사결정 산업"이라는 점에서, AI는 이를 정량화 · 예측화해 의료 품질과 효율을 동시에 향상시키는 핵심 요소다.

둘째, IoMT & 웨어러블 센서(Health Data 생성의 원천)는 디지털 헬스케어의 감각기관(Sensing Organ)이다. 구체적으로 다양한 데이터가 수집되고 있다. 즉, 심박수 · HRV, 혈압 · 체온, SpO2 · 호흡, 혈당(CGM), 수면 · 활동량, 체성분(BIA), ECG 1~6 lead 등으로 수집 범위가 확장되고 있다. 이를 근거로 만성질환 관리인 심혈관 질환(부정맥 탐지 등), 당뇨인 연속혈당 관리(CGM + App), COPD(호흡 모니터링) 등에 활용된다. 응급 · 고위험군 모니터링은 입원환자 연속 모니터링, 수술 후 회복(PoST), 고령자 낙상 예측 등에 적용된다. 웰니스 · 예방의료 측면에서도 수면 개선, 스트레스 관리, 개인 맞춤 라이프로그 분석 등에 활용되고 있다. 따라서 의료 Value Chain에 미치는 영향 측면에서, IoMT & 웨어러블은 "병원 중심 → 환자 중심 → 홈 중심" 전환을 가능하게 한다.

셋째, 클라우드 · 상호운용성(Interoperability) · 데이터 인프라는 디지털 헬스케어의 '신경망(Nervous System)' 역할을 한다. 핵심 기능으로는 의료데이터 통합, 의료데이터 플랫폼, 보안 · 프라이버시 등으로 분류한다. 첫째, 의료데이터 통합 측면에서 보면, EMR/EHR, PACS 영상, 생체신호, 웨어러블, 보험 · 청구 데이터, 유전체 데이터 등을 FHIR · HL7 표준으로 통합한다. 둘째, 의료데이터 플랫폼으로 Data Lake, Analytics Engine, 의료 AI 모델 배포(MLOps) 등이 있다. 셋째, 보안 · 프라이버시 측면에서 제로트러스트, 개인정보 비식별화, 접근권한 관리(RBAC/ABAC) 등이 있다. 클라우드 · 상호운용성(Interoperability) · 데이터 인프라가 의료기관 · 산업에 주는 가치는 병원(Hospital)의 경우, 진료정보 공유 → 의료오류 감소와 병원 운영 최적화(병상, 검사실, 수술실)가 구현되고 있다. 제약 · 바이오의 경우, Real World Data(RWD) 수집과 가상 임상시험 모델링 등이 가능하다. 보험(Payer)의 경우, 리스크 평가 정확도 향상과 행위기반 → 성과기반(Outcome-based) 보험 전환이 구현된다.

넷째, Digital Twin · Simulation · Virtualization 기술은 "예측의학(Predictive Medicine)"과 "가상 진료 · 운영"의 핵심이다. Digital Twin은 Patient Digital Twin(환자 디지털 쌍둥이), Patient Digital Twin(환자 디지털 쌍둥이), Drug Digital

Twin(신약개발) 등으로 구성된다. ① Patient Digital Twin(환자 디지털 쌍둥이)은 개인 유전체 + 생체신호 + 영상 데이터를 통합해 "나만의 건강 모델" 생성하여, 심혈관 위험 예측, 약물 반응 예측, 암 성장 모델링 등에 적용된다. ② Hospital Digital Twin(병원 운영 모델)은 병상 · 수술실 · 응급실 · 인력 배치를 시뮬레이션, AI 기반 수요 예측, 최적 staffing · 자원배분이 가능하다. ③ Drug Digital Twin(신약개발)은 분자구조 시뮬레이션, 단백질 상호작용 예측, 가상 스크리닝(Virtual Screening) 등에 활용된다.

다섯째, Genomics × Multi-omics 플랫폼은 정밀의료의 핵심 기반이며, Bio-omics는 "개인 맞춤의학의 근본 데이터"이다. 즉 Multi-omics는 Genomics(유전체), Transcriptomics(전사체), Proteomics(단백질체), Metabolomics(대사체), Microbiome(장내미생물) 등으로 구성된다. 이 데이터들은 개인마다 고유하며, 질병 발생 위험과 치료 반응 예측의 근본 기반을 형성한다. 의료적 활용 측면에서 보면, 정밀암 치료(Precision Oncology)를 위해 돌연변이 기반 약물 선택, 면역 치료 반응 예측 등으로 활용된다. 만성질환 예측을 위해 유전적 위험도(PR Score)와 생활습관 + 유전 요인 결합 모델 등이 활용된다. 신약 개발을 위해서 타겟 발굴(Target Discovery)과 환자 하위세그먼트 정의(Subgrouping)에 적용되고 있다.

디지털 시대의 헬스케어 산업은 기술혁신을 기반으로 급격히 변화하고 있으며, 전통적인 병원 중심의 진료체계에서 데이터 기반의 개인 맞춤형 예방 · 치료 · 관리를 제공하는 시스템으로 전환되고 있다. 디지털 헬스케어(Digital Healthcare)는 정보통신기술(ICT), 인공지능(AI), 사물인터넷(IoT), 빅데이터, 블록체인 등 디지털 기술을 활용하여 질병 예방, 진단, 치료, 사후관리까지 전주기에 걸쳐 환자의 건강과 삶의 질을 향상시키는 산업으로 발전하고 있다.

정보통신기술, 특히 인터넷과 스마트폰의 발전은 디지털 헬스케어 경제의 기초를 형성했다. 빅데이터 분석, 인공지능(AI), 웨어러블 기기(wearable devices), 원격의료(telehealth, telemedicine, e-medicine) 등의 기술이 발전하면서 헬스케어 분야에 새로운 기회가 열렸다. 의료기술의 발전은 기대 수명의 연장에 크게 기여하고 있다. 특히, 노화 관련 질병의 원인으로 알려진 세포노화(Cellular senescence)에 대한 연구가 진행되고 있으며, 이를 통해 노화세포(Senescent cells)를 제거하거나 기능을 조절하는 치료법이 개발되고 있다.[12]

---

12 예를 들어, 노화세포(Senescent cells)를 선택적으로 제거하는 '세놀리틱스(Senolytics)'와 노화세포의 부정

[표 3-11] 디지털 헬스케어의 핵심 기술과 활용 범위

기술	적용 분야	설명
AI(인공지능)	진단, 예측, 맞춤치료	AI 영상판독, 병리 분석, 질병 예측
빅데이터	공공보건, 임상데이터 분석	EMR, 유전체, 보험청구 데이터 통합
IoT / 웨어러블	모니터링, 예방의료	스마트워치, 혈당측정기 등 실시간 건강정보
모바일 헬스(mHealth)	환자관리, 원격진료	모바일 앱 기반 건강관리 서비스
블록체인	의료정보 보안	진료기록 공유 및 위변조 방지
디지털 치료제(DTx)	정신건강, 만성질환 관리	앱 · 게임 형태의 치료 보조

[표 3-12] 디지털시대 주요 헬스케어 산업들

산업군	주요 기술	대표 기업 · 사례
원격의료(Telehealth)	화상진료, 모바일 진료 앱, 음성 AI	Teladoc Health, 닥터나우, 알서포트
디지털 치료제(DTx)	앱 기반 치료, 행동교정 알고리즘, FDA 인증 소프트웨어	Pear Therapeutics, 하이(Hi), 라이프 시맨틱스
AI 의료진단	영상 분석 AI, 병리 · 영상 판독, NLP	루닛, 뷰노, Aidoc, Zebra Medical
웨어러블 기반 건강 모니터링	스마트워치, 생체센서, IoMT	Apple Watch, Fitbit, 휴이노, 삼성 Bio Processor
유전체 분석 및 정밀의료	NGS, AI 유전체 분석, 맞춤치료 알고리즘	23andMe, 헬릭스미스, 마크로젠
의료 빅데이터 및 플랫폼	EMR, PHR, 클라우드 기반 통합 플랫폼	메디블록, 마이헬스웨이, Amazon HealthLake
헬스케어 메타버스 & VR 치료	가상공간 재활, PTSD · 인지장애 치료, 몰입형 UX	XRHealth, AppliedVR, 삼성의 메타헬스 프로토타입
스마트 병원 및 자동화 의료기기	로봇수술, 디지털 트윈, IoT 기반 병상 관리	Intuitive Surgical (다빈치 로봇), GE Healthcare, Stryker

구체적으로 디지털 트윈(Digital Twin)은 현실의 사물과 공간, 환경 등을 가상 세계에 쌍둥이(Twin)처럼 똑같이 복제하는 기술이다. 기존 시뮬레이션과 달리 인공지능(AI)을 활용해 시시각각 바뀌는 현실의 모습을 정확하게 실시간 반영할 수 있다. AI 디지털 트윈은 현실 공간을 가상 세계로 옮기는 것에 그치지 않는다. 그 가상의 세계에서 의료 및 질병 연구부터 기후 변화, 우주 탐사까지 다양한 상황을 미리 시뮬레이션함으로써 기술 발전의 디딤돌 역할을 하고 있다. AI 디지털 트윈의 활용도는 무궁무진하다. 심장 모양과 크기, 혈류량 등 심장 관련 빅데이터를 학습한 AI가 가상의 공간에 환자의 심장을 고

적 효과를 억제하는 '세노스테틱스(Senostatics)' 치료법이 연구되고 있다.

스란히 구현해 질병을 예측할 수 있다. 즉 AI가 구현한 '인체 내비게이션'으로 질병을 찾아가 치료하는 것이다. 현대자동차는 싱가포르에 최신 제조 시설 글로벌혁신센터(HMGICS)를 건설하면서 초기 단계부터 디지털 트윈을 적용했다. 축구장 6개 규모의 공간을 가상 공간에 구현하고, 생산 시설과 인력, 로봇 등 모든 요소를 옮겨 놨다. 이들을 가상세계에서 가동해 보며 최적의 설계를 찾아낸다. 디지털 트윈은 이런 방식으로 장기부터 도시, 지구, 우주까지 복제하며 인류 난제 해결에 도전하는 발판이 되고 있다.[13]

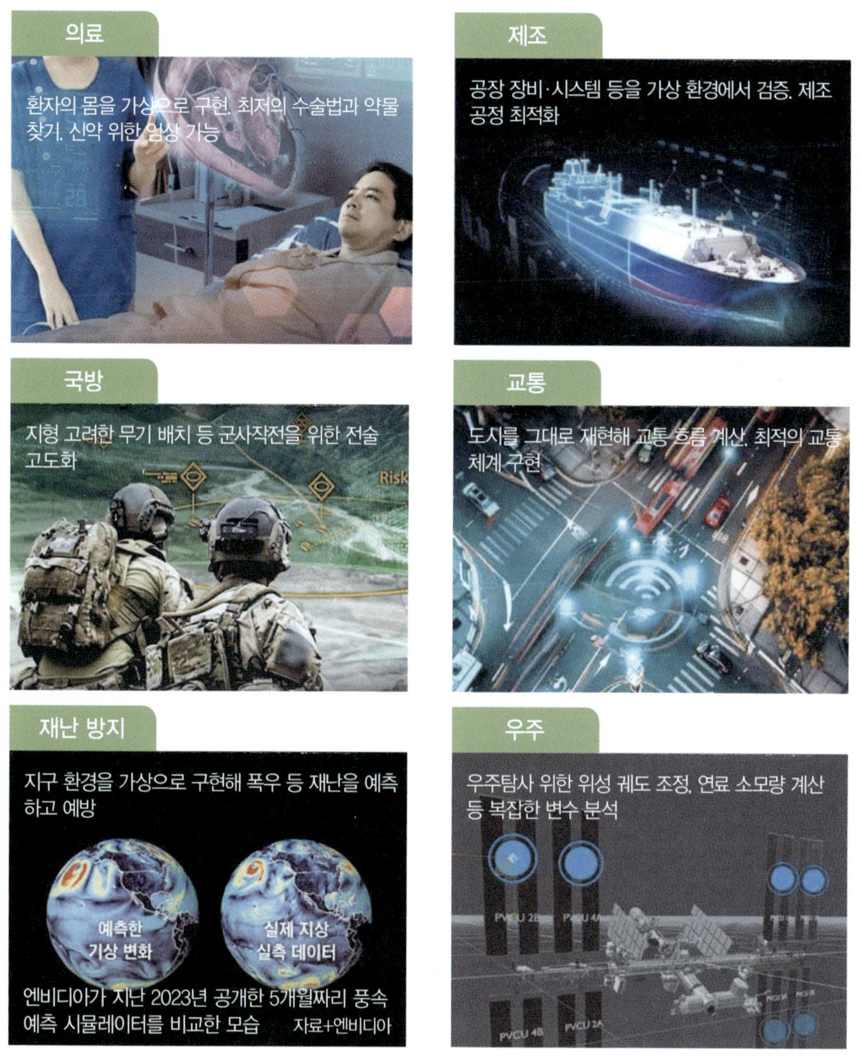

[그림 3-9] 디지털 트윈 기술의 다양한 분야 활용

13 조선일보, 2025.01.02.

② 인구 고령화

전 세계적으로 인구가 고령화됨에 따라 만성질환 관리와 같은 지속적인 헬스케어 서비스에 대한 수요가 증가하고 있다. 특히 센티네리언(Centenarian)의 증가는 시니어 산업 경제의 발전과 밀접한 관련이 있다.[14] 고령화 사회로의 진입과 함께 시니어 세대의 경제적 영향력이 확대되면서, 다양한 산업 분야에서 새로운 기회와 도전이 부각되고 있다. 글로벌 실버산업은 2020년 약 15조 달러 규모로 추정되며, 이는 의약품, 식품, 화장품, 의료기기, 생활용품, 금융, 주거, 여가 등 다양한 분야를 포함하고 있다. 디지털 헬스케어는 이러한 다양한 이슈를 해결할 수 있는 효율적인 수단을 제공한다.

③ 의료 비용 상승

전통적인 의료 시스템에서 발생하는 높은 비용 문제를 해결하기 위해 디지털 헬스케어 솔루션이 점점 더 중요해지고 있다. 대한민국은 65세 이상의 노인이 전체 인구에서 차지하는 비율이 2000년에 7%를 넘어 고령화사회에 접어들었으며, 2018년에는 고령사회, 2024년에는 20%를 넘어 초고령사회에 진입했다. 이는 의료비 상승, 생산인구 감소 등 사회 전반에 걸쳐 다양한 영향을 미칠 것으로 예상된다. 한국무역협회 국제무역통상연구원에 따르면, 국내 실버산업 시장 규모는 2020년 약 72조 원에서 2030년에는 약 168조 원으로 성장할 것으로 전망된다. 다양한 디지털 헬스케어 솔루션들은 비용 절감과 동시에 의료서비스의 질을 높이고 있다.

④ 건강정보에 대한 접근성 증가

인터넷과 모바일 장치의 보급으로 인해 환자들은 자신의 건강정보에 더 쉽게 접근할 수 있게 되었다. 데이터의 『생애주기(수집 · 생산 → 저장 · 관리 → 가공 · 유통 → 분석 · 활용)』 과정에서, 자기 주도적 건강관리와 예방적 의료 접근을 가능하게 한다. 맞춤형 의료서비스와 정밀의료 시스템이 구축되고 있다.

(2) 전통 헬스케어와 차이점

디지털 헬스케어는 기존의 전통 헬스케어 시스템이 갖는 한계점(공급자 중심 구조, 고비용, 시간 · 공간 제약)을 보완하며 등장한 기술 기반 환자 중심 모델이다. 특히 AI,

14 센티네리언(Centenarian)은 100세 이상을 살아가는 사람을 의미한다. 현대 사회에서 의료기술의 발달, 생활 수준의 향상, 건강한 라이프스타일 등이 이들의 증가를 이끌고 있다.

[표 3-13] 전통 헬스케어 vs 디지털 헬스케어 주요 특징 비교

항목	전통 헬스케어	디지털 헬스케어
주체 중심	공급자 중심 (의사, 병원)	환자 중심 (소비자 직접 참여)
서비스 공간	오프라인 진료 위주 (병원, 의원)	온라인/하이브리드 (원격진료, 모바일 앱)
접근성	시간 · 장소 제약 존재	실시간 · 비대면 접근 가능
기술 활용도	낮음 (수기기록, 전화예약 등)	높음 (AI, IoT, 블록체인 등)
데이터 흐름	파편화, 병원 내 폐쇄적 보관	통합 플랫폼 기반, 클라우드 저장 · 공유
진료 방식	의사 판단 기반 수동형	알고리즘 기반 + 환자 참여형
성과 측정	치료 위주, 사후적 결과 측정	예측 · 예방 중심, 실시간 모니터링
비용 구조	고정비 중심 (시설, 인건비)	변동비 중심 (플랫폼, 디바이스 기반)
의료기기 사용	전문의료인 전용	웨어러블, 스마트폰 등 일반인 접근 가능
산업 구조	폐쇄적, 전문직 중심 생태계	개방형, IT · 금융 · 콘텐츠 산업과 융합

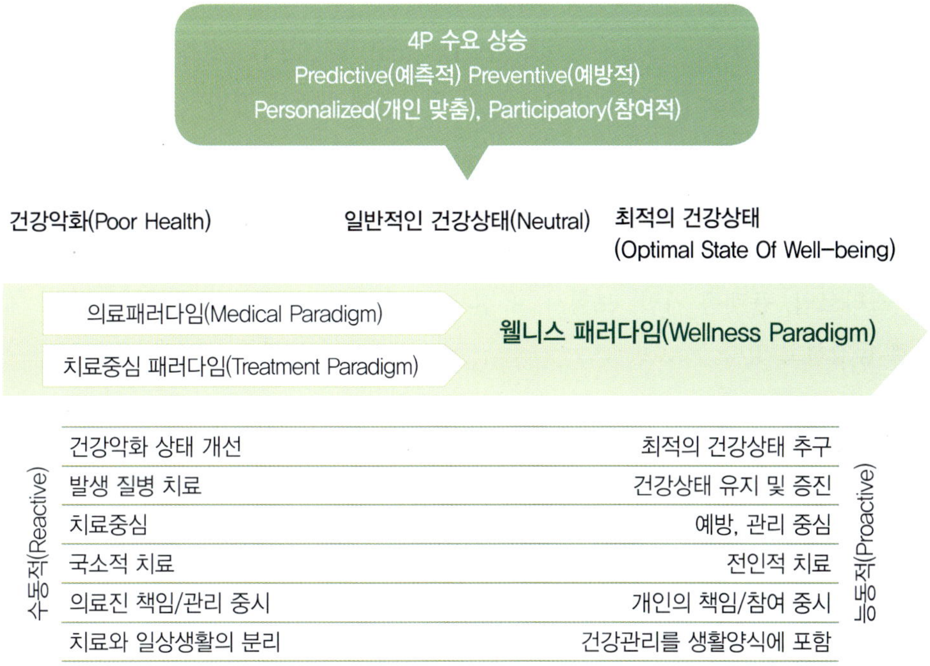

4P 수요 상승
Predictive(예측적) Preventive(예방적)
Personalized(개인 맞춤), Participatory(참여적)

건강악화(Poor Health)
일반적인 건강상태(Neutral)
최적의 건강상태 (Optimal State Of Well-being)

의료패러다임(Medical Paradigm)
치료중심 패러다임(Treatment Paradigm)
웰니스 패러다임(Wellness Paradigm)

수동적(Reactive)	능동적(Proactive)
건강악화 상태 개선	최적의 건강상태 추구
발생 질병 치료	건강상태 유지 및 증진
치료중심	예방, 관리 중심
국소적 치료	전인적 치료
의료진 책임/관리 중시	개인의 책임/참여 중시
치료와 일상생활의 분리	건강관리를 생활양식에 포함

[그림 3-10] 웰니스 패러다임(Wellness Paradigm)

자료: 한국무역협회 국제무역통상연구원(2024), "글로벌 웰니스 산업 성장과 우리나라 수출 유망분야 분석", TRADE FOCUS 30호, p.8. 재인용.

IoT, 모바일 기술의 융합은 헬스케어의 가치사슬을 전면적으로 재구성하고 있다. 구체적으로, 디지털 헬스케어는 기술을 매개로 한 환자 중심의 탈중앙화된 보건의료 시스템으로, 단순히 의료서비스를 디지털화한 것이 아니라 의료서비스 제공 방식, 참여 주체, 가치 창출 구조 전반을 혁신하는 방향으로 진화하고 있다.

① 의료 행위의 중심축 변화

전통 헬스케어 시스템이 '의료인 중심, 병원 중심'이었다면, 디지털 헬스케어는 '환자 참여형, 플랫폼 중심'으로 전환되며 사용자 경험(UX)과 자기 건강관리(Self-care)의 중요성이 부각되고 있다.

② 데이터 활용 패러다임의 전환

과거의 헬스케어는 데이터가 단편적이고 비정형이었으며 병원 내에 머물렀다. 반면 데이터의 『생애주기(수집 · 생산 → 저장 · 관리 → 가공 · 유통 → 분석 · 활용)』 과정에서, 디지털 헬스케어는 실사용 데이터(RWD, Real-World Data)와 실시간 수집 데이터(RTD, Real-Time Data)를 기반으로 한 의사결정 체계로 진화하고 있다.

③ 서비스 제공자의 다양화

기존 헬스케어는 의사 · 병원이 독점적 역할을 했지만, 디지털 헬스케어에서는 IT 기업, 스타트업, 플랫폼 기업, 보험사, 유전체 분석 기업 등 다양한 주체가 서비스 제공자로 등장하고 있다.

④ 산업 간 융합의 가속화

디지털 헬스케어는 단일 의료산업을 넘어 제약, 의료기기, 보험, 웰니스, 뷰티, 금융, 콘텐츠 산업, 한류(K-바이오제약, K-뷰티, K-푸드 등)와 연계되어 새로운 융합 가치를 창출하고 있다. 특히 Apple, Google, Amazon 등 빅테크의 진입이 산업 경계를 허물고 있다.

⑤ 디지털 헬스(웰니스)의 가속화

웰니스(Wellness)는 건강관리의 주체를 개개인에 두고 운동/헬스케어, 전통 · 보완 의학 이용, 뷰티케어, 영양/식습관, 웰니스 관광 참여 및 인프라 투자 등 다양한 영역에서 개인의 건강을 개선하고 질병을 예방할 수 있는 접근법을 취한다. 이러한 현상은 기존 의료 패러다임(Medical Paradigm)에서 웰니스 패러다임(Wellness Paradigm)으로 변화하는 강한 요인으로 작용 중이다. 최근 AI(인공지능), 빅데이터, IoT(사물인터넷) 등 디지털 기술이 웰니스 분야에 접목되며 소비자의 웰니스에 대한 접근성이 확대 중이다. 개인의 건강상태에 대한 객관적 검증과 정밀한 분석을 필요로 하는 수요가 커지는 가운데, 개인의 신체를 정확히 진단하고 치료방법론을 제공하는 디지털 헬스기기의 개발이 확대될 전망이다.[15]

(3) 주요 특징

디지털 헬스케어 산업은 단순히 의료기술의 변화가 아니라, 의료 시스템의 운영방식 · 비용구조 · 권력구조 · Value Chain 전체를 재편하는 구조적 혁신이다. 전통적 의료산업이 가진 "정보 비대칭, 고비용, 비연속성, 병원 중심" 문제를 해결하며, 의료 생태계 자체를 '소프트웨어 · 데이터 중심'으로 바꾸는 특징을 가진다. 특히 디지털 헬스케어는 의료의 본질적 구조–데이터 흐름, 비용 구조, 권력 구조, 치료 방식–를 모두 재설계하는 '시스템 차원의 혁신(Systemic Innovation)'이다. 단순 기술 변화가 아니라, 의료를 하나의 지능형 헬스 네트워크(Intelligent Health Network)로 전환하는 과정이다.

① 디지털 혁신과 바이오인포매틱스(Bioinformatics)

데이터의 『생애주기(수집 · 생산 → 저장 · 관리 → 가공 · 유통 → 분석 · 활용)』 과정에서, 바이오 인포메틱스(Bioinformatics)는 생물학(Biology)과 정보학(Informatics, 컴퓨터 과학)을 융합한 학문 분야[16]로, 생명과학 데이터를 수집 · 저장 · 분석 · 해석하는 데 디지털 기술과 알고리즘을 활용한다. 특히 유전체(genome), 전사체(transcriptome), 단백질체(proteome), 대사체(metabolome) 등 오믹스(omics) 데이터를 해석하는 데 핵심적인 역할을 한다. 디지털 시대 바이오인포매틱스의 최근 트렌드를 요약하면, AI와 Bioinformatics 융합[17], 정밀의료의 핵심으로 유전체 데이터 기반 맞

15 한국무역협회 국제무역통상연구원(2024), "글로벌 웰니스 산업 성장과 우리나라 수출 유망분야 분석", TRADE FOCUS 30호, pp.8-13. 재인용.

16 바이오인포매틱스의 정의에 의하면, 생물학적 데이터(특히 대규모 유전체 등)를 컴퓨터 알고리즘, 통계, 데이터베이스 기법 등을 활용해 분석·해석·시각화하는 학문이다.

17 AI + Bioinformatics 융합은 최근 생명과학의 패러다임을 바꾸고 있으며, 특히 단백질 구조 예측과 변이 기능 예측 분야에서 혁신적인 성과를 이끌어내고 있다. 단백질 구조 예측 (예: AlphaFold), 변이 기능 예측 등

춤형 치료 가능[18], 멀티오믹스(Multi-omics) 통합 분석 확대[19], 디지털 트윈 헬스케어 모델 구축 시 필수 기술로 활용, 생물정보 기반 약물 재창출(Drug Repurposing) 트렌드로 발전하고 있다.

[표 3-14] 디지털 혁신과 바이오인포매틱스의 주요 응용 분야

분야	설명
유전체학(Genomics)	DNA 서열 분석, 변이 탐지(SNP 등), 개인 맞춤의학 기반
전사체학(Transcriptomics)	RNA-Seq 데이터를 통한 유전자 발현 분석
단백질체학(Proteomics)	단백질 서열 분석, 구조 예측, 상호작용 분석
약물 발견(Drug Discovery)	가상 스크리닝, 타겟 예측, 약물-단백질 도킹 등
의료 빅데이터 분석	전자의무기록(EMR), 유전체-임상데이터 통합 분석
AI 진단 지원	머신러닝 기반 질병 진단 예측, 영상 분석 등
진화생물학/계통수 분석	종 간 유사성, 진화 경로 분석
유전체 기반 개인맞춤의료	유전적 특성에 따라 치료법 및 약물 추천

[표 3-15] 디지털 혁신과 바이오인포매틱스의 핵심 기술 요소

기술 영역	세부 내용
NGS 데이터 처리	FASTQ → QC → 정렬(BWA, STAR) → Variant Calling(GATK 등)
알고리즘 및 통계	BLAST, HMM, k-mer 분석, PCA, clustering
프로그래밍 언어	Python, R, Perl, C++, Shell
데이터베이스	NCBI, Ensembl, UCSC Genome Browser, KEGG, PDB
AI/ML 도구	scikit-learn, TensorFlow, PyTorch, BioBERT
시각화 도구	IGV, R의 ggplot2, UCSC Genome Browser, Cytoscape

② 원격의료(Telehealth or Telemedicine)

인터넷을 통해 의사와 환자가 물리적으로 떨어져 있어도 진료를 받을 수 있도록 하는 서비스이다. 원격 진단, 모니터링, 상담 등이 포함되며, 특히 이동이 제한된 환자나

18 정밀의료(Precision Medicine)는 “환자의 유전적, 환경적, 생활습관 정보를 반영하여 맞춤형 진단과 치료를 제공하는 의료 패러다임”이며, 그 핵심 기반은 바로 유전체 데이터 기반의 환자 분류 및 치료 전략이다.

19 멀티오믹스(Multi-omics) 통합 분석은 현대 생명과학 및 정밀의료 분야에서 가장 주목받는 전략으로, 유전체(genomics), 전사체(transcriptomics), 단백질체(proteomics), 대사체(metabolomics) 등 서로 다른 생물학적 층위 데이터를 통합 분석함으로써 복잡한 생명현상 및 질병 메커니즘을 정밀하게 이해할 수 있다.

지방에 거주하는 환자에게 유용하다.[20] 구체적으로 디지털 헬스케어 경제는 원격의료(Telehealth or Telemedicine)의 확산을 촉진하고 있다. McKinsey & Company의 〈Telehealth: A new era in healthcare〉(2023)보고서에 따르면, 원격의료는 2023년까지 급속히 확산되었다. COVID-19 팬데믹 동안 원격의료의 사용이 크게 증가하며, 환자와 의료 제공자가 물리적으로 떨어져 있어도 진료를 받을 수 있는 가능성이 높아졌다. 이로 인해 원격의료는 특히 접근성이 부족한 지역에서 의료서비스를 제공하는 데 중요한 역할을 하고 있다. McKinsey의 보고서는 원격의료의 성장과 미래 전망을 상세히 설명하고 있다.[21]

③ 웨어러블 기기 및 헬스 앱

스마트폰 등 모바일 웨어러블 기기, 스마트워치, 피트니스 트래커와 같은 디지털 헬스케어 디바이스들은 사용자들의 활동량, 심박수, 수면 패턴 등을 모니터링한다. 이러한 데이터는 개인화된 건강관리와 예방적 조치를 가능하게 한다. 디지털 헬스케어 경제는 모바일 헬스(mHealth)와 웨어러블 기술의 혁신을 촉진한다. Global Market Insights의 2023년 보고서에 따르면, 모바일 헬스(mHealth)와 웨어러블 기술 시장은 2023년에 큰 성장을 기록했다. 모바일 헬스(mHealth) 애플리케이션과 웨어러블 기기는 실시간으로 건강 데이터를 모니터링하고, 건강관리에 대한 실질적인 인사이트를 제공한다. 디지털 헬스케어 기술들은 개인의 건강관리와 질병 예방을 지원하며, 특히 만성질환 관리에서 중요한 역할을 하고 있다.[22]

④ 전자건강기록(Electronic Health Records, EHR)

환자의 건강정보를 디지털화하여 저장하고 관리하는 시스템이다. 데이터의 『생애주기(수집 · 생산 → 저장 · 관리 → 가공 · 유통 → 분석 · 활용)』 과정에서 의료진 간의 정보 공유가 원활해지고, 환자의 의료기록을 보다 체계적으로 관리할 수 있다. 디지털 헬스케어 경제는 디지털 헬스케어 플랫폼의 발전을 촉진한다. 포브스(Forbes)의 2023년 보고

---

20 원격의료는 의료인이 정보통신기술을 활용하여 원격으로 의료 행위를 하는 것을 포괄적으로 지칭하는 용어다. 환자-의사 간의 원격진료 뿐만 아니라, 의사 간의 자문, 교육, 모니터링 등 다양한 형태의 의료서비스를 포함한다. 원격진료는 좁은 의미로는 원격의료의 한 형태로, 주로 환자와 의사 간의 비대면 진료를 의미한다.

21 McKinsey & Company, "Telehealth: A new era in healthcare", 2023.

22 Global Market Insights, "Mobile Health (mHealth) Market Size, Share & Trends Analysis Report, 2023-2030", 2023.

서에 따르면, 디지털 헬스케어 플랫폼이 2023년에 중요한 발전을 이루었다. 전자건강기록 등 이러한 플랫폼은 다양한 헬스케어 서비스를 통합하여 제공하며, 환자와 의료 제공자 간의 소통을 개선한다. 예를 들어, 종합 건강관리 플랫폼은 환자의 건강 기록 및 전자건강기록, 원격진료, 약물 관리 등을 통합하여 보다 효율적인 의료서비스를 제공한다.

⑤ 빅데이터와 AI의 활용

데이터의『생애주기(수집 · 생산 → 저장 · 관리 → 가공 · 유통 → 분석 · 활용)』과정에서, 대량의 건강 데이터를 분석하여 질병 예측, 맞춤형 치료 계획 수립 등에 활용된다. 디지털 헬스케어 데이터를 밸류체인 관점에서, 구체적으로 10 단계로 설명할 수 있다.[23] 데이터 생성(Data Generation), 데이터 수집 · 연결(Data Acquisition & Connectivity), 데이터 통합 · 저장(Data Integration & Storage), 데이터 표준화 · 상호운용성(Interoperability & Standards), 데이터 정제 · 전처리(Data Curation & Preparation), AI 분석 · 예측(AI/ML Analytics & Prediction), 의료 의사결정 지원(Clinical Decision Support), 디지털 치료 · 헬스 서비스 제공(Digital Intervention & Service Delivery), 결과 모니터링 · 지속관리(Continuous Monitoring & Management), 성과측정 · RWE · 피드백(Outcome Measurement & RWE Feedback Loop) 등으로 분류가 가능하다.

AI는 이미지 분석, 진단 보조, 신약 개발 등의 분야에서도 중요한 역할을 한다. 디지털 헬스케어 경제는 인공지능(AI)과 데이터 분석의 적용을 활성화한다. 네이처 메디신(Nature Medicine)의 "Artificial Intelligence in Healthcare: Opportunities and Challenges(2023)" 논문에서 인공지능(AI)과 데이터 분석의 헬스케어에서의 활용을 설명한다. AI는 진단 보조, 예후 예측, 맞춤형 치료 등의 분야에서 활용되며, 대규모 건강 데이터 분석을 통해 질병의 조기 발견과 치료 최적화에 기여하고 있다. 이 기술은 헬스케어 서비스의 정확성 및 효율성을 높이는 데 중요한 역할을 하고 있다.[24] 한편 디지털 헬스케어 경제는 데이터 보안 및 개인정보 보호에도 집중한다. 의학 인터넷 연구저널(Journal of Medical Internet Research, JMIR)의 2023년 보고서에서 디지털 헬스케어에서의 데이터 보안과 개인정보 보호 문제를 설명하고 있다. 디지털 헬스케어 기술의 확산에 따라 개인정보와 건강 데이터의 보안이 중요한 이슈로 부각되고 있다.

---

23 Digital Health Value Chain 10 Stages: From Data to Clinical Outcome

24 Nature Medicine, "Artificial Intelligence in Healthcare: Opportunities and Challenges", 2023.

보고서에서는 데이터 보호를 위한 최신 기술과 규제 조치를 설명하며, 헬스케어 데이터의 안전성을 보장하는 것이 필요하다고 강조한다.[25]

구체적으로 DNA는 유전정보를 저장하고 있는 데이터로서 중요성이 점차 증대하고 있다. DNA는 유전정보를 포함하여 단백질 발현과 세포시스템을 조절 가능하다. 디옥시리보핵산(Deoxyribonucleic acid, DNA)은 유기체의 유전정보를 전달하는 분자이고, 단백질을 만들 수 있는 정보를 암호화한다. DNA를 읽고(유전자시퀀서, Gene Sequencer), 쓰는(유전자 합성 기술, Gene Synthesis) 능력을 통해 세포시스템이 특정 기능을 가지도록 리프로그래밍할 수 있도록 한다. 세포 리프로그래밍을 위해 유전자 데이터 축적이 필수적이다. 즉 염기서열이 무엇을 암호화하는지, 유전자들이 영향을 미치는 기능은 무엇인지, 어떻게 유전자가 유기체에서 발현되는지 등에 대한 정보가 필요하다. 기술의 발달로 유전자 염기서열 분석 효율이 높아지고 비용이 감소하고 있다. 유전자 분석기술이 빠르게 발전함에 따라 전체 게놈을 보다 저비용으로, 효과적으로 분석할 수 있으며, 분석결과는 데이터베이스에 저장하고 있다.

방대한 염기서열 데이터가 공공 연구기관과 민간에 축적되고 있으며, 과학적 · 사회적 영향력에 대한 기대도 높아지고 있다. 범국가적 협력으로 국제 염기서열 데이터베이스 협력체를 통해 염기서열 데이터를 매일 업데이트 및 동기화하고 있으며, 데이터는 누구나 자유롭게 접근 가능하다.[26] 지구 마이크로바이옴 프로젝트(Earth Microbiome Project, EMP)는 미생물의 염기서열을 파악하는 민관 합동 글로벌 연구 프로젝트로 200,000개 샘플의 염기서열 분석을 목표로 하고 있다. 현재는 동 · 식물 종에서 0.1% 미만의 염기서열 분석이 완료된 것으로 추정한다. EMP를 통해 10년 내 알려진 모든 동 · 식물 및 곰팡이 종의 염기서열 분석 및 분류를 진행하고자 한다. 이러한 분석은 생태계 구성과 기능에 대한 이해를 돕고, 새로운 종의 발견, 기후변화에 따른 생물 다양성 연구, 미래 감염병 출몰에 대한 이해와 관리 등에 영향을 미칠 것으로 기대한다. 2023년 3월 미국 백악관 과학기술정책실 또한 미국 바이오제조를 위한 목표 중 하나로, 5년 내 100만종의 미생물 게놈 염기서열 분석을 선정했다.

따라서 기술의 발달, 데이터의 축적과 동시에, 유전자 데이터에 대한 사회적 우려와 국가안보위협 문제점이 제기되고 있다. 민간 유전자 시퀀싱 활성화에 따른 데이터 관

---

25 Journal of Medical Internet Research (JMIR), “Privacy and Security in Digital Health: Emerging Challenges”, 2023.

26 1980년대, 미국, 영국, 일본 3개국에서 시작한 염기서열 데이터를 수집하고 배포하기 위한 협력 이니셔티브(NCBI(미국), EMBL-EBI(영국), DDBJ(일본))

리와 정보 접근, 생물안전에 대한 사회적 우려가 증가하고 있다. 시퀀싱 비용의 감소로 소비자가 자신의 유전자 정보에 접근할 수 있도록 민간 회사의 유전자 데이터 수집이 활성화되고 있다. 데이터 수집 주체, 데이터 저장 위치, 데이터 사용용도(예: 포렌식), 데이터 소유자, 바이러스와 같은 이종의 유전정보의 접근과 공개에 대한 우려가 발생하고 있다.[27]

미국은 디지털 염기서열 정보(Digital sequence information, DSI)에 대한 국제 거버넌스 논의에 지속적으로 참여하여 자원 및 국가안보 위협 종식을 위해 노력하고 있다. 나고야 의정서에서 DSI의 접근 및 이익 공유 메커니즘에 대한 논의를 진행했다. DSI가 나고야 의정서의 범위에 포함되는지, 기존 이익공유(ABS) 메커니즘이 충분한지 또는 새로운 매커니즘이 필요한지 등에 대한 논의 진행하였고, 2022년 12월, DSI 관련 ABS 매커니즘 개발과 운영에 대한 프로세스 수립했다.[28]

⑥ 디지털 트윈 헬스케어(Digital Twin in Healthcare)

디지털 트윈 헬스케어(Digital Twin in Healthcare)는 환자의 생체 정보, 유전체, 임상 데이터를 반영해 디지털 공간에 환자의 가상 복제 모델을 만들어, 질병 예측 · 진단 · 치료 시뮬레이션을 가능하게 하는 첨단 의료기술이다. 치료 반응 시뮬레이션, 질병 진행 예측, 약물 반응 실험 등 '예방적 · 예측적 · 맞춤형 의료'를 실현하게 한다. 주요 핵심기술로 바이오인포매틱스, 멀티오믹스, AI/ML, IoMT, 실시간 데이터 스트리밍, 시뮬레이션 엔진 등이 있다. 따라서 디지털 트윈 헬스케어(Digital Twin in Healthcare) 모델[29]을 구축하기 위해 바이오인포매틱스(Bioinformatics)는 필수 인프라 기술로 활용된다.[30]

---

27 2023년 위협평가연감(Annual Threat Assessment)에서 유전자 데이터에 대한 국가안보위협 가능성을 언급하고 미국 상무부 산업안전국(BIS)에서 데이터 유출 방지를 위한 규정을 개정
- 개인정보보호 및 유전자 데이터에 대한 규범과 위험 방지책 수립이 AI 및 생명공학 기술의 발달보다 지연되는 실정
- 최근 중국에서 미국의 건강 및 게놈 데이터를 수집하기 위해 미국 기업 인수 및 사이버 공격을 하는 등 국가안보 위협 사안을 확인

※ BIS는 BGI Research, Forensic Genomics International 등의 유전자 데이터社를 포함하여 수출행정규정(ExportAdministration Regulations, EAR)을 개정함으로서 유출을 막고자 함

28 BioIN, 디지털 바이오, 유전체 시퀀싱 및 데이터의 의미, 2023.

29 개별 환자의 다양한 생체·의료 데이터를 실시간으로 수집·분석해 가상의 환자 디지털 복제체(Twin)를 생성하여 진단, 예측, 치료 설계에 활용하는 의료 모델

30 바이오인포매틱스는 "개인의 생물학적 정체성을 디지털로 수치화"해 디지털 트윈의 기반을 제공한다.

[표 3-16] 디지털 트윈 헬스케어(Digital Twin in Healthcare) 활용 사례

분야	사례
암 맞춤 치료 설계	종양 유전체 + 병리 이미지 기반 환자 디지털 트윈 생성 → 치료 반응 시뮬레이션
심혈관 질환 예측	IoMT 기반 심전도 + 유전형 기반 AI 심장모델 구축
약물 반응 예측	변이 기반 약물 반응 예측 시뮬레이션(예: CYP450 + 와파린)
만성질환 관리	혈당, 운동, 식습관 데이터 + 유전체 정보 기반 디지털 당뇨환자 모델 생성
디지털 환자 교육	AR 기반 디지털 트윈으로 치료 경과 및 선택지 시뮬레이션 제공

⑦ 환자 중심의 헬스케어와 디지털 헬스케어의 글로벌 시장 성장 및 규제 이슈

환자가 자신의 건강상태와 치료 과정에 대한 정보를 보다 쉽게 접근하고 이해할 수 있도록 지원하는 것이 디지털 헬스케어의 중요한 특징이다. 이는 환자의 참여도를 높이고 치료 효과를 증대시킨다. 디지털 헬스케어 경제는 글로벌 시장으로 급속히 성장하고 있다. Allied Market Research의 〈Digital Health Market by Type, Component, and End User: Global Opportunity Analysis and Industry Forecast, 2023-2032〉(2023)보고서에 따르면, 디지털 헬스케어 시장은 2023년에 1,000억 달러 이상의 규모로 성장했다. 이 성장은 원격진료(Telemedicine), 모바일 헬스(mHealth), 웨어러블 기술 등 다양한 디지털 헬스케어 솔루션의 수요 증가에 기인한다. 글로벌 시장의 성장은 헬스케어 접근성 향상, 효율적인 치료 방법 제공, 그리고 소비자들의 건강관리에 대한 인식 변화에 따른 결과이다. 한편 디지털 헬스케어의 규제 및 정책도 변화하고 있다. 미국 식품의약국(FDA)의 〈Digital Health Innovation Action Plan〉(2023) 보고서에서는 디지털 헬스케어 기술에 대한 규제 및 정책 변화를 설명하고 있다. 보고서는 디지털 헬스케어 제품의 안전성과 효과성을 보장하기 위해 제정된 새로운 규제와 정책을 설명하며, 이 기술들이 건강관리 시스템에 통합될 수 있도록 지원하는 방안을 제시한다. 규제의 변화는 기술의 혁신을 촉진하며, 소비자에게 신뢰할 수 있는 디지털 헬스케어 솔루션을 제공하는 데 기여하고 있다.[31]

미국 기업 SetPoint Medical은 전기 자극을 통해 류마티스 관절염을 치료하는 전자약물이 2025년 7월 미국 식품의약국(FDA)의 승인을 받았다. 미국 기업 셋포인트 메디컬(SetPoint Medical)이 류마티스 관절염 치료용 전자치료제에 대한 미국 식품의약국(FDA) 승인을 받은 전자치료제는 전자(electronic)와 의약품(pharmaceutical)의 합성

31 FDA, "Digital Health Innovation Action Plan", 2023.

어로, 약물 대신 전기 자극을 통해 질병을 치료하는 것을 의미한다. 다양한 디지털 치료가 난치성 질환의 약물 치료를 대체하는 시대가 도래하고 있다. 전자약은 알약을 복용할 수 없는 환자들도 사용할 수 있다. 정해진 시간에 약을 복용할 필요가 없고, 약물이 의도치 않은 부위로 이동하여 발생하는 부작용으로부터 자유스럽다.[32] 한국연구재단(NRF)은 2024년 보고서에서 세계 전자약 시장 규모가 2020년 25조 원에서 2030년 51조 원까지 성장할 것으로 전망했다.

전자약은 식물인간 상태의 환자를 깨운 사례도 있다. 프랑스 국립과학연구센터의 앙겔라 시리귀 박사가 이끄는 연구팀은 2017년 전자약으로 식물인간 상태의 환자를 깨웠다. 이 환자는 교통사고로 15년간 의식을 잃었다. 3개월간 미주신경에 전기 자극을 준 후, 환자는 의식을 되찾았다. 운동 기능, 감각, 의식과 관련된 뇌 영역의 활동이 증가했다. 그 외 대한민국에서는 우울증과 주의력결핍 과잉행동장애(ADHD) 치료를 위한 전자약이 개발되었다. 와이브레인은 우울증 전자약 "마인드스팀"을 개발하여 2021년 식품의약품안전처의 품목허가를 받았다. 누적 처방 건수는 18만 건을 돌파했다. NewAI가 개발한 전자약 '스마일'은 뇌에 연결되어 얼굴 전체에 분포된 삼차신경을 전기적으로 자극하여 ADHD를 치료하고 있다.

[표 3-17] 디지털 헬스케어 산업 트렌드

트렌드	설명
환자 중심의 헬스케어 (Patient-Centric)	개인 맞춤 치료 및 자가 관리 강화
플랫폼화	헬스케어 빅테크 기업의 생태계 지배력 강화(예: Apple Health, Samsung Health)
DTx의 급부상	정신질환, 당뇨, 불면증 등 비약물 치료로 보험 수가 적용 논의
원격진료 확대	COVID-19 이후 비대면 진료 수요 급증, 법 · 제도 개선 중
의료데이터 산업화	마이헬스웨이, 데이터댐 등 정부 주도 사업 증가

32 류마티스 관절염은 면역 체계가 스스로를 공격하는 자가면역 질환이다. 면역 세포가 관절을 공격하여 염증, 통증, 부기를 유발한다. SetPoint Medical은 1년 동안 242명의 환자를 대상으로 실시한 임상 시험에서 관절 통증과 부기가 각각 60%와 63% 감소했다고 보고했다. 부작용은 2% 미만이었다. SetPoint의 전기치료제는 목에 이식하는 2.5cm 크기의 장치이다. 이 장치는 뇌와 장기 사이에 신호를 전달하는 미주신경을 매일 1분씩 자극한다. SetPoint의 연구에 따르면 전기 자극은 염증을 억제하는 것으로 나타났다. 회사 측은 이 전자약이 면역 체계를 재조정하여 치료 효과를 달성한다고 밝혔다. 면역 체계의 과민 반응을 조절함으로써 관절염을 근본적으로 치료한다고 주장한다. 현재 대부분의 류마티스 관절염 치료제는 면역 체계를 억제하여 환자를 감염에 취약하게 만드는 부작용을 유발하고 있다.

2) 디지털 헬스케어 산업 구조

(1) 디지털 헬스케어 산업 생태계

디지털 헬스케어 산업 생태계는 첨단 디지털 기술과 의료 시스템이 융합된 환경에서 다양한 이해관계자들이 상호작용하여 환자 중심의 의료 및 건강관리 솔루션을 제공하는 시스템이다. 데이터의 '생애주기(수집 · 생산 → 저장 · 관리 → 가공 · 유통 → 분석 · 활용)' 과정을 통해, 디지털 헬스케어 생태계는 기술 기업, 의료 제공자, 환자, 보험사, 정부 및 규제기관 등 여러 주체들 간의 유기적인 협력으로 이루어진다. 데이터의 '생애주기(수집 · 생산 → 저장 · 관리 → 가공 · 유통 → 분석 · 활용)' 과정을 통해 디지털 헬스케어 생태계는 기술과 헬스케어의 융합으로 개인화되고, 예방 중심으로 전환되는 의료 시스템의 핵심 동력으로 작용하고 있다.

디지털 헬스케어 산업은 전통적인 의료 · 건강관리 산업과 첨단 ICT 기술이 융합된 고도화된 복합산업이다. 산업 가치사슬(Value Chain) 상 디지털 기술 개입 구조를 살펴보면, 전통 의료의 가치사슬은 『▷예방(Prevention) ▷진단(Diagnosis) ▷치료(Treatment) ▷관리(Management) ▷평가(Evaluation)』로 구성되며, 디지털 헬스케어는 이 모든 단계에 기술적으로 개입 가능하다. 즉, 산업 구조는 일반적인 헬스케어 산업의 흐름을 기반으로 하되, 디지털 중심 요소들이 핵심 가치사슬(Value Chain) 상에 삽입되거나 재구성되는 특징을 보인다. 즉, 디지털 헬스케어는 데이터의 『생애주기(수집 · 생산 → 저장 · 관리 → 가공 · 유통 → 분석 · 활용)』 과정에서 흐름 전체를 아우르며, 실시간성과 사용자 피드백을 통해 지속적으로 고도화되는 구조를 가진다.

[표 3-18] 디지털 헬스케어 산업 가치사슬과 디지털 기술 단계

단계	디지털 기술 활용 사례
예방	건강 앱, 유전체 기반 위험 예측, 웨어러블 데이터 경고
진단	AI 영상진단, 병리 이미지 분석, 증상 기반 챗봇 진단
치료	디지털 치료제(DTx), 스마트약물전달, 개인화된 치료 알고리즘
관리	만성질환 모니터링, 원격 모니터링(RPM), 건강코칭 플랫폼
평가	RWD/RWE 기반 효과 검증, 보험 데이터 기반 치료 성과 분석

① 디지털 헬스케어 생태계의 주요 구성 요소

디지털 헬스케어 산업 생태계는 기술 제공자, 의료서비스 제공자, 데이터 및 분석 기

업, 보험사 및 금융기관, 정부 및 규제기관, 그리고 환자 및 일반 소비자 등으로 구성되어 있다.

[표 3-19] 디지털 헬스케어 산업 생태계 주요 구성 요소

구분	주요 역할	예시
기술 플랫폼 공급자	디지털 헬스 기술의 기반이 되는 AI · 클라우드 · IoT · 블록체인 등을 제공	Google Cloud Healthcare API, NVIDIA Clara, Amazon HealthLake
의료 솔루션 개발자	진단 · 치료 · 모니터링 소프트웨어, 웨어러블, 앱 개발	VUNO, Lunit, Pear Therapeutics, Fitbit
데이터 관리 및 분석 기관	건강기록(PHR, EMR), 유전체, 웨어러블 데이터의 표준화 · 연동 · 분석	HealthConnect, IBM Watson Health, Genomelink
의료기관 및 사용자 인터페이스	병원, 의원, 약국, 약사 및 환자/소비자와 연결되는 디지털 창구	원격진료 앱, 병원 EMR 연계 시스템, 환자용 건강앱
보험 및 결제 시스템	디지털 기반 진료 및 치료 행위에 대한 비용 산정, 보험 수가 적용	미국 CMS RPM 프로그램, 한국 비대면 진료 시범수가
규제 · 정책 기관	서비스 기준 제시, 안전성 인증, 개인정보 보호 규제	식약처, 복지부, GDPR 기관, FDA SaMD 가이드라인 등

㉠ 기술 제공자(Technology Providers)

디지털 헬스케어 기술의 개발과 배포를 책임지는 주체들이다. 헬스 IT 기업은 전자의무기록(EMR), 병원관리시스템(HIS)을 제공한다. 인공지능(AI) 기업은 의료 영상 분석, 진단 지원, 치료를 예측한다. 웨어러블 기기 제조는 스마트워치, 피트니스 트래커, IoT 기반 건강 모니터링 기기 등을 생산한다. 디지털 치료제(DTx) 개발 기업은 소프트웨어 기반 질병 예방 및 관리 솔루션 등을 제공한다.

㉡ 의료서비스 제공자(Healthcare Providers)

환자에게 디지털 기술을 활용한 의료서비스를 제공하는 기관 및 전문가들이다. 병원 및 클리닉은 디지털 진단 도구, 원격진료 시스템을 활용한다. 개인의료 전문가는 원격 상담 및 치료, 데이터 기반 진료를 제공한다. 재활 및 요양 시설은 디지털 솔루션을 통한 재활 및 만성질환을 관리한다.

㉢ 데이터 및 분석 기업(Data & Analytics Companies)

헬스케어 데이터의 수집, 저장, 분석을 통해 의료 시스템을 지원한다. 빅데이터 플랫폼은 환자 데이터 분석 및 질병을 예측한다. 클라우드 서비스 제공자는 안전한 데이터를 저장하고, 실시간으로 접근한다. 블록체인 기업은 환자 정보 보안 및 데이터 무결성을 보장한다.

㉣ 보험사 및 금융기관(Payers & Funders)

의료 비용을 지원하고 디지털 헬스케어 솔루션의 비용 효율성을 평가한다. 공공보험은 원격진료 및 디지털 치료비 지원 정책을 마련한다. 민간 보험은 웨어러블 기기를 통한 건강보험료 할인 프로그램이다. 벤처 캐피탈 및 투자자는 디지털 헬스케어 스타트업 투자를 진행한다.

㉤ 정부 및 규제기관(Government & Regulators)

디지털 헬스케어 기술과 서비스를 관리 및 감독하여 안전성과 효과성을 보장한다. 국가 보건 당국은 디지털 헬스 솔루션의 인증 및 승인하고, 국제보건기구는 글로벌 표준화 및 지침을 제공(WHO, OECD 등)한다. 개인정보보호 규제기관은 환자 데이터 보호 및 보안 정책을 강화한다.

㉥ 환자 및 일반 소비자(Patients & Consumers)

디지털 헬스케어 생태계의 최종 수혜자이자 참여자로서, 개인의 건강관리 및 예방활동에 적극적으로 참여한다. 환자는 원격진료, 웨어러블 기기, 디지털 치료제를 이용하며, 건강관리 소비자는 피트니스 앱, 영양 모니터링 도구를 활용한다.

② 디지털 헬스케어 생태계의 상호작용

데이터의 '생애주기(수집 · 생산 → 저장 · 관리 → 가공 · 유통 → 분석 · 활용)' 과정을 통해, 디지털 헬스케어 생태계는 다양한 주체들이 협력하여 다음과 같은 상호작용을 통해 작동한다.

㉠ 의료서비스 제공자 ⇔ 기술 제공자

병원과 IT 기업은 협력하여 전자의무기록 시스템, AI 진단 도구 등을 개발 및 활용 등이다.

㉡ 보험사 ⇔ 환자 및 소비자

웨어러블 기기 데이터를 기반으로 보험 혜택을 맞춤형으로 설계한다.

㉢ 정부 ⇔ 기술 제공자

디지털 치료제 및 원격의료 플랫폼의 인증 및 표준화한다.

㉣ 데이터 기업 ⇔ 의료서비스 제공자

빅데이터 분석을 통해 환자 치료와 예측 모델을 개발한다.

③ 디지털 헬스케어 생태계의 가치 사슬: 데이터의 『생애주기』 과정

㉠ 데이터 수집

웨어러블 기기, IoT 센서, 모바일 앱을 통해 환자 데이터를 실시간으로 수집한다.

㉡ 데이터 분석

AI와 빅데이터 기술로 데이터에서 의미 있는 인사이트 도출한다. 예를 들면 질병 예측, 맞춤형 치료 계획 수립 등이다.

㉢ 서비스 제공

원격진료, 디지털 치료제, 맞춤형 건강관리 솔루션을 제공한다.

㉣ 결과 평가 및 피드백

데이터 기반의 치료 결과 평가를 통해 지속적인 서비스를 개선한다.

④ 디지털 헬스케어 생태계의 주요 특징

첫째, 기술 중심성(Technology Orientation)이다. 첨단 기술이 의료의 모든 과정에서 핵심 역할을 수행하고 있다. 둘째, 환자 중심성(Patient Centeredness)이다. 예방, 관리, 치료의 모든 단계를 환자의 요구에 맞추고 있다. 셋째, 데이터 기반 운영(Data-driven Operation)이다. 의료 데이터의 수집, 분석, 활용을 통해 효율성이 극대화된다. 넷째, 오픈 이노베이션(Open Innovation) 전략과 개방형 생태계이다. 다양한 이해관계자들이 협력하여 혁신적 솔루션을 제공한다.

⑤ 디지털 헬스케어 생태계의 트렌드

첫째, AI 기반 정밀의료(Precision Medicine) 확대다. 구체적인 사례로 유전체 데이터와 환자 데이터를 활용한 맞춤형 치료 등이 있다. 둘째, 원격진료(Telemedicine)의 표준화이다. 비대면 의료서비스가 팬데믹 이후 급속히 확산되고 필수 서비스로 자리잡았다. 셋째, 디지털 치료제(Digital Therapeutics, DTx) 활성화이다. 즉, 소프트웨어 기반 치료 솔루션의 상용화이다. 넷째, 헬스케어 플랫폼(Healthcare Platform) 통합이다. 의료 제공자, 기술 기업, 보험사가 데이터를 통합 관리하는 플랫폼 구축이다. 다섯째, 블록체인(Blockchain) 기술 활용이다. 환자 데이터 보안 및 정보 공유 효율성 향상이다.

(2) 디지털 헬스케어 산업 구조

디지털 헬스케어 산업 구조는 전통적인 헬스케어 시스템에 디지털 기술을 접목한 다층적이고 복합적인 체계로 구성된다. 데이터의 '생애주기(수집 · 생산 → 저장 · 관리 → 가공 · 유통 → 분석 · 활용)' 과정을 통해, 디지털 헬스케어 구조는 기술 개발, 서비스 제공, 데이터 활용, 규제 및 정책, 소비자 참여 등 여러 요소가 상호작용하며, 건강관리의 혁신을 추구한다. 디지털 헬스케어 산업 구조는 기술혁신을 통해 효율성을 극대화하고 환자 중심의 의료 환경을 구축하는 방향으로 지속적으로 발전하고 있다. 구체적으로 디지털 헬스케어 산업은 단일 의료기술이 아닌, 플랫폼형 구조를 중심으로 하는 다층적 생태계이다. 기술 공급자, 솔루션 개발자, 의료현장 사용자, 데이터 관리자, 정책기관이 서로 상호작용하며, 데이터와 알고리즘을 중심으로 재정렬된 의료 가치사슬을 형성한다.

① 디지털 헬스케어 산업의 주요 계층

디지털 헬스케어 산업 구조는 아래와 같이 상류(Upstream), 중류(Midstream), 하류(Downstream)로 구분할 수 있다.

㉠ 상류(Upstream): 기술과 솔루션 개발 단계

디지털 헬스케어 산업의 기반이 되는 기술과 제품 개발 단계이다. 기술 제공자 측면에서, AI 및 빅데이터 기업이 질병 예측, 의료 영상 분석, 맞춤형 치료 계획을 지원한다. 디지털 웨어러블 기기 제조사가 스마트워치, IoT 센서, 혈압/심박수 모니터 등을 생산한다. 소프트웨어 개발사는 디지털 치료제(DTx), 건강관리 앱, EMR/EHR 솔루션 등이다. 클라우드 컴퓨팅 및 블록체인 기업은 데이터 저장, 공유 및 보안 기술을 활용한다. 연구개발(R&D) 측면에서 보면, 제약 및 바이오 기업은 신약 개발과 디지털 기술을 융합한 치료법을 연구한다. 학계 및 연구기관은 데이터 활용을 통한 질병 기전 연구 및 AI 알고리즘 등을 개발한다. 특히 기술 융합측면에서, IoT 기술을 통한 의료기기와 디지털 플랫폼 간 데이터 통신과 유전체 및 분자 데이터를 활용한 개인 맞춤형 치료 기술 중심인 정밀의학의 진행이다.

㉡ 중류(Midstream): 데이터 관리와 서비스 전달 단계

수집된 데이터의 관리, 분석, 및 의료서비스 전달의 효율성을 강화하는 단계이다. 데이터 관리 및 분석 측면에서, 의료 데이터 플랫폼은 환자 기록 관리(EMR/EHR), 데이터 통합 및 분석한다. 빅데이터 분석 기업은 대규모 의료 데이터를 활용해 질병 예측 및 관리한다. 클라우드 서비스 제공자는 데이터 저장, 실시간 의료 정보 접근 지원이다. 유통 및 물류 측면에서, 디지털 의료기기 유통으로 웨어러블 기기, 진단 기기 등의 병원 및 소비자 대상으로 유통된다. 의약품 디지털 관리 과정을 통해, 디지털 방식으로 의약품의 재고 및 유통이 최적화된다. 보험 및 금융 측면에서, 디지털 헬스 보험은 웨어러블 데이터 기반 보험 상품을 개발한다. 헬스케어 스타트업 및 기술 개발 기업에 금융 투자가 진행된다. 의료 플랫폼 및 통합 시스템 측면에서, 환자와 의료진은 보험사 간의 통합 헬스케어 플랫폼을 구축한다. 원격진료 서비스의 경우, 모바일 앱과 비대면 진료 시스템을 통해 의료서비스를 제공한다.

㉢ 하류(Downstream): 소비자와 의료 제공 단계

최종적으로 디지털 헬스케어 기술과 서비스가 환자 및 소비자에게 전달되는 단계이다. 의료서비스 제공자 측면에서, 병원 및 의료시설은 AI 기반 진단, EMR 시스템, 원격진료 채택이다. 원격의료 플랫폼은 환자와 의사를 연결하여 비대면 진료 및 상담을 제공한다. 재활 및 예방 의료서비스는 만성질환 관리 및 디지털 치료제 활용 등이다. 소비자 및 환자 측면에서, 웨어러블 기기 사용을 통해, 개인 건강 데이터 모니터링(활동량, 심박수 등) 등을 진행한다. 모바일 헬스(mHealth)를 통해, 건강관리 앱과 디지털 치료제를 통한 질병 예방 및 관리한다.

디지털 건강 교육을 통해, 소비자가 디지털 헬스케어 기술에 익숙해질 수 있도록 지원한다. 환자 중심 서비스 측면에서, 맞춤형 의료서비스 제공(정밀의학)과 실시간 데이터 기반의 환자 상태 모니터링 및 피드백을 제공한다.

② 디지털 헬스케어 산업 구조의 특징

첫째, 기술 중심성(Technology Orientation) 산업이다. AI, 빅데이터, IoT, 클라우드, 블록체인 등 첨단 기술이 산업 구조의 핵심이다. 둘째, 데이터 기반 운영(Data-driven Operation)이다. 환자 데이터의 수집, 분석, 활용을 통해 진단, 치료, 예방의 모든 과정 최적화 등이다. 셋째, 환자 중심성(Patient Centeredness)이다. 소비자가 디지털 기기와 플랫폼을 통해 스스로 건강을 관리하며, 개인 맞춤형 솔루션을 제공받는다. 넷째, 통합 생태계(Integrated Ecosystem)이다. 의료 제공자, 기술 개발자, 보험사, 정부 등이 하나의 네트워크로 연결되어 협력한다.

③ 디지털 헬스케어 산업 구조의 트렌드

첫째, AI와 정밀의료(Precision Medicine)의 융합이다. 유전체 데이터와 환자 기록을 결합하여 맞춤형 치료 솔루션을 제공한다. 둘째, 원격진료(Telemedicine) 확대이다. 팬데믹 이후 원격진료와 비대면 의료서비스가 헬스케어의 필수 요소로 주목받고 있다. 셋째, 디지털 치료제(Digital Therapeutics, DTx) 상용화이다. 정신 건강, 당뇨, 고혈압 등 다양한 질환에 소프트웨어 기반 치료제 사용이 증가한다. 넷째, IoT 및 웨어러블 기기의 보급이다. 스마트 기기를 통한 실시간 건강 모니터링과 데이터 기반 건강관리 등이다. 다섯째, 보험 및 비용 관리 혁신이다. 보험사가 웨어러블 기기 데이터를 활용해 개인 맞춤형 보험료를 책정하고 건강관리 혜택을 제공하고 있다.

(3) 디지털 헬스케어가 의료산업을 혁신하는 방식

디지털 헬스케어는 단순한 기술 도입이 아니라, 의료의 '공간 · 시간 · 주체 · 데이터 · 비용구조'를 재설계하는 의료산업 전면 혁신(Healthcare System Transformation)이다.

① 거시적 관점: 디지털 헬스케어가 만드는 4대 패러다임 전환

거시적 관점에서 디지털 헬스케어가 만드는 4대 패러다임 전환을 다음과 같이 요약할 수 있다. 첫째, 'Reactive Care → Predictive/Preventive Care'이다. 기존 의료는 증상 발생하면, 병원 방문하고, 진단 및 치료하는 사후적(reactive) 흐름이었다. 디지털 헬스케어는 이를 AI 기반 질병 위험 예측하고, 유전체 기반 사전 위험 분석하여, 웨어러블 기반 조기 경고(Alert)로 전환하여, "질병 발생 전에 개입하는 의료"로 패러다임을 바꾼다. 둘째, 'Facility-based → Home-based → Omni-channel Care'이다.

전통 의료는 병원 · 클리닉 중심이다. 디지털 헬스케어는 원격 모니터링으로 원격 진료나 홈 헬스 디바이스를 활용한 모바일 처방 및 가정 내 병상(Home ICU) 등을 통해, "집이 병원이 되는 구조"를 만든다. 즉, 고령화 · 만성질환 사회의 필수 구조로 활용된다. 셋째, 'Provider-centric → Data/Platform-centric Ecosystem'이다. 기존 의료는 "병원 · 의사 중심 구조"였으나, 디지털 헬스케어는 "데이터 중심 의료 플랫폼"이 중심이 된다. 플랫폼이 병원 · 보험 · 환자 · 제약 데이터를 연결하며, 진단 · 치료 경로 추천하고, 비용 예측과 맞춤 서비스 제공 등이 데이터 중심으로 자동화된다. 넷째, 'One-size-fits-all → Precision/Personalized Medicine'이다. 유전체 · 생활습관 · 의료기록 · 환경데이터가 통합되면서, "모든 환자에게 동일한 치료" → "나에게 최적화된 치료"로 전환된다. 즉, 정밀 항암치료, 맞춤 약물처방, 개인별 Digital Twin, Life-style 기반 맞춤 관리가 가능하다.

② 병원(Hospital)을 혁신하는 방식(운영 구조 + 진료 구조 혁신)

디지털 헬스케어는 병원(Hospital)을 '운영 구조 + 진료 구조 혁신'으로 재편한다.

첫째, 임상진단 구조의 혁신으로 AI 영상/병리 진단, 판독 정확도 향상, 판독 대기시간 감소, 중증환자 우선 triage이 가능하다. 둘째, 임상의사결정지원(CDSS)으로 적정 검사 추천, 약물 상호작용 자동 확인, 위험군 자동 분류 등이 가능하다. 즉, 의료진은 "사람이 직접 판단하는 반복적 업무"에서 벗어나, "예외적 · 고난도 판단"에 집중하게 된다.

병원 운영(Operational Excellence) 혁신으로 Digital Twin 기반 병원 운영 시뮬레이션이 활용되어, 병상 회전율 최적화, 수술실 · 응급실 자원 배분, Staffing 최적화가 가능하다. AI 기반 Scheduling은 검사실 · 수술실 · 입원실 예약 자동화와 대기시간 30~50% 단축이 가능하다.

병원 수익/비용 구조 변화 측면에서도, 문서 작성 자동화와 검사 프로세스 자동화 및 인력 효율화로 비용이 감소한다. 또한 원격모니터링 기반 서비스, 디지털 치료제 처방, AI 기반 질병 예측 패키지 등의 새로운 수익모델이 발생한다. 즉 Hospital 2.0 → Digital Hospital 구조로 진화하는 것이다.

③ 제약 · 바이오(Pharma)를 혁신하는 방식

첫째, AI 신약개발(Drug Discovery)의 근본적 변화가 발생한다. 단백질-리간드 예측(Generative AI), 가상 스크리닝(Virtual Screening), 임상 환자군 분류(Sub-grouping) 타겟 발굴(Target ID) 등으로 신약 개발 기간을 10~70% 단축하고, 비용을 30~50% 절감할 잠재력을 보유하게 된다. 둘째, Real World Evidence(RWE) 기반 규제 · 임상 혁신이다. RWD(병원, 웨어러블, 보험 데이터)를 기반으로 약물 안전성, 장기효과, 부작용 패턴 등을 분석하여, 임상시험 설계가 보다 정교해진다. 즉, "가상의 2상 · 3상 임상(Virtual Trials)"으로 확산 및 가능하게 된다. 셋째, 환자세분화 기반 개인맞춤 치료가 가능하다. 유전체 · Multi-omics 데이터를 활용해 "어떤 환자가 어떤 약에 잘 반응하는지", 사전에 예측이 가능하다.

④ 보험(Payer)을 혁신하는 방식

첫째, 행동 기반 보험(Behavior-based Insurance)으로 전환한다. 웨어러블 · 모바일 앱 데이터를 활용해, 운동량/수면 패턴/심박 변화 등을 기반으로 보험료를 산정한다(미국 Vitality 모델). 둘째, 리스크 예측 기반 보험이 가능하다. AI가 질병 위험과 의료비 발생 가능성 및 만성질환 관리 성과를 예측해 보험 포트폴리오를 설계하는 것이다. 셋째, Outcome-based Payment가 가능하다. "진료 행위" 중심에서 "성과(Outcome)" 중심 지불모델로 이동한다.

사례로 당뇨 합병증 감소 시 인센티브 지급하거나, 재입원률 감소 시 병원에 보상 등을 하는 것이다.

⑤ 정부 · 규제기관(Regulator)을 혁신하는 방식

첫째, 의료 데이터의 국가 플랫폼 구축이다. EMR 표준화와 환자 주권 기반 데이터 이동 및 공공-민간 연계가 가능하다. 둘째, 인허가 기준, 임상 근거 기준, 보험 적용 체계, 사후 모니터링 체계 등으로 디지털 치료제(DTx) 제도 정비 및 개선이 가능하다. 셋째, Algorithm Change Protocol과 AI 성능 재평가 및 Explainable AI 요구조건 등 AI 의료기기 규제 체계를 개선한다.

⑥ 환자(Patient) 관점에서의 혁신

디지털 헬스케어는 환자 경험(Patient Experience)을 혁신한다. 첫째, 편의성 증가 측면에서 모바일 예약과 AI 문진 및 원격 상담, 또한 자택 검사(Home Test)가 가능하다. 둘째, 자기관리(Self-care) 강화 측면에서 앱 기반 행동교정, 예방 중심 건강관리,

웨어러블 기반 실시간 피드백 등이 가능하다. 셋째, 의료 접근성 향상과 이동 · 대기 비용 감소 및 합병증 발생 감소 등의 경제적 이점이 발생한다.

(4) 디지털 헬스케어의 주요 산업기술 혁신 사례

① 인공지능(AI) 기반 진단 및 예측

글로벌 AI 진단 시장은 2024년 약 231억 달러에서 2025년 332억 달러로 급성장 중이며, CAGR은 43.4%에 이를 것으로 전망된다. 전체 의료 AI 시장은 2023년 224억 달러에서 2030년 2,082억 달러까지 성장하며, 2024 - 2030년간 연평균 성장률(CAGR)은 약 36%에 달할 것으로 분석된다.

디지털 헬스케어 경제 시장에서 미국 식품의약국(FDA) 승인 AI/ML 의료기기는 1995년 이후 꾸준히 증가해 왔으며, 2025년 1,000건 이상이 승인된 상태이다. 구체적 솔루션으로는 에이아이닥(Aidoc, 이스라엘계 기업, 뇌출혈, 폐색전증 등), 퀴빔(Qui-bim, 스페인 생명공학 기업, MRI 기반 간 · 뇌 분석), 큐어닷에이아이(Qure.AI, 인도 뭄바이 소재 스타드업, 폐결핵/뇌졸중 진단) 등의 대표 기업이 있으며, 이들은 각각 전 세계적으로 채택 및 임상 적용 중이다.

AI 도입은 진단 정확성 증가, 환자 안전 개선, 의료비 절감 효과를 동시에 가져온다. AI 영상 분석으로 컴플리케이션 및 행정 오류가 감소하고, 재입원율을 20% 이상 줄이는 사례가 보고되고 있다. 특히 생성형 AI는 리포트 작성 시간을 획기적으로 단축, 업무 효율을 30% 이상 상승시킨다는 분석도 존재한다.

주요 이슈와 향후 방향 측면에서 보면, 설명 가능한 AI(Explainable AI, XAI)와 윤리 · 신뢰성 확보는 채택 확대의 핵심 조건이다. 데이터 편향/준거성 부족, 검증된 임상 근거 부족, 규제 · 표준화 미비는 여전히 해결 과제이다. 향후에는 원격진료/환자 모니터링(RPM)과의 통합, 예방 중심 진단 체계, 글로벌 표준 기반 상호운용성 확대가 중요한 방향이 될 것이다.

AI 기반 진단 및 예측은 정밀도 · 효율성 · 접근성의 혁신을 통해 헬스케어 전반을 고도화하는 촉진제로 자리잡고 있다. 1조원 수준의 AI 진단 시장은 2030년 수 조원 규모로 성장할 것이며, 국내외 기업 및 의료기관이 임상적 근거 및 규제통과를 기반으로 활발히 도입 중이다. 다만, 임상 검증, 데이터 신뢰성, 규제 정비 등 과제가 병존하는 만큼, 향후 산업 전략은 안전성과 투명성 확보에 초점을 맞춰야 할 시점이다.

[표 3-20] 인공지능(AI) 기반 진단 및 예측 기술 혁신 사례

분야	기술 및 내용
의료영상 분석	AI 기반 영상 판독은 진단 정밀도를 약 92% 향상시키며, 인간 에러를 크게 감소시킴. 특히 흉부 X-ray, CT, MRI에서 초기 폐질환이나 암 탐지가 활성화되고 있음
예측 분석 (Predictive Analytics)	환자 재입원 예측, 패혈증 조기 경보, 만성질환 악화 예측 등에서 활용되며, 병원 운영 효율성과 환자 안전 향상에 기여함
병리 및 멀티오믹스	다중 오믹스 및 병리 데이터 통합 분석 기술이 발전하면서, 맞춤형 진단과 치료 계획이 가능해지고 있음
생성형 AI 및 NLP	대형 언어 모델(LLM) 기반 AI는 진단 리포트, 환자 설명서, 상담 기록 작성 등에 활용돼, 의료진의 행정 부담을 줄임

② 사물인터넷(IoT) 기반 웨어러블 디바이스

사물인터넷(IoT, Internet of Things) 기반 웨어러블 디바이스는 인체에 착용 가능한 센서를 통해 생체신호를 실시간으로 수집하고, 이를 클라우드·모바일 등과 연동하여 건강상태를 모니터링하거나 예측하는 기술을 의미한다. 사물인터넷(Internet of Things, IoT) 기반 웨어러블 디바이스는 디지털 헬스케어 산업에서 예방-관리-모니터링 기능을 강화하는 핵심 인프라로 자리잡고 있다. 센서 정밀도와 AI 분석 기능이 결합되며 의료기기화(Medical-grade Device)로 고도화 중이다.

사물인터넷(IoT) 및 웨어러블 기술은 디지털 헬스케어의 예방적·예측적 패러다임 전환을 실현하는 핵심 인프라이다. 기술의 소형화·지능화와 함께, 병원-가정-보험을 연결하는 '의료 생태계 통합형 디바이스'로 진화하고 있으며, 향후 디지털 치료제(Digital Therapeutics, DTx) 및 AI 기반 서비스와의 결합을 통해 디지털 의료 플랫폼으로 자리 잡을 것이다.

[표 3-21] 사물인터넷(IoT) 기반 웨어러블 디바이스의 주요 기능과 활용

구분	주요 측정 항목	활용 목적
생체신호 센서	심박수, ECG, 혈압, 호흡, 체온	만성질환 조기경보, 이상 감지
활동/행동 추적	걸음 수, 운동량, 수면 주기, 자세	생활습관 개선, 피트니스 코칭
전문 의료기기형	혈당, 산소포화도((SpO_2), 피부전도	질병 상태 관리, 재택 모니터링

글로벌 웨어러블 헬스케어 시장 규모는 2024년 약 320억 달러에서 2030년 880억

달러 이상으로 확대될 전망이다(연평균 성장률 18% 이상). 스마트워치 중심에서 헬스케어 특화 디바이스(RPM, DTx 연동형)로 확장되고 있으며, 병원–홈–보험사 간 연계 솔루션으로 진화 중이다. 구체적으로 병원–환자 간 거리 극복으로 입원 없이 자택에서 모니터링이 가능하다. 재입원율 감소 및 의료비 절감으로 특히 고령자 · 만성질환자에게 효과적이다. 의료진 업무 경감과 환자 자가관리 능력 향상이 가능해진다. 보험사 연계 확대로 건강정보 기반 맞춤형 보험상품 등이 등장할 것이다. 즉, 향후 웨어러블은 단순 측정기기에서 벗어나, AI 분석과 활용 증대로 예방과 치료 개입까지 연결되는 '의료적 의사결정 지원형 플랫폼'으로 진화할 것이다.

[표 3-22] 사물인터넷(IoT) 기반 웨어러블 디바이스의 기술 혁신 사례

기술 방향	설명
1. 소형화 · 비침습 센서 기술	마이크로 센서, 피부 부착형 패치, 스마트 텍스타일 기술로 진화
2. 실시간 데이터 스트리밍	BLE, 5G, LPWAN 등 통신기술로 환자 상태 실시간 전송 가능
3. 클라우드 연동 + AI 분석	지속적인 모니터링 → 위험 경보/예측 → 의료진/가족 알림
4. 스마트 진단 기능 내장	예: 심방세동 감지, 호흡 이상 예측, 스트레스/수면 분석
5. 디지털 치료제(DTx) 연계	DTx 앱과 연동해 행동치료, 복약관리, 정신건강 코칭 등 수행

③ 디지털 치료제(DTx)의 확산

디지털 치료제(Digital Therapeutics, DTx) 정의 및 작동 원리 측면에서 보면, 소프트웨어 단독(Software–only) 혹은 디지털 기술 융합된 약물 복합(Combination) 형태로 임상적 치료 효과를 유도한다. 임상시험 · 규제승인을 거쳐 "처방(의료기기)" 또는 "보험수가"로 사용되는 점이 일반 헬스앱과 결정적 차이가 있다. 디지털 치료제의 글로벌 시장은 2025년 매출 약 9.7억 달러에서 2034년 56.8억 달러로 확대, 연평균 21.6% 성장으로 전망된다. 2024~2030 장기 시나리오 조사에서는 2024년 7.6억 달러에서 2030년 32.5억 달러(연평균 성장률 28%)로 예측해 성장 잠재력이 더욱 크게 제시되기도 한다.[33] 특히 정신 건강 수요 폭증, 만성질환 관리 필요성, 비대면 치료 수용성, 규제 · 수가 정비가 동시다발적 성장 동력으로 작동할 가능성이 크다.

33 grandviewresearch.com

[표 3-23] 디지털 치료제(DTx)의 주요 혁신 사례

분야	대표 제품/기업	적응증	규제 · 상용화 현황
중추신경(CNS)	Rejoyn (Click Therapeutics + Otsuka)	주요우울장애	2024 FDA 승인
중독 · 행동	reSET · reSET-O (Pear)	알코올 · 오피오이드	2017 · 2018 FDA 승인
불면증	Somzz (Welt, 韓)	만성불면증	2024 韓 식약처 1호 DTx 허가
소아 ADHD	EndeavorRx (Akili)	8 - 12세 ADHD	2020 FDA De Novo 승인
근골격계	Kaia Back Pain (Kaia)	요통	독일 DiGA 급여 등재
당뇨 · 비만	Omada, Noom DTx	T2DM · 체중감량	RTM 코드 활용 상환 가능

주: 표의 세부 수치는 각 기업 IR · 규제 공시 자료 기반

디지털 치료제의 향후 주요 혁신 전망을 하면, 컴비네이션 디지털 치료제(Combination DTx)의 경우 약물 · 바이오의약품과 동시 승인해 경쟁력이 차별화될 전망이다. '생체센서 + AI 융합'으로 웨어러블 · RPM 데이터로 맞춤형 치료 알고리즘과 실시간 최적화가 가능하게 될 것이다. 성과-연동 지불 방식으로 치료 효과를 객관적 지표로 측정해 보험사가 직접 보상이 제공될 것이다. 특히 생성형 AI(Generative AI)의 다양한 적용이 확대되면서, 대화형 코칭 · 맞춤 시나리오 생성으로 사용자 유지율이 상승하고 임상 프로토콜도 자동화될 것이다. 디지털 치료제(DTx)는 "앱" 그 이상으로, 의료기기 · 약물 · 보험 · 데이터 경제까지 파급력을 확장하며 디지털-제약 융합 생태계를 재편하고 있다.

④ 블록체인 기반 건강정보 관리

블록체인은 데이터를 중앙 서버가 아닌 분산 네트워크에 저장하고, 위변조를 방지하는 기술로, 건강정보 관리의 핵심인 신뢰성 · 보안성 · 데이터 주권 확보 측면에서 주목받고 있다. 특히 전자의무기록(EMR), 개인건강기록(PHR), 유전체 및 웨어러블 데이터 등 민감한 개인 의료정보의 통합적 관리와 주체별 접근 권한 설정에 적합한 기술로 평가된다.

블록체인은 단순한 보안기술이 아닌, 환자 중심의 디지털 헬스 데이터 생태계를 가능하게 하는 기반 인프라다.[34] 향후 의료정보의 상호운용성 확보, 데이터 경제 활성화,

34 블록체인 기반 건강정보 관리의 기대 효과: ① 데이터 신뢰성 확보: 의료기록 위변조 방지 → 보험 청구, 의료분쟁 시 증거력 강화, ② 개인정보 보호 강화: 데이터 소유·접근·공유에 대한 환자 중심 구조 → GDPR/PIPA 등 규제 대응 가능, ③ 병원 간 정보 연계: 상호 다른 시스템 간 실시간 연결 → 진료 이력 연속성 확보, ④ 디지

환자 주권 강화, 글로벌 연계 의료 플랫폼 구축의 핵심 기술로 부상하고 있으며, Web3 및 ESG와 연계된 차세대 디지털 헬스 거버넌스의 핵심축이 될 것이다.

[표 3-24] 블록체인 기반 건강정보 관리의 주요 기능 및 적용 구조

기능	설명
데이터 위변조 방지	모든 정보 변경 이력(트랜잭션)을 체인 형태로 영구 기록해 불법 수정 방지
접근 권한 제어	스마트 계약(Smart Contract)을 활용해 의료진 · 기관 · 환자의 데이터 접근을 조건별로 제어
탈중앙화 저장	클라우드 기반 중앙 서버 의존을 줄이고, 여러 노드에 분산 저장함으로써 해킹 위험 분산
개인 데이터 주권 보장	환자가 자신의 건강정보 접근 · 공유 · 폐기 권한을 직접 행사 가능(Self-Sovereign Identity, SSI)
데이터 상호운용성	병원 간 시스템 간 차이를 블록체인 기반 중개 계층이 조율하여 정보 일관성 유지

[표 3-25] 블록체인 기반 건강정보 관리의 향후 전망 및 전략적 활용 방안

방향	내용
1. 헬스데이터 ID 통합	개인별 건강 ID를 생성하고, 진료 · 복약 · 운동 · 유전체 정보 통합 관리 (ex. DID 기반 플랫폼)
2. ESG 기반 헬스데이터 신뢰체계 구축	환자 동의 기반 정보 공유 → 공공의료, 임상연구 참여 유도
3. Web3 연계형 헬스 서비스	블록체인+NFT+토큰경제 → 건강정보의 자산화 가능성 (Well-being Token 등)
4. 국가간 데이터 연계 인프라	다국적 임상시험, 의료관광, 이주자 대상 진료 등 글로벌 연계 플랫폼 구현 가능

⑤ 클라우드 기반 의료 데이터 플랫폼

클라우드 기반 의료 데이터 플랫폼은 환자 진료정보, 영상, 유전체, 웨어러블 데이터 등을 병원 내부 서버가 아닌 외부 클라우드 인프라에 저장 · 관리하고, 이를 실시간 분석 · 공유 · 통합 활용하는 기술이다. 전자의무기록(Electronic Medical Record, EMR), 의료영상저장정보시스템(Picture Archiving and Communicating System, PACS), 개인건강기록(Personal Health Record, PHR), 실사용데이터(Real-World Data, RWD), AI 분석 플랫폼 등 다양한 의료정보 시스템이 클라우드화됨에 따라, 의료기관의 디지털 전환을 가속화하는 핵심 인프라로 부상하고 있다. 특히 팬데믹 이후

털 헬스 데이터 경제 기반: 환자가 자신의 데이터를 안전하게 판매·연구에 기여 → 데이터 유통시장 형성 가능

원격진료(Telemedicine), 원격환자모니터링(Remote Patient Monitoring, RPM), 디지털 치료제(DTx) 등 실시간 연결 기반 서비스가 확산되면서 온프레미스에서 클라우드 기반 아키텍처로의 구조 전환이 필수화되고 있다.

[표 3-26] 클라우드 기반 의료 데이터 플랫폼의 구성 요소 및 기술 구조

구성 요소	주요 기능
데이터 저장소	정형/비정형 의료데이터 저장(영상, 텍스트, 센서, 유전체 등)
연동 API/FHIR	병원 시스템 간 표준 기반 데이터 연계
AI 분석 모듈	진단 예측, 이상 탐지, 치료 권고 알고리즘 실행
보안 및 권한관리	HIPAA/GDPR 준수, 암호화, 접근통제, 로깅 등
사용자 인터페이스	병원, 의료진, 환자 전용 데이터 대시보드 제공

[표 3-27] 클라우드 기반 의료 데이터 플랫폼의 글로벌 혁신 사례

기업/기관	플랫폼명	특징
Google	Cloud Healthcare API	FHIR, DICOM, HL7 지원, AI 기반 영상 분석 연동
Amazon	Amazon HealthLake	실시간 건강데이터 통합 · 분석, NLP 적용
Microsoft	Azure Health Data Services	병원 EHR 연동, 생체 · 유전체 데이터 통합
Mayo Clinic	Cloud-Powered Platform with Google	전체 병원 IT를 클라우드로 이관, 연구 · 임상 동시 수행
삼성서울병원	차세대 통합의료정보시스템	클라우드 기반 AI 영상 분석 플랫폼 시범 운영 중

클라우드 기반 의료 데이터 플랫폼은 의료기관 간 연결성, 환자 중심 서비스, 정밀의료, 디지털 헬스의 실현을 가능케 하는 핵심 인프라이다.[35] 향후에는 AI 기반 자동 분석, 글로벌 데이터 연계, 개인 주도형 PHR 서비스와 통합되며, 디지털 의료의 백본(Backbone)으로 기능할 전망이다.

⑥ 가상현실(VR) · 증강현실(AR) 헬스케어 활용 사례

가상현실(VR)은 사용자를 완전히 가상 환경에 몰입시키는 기술이며, 증강현실(AR)은 현실 세계 위에 디지털 정보를 덧입혀서 보여주는 기술이다. 이들은 기존의 직관적 한계

35 향후 발전 방향: ① "클라우드 + AI + RWD" 통합형 분석 플랫폼으로 진화(예: 실시간 질환 예측, 환자군 세분화 등), ② 멀티클라우드·하이브리드 클라우드 모델 채택 확대: 보안·속도·유연성의 균형 추구, ③ PHR 중심 환자 참여형 플랫폼 확산: 환자가 직접 건강정보를 관리·공유하는 구조로 확장, ④ 공공기관 주도 클라우드 의료망 구축 시도(예: 한국보건의료정보원, 일본 NTT데이터 헬스클라우드)

를 넘는 시각화와 몰입 기반 행동 수정을 가능하게 하여 헬스케어의 다양한 분야에서 활용이 급증하고 있다. 구체적으로 의료 교육 및 시뮬레이션, 외과 수술 지원, 재활 훈련, 정신 건강 치료, 통증 관리 및 행동 치료 등에 활용되고 있다. 헬스케어 가상현실(VR) · 증강현실(AR) 시장 규모는 2024년 약 35억 달러에서 2030년 120억 달러 이상, 연평균 18~25% 수준 성장이 전망되고 있다. 즉, 의료기기/디지털 치료제(DTx) 융합으로 의료용 인증과 행동중재 알고리즘 기반 디지털 치료제로 확장 중이다. 헬스케어 가상 · 증강현실(VR · AR) 기기 보급 확산으로 메타 퀘스트(Meta Quest), 애플 비전 프로(Apple Vision Pro), 피코(Pico) 등 저가형 · 고해상도 기기의 등장으로 진입장벽이 완화되고 있다.[36]

가상현실(VR) · 증강현실(AR) 기술은 헬스케어 현장에서 치료 효과 향상, 시뮬레이션 교육, 정서적 중재를 가능하게 하는 몰입 기반 기술로, 정밀의료와 정신건강 분야를 중심으로 확산 중이다. 특히 디지털 치료제(DTx)로의 융합과 원격 재활 플랫폼으로의 확장은 의료기기 산업, 메타버스(Metaverse), 디지털 치료제(DTx) 시장의 전략적 교차점이 될 것이다.

[표 3-28] 가상현실(VR) · 증강현실(AR)의 헬스케어 주요 혁신 사례

분야	적용 방식	대표 사례
1. 의료 교육/시뮬레이션	해부학 학습, 수술 리허설, 응급처치 훈련 등	Osso VR, Touch Surgery, FundamentalVR
2. 수술 지원	AR 기반 실시간 내비게이션, 3D 영상 중첩	Medivis SurgicalAR, SentiAR, Augmedics xVision
3. 재활 훈련	VR 게임 · 피드백 기반 운동치료, 뇌졸중 · 파킨슨 등	MindMaze, RehabVR, Neuro Rehab VR
4. 정신건강/불안 치료	공황장애 · PTSD · 공포증 치료용 노출 요법	XRHealth, Psious, BehaVR
5. 통증 완화	화상 환자 · 만성통증 대상 VR 게임으로 주의 분산	AppliedVR (VRx DTx), SnowWorld
6. 치매 · 인지장애 치료	기억 훈련, 회상요법(Reminiscing Therapy)	MyndVR, VRTU

⑦ 양자컴퓨팅과 미래 헬스케어

양자컴퓨팅(Quantum computing)은 고전적 컴퓨터로 수백만 년 걸릴 복잡한 생물

36 임상 및 규제 현황: ① 미국 FDA는 2021년 AppliedVR의 VRx Chronic Pain Program을 디지털 치료제(DTx)로 승인, ② 다수 VR 기반 재활 프로그램은 유럽 CE 인증을 획득하며 의료기기로 분류됨, ③ 국내에서는 일부 정신질환·인지장애 대상 의료기기 2등급 VR 솔루션이 실증사업 단계

학적 계산을 수 시간 내 해결할 수 있는 차세대 컴퓨팅 기술이다. 헬스케어 분야에서는 특히 아래 영역에서 기존 한계를 뛰어넘는 혁신 잠재력을 보유하고 있다. 구체적으로 양자기술을 활용하면 약물 설계 및 분자동역학 시뮬레이션, 유전체 분석(Genome analysis) 및 멀티오믹스(Multiomics) 통합, 의료 AI 모델의 고차원 최적화, 복합 진단 알고리즘 가속, 전임상/임상시험 시뮬레이션 등이 가능될 전망이다. "의료 AI + 디지털 치료제 + 정밀의료"가 고도화됨에 따라, 양자 알고리즘이 헬스케어 데이터 복잡성 해결의 핵심 기술로 부상하고 있다.

양자컴퓨팅은 현재의 헬스케어 기술이 처리하기 어려운 고차원 생체 · 유전체 · 약물 데이터 문제를 해결할 수 있는 미래 핵심 기술이다. 2025년대에는 초기 도입 · 검증 단계로, 2030~2040년에는 정밀의료 · 신약개발 · AI 의료 진단을 중심으로 상용화가 예상되며, 이에 따라 양자기술과 헬스케어 산업의 전략적 연결과 융합이 필수적이다.[37]

[표 3-29] 양자컴퓨팅과 미래 헬스케어의 주요 혁신 사례

분야	설명	글로벌 사례
약물 설계	양자 시뮬레이션을 활용해 단백질-약물 상호작용을 정밀 예측	Roche-Cambridge Quantum 공동연구
유전체 데이터 분석	QML(양자 머신러닝) 기반 패턴 인식으로 변이 예측 · 진단 가능	IonQ-Genentech, D-Wave-DNAstack
의료 AI 최적화	AI 진단 모델의 학습 시간 단축, 성능 향상	IBM Qiskit Health 플랫폼
임상시험 시뮬레이션	가상환자군 생성 및 복합 변수 기반 임상 설계	SandboxAQ-Mayo Clinic, Classiq-Sanofi
신경계 질환 연구	뇌파/신경망 기반 비선형 예측 모델에 양자 최적화 활용	QuEra-Neuroscience Alliance(미국)

양자헬스케어 산업(Quantum Healthcare Industry)은 미래의 의료 혁신을 견인할 핵심 분야로 부상하고 있다. 이는 양자 기술의 특성과 헬스케어의 주요 요구 사항이 맞물리며 발생한 첨단 융합산업이다. 양자헬스케어 산업(Quantum Healthcare Industry)은 양자기술(Quantum Technologies: 컴퓨팅, 센싱, 통신 등)을 활용하여 기존의 헬스케어(진단, 치료, 신약개발, 의료데이터 등) 시스템을 혁신적으로 발전시키는 산업을 의미한다.[38]

37 김용환(2025), '양자산업 시장 분석 모델', 2025년 혁신클러스터학회 춘계학술대회.
38 김용환(2025), 「양자 헬스케어 산업」, KIST.

[표 3-30] 양자 헬스케어의 주요 혁신 사례

분야	양자 기술 적용 개요
진단(Diagnostics)	양자센서 기반 고정밀 바이오마커 탐지
영상(Image)	양자 이미징(QMRI, PET 등 고해상도 스캐닝)
신약개발	양자컴퓨터 기반 분자동역학 시뮬레이션
암 치료	양자 시뮬레이션 기반 맞춤형 방사선량 계산
게놈/정밀의학	양자 머신러닝 기반 유전체 해석
데이터 보안	양자암호로 의료정보 보호

(4) 디지털 헬스케어 비즈니스 모델과 주요 성과 사례

디지털 헬스케어 경제는 전 세계적으로 다양한 성공 사례를 통해 그 가치를 입증해 왔다. 데이터의 『생애주기(수집 · 생산 → 저장 · 관리 → 가공 · 유통 → 분석 · 활용)』 과정에서 디지털 헬스케어 경제 혁신은 의료 접근성 향상, 치료 비용 절감, 그리고 환자의 삶의 질 향상에 크게 기여하고 있다. 디지털 헬스케어 경제가 다양한 방식으로 의료서비스를 혁신하고 있다.

디지털 헬스케어 산업은 의료 · 건강 서비스에 ICT, AI, 빅데이터, IoT 등을 융합해 진단, 치료, 건강관리, 예방을 수행하는 산업이다. 전통적인 의료서비스나 제약 중심 모델에서 벗어나, 플랫폼형 서비스, D2C 구독형, AI 기반 진단 · 분석, 데이터 수익화 등 다양한 비즈니스 모델로 진화하고 있다.

[표 3-31] 디지털 헬스케어 주요 비즈니스 모델 유형

유형	설명	수익 구조	대표 예시
① 구독형 건강관리	앱 기반 운동·영양·멘탈관리	월 구독료	Noom, 눔, Fitbit Premium
② 원격의료/약처방형	비대면 진료 + 약 배송	진료 수익 + 약가 수익	닥터나우, Hims, 굿닥
③ AI 진단 플랫폼형	영상/심전도/병리 AI 분석	병원 구독료, API 사용료	루닛, 뷰노, Aidoc
④ 유전체 기반 정밀의료형	DNA 분석 + 건강 솔루션	검사비 + 개인화 제품	23andMe, 테라젠바이오
⑤ 보험 연계형	보험료 절감 연동 헬스관리	B2B 제휴 수익+가입 유도	교보 Vitality, AIA
⑥ 데이터 기반 B2B형	병원/기업 대상 분석 서비스	분석 수수료, 맞춤 제안	Health Catalyst, Evidation

① 원격의료 서비스 확대: 텔라닥 헬스(Teladoc Health)

텔라닥 헬스(Teladoc Health)는 원격의료 분야에서 선도적인 기업으로, 의사와 환자가 물리적으로 떨어져 있어도 진료를 받을 수 있는 서비스를 제공한다. 텔라닥(Teladoc)은 화상 회의, 전화, 모바일 앱 등을 통해 환자와 의사가 실시간으로 상담할 수 있도록 하며, 특히 긴급하지 않은 경미한 질환의 진단 및 치료에 유용하다. 2024년 10월 Fortune Business Insight가 발표한 자료에 의하면, 글로벌 원격의료 시장은 2023년 약 1,426억 4,000만 달러에서 2032년에는 약 7,910억 4,000만 달러에 이를 것으로 예상되며, 이 기간 동안 연평균 성장률(CAGR)은 22.0%로 전망된다.

텔라닥(Teladoc)은 전 세계적으로 수백만 명의 환자들에게 서비스를 제공하며, 팬데믹 기간 동안 급속히 성장했다. 텔라닥(Teladoc)의 서비스는 의료서비스 접근성을 개선하고, 병원 방문에 따른 시간과 비용을 절감하는 데 기여했다.

② 웨어러블 기기를 통한 건강관리: 핏빗(Fitbit)

Fortune Business Insight가 발표한 자료에 의하면, 2023년 전 세계 웨어러블 기술 시장 규모는 약 1,201억 5,000만 달러로 평가되었다. 세계 웨어러블 기술 시장은 2024년 1,573억 달러에서 2032년까지 약 1조 6,954억 6,000만 달러로 성장하여, 예측 기간 동안 연평균 성장률(CAGR) 34.6%를 기록할 것으로 예상했다.

구글이 합병한 핏빗(Fitbit)은 웨어러블 기기 시장의 대표적인 회사로, 피트니스 트래커를 통해 사용자들의 일상적인 활동량, 심박수, 수면 패턴 등을 모니터링한다. 헬스케어 데이터는 사용자가 자신의 건강상태를 보다 잘 이해하고, 개인화된 건강 목표를 설정할 수 있도록 지원한다. 핏빗(Fitbit)의 데이터는 또한 의료 전문가들이 환자의 장기적인 건강 추세를 모니터링하고, 건강 문제를 조기에 발견할 수 있게 한다. 이러한 웨어러블 기술은 예방 의료 및 만성질환 관리에 큰 도움을 주고 있다.

③ 전자건강기록(EHR) 시스템: Epic Systems

전자건강기록(EHR)은 환자의 의료 정보를 디지털 형식으로 저장하고 관리하는 시스템으로, 의료서비스의 효율성과 정확성을 높이는 데 중요한 역할을 한다. 킹스 리서치(Kings Research) 보고서에 의하면, 2023년 전 세계 전자건강기록(EHR) 시장 규모는 약 325억 8,000만 달러로 평가되었으며, 2031년까지 약 485억 8,000만 달러로 성장할 것으로 예상된다.

에픽시스템스(Epic Systems)는 미국을 비롯한 여러 국가의 병원과 의료기관에서 사용되는 전자건강기록(EHR) 시스템을 제공한다. Epic의 시스템은 환자의 의료 정보를 통합하고, 의료진이 환자의 기록에 쉽게 접근할 수 있도록 한다. 의료진 간의 원활한 정보 공유를 가능하게 하여 중복 검사를 줄이고, 환자의 치료 계획을 개선하는 데 기여한다. 예를 들어, 카이저 퍼머넌트(Kaiser Permanente)와 같은 대형 의료 제공자가 Epic의 시스템을 도입함으로써, 환자의 전체적인 의료기록을 한 곳에서 관리하고, 치료의 일관성을 유지할 수 있게 되었다.

④ AI 기반 진단 도구: 제브라 메디컬 비전(Zebra Medical Vision)

AI 기반 진단 산업은 의료 분야에서 인공지능 기술을 활용하여 질병의 조기 발견과 정확한 진단을 지원하는 혁신적인 분야로, 최근 급속한 성장을 보이고 있다. 2023년 글로벌 의료 AI 시장 규모는 약 192억 7,000만 달러(약 26조 원)로 추산되며, 2034년에는 약 6,130억 1,000만 달러(약 830조 원)에 이를 것으로 예상된다. 향후 10년간 연평균 성장률(CAGR)이 37%에 달하는 급성장을 의미한다.

제브라 메디컬 비전(Zebra Medical Vision)은 인공지능을 활용한 의료 이미지 분석 솔루션을 개발하는 기업이다. 이 기업의 AI 알고리즘은 방사선 사진, CT 스캔, MRI 등의 이미지를 분석하여 폐암, 간질환, 심혈관 질환 등 다양한 질병의 조기 진단을 지원한다. Zebra Medical Vision의 솔루션은 높은 정확도와 효율성을 자랑하며, 의료 전문가들이 보다 신속하고 정확한 진단을 내릴 수 있도록 지원한다. 특히 의료 자원이 부족한 지역에서 전문 의료진의 부족 문제를 완화하는 데 큰 도움이 되고 있다.

⑤ 디지털 치료제: 페어 테라퓨틱스(Pear Therapeutics)

디지털 치료제(Digital Therapeutics, DTx)는 질병을 예방, 관리, 치료하기 위해 과학적으로 검증된 소프트웨어를 활용하는 새로운 형태의 의료 제품이다. 데이터의 『생애주기(수집 · 생산 → 저장 · 관리 → 가공 · 유통 → 분석 · 활용)』 과정에서 디지털 기술과 헬스케어가 융합된 이 치료 방식은 약물이나 의료기기를 보완하거나 대체할 수 있는 가능성을 제공하고 있다. 디지털 치료제는 환자에게 임상적으로 유효성이 입증된 소프트웨어 기반의 치료 솔루션을 제공하며, 일반적으로 스마트폰, 태블릿, 웨어러블 기기 등을 통해 작동한다. 글로벌 디지털 치료제 시장은 2023년 약 60억 8,000만 달러에서 2033년에는 약 730억 9,000만 달러로 성장할 것으로 예상되며, 이 기간 동안 연평균 성장률(CAGR)은 28.23%에 이를 것으로 전망된다.

페어 테라퓨틱스(Pear Therapeutics)[39]는 미국 식품의약국(FDA) 승인을 받은 디지털 치료제(Digital Therapeutics, DTx) 분야의 선두주자이다. 이 기업의 제품 중 하나인 리셋(reSET®)은 약물 남용 장애를 치료하기 위한 디지털 솔루션으로, 행동 치료와 모바일 앱을 결합한 형태이다. 이 프로그램은 사용자가 치료 과정을 따라가며, 다양한 정신 건강 기술을 학습하고 실천할 수 있도록 지원한다. 페어 테라퓨틱스(Pear Therapeutics)의 디지털 치료제는 전통적인 약물 치료와 함께 사용될 수 있으며, 사용자들에게 개인화된 치료 경험을 제공한다.

⑥ 생명과학에 특화된 클라우드 기반 디지털 서비스: 비바 시스템즈(Veeva Systems)

비바 시스템즈(Veeva Systems)는 생명과학 산업(제약, 바이오, 의료기기 등)에 특화된 클라우드 기반 소프트웨어, 데이터, 컨설팅 서비스를 제공하는 글로벌 기업이다. 비바는 2007년에 미국에서 창립되어, 생명과학 분야의 클라우드와 데이터 혁신을 선도하는 기업으로 성장했다. 모든 이해관계자의 공익을 고려하는 '공익기업'(Public Benefit Corporation) 모델을 추구한다. 즉, 고객사와 파트너십을 중시하고 사회적 가치 실현에도 집중한다.[40] 주요 특징으로는 원스톱 통합 서비스를 제공하는 것이다. 임상부터 마케팅 · 영업, 공급망까지 모든 데이터를 하나의 클라우드 플랫폼에서 관리할 수 있는 점이 큰 경쟁력이다. 아울러 실시간 데이터를 제공하여 글로벌 제약사 70% 이상이 비바 플랫폼을 활용하고 있다. 즉각적인 데이터 활용 및 의사결정이 가능하다. 최근에는 AI 기능이 대대적으로 도입되어 품질관리, 안전관리 등에서 업무 효율, 컴플라이언스 등을 크게 향상시키고 있다.

---

39 2023년 4월 페어 테라퓨틱스는 미국 델라웨어 법원에 파산보호를 신청하고 나스닥 시장에서 상장 폐지됐다. 2023년 5월 현재 클릭 테라퓨틱스(Click Therapeutics)와 웰트 코퍼레이션(Welt Corp), 하베스트 바이오(Harvest Bio), 녹스 헬스 그룹(Nox Health Group)은 총 605만 달러에 페어 테라 테라퓨틱의 자산을 인수하기로 했다. 페어 핵심 제품인 리셋과 리셋-O는 하베스트바이오(Harvest Bio)가 인수했다. 하베스트바이오는 페어 창업자인 코리 맥칸(Corey McCann)이 최근 설립한 스타트업이다. 하베스트바이오는 총 203만 달러(약 27억원)에 리셋과 리셋-O 외에 기업상표인 피어커넥트(PearConnect), 우울증, 다발성 경화증 등의 파이프라인을 인수했다. 불면증 치료용 솜리스트와 관련 자산은 녹스 헬스(Nox Health)가 390만 달러(약 51억원)에 인수했다. 페어 테라퓨틱스의 플랫폼 특허와 편두통 집중 치료기기는 각각 7만 달러, 5만 달러에 클릭 테라퓨틱스(Click Therapeutics), 국내 디지털 치료제(DTx) 기업인 웰트 코퍼레이션(Welt Corp)에 팔린다. 국내 기업 웰트 코퍼레이션이 최근 파산한 미국 페어 테라퓨틱스(Pear Therapeutics)의 파이프라인 일부를 인수했다. 웰트 코퍼레이션은 경매 입찰 절차를 밟아 5만 달러(약 6,600만원)에 해당 파이프라인을 인수한 것으로 알려졌다. [메디파나뉴스(2023.5.22.), 전자신문(2023.5.22.)]

40 단순 고객관계가 아닌 산업 발전 및 일자리 창출 등 사회적 가치 제공에 집중

주요 제공 솔루션 및 포트폴리오로 첫째, Vault 플랫폼을 제공한다. 임상(R&D), 규제(Regulatory), 품질(Quality), 안전(Safety) 관련 콘텐츠 및 데이터 관리 기능을 클라우드 기반으로 서비스한다. 비구조적/구조적 데이터 관리, 문서 · 워크플로우 자동화, 실시간 협업 기능도 포함한다. 둘째, Development Cloud 서비스이다. 임상시험 데이터 관리, 의약품 허가 프로세스, 제조 품질관리 등 일련의 제품 라이프사이클 전반을 지원한다. 임상 데이터, 허가 · QA 문서, 이상사례 약물감시까지 포괄적 관리 지원이 가능하다. 특히 Commercial Cloud는 제약사/바이오기업 영업과 마케팅을 위한 CRM(고객관리)[41] 및 캠페인 관리, 의료 전문가와 네트워크 형성 등 상업용 데이터 소스(Veeva OpenData)도 제공한다. 즉, Veeva OpenData는 글로벌 의료 전문가, 기관, 병원 정보 및 데이터베이스를 제공하여 영업 · 마케팅 전략 수립에 활용되고 있다. 셋째, QMS(품질관리 시스템)이다. 품질 프로세스 표준화, 워크플로우 자동화, 리스크 기반 의사결정, 컴플라이언스 관리 등 맞춤형 품질관리 솔루션을 제공한다. 넷째, Safety 서비스다. 실시간 이상 사례 관리, 약물감시, AI 기반 자동화로 신속 대응 및 협업 효율을 극대화한다. Veeva Vault QMS/ Vault RIM/ Vault Clinical/ Vault Quality/ Vault Safety 등 각 분야별로 세분화된 모듈들이 있으며, 임상, 품질, 규제, 안전관리 등 산업별 핵심 업무를 최적화하고 있다. 따라서 비바 시스템즈는 실시간, 원스톱 클라우드 기반의 데이터 및 업무 통합, 그리고 AI · 자동화 · 사회적 가치 중시 전략으로 생명과학 분야의 디지털 혁신에 필수적 역할을 하고 있다.

3) 주요 국가들의 디지털 헬스케어 정책

디지털 헬스케어 경제의 성장과 발전을 지원하기 위해 정부와 규제기관들은 다양한 정책을 수립하고 시행하고 있다. 이러한 정책은 데이터의 『생애주기(수집 · 생산 → 저장 · 관리 → 가공 · 유통 → 분석 · 활용)』 과정에서 디지털 헬스케어 기술의 안전성, 효과성, 개인정보 보호를 보장하면서도 혁신을 촉진하는 것을 목표로 한다.

---

41 Veeva Vault는 주로 생명과학 산업의 R&D, 임상시험, 규제, 품질관리, 안전관리 등 내부 업무와 데이터 통합 및 관리에 특화된 클라우드 플랫폼이다. 문서와 데이터 관리, 워크플로우 자동화, 컴플라이언스 준수에 중점을 두고 있다. Veeva CRM은 제약·바이오 기업의 영업, 마케팅, 의료 전문가와의 관계 관리에 집중된 솔루션으로, 영업 현장 지원, 마케팅 캠페인 관리, 고객 데이터 및 상호작용을 관리하며, AI 기반 CRM Bot과 통합 콜센터인 Service Center를 통한 업무 생산성 향상 기능을 갖추고 있다. 요약하면, Vault는 연구개발과 규제 같은 백오피스 업무 중심, CRM은 영업·마케팅·고객 관리 중심의 솔루션으로 역할과 대상 업무 영역이 다르다.

(1) 주요 정책 분야

① 개인정보 보호 및 보안

㉠ 유럽연합의 일반 데이터 보호 규정(GDPR)

유럽연합(EU)의 일반 데이터 보호 규정(GDPR)은 개인 데이터의 보호와 프라이버시를 강화하기 위한 법적 프레임워크다. 디지털 헬스케어 서비스 제공자에게 중요한 규제 사항으로, 환자의 건강 데이터를 안전하게 처리하고, 데이터를 사용하는 데 있어 투명성을 유지해야 한다. GDPR은 데이터 수집, 저장, 처리, 공유에 관한 엄격한 규정을 통해 환자의 개인정보 보호를 보장한다.

㉡ 미국의 건강보험 이전 및 책임법(HIPAA)

미국(USA)의 건강보험 이전 및 책임법(HIPAA)은 의료 정보의 프라이버시와 보안을 규제한다. 건강보험 이전 및 책임법(HIPAA)은 의료 제공자, 보험사, 데이터 처리 업체들이 환자의 건강정보를 보호할 수 있도록 법적 요구사항을 제시한다. 디지털 헬스케어 솔루션이 건강보험 이전 및 책임법(HIPAA) 규정을 준수해야 한다는 의미이며, 위반 시 심각한 법적 처벌을 받을 수 있다.

② 디지털 치료제 및 원격의료 규제

㉠ 미국 식품의약국(FDA) 디지털 헬스 프레임워크

미국 식품의약국(FDA)은 디지털 헬스케어 제품의 규제를 위해 '디지털 헬스 프레임워크'를 개발했다. 이 프레임워크는 소프트웨어 기반 의료기기(SaMD), 웨어러블 기기, 모바일 헬스 앱 등의 안전성과 효과성을 평가하고 승인하는 가이드라인을 제공한다. 예를 들어, 페어 테라퓨틱스(Pear Therapeutics)의 디지털 치료제(DTx)와 같은 제품은 식품의약국(FDA)의 검토와 승인을 받아 시장에 출시될 수 있다.

㉡ 유럽연합의 의료기기 규정(MDR)

유럽연합(EU)의 의료기기 규정(MDR)은 의료기기의 안전성과 성능을 보장하기 위한 규제이다. MDR은 디지털 헬스케어 기기, 특히 소프트웨어 의료기기와 관련된 새로운 규제 요건을 포함하고 있으며, 기기의 인증 및 시장 출시 절차를 강화하고 있다.

③ 연구 및 개발 지원

㉠ 미국의 국립보건원(NIH) 및 국립과학재단(NSF) 지원

미국(USA) 국립보건원(NIH)과 국립과학재단(NSF)은 디지털 헬스케어 기술의 연구와 개발을 위한 다양한 보조금 프로그램을 운영하고 있다. 이러한 지원은 혁신적인 기술 개발과 디지털 헬스케어 솔루션의 상용화를 촉진한다.

㉡ 유럽연합의 Horizon 2020 프로그램

유럽연합(EU)의 호라이즈 2020(Horizon 2020) 프로그램은 연구와 혁신을 위한 대규모 자금 지원 프로그램으로, 디지털 헬스케어를 포함한 다양한 분야의 연구 개발을 장려한다. 이 프로그램은 디지털 헬스케어 기술 개발을 위한 국제 협력 프로젝트와 임상 연구에 자금을 지원하여 유럽 내 헬스케어 혁신을 촉진한다.

④ 표준화 및 상호운용성

㉠ 국제전송기술표준(FHIR)

국제전송기술표준(Fast Healthcare Interoperability Resources, FHIR)은 디지털 헬스케어 시스템 간의 데이터 상호운용성을 향상시키기 위해 개발된 표준이다. 전자건강기록(EHR) 시스템 간에 데이터를 쉽게 공유하고 통합할 수 있도록 지원한다. 상호운용성은 환자 중심의 의료서비스를 제공하는 데 있어 필수적이며, 디지털 헬스케어 솔루션 간의 원활한 정보 교환을 촉진한다. 국제전송기술표준(FHIR)은 의료기기 간 상호운용성을 보장하기 위해 HL7(Health Level 7)에서 개발한 의료정보화 영역의 차세대 프레임 워크이며, 이는 헬스케의의 HTML(Hpper Text Markup Language, 웹표준언어)이라 불릴 만큼 쉽고 빠른 구현이 가능한 웹 기반 프레임워크이다.[42]

④ 환자 접근성 및 공정한 이용 보장

㉠ 미국 보건복지부(HHS)의 원격의료(Telehealth) 지침

미국 보건복지부(HHS)는 원격의료(Telehealth) 서비스의 접근성을 개선하기 위한 정책을 마련하고 있다. 팬데믹 기간 동안 원격의료(Telehealth)의 중요성이 부각되면서, HHS는 원격의료(Telehealth) 서비스의 보험 적용 범위를 확대하고, 관련 규

42 2025년 7월 25일 접속, https://m.blog.naver.com/PostView.naver?isHttpsRedirect=true&blogId=webtplus&logNo=221022096612

제를 완화하여 더 많은 환자들이 원격진료(Telemedicine)를 이용할 수 있도록 했다.

ⓛ 국가 보건 전략 및 계획

각국 정부는 디지털 헬스케어 기술을 국가 보건 전략의 일부로 포함하여, 기술 기반의 헬스케어 서비스에 대한 접근성을 높이고 있다. 이러한 정책들은 디지털 헬스케어 경제의 지속적인 성장을 지원하며, 혁신적인 기술과 서비스가 규제와 조화를 이루며 발전할 수 있도록 한다.

(2) 미국의 디지털 헬스케어

미국에서는 디지털 헬스케어 경제의 성장을 촉진하기 위해 다양한 정책과 규제 체계가 마련되어 있다. 특히 미국은 디지털 헬스케어 분야에서 다양한 정책과 법안을 통해 혁신을 촉진하고 있다. 첫째, 원격의료(Telehealth) 서비스 확대를 위해 미국은 2022년 '코로나19를 넘어선 원격의료 발전법(Advancing Telehealth Beyond COVID-19 Act)'을 통과시켜 2024년 12월까지 메디케어(Medicare) 수혜자들이 장소에 구애받지 않고 원격의료 서비스를 받을 수 있도록 하였다. 또한, 물리치료사, 언어병리학자 등 특정 의료인도 원격의료 서비스를 제공할 수 있게 되었다. 둘째, 디지털 헬스케어 규제 및 지원 강화를 위해 미국 식품의약국(FDA)은 2020년 '디지털 헬스센터(Digital Health Center of Excellence)'를 설립하여 디지털 헬스 분야의 규제 정비와 혁신 지원을 추진하고 있다. 셋째, 보건의료 정보기술 인력 개발을 위해 미국 보건부(HHS)와 보건의료정보기술조정국(ONC)은 2021년 공공 보건정보 기술인력 개발 프로그램(PHIT Workforce Program)을 발표하여 디지털 헬스케어 분야의 인력 양성을 지원하고 있다. 넷째, 전자건강기록(EHR) 시스템 도입 촉진을 위해 2009년 제정된 '경제 및 임상 건강을 위한 건강정보 기술법(HITECH Act)'을 통해 전자건강기록 시스템의 도입을 촉진하고, 의료서비스의 질 향상과 비용 절감을 추구하고 있다. 이러한 정책은 디지털 헬스케어 제품과 서비스의 안전성과 효율성을 보장하고, 혁신을 촉진하며, 소비자 보호를 강화하는 것을 목표로 한다.

① 개인정보 보호 및 보안: 건강보험 이전 및 책임법(HIPAA)

건강보험 이전 및 책임법(Health Insurance Portability and Accountability Act, HIPAA)은 환자의 건강정보를 보호하기 위해 마련된 법적 프레임워크로, 전자건강기록(EHR) 시스템, 원격의료(Telehealth), 웨어러블 기기(Wearable device) 등 디지털 헬스케어 서비스가 환자 데이터를 다루는 방식에 관한 규정을 포함한다. 주요 요소는 다음과 같다. 첫째, 프라이버시 규칙이다. 환자의 개인건강정보(Protected Health Information, PHI)를 보호하며, 이 정보를 사용할 수 있는 조건을 명확히 규정한다. 둘째, 보안 규칙이다. 개인건강정보(PHI)를 보호하기 위해 행정적, 물리적, 기술적 보호 조치를 요구한다. 셋째, 데이터 위반 통지 규칙이다. 개인건강정보(PHI)의 보안 위반이 발생할 경우 이를 신속히 알릴 것을 요구한다.

② 디지털 헬스 제품 승인 및 규제: 미국 식품의약국(FDA) 규제

미국 식품의약국(FDA)은 디지털 헬스케어 제품의 안전성과 효능을 검토하고 승인하는 역할을 한다. 주요 영역은 첫째, 소프트웨어 기반 의료기기(SaMD)이다. 식품의약국(FDA)은 소프트웨어가 단독으로 의료기기 역할을 할 경우 이를 규제한다. 예를 들어, 진단 도구나 치료 계획 지원 소프트웨어가 이에 해당한다. 둘째, 디지털 치료제(DTx)인데, 페어 테라퓨틱스(Pear Therapeutics)와 같은 디지털 치료제(DTx)는 식품의약국(FDA)의 검토를 거쳐 안전성과 효능을 입증해야 한다. 이는 전통적인 의약품과 유사한 절차를 거치며, 임상 시험을 포함할 수 있다. 셋째, 모바일 헬스(mHealth) 앱이다. 질병 관리, 진단, 치료 보조 등 의료적 목적으로 사용되는 모바일 앱도 식품의약국(FDA)의 규제를 받을 수 있다. 다만, 건강관리 앱이나 피트니스 트래커와 같은 저위험 제품은 규제 대상에서 제외될 수 있다.

③ 텔레헬스 정책: 텔레헬스 규제 및 지침

미국 정부는 텔레헬스(Telehealth) 서비스의 확대를 지원하기 위해 다양한 규제를 마련하고 있다. 특히 COVID-19 팬데믹 기간 동안 원격의료(Telehealth)의 중요성이 강조되면서 관련 규제가 완화되었다.

㉠ 메디케어 및 메디케이드 서비스 센터(CMS)

메디커어 및 메디케이드 서비스 센터(Centers for Medicare & Medicaid Services, CMS)는 텔레헬스(Telehealth) 서비스를 메디케어와 메디케이드 프로그램에 포함시켜 원격의료(Telehealth) 서비스의 범위를 확장했다. 팬데믹 동안 많은 제한이 완화되어 환자들이 보다 쉽게 텔레헬스(Telehealth)를 이용할 수 있었다.

㉡ 원격의료 면허 요건

일부 주에서는 텔레헬스(Telehealth) 제공자가 주 경계를 넘어 환자에게 서비스를 제공할 수 있도록 면허 요건을 완화했다.

④ 연구 및 개발 지원: 국립보건원(NIH) 및 국립과학재단(NSF) 지원

국립보건원(NIH)과 국립과학재단(NSF)은 디지털 헬스케어 기술의 연구와 개발을 촉진하기 위해 보조금을 제공한다. 주요 지원 프로그램으로 SBIR/STTR 프로그램이 있다. 소규모 기업을 위한 연구 및 개발 보조금 프로그램으로, 디지털 헬스케어 기술 개발을 장려한다. 또한 국립보건원(NIH)이 주도하는 '정밀의료 이니셔티브 코호트 프로그램(Precision Medicine Initiative Cohort Program)'은 정밀의료를 촉진하기 위해 개인의 유전자, 환경, 생활 습관을 고려한 맞춤형 치료법 개발을 지원한다. 정밀의료 이니셔티브 코호트 프로그램(PMI–Cohort Program)은 'All of Us 연구 프로그램(All of Us Research Program)'으로 명칭이 변경되어 정밀의료 데이터의 활용이 추진되고 있다.

⑤ 표준화 및 상호운용성: 미국 보건의료정보기술조정국(ONC)

미국 보건의료정보기술조정국(Office of the National Coordinator for Health Information Technology, ONC)은 미국의 건강정보기술(HIT) 정책을 조정하고 표준화하는 기관이다. 보건의료정보기술조정국(ONC)은 다음과 같은 정책을 통해 디지털 헬스케어 시스템의 상호운용성을 촉진한다.

㉠ 의료IT 보증제품 목록(CHPL)

의료IT 보증제품 목록(Certified Health IT Product List, CHPL)은 인증된 건강정보기술 제품 목록을 제공하여, 의료기관이 표준화된 전자건강기록(EHR) 시스템을 선택할 수 있도록 지원한다.

㉡ 국제전송기술표준(Fast Healthcare Interoperability Resources, FHIR)

미국 보건의료정보기술조정국(ONC)은 국제전송기술표준(FHIR)을 채택하여 전자건강기록(EHR) 시스템 간의 데이터 교환을 용이하게 하고, 환자 데이터의 접근성을 높이고 있다.

⑥ 환자 접근성 및 공정한 이용 보장: 환자보호 및 부담적정보험법(PPACA)

환자보호 및 부담적정보험법(Patient Protection and Affordable Care Act, PPACA)은 미국 내 의료서비스 접근성을 확대하고, 디지털 헬스케어 솔루션을 포함한 다양한 헬스케어 혁신을 촉진하는 정책적 기반을 제공한다. 환자보호 및 부담적정보험법(PPACA)은 보험 제공자들이 원격의료 서비스를 포함한 새로운 헬스케어 모델을 수용하도록 장려한다. 이러한 정책과 규제들은 미국 내 디지털 헬스케어 경제의 발전을 촉진하며, 환자들에게 더 나은 접근성과 품질의 의료서비스를 제공할 수 있도록 돕는다.

(3) EU 디지털 헬스케어

유럽연합(EU)은 디지털 헬스케어의 발전을 촉진하고, 이를 통해 시민들에게 양질의 의료서비스를 제공하기 위해 다양한 정책과 규제를 마련하고 있다. 유럽연합(EU)은 디지털 헬스케어 분야에서 혁신과 발전을 촉진하기 위해 다양한 정책을 추진하고 있다. 첫째, 유럽 건강 데이터 공간 구축을 위해 2022년 5월 유럽연합 집행위원회는 「유럽건강데이터공간(European Health Data Space, EHDS) 규정」을 제안하였다. 그리고 2025년 1월 유럽연합 이사회가 「유럽건강데이터공간(EHDS) 규정」을 채택하였다. 「유럽건강데이터공간(EHDS) 규정」은 유럽연합(EU) 시민들이 개인 건강 데이터를 더 잘 통제하고, 연구 및 정책 결정에 안전하게 공유할 수 있도록 설계되었다. 이를 통해 의료서비스의 질 향상과 혁신적인 연구 개발을 촉진하고 있다. 둘째, 디지털 치료기기(Digital Therapeutics, DTx) 보험급여 프레임워크 개발을 위해, EU는 디지털 치료기기(DTx)의 활용을 촉진하기 위해 각 회원국에서 보험급여 프레임워크를 개발하고 있다. 독일, 프랑스, 벨기에, 이탈리아 등은 디지털 치료기기(DTx)에 대한 보험급여 체계를 설정하거나 계획 중이며, 이를 통해 디지털 헬스케어 솔루션의 접근성과 활용도를 높이고자 한다. 셋째, 2021년부터 시작된 EU4Health 프로그램은 2027년까지 51억 유로의 예산을 투입하여 EU의 보건 시스템을 강화하고, 디지털 헬스케어 혁신을 촉진하는 것을 목표로 한다. EU4Health 프로그램은 의료 위기 대응력 강화, 의약품 및 의료기기 접근성 향상, 보건 시스템 및 인력 강화, 질병 예방 및 건강증진 등을 주요 과제로 삼고 있다. 넷째, 디지털 유럽 프로그램(Digital Europe Programme)을 추진하고 있다. 유럽연합(EU)은 디지털 전환을 가속화하기 위해 디지털 유럽 프로그램을 통해 2021년부터 2027년까지 75억 유로를 투자하고 있다. 이 프로그램은 고성능 컴퓨팅, 인공지능, 사이버보안, 디지털 기술의 광범위한 사용 촉진 등을 포함하며, 디지털 헬스케어 분야의 발전을 지원한다. 유럽연합(EU)의 디지털 헬스케어 정책은 주로 개인정보 보호, 의료기기 규제, 연구 및 개발 지원, 데이터 상호 운용성, 그리고 헬스케어 접근성 확대에 초점을 맞추고 있다.

① 개인정보 보호 및 보안: 일반 데이터 보호 규정(GDPR)

일반 데이터 보호 규정(GDPR)은 EU 전역에서 적용되는 개인정보 보호 규정으로, 데이터의 『생애주기(수집 · 생산 → 저장 · 관리 → 가공 · 유통 → 분석 · 활용)』 과정에서 디지털 헬스케어 데이터의 수집, 저장, 처리 및 전송에 관한 엄격한 기준을 제시한다. 주요 요소는 다음과 같다.

㉠ **개인 데이터 보호**: 일반 데이터 보호 규정(GDPR)은 의료 데이터를 포함한 개인 데이터를 보호하기 위해 데이터 최소화, 목적 제한, 투명성 원칙 등을 요구한다.

㉡ **동의 및 권리**: 데이터 주체(환자)는 자신의 데이터 처리에 대한 명확한 동의를 제공해야 하며, 데이터 접근, 수정, 삭제 요청 등의 권리를 가진다.

㉢ **데이터 보호 책임자**: 많은 디지털 헬스케어 서비스 제공자는 데이터 보호 책임자(DPO)를 임명하여 GDPR 준수를 보장해야 한다.

㉣ **위반 시 제재**: 일반 데이터 보호 규정(GDPR)을 위반할 경우 상당한 금액의 벌금이 부과될 수 있다.

② 의료기기 규제: 의료기기 규정(MDR)

의료기기 규정(Medical Device Regulation, MDR)은 유럽연합(EU) 내에서 의료기기의 안전성과 성능을 규제하는 법적 프레임워크로, 디지털 헬스케어 기기와 소프트웨어에 적용된다. 주요 사항은 다음과 같다.

㉠ **광범위한 정의**: 의료기기 규정(MDR)은 소프트웨어가 단독으로 진단, 예방, 모니터링, 예측, 치료를 목적으로 사용할 경우 이를 의료기기로 간주한다.

㉡ **엄격한 평가 절차**: 의료기기 규정(MDR)은 제품의 안전성과 성능을 보장하기 위해 임상 평가와 기술 문서 검토를 요구한다.

③ **마킹 및 인증**: 유럽연합(EU) 내에서 판매되는 의료기기는 CE(Conformité Européenne, 유럽 적합성) 마크를 통해 인증받아야 하며, 제품이 EU의 안전 및 성능 요구사항을 충족함을 의미한다.

③ 연구 및 개발 지원: 호라이즌 유럽(Horizon Europe) 프로그램

호라이즌 유럽(Horizon Europe)은 유럽연합(EU)의 연구와 혁신을 지원하는 주요 프로그램으로, 디지털 헬스케어 기술의 발전을 포함한 다양한 과학적 연구와 기술 개발 프로젝트에 자금을 제공한다.

㉠ **디지털 헬스 & 케어**(Digital Health and Care): 이 프로그램의 일환으로, 개인화된 의료, 예방적 건강관리, 고령화 문제 해결 등을 위한 디지털 헬스케어 솔루션 개발을 장려한다.

㉡ **국제 협력 촉진**: EU 내외의 연구기관, 기업, 의료기관 간 협력 프로젝트를 통해 디지털 헬스케어의 혁신을 촉진한다.

④ 데이터 상호운용성 및 표준화: e-헬스 네트워크 및 e-헬스 디지털 서비스 인프라(eHDSI)

e-헬스 네트워크(eHealth Network)는 EU 회원국 간의 협력을 촉진하여 디지털 헬스케어 솔루션의 상호운용성을 향상시키는 플랫폼이다.

㉠ **국제 e-헬스 디지털 서비스 인프라**(Cross-border eHealth Information Services, eHDSI): 이니셔티브는 국가 간 환자 요약 및 전자 처방전 교환을 가능하게 하여 환자가 다른 유럽연합(EU) 국가에서 의료서비스를 받을 때 중요한 정보를 사용할 수 있도록 한다.

㉡ **표준화 노력**: e-헬스 네트워크(eHealth Network)는 국제전송기술표준(FHIR) 등 국제 표준을 채택하여 다양한 헬스케어 시스템 간의 데이터 상호운용성을 개선하고 있다.

⑤ 환자 접근성 및 공정한 이용 보장: 디지털 헬스케어 접근성 전략

유럽연합(EU)은 디지털 헬스케어 서비스의 공정한 접근을 보장하기 위해 다양한 정책을 추진하고 있다. 특히 디지털 격차를 줄이고, 취약 계층이 디지털 헬스케어 기술을 이용할 수 있도록 지원하는 것을 목표로 한다.

㉠ **디지털 격차 해소**: 교육과 인프라 개선을 통해 디지털 헬스케어 기술에 대한 접근성을 확대하고, 모든 시민이 디지털 헬스케어 혜택을 누릴 수 있도록 노력하고 있다.

㉡ **고령자 및 장애인을 위한 접근성**: 디지털 헬스케어 제품 및 서비스가 고령자와 장애인 등 취약 계층에게도 접근 가능하도록 보장하는 정책이 포함된다.

⑥ 위기 대응 및 회복 계획: EU의 COVID-19 대응 및 회복 계획

팬데믹 동안 유럽연합(EU)은 텔레헬스(Telehealth) 혹은 원격의료(Telehealth/Telemedicine) 서비스 확대를 지원하기 위한 긴급 조치를 취했다. 이를 통해 의료서비스의 지속성을 확보하고, 의료 시스템의 부담을 줄였다. 회복 및 복원력 기금(Recovery and Resilience Facility, RRF)은 회원국들이 디지털 전환을 촉진하고, 특히 헬스케어 시스템을 현대화하기 위한 투자를 지원한다. 이러한 정책들은 유럽연합(EU)에서 디지털 헬스케어의 안전하고 효과적인 활용을 촉진하고, 혁신적인 헬스케어 솔루션의 개발과 보급을 지원하는 중요한 역할을 하고 있다.

(4) 아시아 국가들의 디지털 헬스케어

아시아 국가들은 디지털 헬스케어의 발전을 촉진하고 이를 통해 의료서비스의 접근성, 효율성, 품질을 개선하기 위해 다양한 정책을 추진하고 있다. 아시아는 기술 채택이 빠르고 인구가 많아 디지털 헬스케어의 잠재력이 매우 큰 지역이다. 여기서는 특히 일본, 한국, 중국, 그리고 인도 중심으로 주요 정책을 구체적으로 설명하겠다.

① 일본의 헬스케어 IT 정책

일본은 고령화 사회에 대응하고 의료서비스 효율성을 높이기 위해 디지털 헬스케어 기술을 적극 활용하고 있다.

㉠ 마이넘버(My Number) 시스템

일본은 개인 번호 시스템인 "마이넘버(My Number)"를 통해 의료 정보의 디지털화와 통합을 추진하고 있다. 이 시스템은 건강보험, 연금, 세금 등의 정보를 통합 관리할 수 있도록 하여, 의료기관 간 데이터 공유를 용이하게 한다.

㉡ 전자건강기록(EHR)

일본은 전자건강기록(Electronic Health Records, EHR)의 보급을 촉진하여 의료 정보의 상호운용성을 개선하고 있다. 전자건강기록(EHR) 시스템은 전국적으로 도입되고 있으며, 이를 통해 환자의 진료 이력을 쉽게 접근하고 공유할 수 있다.

㉢ **텔레헬스(Telehealth) 혹은 원격의료(Telehealth/Telemedicine)**

일본 정부는 원격의료 서비스의 확장을 지원하고 있으며, 특히 도서 지역 및 의료 접근이 어려운 지역의 환자들에게 혜택을 제공하기 위해 텔레헬스(Telehealth)의 법적 허용 범위를 넓히고 있다.

② **중국의 헬스차이나 2030(Health China 2030) 및 디지털 헬스케어 전략**

중국은 '헬스차이나 2030(Health China 2030)' 계획을 통해 국민 건강증진을 위한 디지털 헬스케어의 중요성을 강조하고 있다.

㉠ **온라인 병원 및 텔레헬스(Telehealth)**

중국은 온라인 병원과 텔레헬스(Telehealth) 플랫폼의 성장을 적극 지원하고 있다. 이들 플랫폼은 환자들이 원격으로 의사와 상담하고, 처방전을 받을 수 있도록 한다.

㉡ **국가 헬스 인포메이션 플랫폼**

중국은 전국적 헬스 인포메이션 플랫폼을 구축하여, 개인 건강 데이터의 수집, 저장 및 공유를 표준화하고 있다. 이는 대규모 의료 데이터의 분석을 가능하게 하여 공중 보건 관리와 정책 결정에 기여하고 있다.

㉢ **인공지능과 빅데이터 활용**

중국은 의료 영상 분석, 약물 발견, 질병 예측 등 다양한 분야에서 AI와 빅데이터를 적극 활용하고 있다. 중국 정부는 이러한 기술의 개발과 도입을 촉진하기 위한 정책적 지원을 강화하고 있다.

③ **인도의 국가 디지털 헬스 미션(NDHM)**

인도 정부는 국가 디지털 헬스 미션(National Digital Health Mission, NDHM)을 통해 디지털 헬스케어 인프라를 구축하고 의료 접근성을 확대하려고 한다.

㉠ **헬스 ID(Health ID)**

국가 디지털 헬스 미션(NDHM)의 핵심 요소 중 하나는 모든 인도 국민에게 고유한 헬스 ID(Health ID)를 제공하여, 개인의 건강기록을 디지털화하고 중앙에서 관리할 수 있도록 하는 것이다. 환자는 자신의 건강정보를 통합적으로 관리하고, 의료제공자는 환자의 전체 의료 이력에 접근할 수 있다.

㉡ 전자건강기록(EHR) 표준화

인도는 전자건강기록(EHR)의 표준화를 추진하고 있으며, 다양한 의료 제공자가 데이터를 공유하고 협력하는 데 중요한 역할을 한다.

㉢ 텔레헬스(Telehealth) 확장

인도는 농촌 및 외딴 지역의 의료 접근성을 개선하기 위해 텔레헬스(Telehealth)를 적극 활용하고 있다. 정부는 의료 접근성 확대를 위해 법적, 규제적 프레임워크를 마련하여 텔레헬스(Telehealth) 서비스의 품질과 안전을 보장하고 있다.

④ 국가 간 협력 및 표준화와 개인정보 보호 강화

아시아 국가들은 각국의 디지털 헬스케어 시스템의 상호운용성을 개선하기 위해 표준화된 프로토콜과 협력 체계를 구축하고 있다. 데이터의 국경 간 이동이 간편해지고, 국제적인 헬스케어 협력이 촉진되고 있다. 또한 개인정보 보호는 디지털 헬스케어에서 중요한 이슈로, 아시아 각국은 개인정보 보호법을 강화하고 있다. 환자 데이터의 보안과 프라이버시를 보장하는 데 중요한 역할을 한다. 아시아 각국은 디지털 헬스케어 기술을 통한 의료 혁신과 국민 건강증진을 목표로 다양한 정책과 제도를 마련하고 있으며, 기술 발전과 함께 국제협력 및 개인정보 보호 강화를 지속적으로 개선하고 있다.

4) 디지털 헬스케어 클러스터

디지털 헬스케어 클러스터는 특정 지역이나 도시에서 디지털 헬스케어 관련 기업, 연구기관, 의료기관, 스타트업, 정책 기관 등이 집합하여 협력하고 혁신을 촉진하는 집단을 의미한다. 디지털 헬스케어 클러스터는 디지털 헬스케어 분야의 발전을 가속화하고, 지역 경제를 활성화하며, 글로벌 경쟁력을 높이는 데 중요한 역할을 한다. 세계 주요 디지털 헬스케어 클러스터를 소개하고, 그 특징과 성공 사례를 간략하게 살펴보자.

(1) 미국 실리콘밸리(Silicon Valley) 클러스터

① 주요 특징

실리콘밸리는 세계적인 IT 및 기술혁신의 중심지로, 많은 디지털 헬스케어 스타트업과 대기업들이 위치해 있다. 글로벌 펀드 시장 활동과 투자 활동이 가장 활발한 지역이다. 디지털 헬스케어 스타트업에 대한 벤처 캐피탈 투자가 활발하며, 자금 조달과 기술 개발을 지원한다. 특히 오픈 이노베이션(Open Innovation) 전략에 의한 산학연 협력이 활발하다. 스탠포드 대학교를 비롯한 주요 연구기관들이 협력하여 혁신적인 헬스케어 기술 개발을 추진하며, 글로벌 기업들의 생태계를 구축하고 있다.

② 성공 사례

구글 헬스(Google Health)는 헬스케어 데이터 분석 및 AI 기반의 건강 솔루션을 개발하고 있으며, 실리콘밸리에서 중요한 역할을 하고 있다. 또한 애플(Apple)은 애플워치(Apple Watch)와 같은 웨어러블 기기를 통해 건강 모니터링 및 데이터 수집을 혁신하고 있다.

(2) 미국 보스턴(Boston) 클러스터

① 주요 특징

세계적 헬스케어 및 생명과학 중심인 특성을 보유하고 있다. 보스턴은 하버드 대학교(Harvard University)와 매사추세츠 공과대학교(MIT)를 비롯한 세계적인 연구기관과 의료기관이 밀집해 있다. 보스턴은 헬스케어 스타트업 생태계를 구축하고 있다. 헬스케어 및 생명과학 분야의 스타트업과 혁신 기업들이 많이 위치해 있으며, 연구와 개발이 활발하다.

② 성공 사례

매사추세츠 종합병원(Massachusetts General Hospital, MGH)은 디지털 헬스케어 솔루션의 연구와 임상 적용에 적극적으로 참여하고 있다. 또한 IBM의 Watson Health는 보스턴 지역의 헬스케어 데이터 분석과 AI 기반 진단 지원을 추진하고 있다.

(3) 유럽의 바이오 시티(Biocity) 클러스터

① 주요 특징

유럽의 바이오 시티(Biocity)는 헬스케어 및 생명과학 전문 클러스터이다. 유럽 여러 국가에서 헬스케어와 생명과학 중심의 클러스터가 형성되어 있다. 또한 오픈 이노베이션(Open Innovation) 전략에 의한 국제 협력이 활발하다. 유럽은 다양한 국가 간 협력을 통해 디지털 헬스케어 혁신을 추진하고 있다.

② 성공 사례

영국 케임브리지(Cambridge) 지역은 세계적인 생명과학 및 헬스케어 연구 중심지로, 많은 스타트업과 글로벌 기업이 활동하고 있다. 또한 런던 인근의 히드로 혁신 공원(Heathrow Innovation Park)이 디지털 헬스케어 연구와 기업 활동을 지원하고 있다.

(4) 아시아 싱가포르 클러스터

① 주요 특징

싱가포르는 아시아의 디지털 헬스케어 허브이다. 싱가포르는 아시아에서 디지털 헬스케어 혁신의 중심지로, 정부의 적극적인 지원과 정책이 뒷받침되고 있다. 싱가포르 정부는 다양한 지원 정책과 프로그램을 통해 디지털 헬스케어 스타트업과 기업을 지원하고 있다.

② 성공 사례

싱가포르는 싱가포르 보건기술컨소시엄(Singapore Health Technology Consortium, HealthTEC)을 통해 디지털 헬스케어 기술의 연구와 상용화를 촉진하고 있다. 싱가포르 헬스 서비스(Singapore Health Services, SingHealth) 등 싱가포르의 주요 의료기관은 디지털 헬스케어 솔루션의 개발과 적용에 선도적인 역할을 하고 있다. 특히 싱가포르는 디지털 트윈 기술을 활용한 버추얼 싱가포르(Virtual Singapore)는 싱가포르 전 국토를 3D 가상현실로 구현한 디지털 트윈 프로젝트로, 도시 계획, 교통 관리, 환경 모니터링 등 다양한 분야에서 활용되고 있다. 빅데이터, 사물인터넷(IoT), 3D 모델링, 머신러닝, 인공지능(AI) 등의 첨단 기술이 융합되어 도시의 다양한 문제를 해결하기 위한 시뮬레이션과 예측 분석이 가능하다. 버추얼 싱가포르는 도시 전체를 디지털화하여 다양한 시뮬레이션과 분석을 가능하게 함으로써, 스마트 시티 구현의 핵심 플랫폼이 되고 있다.

3. AI 헬스케어 산업

1) 개요

(1) 디지털 기술혁신을 선도하는 AI 헬스케어 부상

AI 헬스케어(AI Healthcare)[43]는 인공지능 기술을 활용하여 의료 데이터를 분석하고, 질병의 예방, 진단, 치료, 관리 등 의료서비스 전반에 혁신을 가져오는 분야이다. 급속한 AI 기술 혁신을 통해 환자에게 적절한 진단과 치료를 제공하며, 의료서비스의 질을 향상시키고 있다. AI 헬스케어는 환자의 진료기록, 보험청구정보, 학계 논문 등 기존의 의료 데이터뿐만 아니라 생체 데이터, 라이프로그, 유전체 정보 등 새로운 데이터를 수집하고 통합한다. 데이터의 『생애주기(수집 · 생산 → 저장 · 관리 → 가공 · 유통 → 분석 · 활용)』 과정에서 방대한 데이터를 AI 기술로 분석하여 개인 맞춤형 의료서비스를 제공한다. AI 헬스케어의 주요 기술로는 딥러닝, 자연어 처리, 영상처리, 음성 처리, 컴퓨터 비전 등이 있다. 대규모 언어 모델(LLM)을 기반한 급속한 AI 기술 혁신을 통해 의료 영상 분석, 질병 예측, 치료 계획 수립, 환자 모니터링 등 다양한 분야에서 활용되고 있다. 급속한 AI 기술의 발전으로 AI 헬스케어는 의료서비스의 효율성을 높이고, 환자 맞춤형 치료를 가능하게 하며, 의료진의 업무 부담을 줄이는 등 의료산업 전반에 긍정적인 영향을 미치고 있다.

AI 헬스케어(AI Healthcare) 경제는 인공지능(AI) 기술을 활용하여 의료서비스의 품질을 향상시키고, 진단, 치료, 환자 관리 등 여러 측면에서 혁신을 이끄는 분야이다. AI 헬스케어는 의료 산업 경제 전반에 걸쳐 혁신을 가져오며, 더 나은 환자 케어, 효율적인 의료 시스템, 그리고 의료 접근성 향상에 크게 기여하고 있다. 인공지능(AI) 기술의 혁신적 발전에 관하여 가트너(Gartner)의 2023년 보고서에서는 AI 기술이 헬스케어의 전략적 기술 트렌드

43 AI 헬스케어(AI Healthcare)라는 분야의 인공지능(AI)은 머신러닝(ML)을 사용하여 환자 경험, 병원 운영 및 비용을 지원하고 이상적으로 개선하는 것이다. 헬스케어 분야에서 인공지능(AI)은 방대한 양의 환자 고유 정보와 로우 메디컬 정보(raw medical information)를 분석하여 더욱 정확한 진단과 치료 계획을 수립하는 데 중요한 도구가 될 수 있다. 다양한 출처의 데이터를 신속하게 분석하고, 잠재적인 문제를 파악하며, 임상 및 행정 환경을 포함한 다양한 환경에서 해결책을 제시할 수 있다(2025년 7월 26일 접속, https://www.hpe.com/emea_europe/en/what-is/ai-healthcare.html).

로 부각되고 있음을 설명하고 있다. AI는 의료 영상 분석, 원격진료, 예방의료와 헬스케어 서비스 예측 등 다양한 분야에서 혁신적인 발전을 이루어왔다. 인공지능(AI)의 발전은 헬스케어 서비스의 질을 향상시키고, 효율성을 높이며, 비용을 절감하는 데 기여하고 있다.[44]

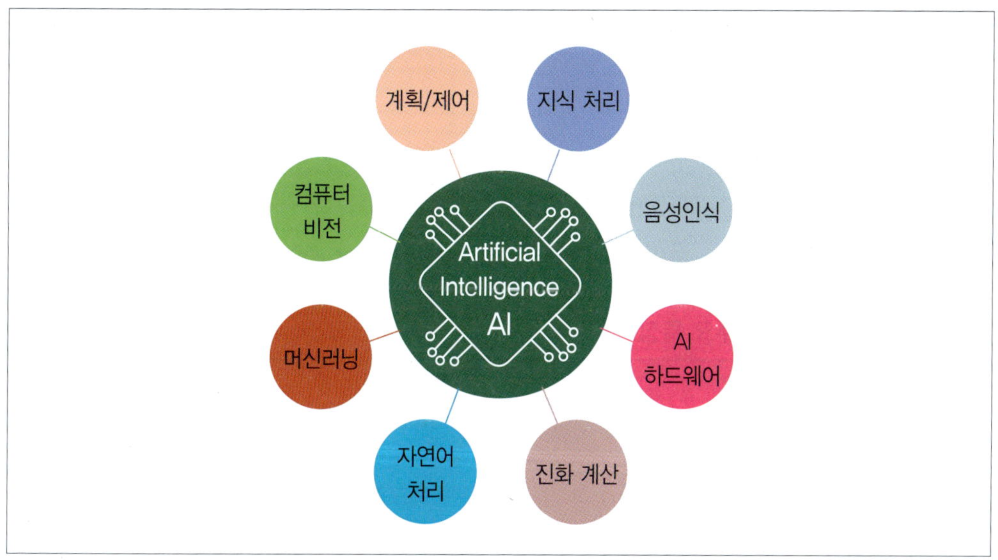

[그림 3-11] AI 기술 분류와 기업 사업화

자료: Alexander V. Giczy et al., "Identifying Artificial Intelligence (AI) Invention: A Novel AI Patent Dataset", The Journal of Technology Transfer, 2021.11.

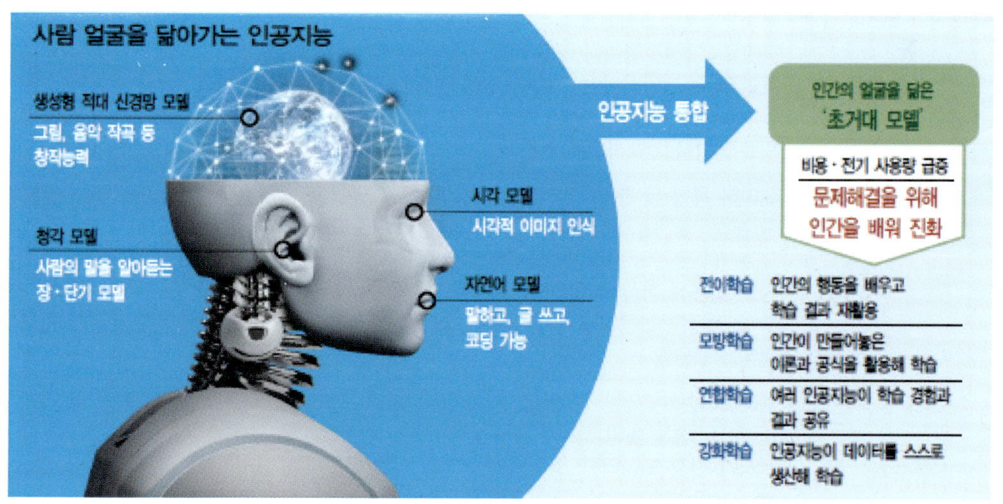

[그림 3-12] AI 기술 분류와 기업 사업화

자료: 김용환·임희정, 「AI 경영론」(2024).

44 Gartner, "Top 10 Strategic Technology Trends in Healthcare for 2023", 2023.

AI 헬스케어는 정확한 진단, 맞춤형 치료, 의료 기록 관리, 원격진료 및 모니터링, 의료 연구 및 약물 개발, 업무 자동화, 헬스케어 접근성 향상, 디지털 트랜스포메이션 가속화 등의 분야에서 발전된 AI 에이전트(AI Agent) 형태로 구현되고 있다. AI 헬스케어 시장의 개요 및 성장에 관하여 얼라이드 마켓 리서치(Allied Market Research)의 2023년 보고서에 따르면, AI 헬스케어 시장은 2023년부터 2032년까지 급격히 성장할 것으로 예상된다. 시장의 주요 성장 동력으로 데이터 분석의 향상, 맞춤형 의료서비스의 수요 증가, 헬스케어 비용 절감 등이 있다. 데이터의 『생애주기(수집 · 생산 → 저장 · 관리 → 가공 · 유통 → 분석 · 활용)』 과정에서 AI 기술은 진단, 치료, 환자 관리 등 다양한 분야에서 AI 에이전트(AI Agent) 서비스로 활용되며, 시장의 성장 가능성이 높아지고 있다.[45]

[표 3-32] AI 헬스케어의 주요 특징

구분	주요 내용
정확한 진단	• **영상 분석**: 데이터의 『생애주기(수집 · 생산 → 저장 · 관리 → 가공 · 유통 → 분석 · 활용)』 과정에서 AI는 의료 이미지를 분석하여 암, 뇌졸중 등 다양한 질병을 정확하게 진단할 수 있음. 방사선과 전문의의 진단 속도를 높이고 오류를 줄이는 데 도움. 환자와 의료기관 모두에게 시간과 비용 절감 효과 발생 • **패턴 인식**: 데이터의 『생애주기(수집 · 생산 → 저장 · 관리 → 가공 · 유통 → 분석 · 활용)』 과정에서 AI는 환자의 증상, 병력, 유전자 데이터를 분석하여 질병의 초기 징후를 포착하고 예측할 수 있음. 빅데이터와 AI가 급속히 발전함에 따라, 더욱 다양하고 패턴 분석과 정밀의료의 사전 예방이 가능하게 됨
맞춤형 치료	• **개인화된 치료 계획**: 데이터의 『생애주기(수집 · 생산 → 저장 · 관리 → 가공 · 유통 → 분석 · 활용)』 과정에서 AI는 환자의 유전 정보와 생활 습관을 고려하여 최적의 치료 방안을 추천함. 맞춤형 약물 치료와 재활 프로그램을 제공하는 데 유용 • **효과 예측**: 데이터의 『생애주기(수집 · 생산 → 저장 · 관리 → 가공 · 유통 → 분석 · 활용)』 과정에서 AI는 다양한 치료 옵션의 효과를 미리 예측하여 환자에게 가장 적합한 치료 방법을 선택하도록 지원
의료기록 관리	• **데이터 통합 및 분석**: 데이터의 『생애주기(수집 · 생산 → 저장 · 관리 → 가공 · 유통 → 분석 · 활용)』 과정에서 AI는 전자건강기록(EHR)을 통합적으로 관리하고 분석하여 의료진이 환자의 건강상태를 종합적으로 이해할 수 있게 함 • **정보 접근성 향상**: 데이터의 『생애주기(수집 · 생산 → 저장 · 관리 → 가공 · 유통 → 분석 · 활용)』 과정에서 AI는 필요한 정보를 빠르게 검색하고 분석하여 의료진의 의사 결정을 지원함
원격진료 및 모니터링	• **텔레메디슨**: AI 기반 원격진료 시스템은 환자가 집에서도 의료서비스를 받을 수 있게 하여 접근성을 높임 • **실시간 건강 모니터링**: 웨어러블 기기와 AI를 결합하여 실시간으로 환자의 건강상태를 모니터링하고, 이상 징후가 발견되면 즉시 경고를 보냄

45 Allied Market Research, "Artificial Intelligence in Healthcare Market by Component, Technology, and Application: Global Opportunity Analysis and Industry Forecast, 2023-2032", 2023.

의료 연구 및 약물 개발	• **신약 개발 가속화**: 데이터의 『생애주기(수집 · 생산 → 저장 · 관리 → 가공 · 유통 → 분석 · 활용)』 과정에서 AI는 방대한 생물학적 데이터를 분석하여 잠재적인 치료 물질을 식별하고, 임상 시험의 효율성을 높임 • **임상 시험 최적화**: 데이터의 『생애주기(수집 · 생산 → 저장 · 관리 → 가공 · 유통 → 분석 · 활용)』 과정에서 AI는 환자 데이터를 분석하여 임상 시험 참여자 선정과 시험 설계를 최적화함
업무 자동화	• **행정 업무 효율화**: 데이터의 『생애주기(수집 · 생산 → 저장 · 관리 → 가공 · 유통 → 분석 · 활용)』 과정에서 AI는 예약 관리, 보험 청구 처리, 문서 작성 등 반복적인 행정 업무를 자동화하여 의료진의 부담을 경감시키고, 병원 등 의료기관의 관리 운영 효율화 증진. 행정 업무와 조직의 디지털트랜스포메이션의 가속화 진행 • **의료서비스 개선**: 데이터의 『생애주기(수집 · 생산 → 저장 · 관리 → 가공 · 유통 → 분석 · 활용)』 과정에서 AI와 AI Agent는 병원 운영을 최적화하고, 의료 자원의 효율적인 배분을 도와 더 나은 의료서비스를 제공할 수 있게 함 • **미래병원 운영 시스템**: 데이터의 『생애주기(수집 · 생산 → 저장 · 관리 → 가공 · 유통 → 분석 · 활용)』 과정에서 디지털 헬스케어 데이터와 AI 기반 병원 운영 시스템 구축
헬스케어 접근성 향상	• **의료 불균형 해소**: 데이터의 『생애주기(수집 · 생산 → 저장 · 관리 → 가공 · 유통 → 분석 · 활용)』 과정에서 AI는 의료 인프라가 부족한 지역에서도 진단 및 치료 서비스를 제공하여 의료 접근성을 높임 • **교육 및 훈련**: 데이터의 『생애주기(수집 · 생산 → 저장 · 관리 → 가공 · 유통 → 분석 · 활용)』 과정에서 AI는 의료진의 교육과 훈련에 활용되어 최신 의료 지식을 습득하고 기술을 연마하는 데 도움을 줌

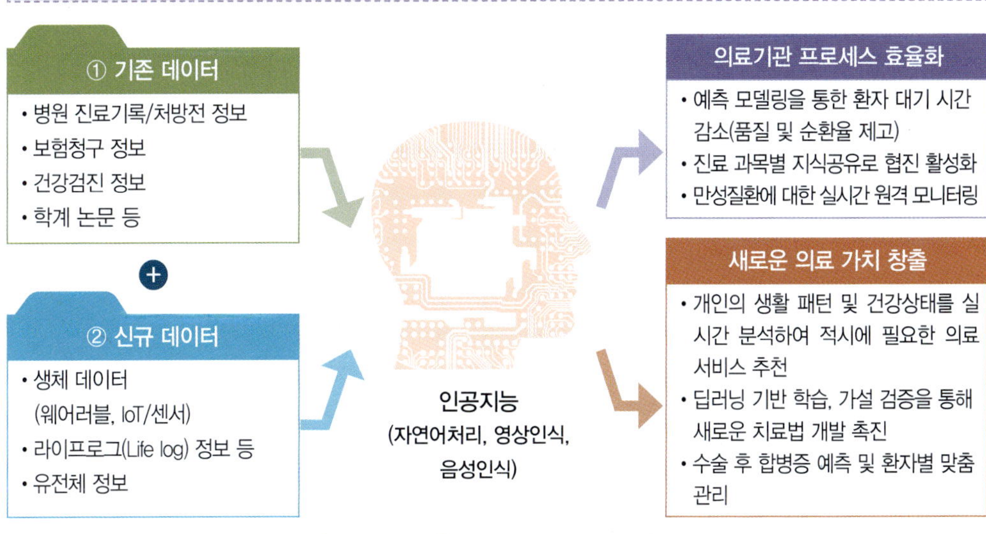

[그림 3-13] AI 헬스케어 주요 개념

자료: 삼정KPGM 경제연구원(2024), "AI로 촉발된 헬스케어 산업의 대전환", 「SAMJOUNG INSIGHT」, vol. 89, p.4. 재인용.

디지털 데이터의 집단지성이 가속화됨에 따라, 방대한 양의 다양한 의료 빅데이터를 기반으로 하는 AI 기술은 스스로 학습하고 분석하여 헬스케어 서비스에 적용되고 있다. 특히 데이터의『생애주기(수집 · 생산 → 저장 · 관리 → 가공 · 유통 → 분석 · 활용)』과정에서 자연어 처리, 영상인식, 음성인식, 거대 언어모델, 머신러닝 및 딥러닝 등이 다양하게 활용되고 있다.[46] 따라서 AI 헬스케어 경제는 인공지능 기술을 활용하여 헬스케어의 질을 향상시키고, 진단 및 치료를 혁신하며, 환자 맞춤형 서비스를 제공하는 분야이다.

AI 헬스케어는 의료서비스의 효율성을 높이고 비용을 절감하며, 경제적 가치를 창출하는 데 중요한 역할을 한다. AI 헬스케어는 이러한 경제적 이점들을 통해 의료시스템의 효율성을 높이고, 의료서비스의 질을 개선하며, 궁극적으로 경제성장을 촉진하는 데 중요한 역할을 하고 있다. 특히 2024년 노벨 화학상은 단백질 구조 설계와 예측이 가능한 '알파폴드(AlphaFold)' 개발자 구글 딥마인드 CEO인 데미스 허사비스(Demis Hassabis)와 수석연구원 존 점프(John Jumper)가 수상했다. 노벨상 수상은 AI 기술이 과학연구와 현실 생활에 미치는 영향을 인정한 대표적인 사례이다. 향후 AI를 활용한 다양한 연구와 응용 및 산업 경제 분야 발전이 전망된다. 따라서 헬스케어 분야에 디지털 혁신과 AI 혁신이 가속화되고 있다.

[표 3-33] 주요 AI 기술의 의료 및 헬스케어 적용 사례

기술	내용	의료분야로의 적용 현황
자연어처리	• 인간의 언어 현상을 이해하고 분석하여 컴퓨터가 처리 가능한 형태로 바꾸는 기술	• EMR/EHR을 자연어처리 기술로 분석하여 병원의 전체적인 생산성을 향상 • 자연어 챗봇 플랫폼을 이용한 초진 환자 문진, 인공지능 간호 기록 보조 등의 서비스 제공
영상인식	• 이미지나 비디오에서 사람, 물체, 장면 등을 인식하고 이미지 속 대상이 무엇인지 해석하는 기술	• 의료 이미지 분석을 통해 질병 진단, 치료 및 예방에 대한 의사 결정을 지원 • 의료 영상기록을 대량으로 빠른 시간에 처리함으로써 의료진의 치료 결정에서 불확실성 감소 및 효율성 제공
음성인식	• 컴퓨터나 기계가 인간의 음성을 인식하고 이해하여 텍스트로 변환하거나 명령을 수행하는 기술	• 의사나 간호사가 환자와의 대화를 녹음한 후, 음성인식 기술을 사용해 자동으로 텍스트로 변환하여 의료 기록물 작성 • 다양한 언어를 사용하는 환자와 의료진 간의 실시간 통역을 제공하여 언어 장벽을 제거

46 삼정KPMG 경제연구원(2024), "AI로 촉발된 헬스케어 산업의 대전환", 「SAMJOUNG INSIGHT」, Vol.89.

거대언어모델 (LLM)	• 인간의 언어를 이해하고 또한 그 언어의 방식으로 답을 생성하도록 훈련된 AI 모델 • 방대한 양의 학습 데이터를 이용해 일반적인 주제에 대해 많은 대화 결과물을 확보 가능	• 의료진이 환자의 방대한 의료기록을 빠르게 이해할 수 있도록 요약본을 제공 • 환자의 현재 상태, 과거 병력, 기존 처방 내역 등을 자동으로 추출하여 의사에게 제공함으로써, 보다 정확한 처방을 지원

자료: 삼정KPGM 경제연구원(2024), "AI로 촉발된 헬스케어 산업의 대전환", 「SAMJOUNG INSIGHT」, vol. 89, p.5. 재인용.
주: 1) EMR(Electronic medical Record, 전자의무기록), EHR(Electronioc Health Record, 전자건강기록)
2) LLM(Large Language Model, 거대 언어 모델)

결론적으로 AI 헬스케어란 의료 전 과정(예방–진단–치료–관리–예후)을 '데이터 기반 · AI 기반'으로 재설계하여, 기존 의료 시스템이 가진 비효율과 한계를 구조적으로 해결하는 의료 패러다임이다. 즉, AI 헬스케어는 단순히 AI 알고리즘을 의료에 적용하는 것이 아니라, "의료행위 자체를 데이터 중심 · 예측 중심으로 전환하는 새로운 의료체계(Healthcare Operating System)"이다.

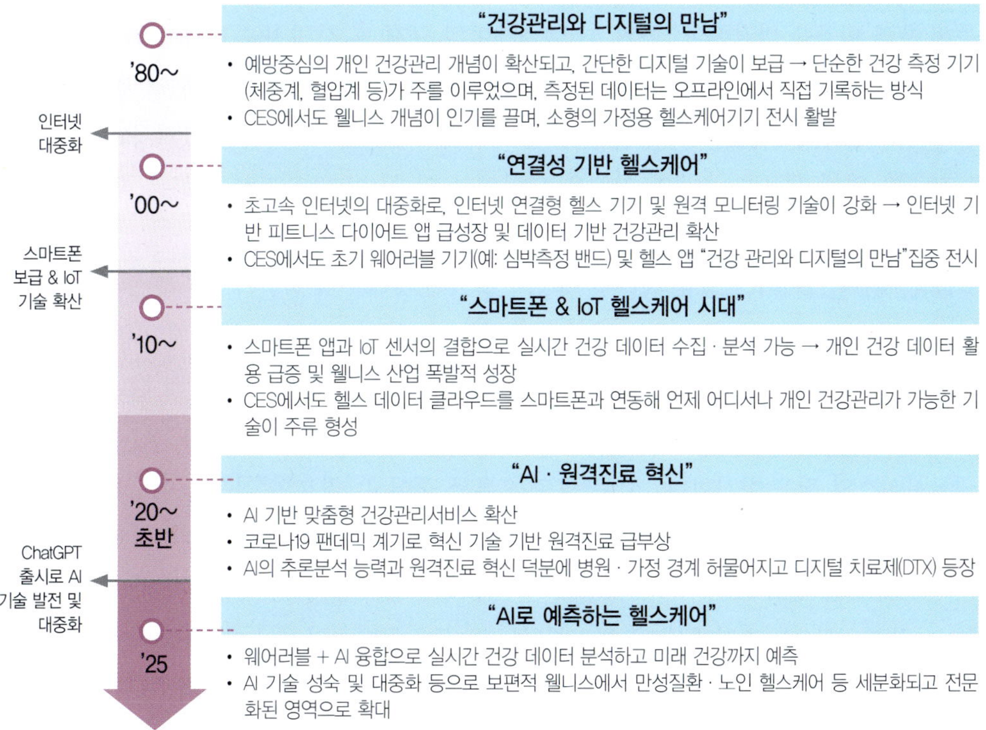

[그림 3-14] 'CES 2026'이 공개한 디지털 헬스케어 혁신 트렌드

자료: 삼일PWC경영연구원, 「기술이 감성을 만나는 곳, CES 2026」, 2026.

(2) AI 헬스케어와 산업 경제 발전

AI 헬스케어는 의료 · 헬스케어 전 Value Chain(예방→진단→치료→관리→예후)을 AI · 데이터 기반으로 재구성하여 임상 · 운영 · 산업 구조를 혁신하는 건강관리 패러다임이다. 전통적 '의사 중심 · 시설 중심 의료'를 데이터 중심 · AI 중심 · 연속형(Continuous) 헬스케어로 전환하는 흐름이다. 즉, AI 헬스케어는 의료 시스템에서 4대 고비용 영역(진단 · 치료 · 행정 · 만성질환 관리)을 자동화/고도화하여 품질 향상(Quality) + 비용 절감(Cost) + 접근성 향상(Access)을 동시에 달성하는 산업적 전환이다.

첫째, AI 헬스케어(AI Healthcare)는 비용 절감 및 효율성 향상을 구현한다. AI 헬스케어는 진단과 치료 비용을 절감한다. 데이터의 『생애주기(수집 · 생산 → 저장 · 관리 → 가공 · 유통 → 분석 · 활용)』 과정에서 AI는 진단의 정확성을 높여 불필요한 추가 검사와 치료를 줄임으로써 비용을 절감한다. AI는 맞춤형 치료 계획을 제공하여 치료 효율성을 높이고, 치료 실패로 인한 비용을 줄인다. 의료 행정 업무를 자동화한다. AI는 예약 관리, 보험 청구 처리, 문서 작성 등 반복적인 행정 업무를 자동화하여 인건비를 절감한다. AI와 AI 에이전트(AI Agent)는 병원의 운영을 최적화하고, 의료 자원의 효율적인 배분을 통해 운영 비용을 절감한다. 한편 AI 헬스케어의 규제 및 정책 변화도 발생하고 있다. 헬스 어페어(Health Affairs)의 2023년 논문에서는 AI 헬스케어의 규제 및 정책 변화를 설명하고 있다. AI 헬스케어의 발전과 함께 규제기관들은 AI 기술의 안전성과 효과성을 보장하기 위해 새로운 규제와 정책을 도입하고 있다. 이러한 정책 변화는 AI 헬스케어 기술의 상용화와 시장 확장을 지원하는 데 중요한 역할을 하고 있다.[47]

둘째, AI 헬스케어는 의료 접근성 향상과 생산성 증대를 구현한다. AI 헬스케어는 원격진료와 모니터링을 강화 · 확대한다. AI 기반 원격진료 시스템은 의료 접근성을 높여 환자가 시간과 비용을 절약할 수 있게 한다. 웨어러블 기기와 AI를 결합하여 실시간으로 건강상태를 모니터링함으로써 예방적 조치를 통해 치료 비용을 절감한다. AI 헬스케어는 의료서비스의 질을 향상한다. AI는 의료 오류를 줄이고, 치료의 질을 높여 의료 비용 절감에 기여한다. AI는 환자의 건강상태를 지속적으로 모니터링하고 관리하여 재입원율을 낮추고 비용을 절감한다. 즉 데이터의 『생애주기(수집 · 생산 → 저장 · 관리 → 가공 · 유통 → 분석 · 활용)』 과정에서 AI 헬스케어는 체계적이고 효과적인 환자 관리가 가능하다.

셋째, AI 헬스케어는 신약 개발을 촉진한다. 특히 AI 헬스케어는 신약 연구 개발을 가속화하고 있다. AI 헬스케어의 연구 및 개발 동향에 관하여 Nature Reviews Drug Dis-

---

47 Health Affairs, "Regulatory Trends and Challenges for Artificial Intelligence in Healthcare", 2023.

covery의 "Advances in AI for Drug Discovery and Development(2023)" 논문에서 AI가 약물 개발 및 발견에 미치는 영향을 설명하고 있다. AI는 약물 발견 과정에서 대량의 데이터를 분석하고, 새로운 약물 후보를 신속하게 식별하는 데 기여하고 있다. 신약 개발의 시간과 비용을 줄이는 데 도움이 되고 있다.[48] 즉, 데이터의 『생애주기(수집 · 생산 → 저장 · 관리 → 가공 · 유통 → 분석 · 활용)』 과정에서 AI는 신약 후보 물질을 빠르게 식별하고, 임상 시험 설계를 최적화하여 연구 개발 비용을 절감한다. AI는 신약 개발 과정을 가속화하여 신약의 시장 출시 시간을 단축시키고, 경제적 가치를 창출한다. 2025년 9월 국가생명공학정책연구센터는 'AI 신약 개발 분야 기술경쟁력 및 정부 R&D 투자현황 분석' 보고서에서 AI 신약 관련 논문, 특허 등 성과를 기반으로 인공지능(AI) 신약 개발을 위한 국내 연구 경쟁력이 글로벌 9위에 그친다는 분석 결과를 발표했다.[49]

넷째, AI 헬스케어는 의료 혁신을 촉진한다. AI는 새로운 의료기술과 혁신을 촉진하여 의료 산업의 발전과 경제적 성장을 선도한다. AI 헬스케어는 스타트업, 중소기업, 대기업 등 다양한 기업들의 참여를 유도하여 산업 생태계를 활성화한다. 구체적으로 포브스(Forbes)의 "The Business Impact of Artificial Intelligence in Healthcare(2023)" 기사에서 AI 헬스케어의 상업적 성공 사례를 보도했다. 즉 템퍼스(Tempus), 아이비엠 왓슨 헬스(IBM Watson Health), 구글 헬스(Google Health)등 주요 기업들이 AI 기술을 통해 상업적 성공을 거두고 있다. 템퍼스(Tempus)는 암 환자의 유전자 분석을 통해 맞춤형 치료를 제공하며, 아이비엠 왓슨 헬스(IBM Watson Health)는 데이터 분석을 통해 의료 진단과 치료의 정확성을 높이고 있다. 이들 기업은 AI 기술을 통해 시장에서 경쟁력을 강화하고 AI 헬스케어 생태계를 활성화하고 있다.[50] 특히 AI 헬스케어의 글로벌 투자 및 자금 조달이 집중되고 있다. CB Insights의 2023년 보고서에서 AI 헬스케어 분야의 투자 동향을 설명한다. 2023년에는 AI 헬스케어 스타트업과 기술 기업에 대한 투자가 급증했으며, 이로 인해 시장의 성장이 가속화되고 있다. 투자자들은 AI 기반 진단 도구, 맞춤형 의료 솔루션, 데이터 분석 플랫폼 등 다양한 분야에 자금을 지원하고 있다.[51]

48 Nature Reviews Drug Discovery, "Advances in AI for Drug Discovery and Development", 2023.

49 한국에서는 2015~2014년 AI 신약 개발 관련 논문이 총 1천16건 발간됐다. 미국(9천94건), 중국(7천469건), 인도(3천98건) 등에 이어 9위다. 일본은 1천121건으로 8위에 올랐다. 논문의 질적 측면을 평가하는 기준인 피인용 수를 기준으로 해도 한국은 9위에 머물렀다. 2015~2014년 한국에서 피인용된 논문 수는 2만2천544건으로 1위인 미국(30만8천522건)과 비교하면 10분의 1에도 미치지 못했다.

50 Forbes, "The Business Impact of Artificial Intelligence in Healthcare", 2023.

51 CB Insights, "Healthcare AI Market Report: Investment Trends and Key Players", 2023.

다섯째, AI 헬스케어는 사회 · 경제적으로 다양한 분야에 영향이 확대 · 융합되고 있다. 무엇보다 AI 헬스케어는 새로운 고용을 창출한다. AI 헬스케어의 발전으로 AI 전문가, 데이터 과학자, 소프트웨어 개발자 등의 고용이 증가한다. 새로운 의료 직종과 역할이 생겨나면서 의료 종사자들의 역량 강화와 재교육이 필요하게 된다. AI 헬스케어는 헬스케어 접근성을 향상시킨다. AI는 의료 인프라가 부족한 지역에서도 양질의 의료서비스를 제공하여 의료 불균형을 해소하고, 건강 격차를 줄인다. 질병 예방과 관리가 효과적으로 이루어짐으로써 사회적 비용이 절감되고, 생산성이 향상된다. 데이터의 『생애주기(수집 · 생산 → 저장 · 관리 → 가공 · 유통 → 분석 · 활용)』 과정에서 AI 헬스케어의 실질적 성과에 관하여 의학 인터넷 연구 저널(Journal of Medical Internet Research, JMIR)의 2023년 보고서에서 AI 헬스케어의 실질적 성과와 영향을 설명하고 있다. Aidoc, Zebra Medical Vision 등 AI 기반 의료 이미징 회사들이 실제 사례를 통해 진단 정확성을 향상시키고, 의료서비스를 효율적으로 제공하고 있다. 이들 기업들은 AI 기술을 통해 환자 모니터링, 질병 조기 발견, 치료 계획 수립 등 다양한 분야에서 성과를 이루고 있다.[52]

(3) AI 헬스케어 산업의 정의 및 분류

① AI 헬스케어 산업의 정의

AI 헬스케어(AI Healthcare) 산업은 인공지능(AI) 기술을 기반으로 한 보건의료서비스의 혁신을 지향하는 산업으로, 의료 데이터 분석, 질병 진단 및 예측, 신약 개발, 맞춤형 치료, 환자 모니터링, 의료 행정 자동화 등 의료 가치사슬 전반에 AI가 적용되는 영역을 포괄한다. AI 헬스케어 산업은 전통적인 헬스케어 산업(의료서비스 · 제약 · 의료기기 등)과 디지털 기술(빅데이터, 클라우드, IoT, 생성형 AI 등)이 융합되면서 새롭게 부상하고 있으며, 정밀의료, 디지털 치료제(DTx), AI 신약개발, 스마트 병원 등의 핵심 기반이 되고 있다.[53]

---

52 Journal of Medical Internet Research (JMIR), "Real-world Applications of AI in Healthcare", 2023.

53 헬스케어 산업은 질병의 예방, 진단, 치료, 재활, 건강관리 전반을 포괄하는 서비스 및 제품 산업을 말한다. 전통적인 의료서비스·제약·의료기기 산업뿐만 아니라 최근에는 디지털 헬스케어, 유전자 맞춤의료, 원격의료, 헬스케어 데이터 플랫폼, 건강관리 앱, 메디컬 헬스케어 푸드, 헬스케어 AI, 의료관광까지 포함하는 폭넓은 산업으로 발전하고 있다. 헬스케어 산업을 다음과 같이 구분할 수 있다. 의료서비스 · 의료기관, 제약 · 바이오, 의료기기, 디지털 헬스케어, AI 헬스케어, 건강기능식품 · 헬스케어 푸드 등 유형이 포함된다(2025년 7월 25일 접속, https://www.daeryunlaw-comp.com/field_new/4587).

AI 헬스케어(AI Healthcare) 산업은 타 산업과의 융합이 확대되고 있다. 즉, AI 헬스케어 산업은 의료기기 · 바이오제약산업 · 바이오헬스 · 화장품 · 의료보험 및 서비스뿐만 아니라, 다음과 같은 다양한 산업과 융합되며 확장되고 있다. 즉, AI 헬스케어와 IT/플랫폼 산업은 클라우드, SaaS 기반 병원 플랫폼, 원격진료 등으로 융합 · 발전하고, AI 헬스케어와 보험산업은 AI 기반 정밀 언더라이팅, 맞춤형 보험 설계 등으로 확대 · 발전하고 있다. 또한 AI 헬스케어와 엔터테인먼트/미디어 산업은 디지털휴먼 기반 메디컬 콘텐츠, 심리상담 등으로 확장되고, AI 헬스케어와 양자기술 · 로봇은 고속 신약 탐색, AI 수술 로봇 제어 등으로 확대 · 발전하고 있다.

② AI 헬스케어 산업적 분류

AI 헬스케어(AI Healthcare) 산업은 아래와 같이 기술 중심, 기능 중심, 산업 가치사슬 중심의 3가지 관점에서 분류할 수 있다.

[표 3-34] AI 헬스케어 산업의 기술 기반 분류

구분	주요 기술	적용 예시
머신러닝 / 딥러닝	CNN, RNN, Transformer 등	영상진단보조, 질병 예측모델
자연어처리(NLP)	BERT, LLM 등	EHR 분석, AI 문진, 임상코딩
생성형 AI	GPT, Geminai, Diffusion 등	디지털휴먼 상담, 의료 콘텐츠 생성
지식그래프 / 설명가능 AI	의료지식 추론, 투명한 진단근거 제공	환자 병력을 지식그래프로 구성하여 정밀진단 유도
강화학습	로봇 재활치료, AI 수술 시뮬레이션 등	–

[표 3-35] AI 헬스케어 산업의 기능 · 응용 기반 분류

분야	주요 내용
진단 및 예측	영상분석, 병리 · 유전체 진단, 위험도 예측
치료 및 모니터링	디지털 치료제, AI 맞춤형 치료계획, 웨어러블 모니터링
신약 개발	AI 기반 후보물질 탐색, 임상시험 설계 최적화
병원 행정/운영	AI 접수 · 문진, 진료기록 자동화, 의료 수요 예측
건강관리/예방	개인 맞춤형 건강코칭, 질병 조기발견, 예방의료

[표 3-36] 헬스케어 산업의 산업 가치사슬 기반 분류

가치사슬 단계	AI 적용 영역
의료 데이터 수집	웨어러블, IoMT, EHR 등 실시간 수집
데이터 분석 및 인사이트	정형/비정형 데이터 처리, 패턴 분석
의사결정 지원	진단보조, 치료계획 수립, 예후예측
환자 서비스 및 운영	챗봇, 예약시스템, 디지털휴먼, 병상관리
제약 · 바이오 R&D	AI 신약개발, 임상시험 최적화

요약하면, AI 헬스케어의 범위(Industry Scope)는 '의료체계 전반을 포함하는 산업 개념 + 기술 개념'이다. 구체적으로 첫째, 진료/임상 영역으로는 영상 AI (X-ray, CT, MRI), 병리/조직 AI, 의사결정지원(CDS) AI, AI 기반 triage(문진 · 분류) 등이 포함된다. 둘째, 환자 관리 영역으로는 만성질환 AI 모니터링, 웨어러블 기반 실시간 분석, Digital Therapeutics(DTx) 등이 포함된다. 셋째, 병원 운영 영역으로는 보험청구 · EMR 문서 자동화와 AI 기반 코딩/CDI 및 병상 · 인력 관리 AI 등이 포함된다. 넷째, 제약 · 바이오 영역으로 AI 신약 개발(분자 설계)와 임상시험 최적화 및 유전체 분석 AI 등이 포함된다. 즉, AI 헬스케어는 의료, 병원, 바이오, 보험을 모두 포괄하는 'Mega Value Chain 산업'이다.

2) 주요 특징

(1) 비용 절감 및 효율성 향상

AI 헬스케어가 경제적 비용을 절감하고 효율성을 향상시킨 사례들은 매우 다양하다. 구체적으로 데이터의 『생애주기(수집 · 생산 → 저장 · 관리 → 가공 · 유통 → 분석 · 활용)』 과정에서 AI 헬스케어가 진단의 정확성, 치료의 효율성, 의료자원의 최적화, 행정 업무의 자동화 등을 통해 경제적 비용을 절감하고 전체 의료시스템의 효율성을 크게 향상할 수 있다. 즉 AI 헬스케어에 의해 정밀의료(precision medicine)가 가능하게 된다. 즉 유전정보, 생활 습관 등 개인별 세밀한 건강정보를 토대로 최적화된 진단과 치료를 하는 것으로 인공지능(AI)과 결합하면서 질병의 예측과 조기 진단의 정확성이 비약적으로 높아지고 있다.

대표적인 사례로 2025년 2월 영국 케임브리지대와 미국 스탠퍼드대 공동 연구진은 국제 학술지 '사이언스(Science)'에 "600명에 가까운 참가자의 데이터를 AI로 분석해 신종 코로나바이러스 감염증(코로나19), 1형 당뇨병, 인간 면역결핍 바이러스(HIV), 루푸스와 같은 자가면역질환 여부를 판별하는 데 성공했다"고 공개했다. 혈액 속 면역세포의 유전자 서열을 분석해 감염병과 건강상태를 진단하는 AI를 개발했다. 단 한 번의 혈액 검사로 과거와 현재의 병력을 모두 볼 수 있는 기술이다. 인공지능(AI)이 혈액 속 면역세포의 유전자 서열을 분석해 감염병과 건강상태를 진단하는 방식이다.

인체 면역체계는 질병 기록을 B세포와 T세포라는 면역세포에 저장한다. B세포는 바이러스와 유해한 분자에 결합해 무력화하는 항체를 생성하고, T세포는 다른 면역 반응을 활성화하거나 감염된 세포를 제거한다. 감염이나 자가면역 질환이 발생하면 B세포, T세포 수가 증가하고 특정 병원체의 항원을 인식하는 수용체를 만든다. 바로 이 수용체를 암호화하는 유전자 서열을 분석하면 개인의 독특한 질병 기록을 파악할 수 있다. 기존 진단은 신체검사나 환자 병력 등에 의존하며 면역 시스템의 질병 노출 기록을 충분히 활용하지 못했다. 대부분 B세포나 T세포 중 하나의 데이터만을 사용해 왔다. 연구진은 B세포와 T세포의 정보를 분석해 질병과 관련된 패턴을 골라내는 AI를 개발했다.[54]

① 정확한 진단 및 예측과 조기 발견

아이비엠 왓슨 포 온콜로지(IBM Watson for Oncology) 사례의 경우, 미국의 암 치료 센터들이 IBM Watson을 이용하여 환자의 의료기록과 최신 연구결과를 분석, 최적의 치료 방안을 제시한다. 오진을 줄이고, 맞춤형 치료를 제공하여 불필요한 치료비를 절감한다. 예를 들어, 암의 조기 발견을 통해 진행된 상태에서 치료하는 것보다 비용을 크게 줄일 수 있다.

질병 예측에서 치료까지 AI가 활용되고 있다. 글로벌 대형 제약사 아스트라제네카는 2024년 9월 1000개 이상의 질병을 의사와 유사한 수준의 정확도로 예측할 수 있는 AI 모델 '밀턴(MILTON)'을 공개했다. 밀턴은 영국인 50만명의 유전정보 등이 담긴 'UK 바이오뱅크'의 생체 데이터를 학습했다. 유전자를 포함해 성별과 허리둘레, 적혈구와 백혈구 수, 체내 영양소 등 67개 항목별 특성을 토대로 질병의 위험도를 예측한다. 밀턴은 주요 질환 3213개 중 1091개는 의사와 유사한 수준의 정확도로 예측했고, 당뇨병(1형) 등 121개의 질병에 대해서는 100%에 가까운 예측 정확도를 보였다.[55]

54 AI로 참가자 593명의 혈액 시료에서 B세포 수용체 1,620만개와 T세포 수용체 2,350만개를 분석했다. 그 결과, 코로나19, 1형 당뇨병, HIV, 루푸스 병력과 건강 상태를 정확도 98.6%로 분류할 수 있었다.

55 아스트라제네카는 "밀턴을 통해 미래에 질병을 더 일찍, 치료 가능한 단계에서 감지할 수 있다"며 "아직은

[표 3-37] 질병 진단 · 예측하는 AI

기업	의료용 AI
아스트라 제네카	몸무게 측정, 혈액 검사 등 67항목으로 1000여 질병 발병 가능성 예측
구글	이미지나 영상 보고 질병 판독
엔비디아	의료 데이터 분석을 위한 AI 플랫폼
딥노이드	뇌 MRA 영상에서 뇌동맥류 검출 · 진단
루닛	영상 분석해 유방암 의심 부위 검출
뷰노	혈압 · 맥박 · 호흡 · 체온 등 분석해 24시간 내 심정지 위험 분석

자료: 각 업체.

예측을 넘어 치료에 도움을 주는 AI도 잇따라 등장하고 있다. 국내 스타트업 로엔서지컬이 개발한 신장결석 수술 로봇 '자메닉스'는 AI를 이용해 결석 크기를 추정하고, 환자의 호흡까지 계산해 레이저가 정확히 결석만 부술 수 있게 지원한다. 직경 2.8㎜ 내시경 로봇과 컴퓨터, 의사 1명만 있으면 수술이 가능하다. 현재 서울대병원 등에서 이 기기를 사용하고 있다. AI를 적용한 의료기기의 수는 급증하고 있다. 2024년까지 미국 식품의약국(FDA)이 허가한 AI 의료기기의 수는 1016개인데, 이 중 절반이 넘는 552개가 2022년 이후 허가를 얻었다.

AI는 자기공명영상(MRI) 등 의료 영상을 분석해 질환을 조기 진단하는 데 성과를 내고 있다. 아주대병원 영상의학과 연구실 최진욱 교수는 모니터의 3차원 뇌 혈관 영상에서 환자의 뇌동맥류 여부를 확인하고 있다. 뇌동맥류는 뇌동맥 일부가 약해져 풍선이나 꽈리처럼 부풀어 오르는 질환이다. 원래는 의사가 영상 속 수많은 혈관을 살펴보면서 부풀어 오른 부분을 찾아야 해 시간이 오래 걸리고, 오류 가능성도 적지 않았다. 하지만 최 교수가 국내 의료 AI 기업 딥노이드의 AI 솔루션 딥뉴로를 사용하자, 복잡하게 꼬인 뇌 내 혈관에서 파열 가능성이 높은 지점이 네모 모양으로 표시됐다.[56]

대한민국 의료 AI 대표기업 루닛은 유방암을 조기 진단하는 AI 설루션을 개발했다. 환자의 유방 촬영 영상을 분석해 종양이나 석회 등 의심 부위를 동그랗게 표시해준다. 뷰노가 개발한 AI 기반 심정지 발생 위험 감지 의료기기 '딥카스'는 병동에 입원한 환자의 혈압, 맥박, 호흡, 체온 등을 분석해 24시간 내 심정지 발생 위험을 제공한다.[57]

연구 단계지만, AI가 질병을 예방할 수 있게 도와주는 잠재력은 확인한 것"이라고 설명했다.

56 최 교수는 "이 시스템 도입으로 판독 시간이 절반으로 줄고, 정확도가 크게 좋아졌다"고 설명했다.

57 김대수 KAIST 교수는 "AI는 복잡한 신체의 생명 현상을 관찰할 수 있는 새로운 현미경"이라며 "인류의 건

② 의료 이미지 분석 자동화

구글의 딥마인드 헬스(Google's DeepMind Health) 사례의 경우, 영국의 Moorfields Eye Hospital과 협력하여 AI를 통해 안과 이미지를 분석, 망막 질환을 조기에 발견한다. 빠르고 정확한 진단을 통해 치료를 신속히 시작할 수 있어, 질병의 진행을 막고 장기적인 치료비를 줄일 수 있다. 특히 망막 질환으로 인한 실명 위험을 줄이는 데 중요한 역할을 한다.

③ 원격 모니터링 및 환자 관리

프로펠러 헬스(Propeller Health) 사례의 경우, 천식 및 만성 폐쇄성 폐질환(COPD) 환자들의 흡입기 사용 데이터를 실시간으로 모니터링하여 치료의 효과를 높인다. 환자 상태의 실시간 모니터링을 통해 발작을 예측하고 예방 조치를 취할 수 있어 응급실 방문과 입원 비용을 크게 줄인다.

④ 임상시험 효율화

시장조사 기업 포춘 비즈니스 인사이트(Fortune Business Insights)에 따르면 글로벌 임상시험에서 AI 시장의 규모는 2024년 27억 6,000만 달러(한화 3조 9,284억 원)에서 2025년 38억 달러(한화 5조 4,088억 원)로 성장했고, 2032년까지 548억 1,000만 달러(한화 78조 160억 원)에 도달할 것으로 전망된다. 또한, 시장조사 기업 프레시던스 리서치(Precedence Research)에 따르면 2024년 20억 4,000만 달러에서 2034년 223억 6,000만 달러로 연평균 성장률(Compound Annual Growth Rate, CAGR) 27.05%를 기록할 것으로 예상된다[58]

베네볼런트AI(BenevolentAI) 사례의 경우, AI를 활용하여 방대한 생물학적 데이터를 분석, 신약 후보 물질을 식별하고 임상시험 설계를 최적화한다. 신약 개발에 소요되는 시간과 비용을 크게 줄일 수 있으며, 시장 출시를 가속화하여 연구개발 비용을 절감한다.

신약 개발의 평균 비용은 26억 달러(한화 3조 7,007억 원) 이상이 소요되며 개발 기간은 평균 10~15년이 걸리는데, AI 기술은 약물 분자와 표적 단백질[59] 간의 복잡한 상

강과 공중보건을 혁신하는 핵심 기술로 자리매김하고 있다"고 설명했다.(조선일보, 2025.01.17.)

58 「GLOBAL BIO-HEALTH INDUSTRY TREND」, Vol.573. 2025.

59 질병을 일으키거나 관련된 단백질로, 약물이 이를 억제하거나 활성화시켜 치료 효과를 나타냄

호작용을 분석하여 비용과 시간을 획기적으로 단축시킬 수 있다. 그리고 임상시험의 환자 모집은 전통적으로 가장 큰 병목 지점[60]으로, 전체 시험 지연의 약 80%가 환자 등록 문제에서 발생하는데, AI 기반 환자 매칭 엔진은 전자건강기록(Electronic Health Records, EHR)[61]을 분석하여 모집 타임라인을 최대 40% 단축시키고 있다.

⑤ 행정 업무 자동화

올리브 AI(Olive AI) 사례의 경우, 병원과 클리닉에서 사용되는 AI 솔루션으로, 보험청구 처리, 환자 기록 업데이트 등의 행정 업무를 자동화한다. 행정 업무에 소요되는 시간을 줄여 의료진이 환자 진료에 더 집중할 수 있게 하며, 인건비를 절감한다. 특히 큰 규모의 의료기관에서 운영 효율성을 높이는 데 기여한다.

⑥ 처방전 관리 및 약물 복용 모니터링

에아이큐어(AiCure) 사례의 경우, 환자가 약물을 올바르게 복용하고 있는지 확인하기 위해 AI를 사용하여 비디오 분석을 수행한다. 약물 복용의 순응도를 높여 치료 효과를 극대화하고, 재입원율을 낮추어 의료 비용을 절감한다.

⑦ 예방적 건강관리

라크헬스(Lark Health) 사례의 경우, AI 기반의 건강관리 앱을 통해 당뇨병, 고혈압 등의 만성질환을 가진 환자들에게 맞춤형 건강관리 및 상담 서비스를 제공한다. 환자들이 건강상태를 효과적으로 관리함으로써 합병증을 예방하고, 이로 인한 의료비 지출을 절약한다.

(2) 의료 접근성 향상과 생산성 증대

AI 헬스케어는 의료 접근성을 향상시키고 생산성을 증대시키는 여러 사례가 있다. 특히 의료 인프라가 부족한 지역에서 큰 효과를 발휘하며, 의료 시스템의 전반적인 효율성을 제고한다. 즉 AI 헬스케어가 의료 접근성을 높이고, 의료 시스템의 효율성과 생산성을 증대시키는 데 어떻게 기여하는지를 잘 보여준다. AI 기술을 통해 의료서비스를 더

---

60 전체 프로세스에서 진행 속도를 늦추거나 막히게 만드는 단계

61 환자의 진료 기록, 검사 결과, 처방 정보 등을 디지털 형태로 저장·관리하는 시스템으로, AI는 이 데이터를 분석해 임상시험에 적합한 환자를 찾아냄

많은 사람들에게 빠르고 저렴하게 제공함으로써, 전체적인 의료서비스의 질과 경제적 효율성을 높일 수 있다.

① 원격진료 및 원격 모니터링

바빌론 헬스(Babylon Health)[62] 사례의 경우, 영국과 여러 국가에서 활동하는 바빌론 헬스(Babylon Health)는 AI 기반 원격진료 서비스를 제공한다. 환자들은 앱을 통해 증상을 입력하면 AI가 이를 분석하고, 필요한 경우 의사와의 영상 상담을 예약한다. 환자들이 병원을 방문하지 않고도 진료를 받을 수 있어 시간과 비용을 절감할 수 있다. 특히 시골이나 의료서비스가 부족한 지역에서 의료 접근성을 크게 향상시킨다.

② 모바일 헬스케어 솔루션

에이다 헬스(Ada Health) 사례의 경우는 사용자가 증상을 입력하면 AI가 잠재적인 진단과 다음 단계의 권장 사항을 제공하는 모바일 애플리케이션이다. 사용자가 자신의 건강상태에 대해 더 잘 이해하고, 적절한 의료 조치를 취할 수 있게 하여 조기 진단과 치료를 촉진한다. 모바일 헬스케어는 병원 방문을 줄이고, 의료서비스의 접근성을 높인다.

③ 의료 인프라가 부족한 지역에서의 진단 보조

패스AI(PathAI) 사례의 경우는 AI 기반 병리학 솔루션으로, 병리학자들이 조직 샘플을 분석하고 진단하는 데 도움을 준다. 특히 병리학 전문가가 부족한 지역에서 중요한 역할을 한다. 진단의 정확성과 속도를 높여, 환자들이 적절한 치료를 더 빨리 받을 수 있게 한다. 특히 개발도상국에서 의료 접근성을 크게 개선한다.

---

62 Babylon Health는 “AI 기반 증상 체커 + 디지털 퍼스트(primary care) + (미국) 가치기반의료(VBC)”를 결합해 원격진료/1차 의료를 대규모로 스케일시키려 했던 대표적 디지털 헬스케어 유니콘이었다. 그러나 2023년 미국 법인 파산 절차와 영국 사업(UK assets) 매각으로 기업 가치가 사실상 소멸했다. Babylon의 초기 마케팅은 헬스케어에서 매우 강력한 AI가 의료 접근성을 확장하면 주목받았다. Babylon의 UK 전략은 NHS GP 서비스(“GP at Hand”)를 통해 “공공 시스템에 채택된 디지털 퍼스트 진료”라는 강력한 신뢰 전이(Trust Transfer)를 구축하는 것이었다. 즉, Babylon은 AI 헬스케어 기업으로 세계 시장의 관심·파트너를 끌었지만, 헬스케어에서 생존을 결정하는 것은 (1) 임상 안전성, (2) 케어 운영 효율, (3) 리스크(보험/VBC) 관리, (4) 규제/컴플라이언스 등이었다. Babylon은 AI·디지털 퍼스트 내러티브로 NHS 레퍼런스와 글로벌 확장을 만든 대표 사례였지만, VBC/1차 의료 운영의 ‘현금흐름·의료손익·정책 적합성’이라는 하드 KPI를 안정화하지 못하면서, 파산하게 되었다.

④ AI 기반 건강 모니터링 플랫폼

리봉고(Livongo) 사례는 만성질환 관리 플랫폼으로, 당뇨병, 고혈압 등 만성질환을 가진 환자들이 자신의 건강 데이터를 모니터링하고 관리할 수 있도록 지원한다. 환자들이 자신의 건강을 지속적으로 관리함으로써 병원 방문을 줄이고, 질병의 악화를 예방할 수 있다. 의료 비용 절감과 동시에 환자들의 삶의 질을 향상시킨다.

⑤ AI 기반 의약품 및 치료법 발견

인실리코 메디슨(Insilico Medicine)은 AI를 활용하여 새로운 의약품과 치료법을 신속하게 발견하고 개발하는 플랫폼이다. 신약 개발의 소요 시간과 비용을 크게 줄일 수 있으며, 새로운 치료 옵션을 빠르게 제공함으로써 전 세계 환자들이 더 나은 치료를 받을 수 있게 한다.

⑥ 의료 교육 및 훈련

펀더멘탈VR(FundamentalVR) 사례는 AI와 VR(가상 현실)을 결합하여 의료 교육 및 훈련을 제공하는 플랫폼이다. 의사와 의료 종사자들이 실제 수술을 연습하고 기술을 연마할 수 있도록 지원한다. 의료 종사자들이 보다 효율적으로 교육을 받고, 최신 기술과 치료 방법을 습득할 수 있게 하여 의료서비스의 질을 향상시킨다. 의료 접근성을 높이고, 전반적인 의료 시스템의 생산성을 증대시킨다.

⑦ 치료 과정의 자동화

제넥스방역서비스(Xenex Disinfection Services) 사례의 경우, 병원 내 감염을 줄이기 위해 AI와 로봇을 사용한 자외선(UV) 소독 시스템을 제공한다. 감염률을 낮추어 입원 기간을 줄이고, 환자와 병원의 의료 비용을 절감할 수 있다. 병원의 효율성을 높이고, 환자들이 더 안전한 환경에서 치료를 받을 수 있게 한다.

(3) AI 헬스케어 산업의 5대 기반 기술

AI 헬스케어는 단순히 딥러닝 하나가 아니라, 5개의 기술혁명이 동시에 성숙하면서 형성된 "종합 기술 산업"이다. 즉, AI 헬스케어는 "데이터 폭증 × 초거대 AI 모델 × 영상·병리 AI × Digital Twin/DTx × 유전체 AI"라는 5대 기술 혁명이 동시에 성숙하며 탄생한 산업이다. 5대 기술이 융합되며 하나의 거대한 AI 헬스케어 생태계가 형성된다. 첫째, 빅데이터의 탄생이다. EMR · 영상 · 유전체 · 웨어러블에서 데이터가 폭증하고 있다. 둘째, Foundation Model 학습으로 멀티모달 의료 모델이 형성되고 있다. 셋째, 진단 · 치료 · 운영 자동화로 병원 · 의사 업무가 AI 기반으로 전환되고 있다. 넷째, 예측 · 정밀의료 · DTx 확산으로 환자별 맞춤형 관리 체계가 등장하고 있다. 다섯째, 산업 Value Chain 재편되면서 의료 · 제약 · 보험 등이 데이터 기반의 하나의 AI 플랫폼 안으로 통합되고 있다.[63]

① 대규모 의료데이터(AI-Ready Medical Data)

AI는 데이터 없이는 존재할 수 없지만, 의료데이터는 세계에서 가장 복잡 · 다양 · 고가치의 데이터이다. 최근 EMR/EHR 디지털화, 영상의 PACS 고도화, 웨어러블 확산이 데이터 폭발적 증가(Exponential Growth)를 만들어냈다. 구체적인 대규모 의료데이터는 EMR/EHR(임상 데이터), 영상(PACS)[64], 병리 슬라이드(WSI: Whole Slide Image), 유전체/오믹스 데이터, 웨어러블 · 바이오센서 데이터, 보험 · 청구 데이터(Claims), 음성 · 대화 데이터(Doctor–Patient Conversation) 등으로 구성되어 있다. 대규모 의료데이터는 모델 학습 가능한 규모 확보와 AI 진단보조 시장(Lunit, Aidoc) 탄생 및 Multi-modal Healthcare AI 등장 기반을 마련하고 있다. 주요 기업 · 기관으로 Epic, Cerner, GE Healthcare, Philips, DeepMind, Apple, Samsung 등이 있다.

② 초거대 AI 모델(FM: Foundation Model)

기술적 본질 측면에서 AI 헬스케어의 대전환은 GPT · Gemini · Claude · Med-PaLM과 같은 초거대 모델(FM)이 의료 도메인으로 들어오면서 시작됐다. 이 모델들은 '텍스트 + 영상 + 음성 + 바이오신호'를 동시에 이해하는 멀티모달 의료 AI(Multimodal Medical AI)로 발전 중이다. 구체적인 기술 특징으로 대규모 파라미터(수십억~수조)와 의료지식 · 가이드라인 · 교과서 · EMR 기반 학습으로 환자 상태를 진단 · 분석 · 조치

63 AI 헬스케어 전체 생태계를 하나의 Value Chain으로 보면 "데이터 생성 → 데이터 인프라 → 모델 개발 → AI 엔진 → 의료 애플리케이션 → 서비스 통합 → 산업·규제·시장"의 7단으로 구체화할 수 있다. ① Data Layer - 의료데이터 생성·획득, ② Data Engineering Layer - 정제·표준화·통합, ③ AI Model Layer - Foundation Model·영상·병리·게놈 모델, ④ AI Engine & Platform Layer - 배포·추론·MLOps·의료 AI 플랫폼, ⑤ Application Layer - 진단·관리·운영·신약개발 등 실사용 서비스, ⑥ Clinical Integration Layer - 병원 시스템·EMR·워크플로우 통합, ⑦ Market·Regulation·Reimbursement Layer - 규제/보험/비즈니스 구조

64 CT, MRI, X-ray, Mammography

및 종합해서 reasoning이 가능하게 발전하고 있다.

산업적 의미로는 의사 코파일럿(AI Clinical Copilot) 등장과 환자 triage, 문서 자동화, 진료 메모 생성 및 의료 운영 자동화의 핵심 엔진으로 성장 발전하고 있다. 주요 기업으로는 OpenAI, Google (Med-PaLM), Microsoft Nuance, Anthropic, Mistral, Lunit(영상 모델) 등이 있다.

③ 의료 영상 · 병리 AI(Radiology & Pathology AI)

의료 영상은 의료정보의 40% 이상을 차지하며 가장 고비용 · 고병목 영역이다. AI는 패턴 인식에 강해 영상 판독 정확도 · 속도를 비약적으로 향상시킨다. 주요 의료 혁신 및 변화로 X-ray/CT/MRI 자동 판독, 병리조직(슬라이드) AI 진단, 암 조기 발견과 재현성 향상, 판독시간 30~80% 단축 등으로 구현되고 있다. 산업적 파급 측면에서 AI가 병원 진단 실무에서 의료품질 표준화를 만들어 내고 있다.[65] 글로벌 기업으로 Lunit, Aidoc, Arterys, Paige, PathAI, Siemens, GE Healthcare 등이 있다.

④ 디지털 치료제(DTx) · Digital Twin

의약품 중심 치료에서 벗어나 행동 · 심리 · 인지 · 재활 기반 치료를 디지털화한 기술이다. Digital Twin 기술은 환자 상태(생체신호 · 검사 · 영상 · 병력)를 활용해, 가상 환자 모델을 생성 → 치료 반응을 시뮬레이션한다. 산업적 효과로 비약물 치료 확산과 만성질환(당뇨 · 고혈압 · 비만), 정신건강(불면 · 우울 · ADHD) 치료에서 효과 검증, 그리고 병원 · 제약사가 DTx + 약물 결합 모델을 설계하고 있다. 주요 기업으로 Omada Health, Akili, Pear Therapeutics(모범사례), Siemens, Dassault 등이 있다.

⑤ 유전체 · 정밀의료 AI(Genomics AI & Precision Medicine AI)

NGS(차세대염기서열분석) 비용이 급격히 낮아지면서 유전체 데이터가 폭증하고 있다. AI는 이 복잡한 오믹스 데이터를 자동 분석하여 정밀의료를 현실화했다. AI 기술 활용으로 Variant Calling 자동화, 질병 유전자 패턴 분석, 약물 반응 예측, 환자 맞춤 처방 등이 가능하게 되었다. 암 정밀의료, 희귀질환 진단 정확도 증가와 신약 개발 타깃 발견 속도 증가 등의 산업적 혁신으로 Personalized Medicine 시대로 가속화하고 있다. 글로벌 리더 기업으로 Illumina, Tempus, DeepMind, Foundation Medicine,

---

65 이미 전 세계 3,000개 병원 이상 사용

Lifebit, Flatiron Health 등이 있다.

3) AI 헬스케어 산업 생태계

AI 헬스케어 산업 생태계는 인공지능(AI) 기술을 중심으로 의료 데이터, 기술 제공자, 의료서비스 제공자, 정부 및 규제기관, 환자 등이 상호작용하며 의료 시스템을 혁신하는 복잡한 시스템이다. AI 헬스케어 산업 생태계는 각 구성 요소가 유기적으로 협력하여 진단, 치료, 예방, 관리 전반에서, 데이터의 『생애주기(수집 · 생산 → 저장 · 관리 → 가공 · 유통 → 분석 · 활용)』 과정을 통해 AI 기술을 활용해 의료의 질과 효율성을 개선한다. AI 헬스케어 산업 생태계는 데이터와 기술 중심의 혁신 플랫폼으로 진화하고 있으며, 의료의 효율성과 정밀성을 높이는 동시에 환자 중심의 미래 의료 시스템을 구축하는데 핵심적인 역할을 하고 있다.

인공지능 기술의 신약개발 적용이 본격화되고 있다. AI/ML 전문 기업들이 주도하거나 협력한 임상시험이 2022년부터 연간 35건 이상 지속적으로 진행되고 있다. 이들 기술은 주로 타깃 발견(31%)과 약물 설계(32%) 단계에서 활용되고 있으며, 정밀의학(18%)과 임상시험 설계(13%) 영역에서도 적용이 확대되고 있다. 2024년에는 총 97억 달러 규모의 AI/ML 관련 딜이 체결되어 제약업계의 AI 기술 도입이 가속화되고 있음을 보여준다. Isomorphic Labs가 Eli Lilly 및 Novartis와 각각 17억 4천만 달러, 12억 4천만 달러 규모의 파트너십을 체결한 것이 대표적이다. Generate:Biomedicines와 Novartis의 10억 7천만 달러 규모 단백질 최적화 파트너십, Ochre Bio와 Boehringer Ingelheim의 10억 4천만 달러 재생의학 협력 등 대형 거래들이 연이어 발표되고 있다. 한편, AI 기반 신약개발의 실제 성과도 나타나기 시작했다. AI 중심 접근법을 사용한 1상 임상시험에서 85% 이상의 성공률을 보이는 사례들이 보고되고 있으며, 모델링 시나리오에 따르면 AI가 전임상 발견 시간을 30-50% 단축하고 비용을 25-50% 절감할 수 있을 것으로 예상된다.[66]

2025년 1월 13일 미국 샌프란시스코에서 열린 세계 최대 제약 · 바이오 투자 행사인 'JP모건 헬스케어 콘퍼런스' 메인 무대에 젠슨 황 엔비디아 최고경영자(CEO)가 유전체 분석 기업 '일루미나', 의료센터 '메이요 클리닉', 임상시험기관 '아이큐비아' 관계자들과 등장해 협업 계획을 발표했다. 이러한 기업들의 기술에 AI를 접목하겠다는 것이다.[67]

66 박창욱, 「글로벌 바이오제약 산업 전망」, BRIC View 2025-T16.

67 젠슨 황은 "AI의 추론과 계획·실행 능력은 의료 분야가 나아갈 방향을 제시하는 기초가 될 것"이라고 주장했다.

2025년 8월 과학기술정보통신부가 발표한 'AI바이오 확산전략'에 따르면 글로벌 AI 바이오 시장은 오는 2029년 77억5,300만 달러까지 연평균 19.1% 성장할 것으로 전망됐다. 국내 시장도 유사한 속도로 성장한다는 분석이다. 이는 글로벌 시장조사기관 마켓앤마켓 분석 결과에 따른 것으로 AI 바이오테크 글로벌 시장규모는 2024년 32억3,000만 달러에서 5년후인 2029년에는 77억5,300만 달러로 성장한다는 분석이다. 같은 기간 한국은 5,450만 달러에서 1억3,420만 달러로 연평균 성장률은 19.7%로 예상됐다. 글로벌 성장률을 다소 웃도는 성장 속도다.

구체적인 사례로 최근 인공지능(AI)의 발전으로 뇌 영상 진단의 정확도는 높아지고, 전문가 의존도는 낮아지는 변화가 나타나고 있다. 미국 메이요 클리닉이 도입한 AI 진단 도구는 양전자단층촬영(PET)[68]을 기반으로 사람보다 빠르고 정밀하게 치매와 파킨슨병을 감별하며, 의료 현장의 판도를 변화시키고 있다. 협진 없이 뇌 대사 미세 패턴까지 분석하는 AI 진단 도구이다. 2025년 8월 5일 미국 의학전문지 스탯에 따르면, 미국 최대 규모의 종합병원인 메이요 클리닉이 개발한 AI 진단 도구 '스테이트뷰어(StateViewer)'가 도입 4개월 만에 전문가 없이도 PET 진단에서 성과를 내고 있다. 스테이트뷰어는 메이요클리닉이 수년간 수집한 3670명 환자의 포도당(FDG) PET 뇌 영상 데이터를 학습한 AI이다. FDG PET은 뇌세포가 포도당을 얼마나 쓰는지 에너지 소비 수준을 확인해 뇌 기능 변화를 조기에 포착한다. 알츠하이머병, 루이체 치매, 파킨슨병 같은 퇴행성 뇌질환은 병의 진행보다 먼저 뇌 대사 기능에 이상이 나타난다. 메이요 클리닉에 따르면 스테이트뷰어는 FDG PET 영상에서 사람이 구별하기 어려운 미세한 뇌 대사 패턴까지 자동으로 분석해, 몇 분 안에 진단 결과를 제시한다. 치매 환자의 20%를 차지하는 루이체 치매는 전문가도 영상만으로는 놓치기 쉽지만, AI는 이 같은 미세한 패턴까지 정밀하게 감지하고 있다.

뇌 질환을 진단하는 AI는 글로벌 의료 시장에서 새로운 성장축으로 떠오르고 있다. 국내에서도 뇌 진단 AI 개발 움직임이 빨라지고 있다. 대표적으로 뉴로핏은 뇌 신경 영상을 분석하는 '뉴로핏 아쿠아', PET 영상을 분석하는 '뉴로핏 스케일 펫'에 이어 치매 치료제 처방과 효과, 부작용을 관리하는 AI인 '뉴로핏 아쿠아 AD'까지 개발했다. 이밖에 대한민국 헬스케어 AI기업인 뷰노는 뇌 MRI 영상을 분석해 알츠하이머병을 진단하는

68 PET는 전자와 물리적 성질은 같지만 전기적 성질만 반대인 양전자로 환부를 알아보는 방식이다. 방사성 의약품을 투여한 후 양전자가 방출되는 지점을 감지해 질병 부위를 영상으로 보여준다. 치매나 파킨슨병 같은 퇴행성 뇌질환은 PET 검사로 조기 진단했지만, 장비가 워낙 고가이고 방사성 물질을 투여하는 문제가 있었다. 신경과·영상의학과·핵의학과 등 여러 전문의의 협진도 필요해 활용에 제약이 있었다.(조선일보, 2025.08.07.)

AI '딥브레인'을 개발했고, 딥노이드는 뇌 자기공명 혈관 조영술(MRA) 영상을 분석하는 AI '딥뉴로'를 개발했다. 이 AI는 환자 330명을 대상으로 한 임상시험에서 영상의학 전공의보다 66분, 영상의학 전문의보다는 60분 더 빠르게 MRA 영상을 판독했다.

빅테크들이 경쟁적으로 의료 AI 산업에 뛰어들고 있다. 세계 의료 AI 시장 규모는 지난해 약 38조원에서 10년 후엔 약 891조로 20배 이상 급증할 것으로 예상된다. 엔비디아는 이런 가능성을 내다보고 의료 연구와 임상 개발, 새로운 치료제 개발 등에 활용되는 AI를 3년 전 출시한 후 계속 업그레이드하고 있다.

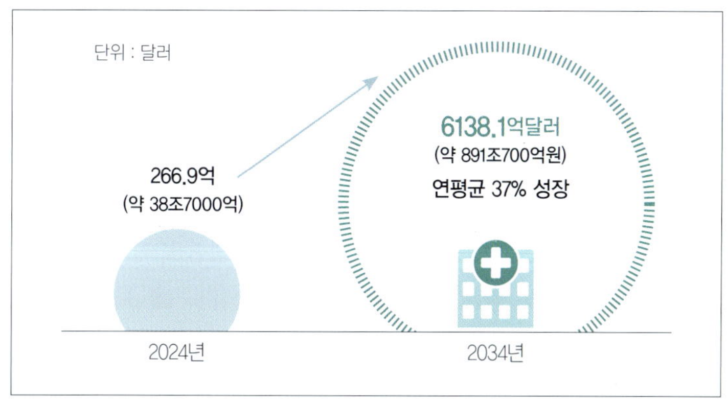

[그림 3-15] 의료 AI 세계시장 규모

자료: 프레서던스 리서치

구글은 최근 대규모 언어 모델(LLM) 제미나이를 의료 분야에 특화한 '메드 제미나이'를 공개했다. 메드 제미나이는 CT, 엑스레이 사진, 초음파 데이터, 심전도 결과 등을 학습해 방사선 촬영 영상을 분석하거나, 유전적 위험성을 예측한다. 이 AI가 흉부 사진을 분석하도록 한 뒤, 결과를 현직 의사들에게 평가하도록 했더니 응답자 72%가 'AI 분석이 의사와 동등 또는 우수하다'고 설명했다.

아마존은 건강관리 부문 자회사를 통해 의사와 환자의 대화를 자동으로 기록하고, 진료기록을 요약하고 분류하는 AI를 개발했다. 아마존은 이 AI를 이용한 의사들이 행정 업무에 쏟는 시간을 40% 이상 줄일 수 있었다고 주장했다.

마이크로소프트(MS)도 의료 · 헬스케어 AI를 출시했다. 간호사를 위한 자동 문서화 AI와 의료 영상 분석 AI 등이다. MS는 진단에 필요한 의료정보를 찾아주고 처방 등을 제시하는 AI도 개발했다.

2024년 9월 공개된 하버드대 메디컬스쿨의 암 진단 AI 모델 '치프(Chief)'는 암 조기 진단의 희망을 보여줬다. 연구진은 '치프'는 각종 암 관련 검진 이미지 분석에서 정확도 94%를 기록했다고 설명했다. 검진 이미지 1,500만건과 암 조직 19종류의 이미지 6만건으로 훈련받은 치프는 종전 AI 암 진단 모델에 비해 36% 뛰어난 암 진단 역량을 구현했다. 영국의 의료 기업 케이론메디컬테크놀로지스(Kheiron Medical Technologies)가 개발한 유방암 검진 AI 프로그램 '미아(Mia)' 역시 유방 촬영 이미지를 분석하는 분야에서 의사 등 의료 전문가들이 놓친 미세한 종양을 13% 더 잘 찾아내는 것으로 분석됐다.

AI 암 진단 모델의 최고 강점은 정확성과 속도다. 케임브리지대 병원과 마이크로소프트가 협력해 개발한 AI 암 진단 프로그램 오사이리스(Osairis)는 진단에 걸리는 시간을 줄여주는데, 이 덕분에 의료진은 기존 진단 방식을 쓸 때보다 2.5배 빨리 치료를 시작할 수 있다고 설명한다. AI는 엑스레이나 MRI(자기 공명 영상) 등과 같은 암 검진 이미지를 가장 기본적인 픽셀 단위로 분석할 수 있기 때문에 사람 눈에 잘 띄지 않는 미세한 종양도 잘 찾아낸다. 의사처럼 지치거나 집중력이 흐트러져 종양을 놓치지도 않는다.[69]

'조기 진단'은 암 환자의 생존과 직결된 문제다. 특히 생존율이 낮고 많은 사람 목숨을 앗아가는 폐암 같은 암은 일단 빨리 찾아내는 게 관건이다. 폐암은 초기에 찾아냈을 때 생존율이 81~85%로 늦게 발견했을 때 생존율(15~19%)의 네 배가 넘는다는 연구결과도 있다. 유방암도 종양 크기가 15㎜보다 작을 때 찾아내면 치료 시작 이후 5년간 생존율이 90% 수준으로 높아진다.

AI는 암 진단에서 '눈' 역할만 하는 게 아니다. 짧은 시간에 수많은 데이터를 처리하는 특유의 분석 능력을 바탕으로 '암 위험군'을 신속하게 찾아내고 있다. 하버드대와 덴마크 코펜하겐대는 AI로 수백만 명의 의료기록에서 '누가 언제 어떤 질병에 걸렸나'를 확인해 췌장암 고위험군의 특성을 찾아내는 연구를 진행하기도 했다. 연구진은 담석, 빈혈, 당뇨병이나 기타 소화기 관련 문제로 진료를 받으면 3년 후에 췌장암 발생 가능성이 높아진다는 사실을 찾아냈다.[70]

2025년 8월 영국 BBC 방송은 AI가 설계한 새 항생물질이 동물실험에서 우수한 효과를 보였다고 보도했다. 성병인 임질을 일으키는 임균과 메티실린 내성 황색포도상구균(MRSA)에 효과가 있는 새 항생제 후보물질이다. 미국 매사추세츠공대(MIT) 연구팀이 생성형 AI를 이용해 개발하고 동물실험에서 효과를 입증했으며, 연구결과는 유명 과학

---

69 배석철 충북대 의대 교수는 "엑스레이 사진이나 조직 검사를 통해 확인되는 암의 모습은 환자마다 매우 다양하며, 암 조직과 정상 조직의 경계도 명확하지 않은 경우가 많다"며 "수많은 데이터를 분석해 종합적 판단을 내릴 수 있는 AI는 암 초기 단계의 오진 가능성을 줄여 준다"고 설명했다.

70 조선일보, 2025.02.20.

저널 셀(Cell)에 게재됐다. 기존에 존재하지 않거나 아직 발견되지 않은 물질까지 포함해 3,600만개의 화합물을 조사하는 방식이다. 이를 위해 AI 모델은 기성 화합물들의 화학 구조와 함께 이들이 다양한 병원성 세균의 성장을 억제하는지를 학습했다. 탄소, 산소, 수소, 질소 등의 원자로 구성된 다양한 분자구조에 박테리아가 어떻게 영향을 받는지도 설명했다.

2025년 영국 바이오텍(Techbio) 기업 제노믹스(Genomics)가 10년간의 개발 끝에 세계 최초 AI 기반 인간 유전학 플랫폼 미스트라(Mystra)[71]를 출시하여 약물 표적 발굴 및 검증을 획기적으로 가속화를 공식 발표했다.[72] 미스트라는 20,000개 이상의 전장유전체 연관분석(Genome-Wide Association Studies, GWAS)[73]과 방대한 규모의 유전체 빅데이터를 포함하는 제노믹스의 독점 기초 데이터 컬렉션을 활용하여, 기존 수개월이 소요되던 연구개발 작업을 수 분 내로 단축하는 강력한 분석력을 제공하고 있다. 미스트라는 최첨단 머신러닝 도구로 강화된 세계 최고 수준의 알고리즘을 통해 유전적 변이 연구 증거로 뒷받침되는 질병 메커니즘에 대한 심층 통찰력을 신속하게 제공하며, 생물학, 화학, 임상 팀 간 협업을 통합된 데이터와 도구로 제약산업의 신약개발 성공률을 획기적으로 개선할 것으로 전망된다.[74]

이 같은 성과들은 글로벌 기업들이 AI 신약개발에 대한 투자가 증가하는 근거가 되고 있다. 2025년 7월 영국 글락소스미스클라인(GSK)은 지난달 장쑤헝루이제약과 중국 사상 최대 규모인 125억 달러(17조 4,000억원) 규모의 12개 신약 후보 물질에 대한 개발 및 판매 독점 계약을 했다. 또한 아스트라제네카, 사노피 등도 AI 신약개발 기업과 대규모 신약개발 거래를 진행하고 있다. 영국 아스트라제네카는 2025년 6월 인공지능 플랫폼과 전임상 항암제 포트폴리오에 대한 접근을 위해 중국 석약(CSPC)제약 그룹에 50억 달러(7조원) 이상을 내기로 합의했다. 프랑스 사노피는 2025년 4월 에렌딜 랩스와 AI 플랫폼에서 발견한 자가면역 및 염증성 장 질환에 대한 두 가지 잠재적 항체 후보에 대한 라이선스를 부여하기 위해 17억 달러(23조 4,000억원) 규모의 계약을 체결했다.

71 대규모 유전정보를 활용한 정밀 헬스케어 도구 개발 및 신약 발견을 가속화하는 세계 최대·최다양 인간 유전자형-표현형 데이터베이스 기반 AI 플랫폼

72 제약산업은 임상시험 단계 약물 후보의 95% 실패율로 인해 신약 출시 평균 비용이 23억 달러를 초과하는 심각한 연구개발 생산성 위기에 직면해 있으며, 제노믹스는 인간 유전학적 근거를 가진 표적이 임상시험 성공 확률이 2.6배 높다는 사실에 기반하여 이 문제를 해결하고자 함

73 특정 질병이나 형질과 연관된 유전적 변이를 발굴하기 위해 많은 개인의 전체 유전체를 비교 분석하는 대규모 유전학 연구 방법

74 Yahoo Finance, 2025.10.16.;PR Newswire, 2025.10.16.

(1) 산업 생태계의 주요 구성 요소

AI 헬스케어 산업 생태계 구성(기업, 병원, 정부, 환자 등) 측면에서 보면, AI 헬스케어 산업은 전통적 의료산업과 달리 데이터 중심 플랫폼 생태계 구조로 발전하고 있다. 즉 의료서비스 수요자(환자)와 공급자(병원, 의료진), 기술 제공자(기업), 정책 조정자(정부, 규제기관), 연구자, 투자자 등 다양한 이해관계자들이 유기적으로 연결되어 있다.

[표 3-38] AI 헬스케어 산업 생태계 구성

주체	주요 역할
기업/스타트업	기술 개발, 서비스 상용화, 플랫폼 제공
병원/의료진	AI 기술 수용 및 실증, 환자 데이터 생성
정부/기관	규제 및 인증, 인프라 조성, 정책 방향
환자/소비자	AI 의료 수요자, 데이터 제공자
연구자/학계	기술 검증 및 윤리 연구
투자자/보험사	자금조달 및 리스크 관리 시스템 연계

① 기술 제공자(Technology Providers)

AI 기술 및 플랫폼을 개발하고 헬스케어 시스템에 적용하는 핵심 주체들이다. 구체적으로 기술 제공자 사례로, 머신러닝, 딥러닝 알고리즘 개발 및 의료 데이터 분석 솔루션을 제공하는 AI 플랫폼 기업이다. 전자의무기록(EMR/EHR) 및 데이터 관리 시스템을 제공하는 의료 IT 기업이다. IoT 기반 건강 모니터링 기기를 개발하는 웨어러블 디바이스 제조기업이다. 의료 데이터를 안전하게 저장 및 관리하는 클라우드 플랫폼을 제공하는 클라우드 서비스 제공자이다. 신약 설계 및 임상시험 데이터를 분석하는 생성형 AI 기업과 Agent AI 기업이다.

AI 솔루션 개발 기업들은 진단보조, 영상 분석, 디지털 치료제 등 알고리즘 기반 기술 개발을 주도하며, 뷰노(VUNO), 루닛(Lunit), 템퍼스(Tempus), 패스AI(PathAI), 비즈AI(Viz.ai) 등이 있다. 플랫폼 기업들은 병원 정보시스템(HIS), 환자관리(PHR), SaaS 기반 의료서비스를 제공하며, Google Health, IBM Watson, 라이프시맨틱스 등이 있다. 디지털 치료제(DTx) 및 웨어러블 기업들은 정신건강 · 만성질환 등 관리 서비스를 제공하며, Pear Therapeutics, Fitbit, 헬스온웨어 등이 있다. AI 신약개발 벤처들은 화합물 설계, 임상 예측 모델 등 혁신 R&D을 중심으로 하며, Insilico,

Exscientia, 아론티어 등이 있다. 주요 역할은 기술 개발 및 상용화, 데이터 기반 의료 혁신, AI 알고리즘의 API/API-as-a-Service 제공 등이 있다.

② 의료서비스 제공자(Healthcare Providers)

데이터의 '생애주기(수집 · 생산 → 저장 · 관리 → 가공 · 유통 → 분석 · 활용)' 과정을 통해 AI를 활용하여 진단, 치료, 관리, 예방 서비스를 제공하는 주체들이다. 구체적으로 의료서비스 제공자 사례로, AI 기반 진단 및 치료 도구를 활용하는 병원 및 클리닉이다. AI 진단 도구 및 데이터 분석 결과를 바탕으로 환자를 관리하는 의료 전문가들이다. 비대면 진료 및 상담을 제공하는 원격의료 플랫폼이다.

AI 헬스케어와 관련하여 대형 병원/전문병원들은 AI 기반 영상판독, CDSS(진료지원시스템), 환자 트리아지 시스템 등을 도입하고 있다. 의료진은 AI의 판단 결과를 해석하고, 의사결정에 통합하는 임상적 역할을 수행한다.

③ 데이터 제공 및 관리(Data Providers & Managers): 데이터의 '생애주기' 과정

헬스케어 데이터를 수집, 저장, 분석하여 AI 학습 및 의료서비스에 활용한다. 의료 데이터 통합 및 분석 시스템을 제공하는 데이터 플랫폼 기업이다. 정밀의학을 위한 유전체 데이터를 활용하는 유전체 데이터 제공 기업이다. 의료 데이터를 활용한 질병 예측 및 치료 모델을 개발하는 데이터 분석 기업이다.

정보관리자/CIO는 병원 내 AI 통합, 데이터 거버넌스, 개인정보보호 등을 담당한다. 주요 역할은 임상 데이터 제공자이자 실사용자, AI 기술의 실증 · 도입 현장, 환자 데이터 기반 피드백 축적 등이 있다.

④ 환자 및 소비자(Patients & Consumers)

AI 헬스케어 기술과 서비스를 이용하여 건강을 관리하고 치료받는 최종 수혜자이다. 환자는 AI 기반 원격진료, 웨어러블 기기 사용, 디지털 치료제를 활용한다. 건강관리 소비자는 예방적 건강관리와 웰니스 서비스를 적극 활용한다.

환자/일반인은 AI 기반 진단, 건강관리, 원격진료 등 디지털 의료서비스 수요자 등이다. 디지털 리터러시 사용자층은 헬스 앱, 웨어러블을 통한 데이터 제공 및 피드백을 참여한다. 주요 역할은 서비스 수요자이자 데이터 생성자, AI 의료기술의 실제 효과 평가 주체 등이다.

⑤ 연구기관 · 학계

AI 헬스케어관련 의과대학 · 공학대학 협업 연구팀은 의료 AI 알고리즘 공동 연구, 임상적 정확도를 평가한다. 국책연구소(ETRI, KIST, KAIST 등)는 핵심 기술 R&D 및 오픈소스 생태계를 개발한다. 주요 역할은 알고리즘 검증, 임상 적용 평가, 기술 윤리 가이드라인을 제시한다.

⑥ 보험사 및 금융기관(Payers & Funders)

AI 헬스케어 서비스의 비용을 지불하거나 재정적 지원을 제공한다. 보험사는 웨어러블 데이터 기반 보험 상품 및 맞춤형 보험료를 설계한다. 벤처캐피탈 및 투자자는 AI 헬스케어 스타트업 및 기술에 투자한다.

VC/PE 투자자는 AI 헬스케어 스타트업 및 플랫폼에 대한 전략적 투자를 한다. 보험사는 AI 기반 리스크 분석, 개인 맞춤형 보험 설계 및 자동심사 시스템 도입 등을 한다. 주요 역할은 혁신기술의 시장 확산 자금 지원, 산업 스케일업을 주도한다.

⑦ 정부 및 규제기관(Government & Regulators)

데이터의 '생애주기(수집 · 생산 → 저장 · 관리 → 가공 · 유통 → 분석 · 활용)' 과정을 통해 AI 헬스케어 기술의 안전성과 윤리성을 보장하고 표준화를 지원하는 역할을 한다. 정부 보건 당국은 AI 의료기기 인증 및 규제 정책을 수립한다. 국제기구인 WHO, OECD 등 글로벌 표준화 및 가이드라인을 제공한다. 개인정보보호 규제기관은 데이터 보호 및 프라이버시 관리를 한다.

보건복지부, 식약처(MFDS), 개인정보위원회 등은 AI 의료기기 인증, 데이터 관련 규제를 설정한다. NIA, KIHI, AI Hub 등 기관들은 AI 학습 데이터 구축, 실증사업 지원, 연구 인프라 등을 제공한다. 정책입안자 및 규제기관은 의료 AI의 윤리 · 책임 문제, 보험 등 제도적 기반을 구축한다. 주요 역할은 규제 프레임워크 설계, 실증 테스트베드 운영, 데이터 · R&D 인프라 제공 등이 있다.

(2) 산업 생태계의 상호작용

AI 헬스케어 생태계는 데이터의 '생애주기(수집 · 생산 → 저장 · 관리 → 가공 · 유통 → 분석 · 활용)' 과정을 통해 다양한 주체들이 협력하여 다음과 같은 상호작용을 통해 작동한다.

① 기술 제공자 ↔ 의료서비스 제공자

AI 플랫폼 기업이 병원과 협력하여 AI 기반 진단 및 치료 솔루션을 제공한다. 의료진은 AI 분석 데이터를 활용해 환자 맞춤형 치료를 제공한다.

② 데이터 제공자 ↔ 기술 제공자

데이터 플랫폼에서 수집한 환자 데이터를 AI 기업이 분석하여 질병 예측 모델을 개발한다.

③ 정부 ↔ 기술 제공자 및 의료서비스 제공자

규제기관이 AI 기술의 안전성과 효과성을 검토 및 인증한다. 공공 헬스케어 프로젝트에서 AI 솔루션 도입을 지원한다.

④ 보험사 ↔ 환자 및 기술 제공자

웨어러블 기기 데이터를 활용해 개인 맞춤형 보험 상품을 개발한다. AI 진단 서비스가 포함된 의료비 보장 상품을 설계한다.

⑤ 환자 ↔ 의료서비스 제공자

환자는 원격진료 플랫폼이나 AI 기반 디지털 치료제를 사용한다. 의료진은 환자의 데이터를 분석해 치료 경로를 제안한다.

(3) 산업 생태계의 가치사슬: 데이터의 '생애주기' 과정

① 데이터 수집

AI 웨어러블 기기와 IoT 센서를 통해 환자의 생체 데이터를 수집한다. 병원 및 클리닉에서 생성된 진료기록(EMR/EHR)을 활용한다.

② 데이터 처리 및 분석

AI 빅데이터 플랫폼에서 수집된 의료 데이터를 정리하고 AI로 분석한다. 머신러닝 알고리즘을 활용하여 질병 예측, 진단 지원, 치료 경로 설계를 한다.

③ 서비스 제공

AI 기반 원격진료, 디지털 치료제, 정밀의학 서비스로 환자에게 직접 제공한다.

④ 환자 피드백 및 서비스 개선

환자 경험 및 건강 데이터를 바탕으로 AI 알고리즘 및 서비스를 지속적으로 개선한다.

4) AI 헬스케어 산업 구조

AI 헬스케어 산업 구조는 데이터의 '생애주기(수집 · 생산 → 저장 · 관리 → 가공 · 유통 → 분석 · 활용)' 과정을 통해 AI 기술을 중심으로 헬스케어 생태계의 다양한 구성 요소가 상호작용하는 체계로 구성된다. AI 헬스케어 산업 구조는 데이터 수집, 기술 개발, 서비스 제공, 규제와 관리, 최종 소비에 이르는 여러 단계로 이루어지며, 각 단계는 상호의존적이며 의료 효율성, 비용 절감, 진단 및 치료의 정밀성을 강화하고 있다. AI 헬스케어 산업 구조는 기술 개발에서 서비스 제공, 환자 관리에 이르기까지 복잡하고 다층적인 네트워크로 구성되어 있으며, 의료의 정밀성과 효율성을 높이는 동시에 글로벌 의료 시스템의 혁신을 이끌고 있다. 선진국에서 AI는 의료 상담 등 의료진을 보조하는 역할을 넘어 대체하는 수준으로 발전하고 있다.

미국 헬스케어 기업 '에픽 시스템스'가 개발한 AI 문진 서비스 '마이 차트'는 미국 150여 의료기관의 의료진 1만5,000여 명이 사용하고 있다. 오픈AI의 대규모언어모델(LLM)인 'GPT-4'를 기반으로 개발했다. 환자가 초기 증상 등을 입력하면 AI가 이를 분석하고, 환자의 기존 의료기록과 약물 처방 내용까지 고려해 의심 질환을 찾아낸다. 환자는 진료 과목과 적절한 의사를 선정하는 데 도움받을 수 있다. AI의 1차 문진 결과를 전달받은 의사는 이를 참고해 진단과 치료 계획을 세운다. 이렇게 미국에서 마이 차트로 작성되는 의료 진단은 매월 100만건에 달한다. 또한 캐나다 앨버타대 연구진도 병원 응급실에서 방문 환자의 초기 진단서를 AI가 작성하는 시범 서비스를 운영하고 있다. AI는 환자의 현재 상태와 신체검사 결과, 치료 계획 등을 정리해서 의료진에게 전달한다.

의사와 환자의 대화를 AI가 자동으로 기록하고 분석하는 체계도 의료기관에 도입되고 있다. 의료진의 행정 업무 부담을 대폭 줄여준다. 미국 미시간주에 있는 의료기관 '코어웰 헬스'가 사용 중인 AI '어브리지(Abridge)'는 의사와 환자의 대화를 실시간으로 듣고, 내용을 요약해 진료 차트를 만들어 제공한다. 90일 동안의 시범 운영 결과를 분석해 보니, 임상 의사들이 문서 작업을 하는 데 드는 시간이 절반 수준으로 줄었다. 또한 스탠퍼드대 연구진은 주의력결핍 과잉행동장애(ADHD)가 있는 어린이에게 약을 처방한 뒤 후속 조치 여부를 파악할 수 있는 AI를 개발했다.

대한민국에서도 AI 문진 서비스가 진행되고 있다. 네이버는 2024년 하반기부터 '네이버케어'를 시범(베타) 서비스 중이다. 홈페이지에 들어가 아픈 부위나 증상을 입력하면 예상 가능한 병명을 AI가 예측해 제공한다. 이후 가까운 병원도 찾아준다. 네이버 헬스케어연구소는 진찰 내용을 의료 용어로 자동 변환해 기록하는 '스마트 서베이'와 과거 검진 결과를 분석해 적절한 검진을 추천해 주는 '페이션트(patient) 서머리'도 개발했다.

일반적으로 AI 헬스케어 산업 구조의 주요 계층을 분류하면, 데이터의 '생애주기(수집 · 생산 → 저장 · 관리 → 가공 · 유통 → 분석 · 활용)' 과정을 통해 AI 헬스케어 산업 구조는 상류(Upstream), 중류(Midstream), 하류(Downstream)로 구분할 수 있다.

(1) 상류(Upstream): 데이터 및 기술 개발 단계

상류 단계는 AI 헬스케어의 기술적 기반과 데이터를 구축하는 데 중점을 둔다. 첫째, 데이터 생성 및 수집이다. 의료기관(병원, 클리닉)에서 생성된 진료기록(EMR/EHR), 웨어러블 기기와 IoT 센서를 통한 실시간 건강 데이터 수집, 유전체 데이터 및 임상시험 데이터 등이다. 둘째, AI 기술 개발이다. 머신러닝(ML)과 딥러닝(DL)를 활용한 질병 진단, 치료 예측, 신약 개발이다. 컴퓨터 비전 기술을 활용한 의료 영상 분석(X-ray, CT, MRI 등)이다. 자연어 처리(NLP)기술을 활용한 의료기록 분석, 음성 기반 진료기록 자동화이다. 강화 학습 등 다양한 학습을 통해 수술 로봇과 치료 최적화이다. 셋째, 기술 및 플랫폼 개발 기업의 혁신 활동이다. AI 플랫폼 기업은 데이터 분석 및 예측 솔루션을 제공하고, 클라우드 서비스 제공자는 의료 데이터 저장 및 처리를 하며, 블록체인 기술 제공자는 데이터 보안 및 투명한 정보를 공유한다.

(2) 중류(Midstream): 데이터 관리 및 서비스 전달

중류 단계는 AI 기술과 데이터를 의료서비스와 연결하고, 이를 통해 의료 효율성을 증대시키는 역할을 한다. 첫째, 데이터 관리 및 분석이다. 의료 데이터 플랫폼은 병원과 연구소의 데이터를 통합 및 관리한다. 빅데이터 분석으로 질병 예측 모델 및 치료 경로를 설계한다. 유전체 분석 기업은 정밀 의료 및 맞춤형 치료 계획을 수립한다. 둘째, 의료서비스 제공이다. AI 기반 진단 및 치료 지원 도구, 원격의료 플랫폼: 비대면 진료 및 상담, 디지털 치료제(DTx): 소프트웨어 기반의 질병 관리 및 치료 등이 있다. 셋째, 보험 및 금융이다. AI 데이터를 활용한 맞춤형 보험 상품 설계, 의료비 예측 및 비용 최적화 등이다. 넷째, 유통 및 물류이다. 의료기기 및 AI 플랫폼을 병원과 클리닉으로 배포하고, 데이터와 AI 솔루션의 글로벌 확산 및 상업화를 진행한다.

(3) 하류(Downstream): 의료서비스와 소비자 단계

하류 단계는 AI 헬스케어 기술과 서비스를 환자 및 소비자에게 직접 제공하는 부분이다. 첫째, 의료서비스 제공자이다. 병원 및 클리닉은 AI를 활용한 진단 및 치료를 지원한다. 전문 의료진은 AI 기반 진단 결과와 치료 계획을 활용한다. 둘째, 환자 및 소비자이다. 웨어러블 기기를 통한 건강 모니터링, 원격진료 및 AI 기반 증상 분석 앱 이용, 디지털 치료제 및 개인 맞춤형 치료 혜택 등이다. 셋째, 환자 중심 의료이다. AI 기술이 제공하는 데이터를 통해 환자가 자신의 건강상태를 직접 관리한다. 예측 모델을 활용한 예방 중심의 의료서비스 및 정밀 의료서비스를 진행한다.

(4) AI가 헬스케어 산업을 변화시킨 6대 구조 변화

AI는 헬스케어를 "단절 · 병원 중심 · 반응적"에서 "연속 · 데이터 중심 · 예측적" 체계로 재편해, 의료 · 제약 · 보험 · 병원을 아우르는 산업 전환을 촉발했다.

① 진단(Diagnosis)의 패러다임 전환: "경험 기반 → 데이터 · AI 기반"

AI는 영상 · 병리 · 음성 · 임상 텍스트를 분석해 진단의 정확도 · 속도 · 재현성을 극적으로 바꿨다.

기존 산업 구조에서는 의사 경험과 기관별 숙련도 차이가 매우 크고, 영상 판독 병목(CT/MRI/X-ray 대기시간)과 병리 슬라이드 해석은 고난이도 · 시간 소모가 발생하였다. 또한 응급 · 중증 영역에서 놓치기 쉬운 진단이 존재하였다. AI가 헬스케어 산업에 적용되면서, 영상 · 병리 AI가 1차 판독 → 인간 전문의가 검증하는 체계로 변화해 판독 시간이 30-90% 단축되었다. 지방 · 중소병원에서도 상급병원 수준의 판독 품질 제공 가능하며, 응급 질환(뇌출혈 · 폐색전증 등)도 즉시 검출할 수 있게 되었다. "의사 편차 감소 → 표준화 → Quality 상향 평준화 → 의료 불평등 완화" 등으로 헬스케어 산업 구조가 변화하고 있다.

② 치료(Treatment)의 정밀화: "표준 치료 → 맞춤형(Precision) 치료"

AI는 환자의 유전체 · 영상 · 임상 · 생활 데이터를 결합하여 환자 개별 최적 치료를 제시한다.

기존 산업 구조에서는 평균 환자 기준의 "표준 치료"가 일반적이었고, 부작용 예측에도 어려움이 발생했다. 치료 실패는 사후에야 확인이 가능했다. AI가 헬스케어 산업에 적용되면서, AI 기반 치료 반응 예측 → 부작용 위험 사전 평가로 전환하였다. 정밀의료(유전체 기반)로 환자별 약물 반응 프로파일링과 Digital Twin으로 치료 전 시뮬레이션이 가능하게 되었다. "대량 치료(Mass Treatment) → 고정밀 치료(Precision Therapy)"→ 제약 · 병원 모두 정밀의료 모델로 이동하는 산업변화가 발생하고 있다.

③ 병원 운영(Hospital Operations)의 자동화: "수작업 · 문서 → AI 코파일럿 · RPA"

AI는 병원의 행정 · 문서 · 작업 흐름을 대규모로 자동화하며 운영비 절감 · 생산성 향상을 만든다.

기존 산업 구조에서는 의사 · 간호사 업무의 40~60%가 문서 · 기록 · 청구이다. 코딩(CDI), 청구 문서화, EMR 입력 등 반복 업무가 과다하였고, 병상 배치 · 인력 스케줄링 비효율이 발생하였다. AI가 헬스케어 산업에 적용되면서, AI Scribe → 진료 대화를 자동으로 기록하고, AI 문서화 → 요약 · 진단코드 추천 및 병상관리 · 스케줄링을 예측모델 기반으로 최적화한다. 병원 전체 프로세스가 데이터 기반으로 자동으로 조정되고 있다. "병원 = 인력 중심 서비스 산업 → 병원 = 데이터 · AI 기반 운영 시스템(Hospital OS)"으로 산업 구조가 변화하고 있다.

④ 환자 관리(Patient Management)의 연속화: "진료실 중심 → 24/7 모니터링 · DTx"

AI는 환자를 '진료 시점에만 관리'하던 방식에서 벗어나 일상에서 지속 관리하는 체계로 전환한다. 기존 산업 구조에서는 환자 상태를 의료 시스템이 모르는 시간대가 98%이며, 현실적으로 재방문 때까지 모니터링도 단절되고, 만성질환 악화는 늦게 발견하는 경우가 많았다.

AI가 헬스케어 산업에 적용되면서, 웨어러블 · IoMT가 24시간 데이터 생성하면서 AI가 실시간 이상징후 감지 → 병원 · 환자 알림 서비스가 가능하다. DTx가 행동 · 복약 · 생활습관을 실시간 피드백하고, 환자는 수동 → 능동적 참여자로 변화하고 있다. "의료 = 이벤트형 서비스 → 헬스케어 = 지속형 서비스(Continuous Care Model)"로

산업 구조가 변화하고 있다.

⑤ 제약 · R&D 구조의 붕괴와 재편: "실험 · 가설 중심 → AI 가설 생성 · 시뮬레이션"

제약산업은 AI로 인해 개발 방식 · 시간 · 비용이 완전히 재편되는 중이다. 기존 산업 구조에서는 10~12년 장기 개발과 수백만 달러 규모의 실험 기반이 일반적이었다. 임상 실패율 90% 수준이었고, 타깃 발굴 · 분자 디자인은 고비용 · 고위험이었다. AI가 헬스케어 산업에 적용되면서, AI가 분자 설계 · 타깃 예측 자동 수행, 수백만 분자를 가상 스크리닝(Virtual Screening), 후보물질 발굴 기간을 수년 → 수개월로 단축, 임상시험 설계 · 환자 모집도 AI로 최적화 등이 가능하게 되었다. "제약사 단독 중심 → 제약 × AI 플랫폼 동맹 구조"로 산업 구조가 변화하고 있다.[75]

⑥ 지불 · 보험 · 정책 구조 변화: "행위 기반 → 건강결과(Outcome) 기반"

AI는 보험 · 지불 시스템의 방식을 예측 · 성과 중심 모델로 전환한다. 기존 산업 구조에서는 Fee-for-Service(행위 기반)로 많이 진료하면 많이 받는 구조이다. 환자 리스크 계산은 통계 · 과거 데이터 기반이었고, 현실적으로 건보/민영보험의 비용 증가 문제를 해결하기 어려웠다. AI가 헬스케어 산업에 적용되면서, AI가 환자별 미래 비용 · 악화 위험예측 → 리스크 기반 관리가 가능하게 되었다. 보험 · PHM(Population Health Management) 고도화, AI 기반 Value-Based Care 확산, 예방 · 예측을 유도하는 정책 모델 등장 등이 현실화되고 있다. "보험 = 비용 보전 시스템 → 보험 = 건강결과를 개선하는 플랫폼"으로 산업 구조가 변화하고 있다.

5) 신약 개발 및 의료 혁신 촉진

AI 헬스케어는 신약 개발과 의료 혁신 분야에서도 큰 성과를 내고 있으며, AI 헬스케어는 경제적 이점을 창출하고 의료산업의 발전을 촉진하고 있다. AI 헬스케어는 여러 분야에서 의료산업의 혁신을 이끌고 있다. AI 기반 헬스케어 장비들은 의사가 영상 이미지, 환자 병력과 검사 결과들을 분석하고 진단할 때 정확도를 높여준다. 또 새로운 화합물을 식별할 때나 임상 설계를 하는 과정을 최적화하고, 약물 반응을 예측해 신약 개발을 가속화한다.

75 대표적 사례: Roche-Flatiron, Sanofi-Exscientia, Genentech-Recursion

구체적인 사례로, 사람 대신 인공지능(AI) 과학자가 이끄는 '가상 연구실(Virtual Lab)'이 코로나 치료제 개발에서 성과를 내며 과학계의 주목을 받고 있다. 제임스 조우(James Zou) 미국 스탠퍼드대 생의학데이터과학과 교수와 존 팩(John Pak) 챈 저커버그 바이오허브 박사 공동 연구진은 AI 기반의 가상 연구실(Virtual Lab)을 개발해, 코로나 치료제 설계와 같이 복잡한 과학 문제를 빠르게 해결하는 데 성공했다고 공개했다. 실제 연구실에서 이뤄지는 연구 과정을 정확하게 거쳤지만, 속도는 치료제 설계를 며칠에 끝낼 정도로 압도적으로 빨랐다는 설명이다. 연구결과는 2025년 7월 국제 학술지 '네이처'에 게재됐다.[76]

이 밖에도 AI 기반 예측 분석은 고위험 환자를 식별해 조기 개입과 맞춤형 치료 계획을 수립하는 데 도움이 되고, 예방의학에도 유용하다. AI는 병원 워크플로를 최적화하고 행정적 부담을 줄이는 등 병원의 운영 측면에서도 실질적인 효과를 얻을 수 있다.

첫째, 연구개발 비용을 절감한다. 데이터의 『생애주기(수집 · 생산 → 저장 · 관리 → 가공 · 유통 → 분석 · 활용)』 과정에서 AI를 활용하여 신약 후보 물질을 더 빠르고 효율적으로 발견하고 검증함으로써 연구개발 비용을 절감한다. 구체적으로 헬스케어 분야에서 AI는 방대한 환자 데이터(EMR, 생체 데이터, 의료 영상 등)를 분석하여 질병 진단 및 예측의 정확도를 높이고 개인 맞춤형 치료 계획을 수립한다. 이러한 데이터는 바이오제약 산업의 신약 개발 초기 단계에서 약물 표적 발굴, 후보 물질 선별, 약물 재창출 등에 활용될 수 있다. 예를 들어, AI 기반 영상 진단 시스템이 조기에 암을 발견하면, 이 진단 데이터는 해당 암 유형에 대한 새로운 치료제 개발을 위한 바이오마커 연구에 기여할 수 있다.

둘째, AI 혁신은 신약 개발과 시장 출시 시간을 단축하고, 생산 제조 및 공급망을 혁신한다. AI는 신약 개발 과정을 가속화하여 신약의 시장 출시 시간을 단축시킨다. 새로운 치료제가 더 빨리 환자에게 도달할 수 있게 한다. 구체적으로 AI는 바이오제약 산업의 신약 개발 기간과 비용을 획기적으로 단축시킨다. AI 기반 약물 발견 플랫폼은 수십억 개의 화합물을 신속하게 분석하여 최적의 후보 물질을 도출하며, 임상 시험에서 AI는 적

---

76 가상 연구실(Virtual Lab)은 수석 연구자 역할을 맡는 AI를 중심으로 여러 AI 과학자가 각기 다른 전문 영역을 맡아 협업했음. 면역학자, 기계학습 전문가, 계산생물학자 역할을 하는 AI들이 팀을 이루고, 아이디어를 비판하거나 실수를 미리 경고하는 감시자 역할의 AI도 포함됨. AI들은 사람처럼 아이디어 회의도 진행했다. 차이가 있다면 회의 시간이 짧으면 몇 초에서 길어야 몇 분이면 충분하고, 같은 AI들이 동시에 여러 회의를 진행할 수도 있다는 점임. 특히 이번 나노항체 설계에는 메타의 ESM과 구글 딥마인드의 알파폴드 멀티머, 워싱턴대의 로제타 등 단백질 구조를 분석하고 예측하는 AI들이 총동원됐음. Nature(2025), DOI:https://doi.org/10.1038/s41586-025-09442-9.

합한 환자 모집을 가속화하고, 임상 데이터를 분석하여 잠재적 부작용을 예측하며, 시험 설계를 최적화한다. 헬스케어 분야의 AI 기반 원격 모니터링 및 디지털 헬스 플랫폼은 임상 시험의 가상화 및 분산화를 가능하게 하여, 환자 참여를 용이하게 하고 데이터 수집의 효율성을 높인다. 또한 차세대 바이오제약 산업의 연속 제조, 일회용 시스템, 자동화, 디지털 트윈과 같은 혁신은 AI를 통해 더욱 고도화된다. AI는 생산 공정을 최적화하고, 예측 유지보수를 통해 가동 중단 시간을 줄이며, 공급망 전반의 효율성을 높여 의약품의 안정적인 생산과 적시 공급을 보장한다. 이러한 효율성 증대는 헬스케어 시스템 전반의 비용 절감과 환자 접근성 향상으로 이어진다.

셋째, 의료서비스를 효율화하며, 정밀의료를 실현한다. AI 기반 솔루션은 의료진의 업무 효율성을 높이고, 진단과 치료의 정확성을 개선하여 의료서비스의 전반적인 효율성을 높인다. AI 헬스케어는 환자 개개인의 유전체 정보, 생활 습관, 의료기록 등을 통합 분석하여 최적의 치료법을 제시하는 정밀의료를 가능하게 한다. 이러한 정밀의학적 접근 방식은 차세대 바이오제약 산업에서 특정 환자 집단에 더 효과적인 약물을 개발하고, 약물 반응을 예측하며, 부작용을 최소화하는 데 필수적이다. AI는 환자 맞춤형 암 백신 개발이나 유전자 편집 기술의 정확성 향상과 같이 개인화된 치료법 개발을 직접적으로 지원한다.

넷째, 환자 치료 결과를 개선한다. AI는 맞춤형 치료 계획을 제공하여 환자의 치료 결과를 향상시키고, 불필요한 의료 비용을 줄인다. AI 헬스케어가 신약 개발과 의료 혁신에 어떻게 기여하고 있는지를 잘 보여주며, 경제적 효율성을 높이고 의료 산업의 발전을 촉진하는 데 중요한 역할을 하고 있다. 특히 AI 헬스케어와 연계한 양자기술 혁신으로 신약 개발과 의료산업 발전을 가속화하고 있다.[77]

결론적으로, AI는 헬스케어와 바이오제약 산업 간의 경계를 허물고, 데이터를 기반으로 한 통합적이고 효율적인 생태계를 구축하는 데 중추적인 역할을 한다. AI 헬스케어에서 생성되는 풍부한 실제 데이터(Real-World Data)는 바이오제약 산업의 연구 개발에 귀중한 자원이 되며, 바이오제약 산업에서 AI를 통해 개발된 혁신적인 치료제는 AI 헬스케어 시스템을 통해 환자에게 더 빠르고 개인화된 방식으로 전달될 수 있다. 이러한 상호 보완적인 관계는 두 산업의 동반 성장을 촉진하며, 궁극적으로 인류의 건강증진에 기여할 것이다.

대한민국 정부도 과학기술에 AI 결합해 신약 · 신소재를 개발한다. 정부가 2026년부

---

77 김용환, 「양자 산업경제와 AI」, KIST, 2024.

터 인공지능(AI)과 과학기술(S&T)을 활용해 신약과 신소재를 개발할 수 있도록 연구개발(R&D) 패러다임을 전환한다. 이를 위해 주요 기술분야에 특화된 AI모델을 개발키로 했다. 또 AI+S&T 전용 컴퓨팅을 구축해 2026년 상반기부터 가동하고, 고품질 데이터와 전문인력을 확보함으로써 기본 인프라를 마련한다는 계획이다. 2025년 산업경쟁력 강화 관계장관회의에서 글로벌 과학기술 강국으로 도약하기 위한 'AI+S&T 활성화 방안'을 발표했다.[78]

(1) 인공지능(AI)의 차세대 치료제 개발

AI는 지난 50년간 크게 변하지 않았던 신약 개발 방식에 근본적인 변화를 가져오고 있다. 단순히 기존의 과정을 보조하는 도구를 넘어, 신약 개발의 전주기에서 효율성, 정밀도, 그리고 성공률을 획기적으로 향상시키는 혁신적인 역할을 수행한다. 즉, AI는 세포 · 유전자 치료제 등 차세대 치료제 개발의 모든 단계에서 혁신적인 역할을 하고 있다. AI는 차세대 세포 · 유전자 치료제의 연구개발, 생산, 임상, 맞춤의료 전 과정에서 핵심적인 혁신 동력으로 자리 잡고 있다. 데이터 기반의 정밀한 분석과 자동화, 맞춤형 치료 전략 제공 등으로 치료제 개발의 효율성과 안전성을 크게 높이며, 더 많은 환자에게 혁신적 치료 기회를 제공하고 있다. 특히 AI는 헬스케어와 차세대 바이오제약 산업을 연결하고 혁신을 가속화하는 핵심 동력으로 작용한다. 두 분야 모두에서 AI는 데이터 분석, 예측 모델링, 자동화, 개인 맞춤화라는 공통된 가치를 제공하며 시너지를 창출한다.

AI의 가장 큰 강점은 방대한 양의 생물학적, 화학적, 임상적 빅데이터를 인간의 역량을 훨씬 뛰어넘는 속도와 정확도로 분석하고 패턴을 식별하는 능력에 있다. 데이터의 『생애주기(수집 · 생산 → 저장 · 관리 → 가공 · 유통 → 분석 · 활용)』 과정 중심의 데이터 기반 접근 방식은 신약 개발의 출발점인 정보 탐색부터 표적 발굴, 전임상 및 임상 시험, 심지어 생산에 이르기까지 광범위하게 적용되고 있다.

78 주요 국가전략기술 및 미래 유망기술 8개 분야에 특화된 AI모델을 개발한다. 이 특화 AI모델은 새로운 구조·물성 탐색, 반복실험 수행 및 대량 데이터 분석 등을 통해 분야별 고난이도 연구를 할 수 있도록 지원한다. AI 활용 연구가 비교적 활성화된 혁신 신약과 차세대 신소재 분야에서 먼저 성과를 낸 뒤 초미세반도체, 우주탐사, 양자컴퓨팅, 차세대 이차전지, 친환경 신기술, 미래 에너지 등 8대 유망기술로 확대한다는 전략이다. 또한, 초연산, 원리 규명 등 새로운 과학기술 지식 창출에 특화된 차세대 AI+S&T 기반기술 개발도 추진한다. 앞으로 AI가 R&D 지원에 더욱 많은 역할을 할 수 있도록, 방대한 데이터 분석을 통해 과학적 원리를 도출하는 등 과학적 발견에 최적화하고, 더욱 고차원의 난제를 다룰 수 있는 기반기술을 개발한다. 이와 함께, 안전한 원자로 운영, 중장기 기후변화 예측, 재난·범죄 등 국민 안전 확보를 위한 분야에도 AI를 적용한 융합 R&D를 확산한다.

AI가 신약 개발에 가져오는 변화는 단순히 속도 향상에 그치지 않고 있다. AI는 약물 후보 물질의 화학 구조와 표적 간의 연관성을 기존보다 훨씬 빠르게 식별하여 신약 개발의 가능성을 높이며 , 유망한 후보 물질 식별을 가속화함으로써 시스템 약리학, 약물-표적 상호작용 예측, 임상 시험 설계 등 신약 개발의 전주기 전략을 새롭게 재편하고 있다. 제약 산업의 생산성을 대폭 향상시키고, 저분자 의약품, 바이오의약품, 디지털 치료제 등 품목의 다양화를 촉진하며, 환자 맞춤형 정밀의학의 발전을 가속화하는 핵심 동력으로 작용하고 있다.

구체적으로 AI는 신약 개발의 성공률을 획기적으로 높이는 데 기여하고 있다. 전통적인 방식의 약물은 임상 1상에서 약 40–65%의 성공률을 보이는 반면, AI가 설계한 약물은 동일 단계에서 80–90%에 달하는 성공률을 보여주고 있다.[79] 이러한 수치는 AI가 인간의 직관과 경험을 넘어, 초기 단계에서부터 임상적 성공 가능성이 높은 후보 물질을 선별하는 데 탁월한 능력을 가졌음을 명확히 보여준다. 즉, 신약 개발의 시간(10년 이상에서 3–6년으로 단축)과 비용(최대 70% 절감)을 줄이는 데 직접적으로 기여하며, 제약 산업의 경제성을 근본적으로 변화시키고 있다. 이러한 변화는 AI가 제약 산업에서 더 이상 선택 사항이 아니라 핵심 역량으로 자리매김하고 있음을 의미한다.

[표 3–39] 차세대 치료제 개발 단계별 AI 활용

신약 개발 단계 (Drug Development Stage)	AI 활용 분야 (AI Application Area)	주요 AI 역할 (Key AI Role)	관련 사례/기술 (Related Cases/ Technologies)
표적 발굴 (Target Identification)	유전체/단백질체/생물학적 데이터 분석, 예측 모델링	질병 관련 신규/고수율 표적 식별 가속화, 표적 단백질 거동 예측, 바이오마커 발굴	인실리코 메디슨 PandaOmics, 베네볼런트 AI, Google AlphaFold
후보 물질 탐색 및 최적화 (Candidate Discovery & Optimization)	약물 스크리닝, 생성 모델, 물성 예측, 구조 생성	유망 후보 물질 신속 식별, 최적화된 화학 구조 생성, 활성/물성/독성 예측	인실리코 메디슨 Chemistry42, LG화학–히츠 AI, Atomwise, SK바이오팜 허블, 대웅제약
전임상 시험 (Preclinical Trials)	독성/약리 시험 예측 모델링, 데이터 분석	독성/약리 시험 결과 예측, 동물 실험 감소, 안전성/유효성 데이터 품질 향상	AI 기반 ADMET/독성 예측
임상 시험 (Clinical Trials)	임상 프로토콜 최적화, 환자 선별/모니터링, 데이터 관리/분석	임상 시험 기간/비용 단축, 성공률 향상, 환자 반응 예측, 데이터 오류 검출	화이자 Smart Data Query, AI 설계 약물 임상 1상 성공률 80–90%

79 AI Driven Drug Discovery: 5 Powerful Breakthroughs in 2025

약물 재창출 (Drug Repurposing)	대규모 약물/질병 데이터 분석, 패턴 인식	기존 약물의 새로운 치료 용도 신속 발굴, 개발 시간/비용 절감	베네볼런트AI의 바리시티닙 재발견
신규 모달리티 설계 (Novel Modality Design)	생성 모델, 최적화 알고리즘	인공 단백질, 변형 세포, 합성 유기체 등 신규 치료제 설계, 기능 최적화	AI 기반 항생제 내성 박테리아 사멸 단백질 생성

아래는 주요 활용 분야와 구체적 예시이다.

① 신약 후보물질 및 타깃 발굴

㉠ 유전자 및 질병 타깃 분석

AI는 대규모 유전체 · 임상 데이터를 분석해 질병의 원인 유전자, 치료 타깃을 신속히 도출한다.[80]

㉡ 신약 후보물질 설계

AI 기반 모델은 바이러스 벡터, LNP 등 전달체의 최적 구조를 예측하고, 유전자 치료제의 효율과 안전성을 지원한다.

② 정밀 유전자 편집 및 벡터 최적화

㉠ CRISPR 등 유전자 편집 효율 향상

AI는 오프타겟(비표적) 효과를 예측 · 최소화하고, 가이드 RNA 설계 등에서 정밀도를 높여준다.

80 2025년 미국 매사추세츠공대(MIT) 연구팀이 생성형 AI를 이용해 개발하고 동물실험에서 효과를 입증했으며, 연구결과는 유명 과학저널 셀(Cell)에 게재됐다. 기존에 존재하지 않거나 아직 발견되지 않은 물질까지 포함해 3600만개의 화합물을 조사하는 방식이다. 이를 위해 AT 모델은 기성 화합물들의 화학구조와 함께 이들이 다양한 병원성 세균의 성장을 억제하는지를 학습했다. 탄소, 산소, 수소, 질소 등의 원자로 구성된 다양한 분자구조에 박테리아가 어떻게 영향을 받는지도 설명했다. 연구팀은 이 같은 AI 모델로 두 개 방식의 새 항생물질을 설계했다. 하나는 8개에서 19개의 원자로 이뤄진 화학물질 수백만 개의 데이터를 검색해 단서를 찾아내고, 이를 출발점으로 신물질을 설계하는 방식이다. 다른 하나는 AI의 자유 설계에 맡겼다. 이후 연구팀은 AI 모델에 이미 상용화된 항생제와 유사한 물질은 제외하도록 했고, 인체에 유해할 수 있는 화합물도 배제하도록 했다. 이를 기반해 얻은 새 화학물질은 실험실 배지에서 병원성 세균의 성장을 억제하는 것이 확인됐다. 쥐를 대상으로 한 동물실험에서도 우수한 효과를 보였다. 2025년 8월 영국 BBC 방송은 AI가 설계한 새 항생물질이 동물실험에서 우수한 효과를 보였다고 보도했다. 성병인 임질을 일으키는 임균과 메티실린 내성 황색포도상구균(MRSA)에 효과가 있는 새 항생제 후보물질이다.

㉡ 전달 시스템 개발

AI는 바이러스/비바이러스 벡터의 조직 특이성, 효율, 면역반응 예측에 활용되어, 맞춤형 전달체 설계에 기여한다.

③ 제조공정 자동화 및 품질 관리

㉠ 자동화된 생산 및 공정 최적화

AI는 세포 배양, 유전자 도입, 확장 등 복잡한 제조공정에서 실시간 데이터 분석을 통해 공정 효율과 일관성을 제고한다.

㉡ 디지털 트윈 및 실시간 모니터링

디지털 트윈 기술과 결합된 AI는 가상 시뮬레이션을 통해 공정 제어와 품질 예측을 실시간으로 수행한다.

㉢ 스케줄링 및 자원 관리

AI 기반 생산 스케줄링, 자원 배분 최적화로 대량생산과 비용 절감이 가능하다.

④ 임상시험 및 환자 맞춤형 치료

㉠ 환자 데이터 분석 및 예후 예측

AI는 환자 유전체 · 임상정보를 분석해 치료 반응을 예측하고, 환자별 맞춤 치료 전략을 제시한다.

㉡ 임상시험 설계 및 환자군 선정

AI는 최적의 임상시험 설계, 환자군 분류, 바이오마커 발굴 등에 활용되어 임상 성공률을 높인다.

⑤ 신속한 연구개발과 비용 절감

㉠ 빅데이터 기반 신약 개발 가속화

AI는 방대한 유전체 · 임상 데이터를 신속히 분석해 신약 개발 기간을 단축하고, 실패 확률을 줄인다.

㉡ 품질관리 및 규제 대응

AI는 생산 · 품질 데이터의 자동 분석을 통해 규제기관의 요구에 신속하게 대응할 수 있도록 지원한다.

결론적으로 AI는 유전자 치료 개발의 정밀화, 효율화, 자동화, 맞춤화를 가속하며, 치료 성공률과 환자 접근성을 획기적으로 높이고 있다. 향후 AI의 발전과 융합은 유전자 치료의 새로운 패러다임을 열어, 더 많은 난치성 질환 환자에게 혁신적 치료 기회를 제공할 것이다

(2) 주요 AI 기반 차세대 치료 분야별 사례

AI의 혁신적인 잠재력은 특정 차세대 치료 모달리티에 적용될 때 특히 두드러지며, 이전에는 달성할 수 없었던 돌파구를 가능하게 한다. AI는 이러한 첨단 치료법의 정밀도를 높이고 대규모 적용을 가능하게 하는 핵심 동력이다. 예를 들어, mRNA 백신 개발의 전례 없는 속도나 유전자 편집의 정교화, 세포 치료제의 제조 최적화 등은 AI 없이는 불가능했을 것이다. AI는 각 모달리티의 특성에 맞춰 최적의 솔루션을 제공하며, 다양한 치료제의 개별적인 발전은 상호 연결되어 전체 첨단 치료제 분야의 발전을 가속화하는 시너지를 창출한다. 미국 스탠퍼드대학교 연구진들이 인공지능(AI)으로 설계한 최초의 바이러스를 만들어내는 데 성공했다고 국제학술지 '네이처'가 2025년 9월 20일 보도했다. 지금까지 AI로 DNA 조각이나 단백질을 설계하는 경우는 많았지만, AI가 바이러스 유전체 전체를 설계하고, 실제 바이러스를 만들어낸 것은 처음이다. 내성이 강해 약이 쉽게 듣지 않는 세균을 겨냥하는 맞춤 바이러스를 AI가 만들어낼 수 있게 된 것이다. 향후 이를 통해 새로운 다양한 맞춤형 항생제를 만들어 낼 수 있는 길도 열릴 것이고, 각종 질환에 대응할 수 있을 수 있을 것으로 기대된다.[81] 그러나 AI가 인간에게 해를 끼치는 바이러스를 설계하는 데 악용될 수 있다고 우려하기도 한다. 합성생물학자인 커스틴 괴프리히 독일 하이델베르크대 교수는 네이처를 통해 "연구가 이중성을 지닌다는 딜레마는 단순히 AI에만

81 네이처에 따르면, 미국 스탠퍼드대 생물학과 연구팀은 이번 연구 성과를 바이오아카이브의 사전 출판 사이트에 공개했다. 연구팀은 DNA, RNA, 단백질 서열을 분석하고 생성하는 '이보(Evo)'라는 이름의 AI 모델을 자체 개발했고, 'Evo1' 'Evo2'를 활용해서 새 바이러스를 설계했다. 이후 AI가 설계한 바이러스 일부를 실제로 합성해, 다수의 살아 있는 바이러스를 만들어냈다. 이 중 16개는 우리 몸속 대장균을 공격하고 제거할 수 있는 바이러스였다. 이 바이러스들은 또한 기존엔 쉽게 죽지 않았던 세 가지 종류의 내성 대장균 균주도 공격하고 파괴해 사라지게 만들었다.

국한된 문제가 아니다"라면서 "생물학에서는 항상 악용의 우려가 존재한다"고 주장했다.

[표 3-40] AI의 차세대 치료제 개발 활용 분야

활용 분야	주요 내용 및 효과
신약 타깃 · 후보 발굴	유전체 · 임상 데이터 분석, 신속한 타깃 도출, 전달체 설계
유전자 편집 · 벡터 최적화	CRISPR 등 편집 효율 · 정밀도 향상, 벡터 조직 특이성 · 면역반응 예측
제조공정 자동화 · 품질관리	실시간 공정 모니터링, 디지털 트윈, 자동화 생산, 품질 예측
임상시험 · 맞춤치료	환자 데이터 분석, 치료 반응 예측, 임상시험 설계 최적화
연구개발 가속 · 비용 절감	빅데이터 분석 통한 개발 기간 단축, 품질관리 자동화, 규제 대응

① mRNA 백신 및 치료제

mRNA 기술은 코로나19 팬데믹 대응에서 그 잠재력을 입증하며, AI와의 결합을 통해 개발 및 제조 속도를 혁신적으로 가속화했다.

㉠ AI의 역할

AI는 mRNA 서열 설계, 전달 시스템(예: 지질 나노입자, LNP) 최적화, 제조공정 가속화에 기여하고 있다. 특히 AI는 백신 개발을 위한 최적의 항원 서열 조합을 예측하고, 방대한 과학 문헌 및 데이터베이스를 분석하여 면역 반응 패턴을 학습한다.

㉡ 주요 사례

모더나(Moderna)는 AWS에 구축된 머신러닝(ML)을 활용하여 mRNA 코로나19 백신의 염기서열을 단 2일 만에 완성하고, 첫 임상용 배치를 25일 만에 출시하는 전례 없는 속도를 달성했다. AI가 전체 개발 파이프라인을 가속화하는 능력을 극명하게 보여준다. 모더나는 또한 IBM과 협력하여 AI 기초 모델인 Morphomer를 mRNA 연구에 활용하고 있다.

화이자(Pfizer)는 코로나19 백신 임상 시험에서 AI 도구인 Smart Data Query(SDQ)를 사용하여 임상 시험 데이터를 단 22시간 만에 정리하고 검토 준비를 완료했다. AI가 대규모 임상 데이터 관리 및 분석에서 얼마나 중요한 역할을 하는지 설명하고 있다.

바이오엔텍(BioNTech)은 mRNA의 유연성을 활용하여 환자 맞춤형 암 백신을 개척하고 있다. 환자 특이적 종양 신생항원을 암호화하는 mRNA 서열을 설계하여 맞춤형 면역 치료를 가능하게 한다. 화이자와의 협력을 통해 높은 효능을 보인 BNT162b2 코로나19 mRNA 백신을 개발했다.

RAPTER 프로젝트에 의하면, AI와 실험 연구를 결합하여 백신 플랫폼, 병원체, 항원의 최적 조합을 찾는 예측 도구를 개발하고 있으며, 30만 건 이상의 과학 출판물을 AI가 분석하여 유용한 데이터를 추출하고 있다.

② 유전자 치료제

유전자 치료제는 질병을 유발하는 유전자를 직접 수정하는 기술로, AI는 이 기술의 정밀도와 효율성을 극대화하는 데 필수적이다. 2025년 6월 3일 한국바이오협회 '글로벌 유전자 치료 시장의 현황 및 전망' 보고서에 따르면, 글로벌 유전자 치료 시장은 2023년 약 72억달러(한화 약 10조원)에서 9년 동안 연평균 19.4%씩 성장해 2032년 약 366억달러(한화 약 50조원) 규모까지 커질 전망이다. 유전자 치료는 질병을 치료하기 위해 개인의 유전자를 변형하는 의학적 기법이다.[82]

㉠ AI의 역할

AI는 CRISPR/Cas9과 같은 유전자 편집 도구의 설계 및 최적화에 사용되며, 가이드 RNA(gRNA)를 설계하여 표적 정확도를 높이고 비표적 효과(off-target effects)를 최소화한다. 또한, 바이러스(예: AAV) 및 비바이러스 전달 시스템의 효율성을 모델링하여 치료 유전자를 표적 세포에 효과적으로 전달하고 면역 반응을 줄이며 조직 표적화를 개선한다. AI는 유전체 및 임상 데이터를 분석하여 특정 유전자 치료에 가장 적합한 환자를 식별하고, 유전 질환의 조기 진단 및 예후 예측 등에도 기여하게 된다.

㉡ 주요 사례

CRISPR Therapeutics, Beam Therapeutics, Intellia Therapeutics 등 선도 기업들은 CRISPR-Cas9 및 염기 편집(Base Editing)과 같은 정밀 유전자 편집 기술을 활용하여 겸상 적혈구 빈혈증, 베타-지중해빈혈 등 다양한 유전 질환 및 암 치료

82 유전자 치료에 속하는 의약품으로는 AAV(아데노부속바이러스) 기반 유전자 치료제가 있다. AAV 기반 유전자 치료제란 유전자 전달체로 바이러스 벡터의 일종인 '아데노부속바이러스'를 사용하는 치료제를 의미한다. 아데노부속바이러스는 안정성이 높고 면역반응이 낮으며, 병원성이 없어 주로 혈우병·뒤센근이영양증(DMD)·척수성근위축증 등 희귀질환 치료제로 개발되고 있다.

제를 개발하고 있으며, 이 과정에서 AI는 편집 도구의 설계 및 최적화에 핵심적인 역할을 수행한다.

③ 세포 치료제

세포 치료제는 살아있는 세포를 치료제로 활용하는 복잡한 모달리티로, AI는 세포 디자인, 제조공정, 환자 관리에 걸쳐 중요한 역할을 한다.

㉠ AI의 역할

AI는 키메라 항원 수용체(CAR) 디자인을 최적화하여 항원 결합, T세포 활성화 강도, 안전성 간의 균형을 맞추는 데 도움을 주고 있다. 또한, 세포 배양 바이오리액터의 디지털 트윈(Digital Twin)과 머신러닝 기반의 "소프트 센서"를 활용하여 실시간으로 세포 성장을 모니터링하고 제어하며, 제품 일관성을 향상시키고 제조 실패율을 줄인다. AI는 환자의 종양 부담, 면역 세포 프로필 등을 기반으로 CAR-T 치료에 대한 환자 반응을 예측하고 사이토카인 방출 증후군(CRS)과 같은 심각한 부작용 위험이 있는 환자를 식별하는 데 사용된다.

㉡ 주요 사례

노바티스(Novartis) 및 길리어드 사이언스/카이트 파마(Gilead Sciences/Kite Pharma)는 CAR-T 세포 치료제(예: Yescarta, Tecartus) 분야의 선구자로서 혈액암 치료에 혁신을 가져왔으며, 이러한 복잡한 생세포 제품의 설계 및 제조 최적화에 AI가 기여하는 바가 크다. AIDPATH 프로젝트(EU 지원)는 AI 통합 분산형 CAR-T 제조 플랫폼을 개발 중이며, 바이오리액터의 디지털 트윈을 구축하고 AI 알고리즘을 사용하여 실시간으로 세포 확장을 모니터링하고 제어한다.

④ 개인 맞춤형 치료제

개인 맞춤형 치료제는 환자 개개인의 고유한 특성(유전체, 생활 습관, 의료기록 등)을 기반으로 치료법을 맞춤화하는 것으로, AI는 이 분야의 핵심 동력이다.

㉠ AI의 역할

AI는 방대한 환자 데이터를 처리하여 진단 및 치료 계획을 수립하는 데 필요한 패턴을 발견한다. 의료 영상 및 임상 데이터를 분석하여 질병을 더 일찍, 더 정확하게 진단하며(예: 당뇨병성 망막병증의 초기 징후, 폐암), 환자의 고유한 데이터에 기반하여 치료 반응을 예측하고 최적의 약물 유형 및 용량을 제안하여 부작용을 줄인다(약물유전체학). 웨어러블 기기와의 통합을 통해 환자 건강을 지속적으로 모니터링하고 실시간으로 치료 계획을 조정할 수 있도록 한다.

㉡ 주요 사례

IBM 왓슨 온콜로지(Watson for Oncology)는 환자의 의료기록, 유전체 데이터, 치료 이력을 분석하여 개인 맞춤형 암 치료 권고안을 생성하며, 유방암 사례 연구에서 종양 위원회의 권고와 93% 일치하는 결과를 보였다. 루닛 인사이트 MMG(Lunit Insight MMG)는 AI 기반 소프트웨어로 유방암 진단을 위한 유방촬영술을 정확하게 평가하며, 유방암 탐지에서 96%의 정확도를 보이고 트리아지 속도를 높였다. 템퍼스(Tempus)는 AI를 활용하여 유전체 데이터를 분석하고, 개별 유전체 프로필에 맞는 효과적인 약물 조합을 식별함으로써 개인 맞춤형 암 치료법 개발을 가능하게 하고 있다.

AI 기반 재활 치료에서 생성형 AI는 조현병 환자의 재활 치료에 활용되어 맞춤형 치료 효과를 극대화하고 있으며, 카이아 헬스(Kaia Health)는 AI 기반 동작 분석을 통해 만성 요통 환자에게 맞춤형 교정 피드백을 제공한다.

⑤ 항체-약물 접합체(ADC)

항체-약물 접합체(antibody drug conjugate, ADC)는 정밀한 암 치료를 위한 복합 치료제이며, AI는 이 복잡한 모달리티의 설계 및 최적화에 중요한 역할을 하고 있다.

㉠ AI의 역할

AI는 유리한 화학적 특성을 가진 새로운 분자를 효율적으로 식별하고, 안전성 및 유효성을 동시에 평가하는 데 도움을 주고 있다. 또한, 나노입자의 크기, 표면 화학, 항체 방향을 최적화하여 종양 축적을 극대화하고 비표적 효과를 최소화한다.

㉡ 주요 사례

베리심 라이프(VeriSIM Life)의 아틀라스GEN(AtlasGEN)은 생성형 AI와 딥러닝 기술을 활용하여 1조 개 이상의 화합물 탐색 공간에서 새로운 약물 분자를 설계하고, 단백질-리간드 결합 친화도를 기존 방식보다 72% 더 효율적으로 예측한다.

⑥ 방사성 의약품(RPTs)

방사성 의약품은 진단 및 치료 목적의 특수 화합물로, AI는 이 분야의 발견, 라벨링, 정밀 선량 측정 및 운영 효율성에 기여하고 있다.

㉠ AI의 역할

AI는 분자 발견을 위해 가장 유망한 선도 물질을 선택하고, 최적의 라벨링 전구체 및 합성 경로를 예측하여 치료제 개발을 가속화한다. 또한, 영상 등록, 장기 및 병변 분할, 바이오마커 측정, 다중 오믹스(multiomics) 통합, 동역학 모델링 등 영상 처리 및 분석에 활용된다. 특히 정밀 선량 측정 분야에서는 AI 기반 영상 재구성 및 향상 방법을 통해 SPECT 스캔 시간을 단축하고 정량 정확도를 높인다.

㉡ 주요 사례

SK바이오팜은 자체 AI 플랫폼 '허블 플러스'를 활용하여 표적 단백질 분해 기술(TPD) 및 방사성 의약품 치료제(RPT)를 타깃으로 신약 후보 물질 연구개발에 적용하고 있다.

⑦ 디지털 치료제(DTx)

디지털 치료제는 소프트웨어를 통해 질병을 치료하는 새로운 개념으로, AI는 이 분야의 핵심 기반 기술이다.

㉠ AI의 역할

AI는 정신 건강(예: AI 기반 인지 행동 치료 앱) 및 만성 질환 관리(예: 지속적인 모니터링, 행동 통찰, 예측 분석)를 위한 적응형, 증거 기반 개입을 제공한다. 자연어 처리(NLP) 도구와 가상 비서는 환자 참여 및 치료 순응도를 높이며, 개인화된 대화형 상호작용을 통해 치료 효과를 개선한다. 생성형 AI는 맞춤형 치료 콘텐츠를 생성하고 가상 치료 세션을 시뮬레이션하며, 강화 학습(RL)은 혈당 수치, 식습관, 신체 활동 등 실시간 환자 데이터를 지속적으로 분석하여 인슐린 용량 권장 사항을 조정하는 등 적응형 개입을 가능하게 한다.

㉡ 주요 사례

deprexis는 규칙 기반 AI 시스템을 사용하여 환자의 입력, 선호도, 진행 상황에 따라 치료 세션을 맞춤화하는 AI 기반 DTx 플랫폼이다. BlueStar 앱은 AI를 센서 기반 기기와 통합하여 실시간 혈당 모니터링 및 자동화된 인슐린 용량 제안을 제공하여 당뇨병 관리에 도움을 주고 있다. 카이아 헬스(Kaia Health)는 AI 기반 동작 분석을 활용하여 만성 요통 및 정형외과 부상 재활 환자에게 맞춤형 교정 피드백을 제공한다. 마인드메이즈(MindMaze)는 VR과 AI 알고리즘을 결합하여 뇌졸중 및 외상성 뇌 손상 환자의 신경 재활을 돕고, 운동 기능 진행 상황을 추적하며 재활 작업을 환자 맞춤형으로 조정한다.

⑧ 신규 단백질 설계 및 생물학적 치료제

AI는 자연에 존재하지 않는 새로운 단백질을 설계하는 데 혁신적인 역량을 발휘하며, 이는 차세대 생물학적 치료제 개발의 새로운 지평을 열고 있다.

㉠ AI의 역할

AI는 수백만에서 수십억 개의 가능한 단백질 설계 공간을 탐색하여 인간 디자이너나 기존 실험실 스크리닝으로는 불가능했던 속도로 새로운 단백질을 생성한다. AI는 질병 표적에 대한 결합력 향상, 체내 분해 저항성, 나노입자나 유전자 치료 벡터와 같은 전달 시스템과의 호환성을 최적화하여 새로운 세대의 생물학적 치료제를 가능하게 한다.

㉡ 주요 사례

호주 과학자들은 AI 기반 단백질 설계 프로그램을 통해 항생제 내성 박테리아를 죽이는 생물학적 단백질을 단 몇 초 만에 성공적으로 생성했다. 이 연구는 데이비드 베이커(David Baker) 교수의 딥러닝 기반 단백질 설계 접근 방식을 모델로 삼았으며, 의약품 개발 및 진단 분야에 혁신을 가져올 것으로 기대된다. 또한 Lifebit AI는 AI 플랫폼이 공학적으로 설계된 단백질, 변형된 세포, 심지어 합성 유기체까지 치료 목적으로 설계하기 시작했다고 언급하며, 이는 AI가 생물학적 치료제의 설계 범위를 확장하고 있음을 보여주고 있다.

(3) 마이크로바이옴과 AI 융합

① 신약 개발의 혁신

마이크로바이옴과 AI의 결합은 기존 치료법의 한계를 뛰어넘는 새로운 치료 가능성을 열고 있다. AI는 방대한 마이크로바이옴 데이터를 분석해 질병과 관련된 특정 미생물 또는 미생물 조합을 빠르게 찾아낸다. 이를 통해 기존보다 훨씬 효율적으로 신약 후보물질을 발굴하고, 임상시험의 속도와 성공률을 높일 수 있다. 예를 들어, AI 기반 플랫폼이 특정 미생물의 효능을 평가하고, 최적의 치료 조합을 설계하는 데 활용되고 있다. 마이크로바이옴과 AI의 융합은 신약 개발, 맞춤형 치료, 조기 진단, 예방의학 등 다양한 영역에서 혁신을 이끌고 있으며, 앞으로 더욱 많은 질환에서 새로운 치료법이 개발될 것으로 기대된다.

② 정밀 맞춤형 치료제 개발

AI는 환자의 마이크로바이옴 구성, 유전체, 생활습관 등 다양한 데이터를 통합 분석해 개인별로 최적화된 치료법을 제시할 수 있다. 이로써 암, 간질환, 근감소증 등 다양한 질환에 대해 환자 맞춤형 치료제가 개발되고, 실제 임상에서 활용되고 있다.

③ 조기 진단 및 예후 예측

AI는 마이크로바이옴 빅데이터를 학습해 질병의 조기 진단과 예후 예측에 활용된다. 예를 들어, AI 솔루션이 분변 내 미생물 유전체 분석을 통해 간질환을 4단계로 구분해 진단하는 등, 기존의 침습적 검사보다 더 쉽고 정밀하게 질병을 진단할 수 있다.

④ 신경·대사·면역질환 등 치료 영역 확장

마이크로바이옴 치료제는 기존에 주로 다루던 장질환, 감염질환을 넘어 암, 신경계 질환, 대사질환 등 다양한 분야로 연구가 확장되고 있다. AI의 도움으로 복잡한 미생물–인체 상호작용을 해석하고, 새로운 치료 표적을 발굴할 수 있다.

⑤ 예방의학과 건강관리 혁신

AI는 마이크로바이옴과 식이, 환경, 생활습관 데이터를 분석해 개인별 질병 위험을 예측하고, 맞춤형 건강관리 방안을 제시할 수 있다. 이는 질병 치료를 넘어 예방의학의 새로운 패러다임을 제시한다.

(4) 신약 개발 사례

① 인실리코 메디슨(Insilico Medicine) 사례

인실리코 메디슨(Insilico Medicine)은 AI를 활용하여 신약 후보 물질을 발굴하고 개발하는 생명공학 기업이다. 데이터의『생애주기(수집 · 생산 → 저장 · 관리 → 가공 · 유통 → 분석 · 활용)』과정에서 AI 알고리즘을 통해 방대한 생물학적 데이터를 분석하여 잠재적인 치료 물질을 식별하고, 이를 신속하게 검증한다. 전통적인 신약 개발 과정보다 훨씬 빠르게 신약 후보 물질을 발견할 수 있으며, 개발 비용을 크게 줄일 수 있다. Insilico Medicine은 AI를 통해 새로운 약물을 발견하는 데 소요되는 시간을 수년에서 몇 개월로 단축시켰다.

② 아톰와이즈(Atomwise) 사례

아톰와이즈(Atomwise)는 딥러닝 기반의 AI를 사용하여 신약 후보 물질을 예측하고, 단백질-약물 상호작용을 분석한다. Atomwise의 AtomNet 기술은 수백만 개의 화합물을 스크리닝하여 잠재적인 약물 후보를 식별한다. 따라서 AI를 통해 신약 후보를 더 신속하고 정확하게 발견할 수 있으며, 연구 개발 비용과 시간을 절감한다. Atomwise는 여러 제약기업과 협력하여 새로운 치료제를 개발하고 있다.

③ 베네볼런트AI(BenevolentAI) 사례

베네볼런트AI(BenevolentAI)는 인공지능을 사용하여 신약 후보 물질을 발견하고, 임상 시험을 최적화하는 플랫폼을 제공한다. AI를 통해 방대한 양의 생물학적 데이터를 분석하고, 새로운 치료 목표와 약물 후보를 제시한다. 따라서 신약 개발 과정의 초기 단계를 가속화하고, 임상 시험 성공률을 높일 수 있다. BenevolentAI는 다양한 질병에 대한 새로운 치료법을 개발하는 데 기여하고 있다.

[표 3-41] AI를 활용해서 차세대 치료제를 개발하는 기업들

기업명 (Company Name)	주요 AI 활용 분야 (Key AI Application Area)	주요 성공 사례/성과 (Key Success Story/Achievement)
모더나(Moderna)	mRNA 백신/치료제 개발, 디지털 생명공학 플랫폼 강화	AWS 기반 ML로 코로나19 백신 염기서열 2일 만에 완성, 임상용 배치 25일 만에 출시
인실리코 메디슨 (Insilico Medicine)	신약 후보 물질 발굴 및 최적화 (AI-first)	AI 플랫폼 Pharma.AI™로 항섬유화제 후보 물질 18개월 내 발견 및 임상 1상 진입
쓰리빌리언 (Threebillion)	유전자 치료제 진단, 유전 변이 해석	AI 기반 유전 변이 해석 기술로 유전성 망막 질환 신속 진단, 럭스터나 처방 사례 창출
IBM Watson for Oncology (MSKCC)	개인 맞춤형 암 치료 계획 수립	환자 데이터 분석 기반 개인 맞춤형 암 치료 권고, 종양 위원회와 93% 일치
루닛(Lunit)	의료 영상 진단(개인 맞춤형 진단)	AI 기반 유방촬영술 분석 소프트웨어 Lunit Insight MMG, 유방암 탐지 정확도 96%
LG화학-히츠 AI (Hits AI)	신약 후보 물질 발굴 및 최적화 (분자 생성 AI)	분자 생성 AI로 신규 골격 물질 신속 발굴, 기존 대비 유효 물질 발굴 속도 대폭 향상
화이자(Pfizer)	임상 데이터 관리, mRNA 백신 개발	AI 도구 Smart Data Query로 코로나19 백신 임상 데이터 22시간 만에 정리
바이오엔텍 (BioNTech)	mRNA 백신/치료제 개발, 맞춤형 암 백신	화이자와 협력하여 고효능 코로나19 mRNA 백신 개발, 맞춤형 암 백신 개척
베네볼런트AI (BenevolentAI)	약물 재창출, 표적 발굴	AI 플랫폼으로 기존 류마티스 관절염 약물 바리시티닙을 ALS 잠재적 치료제로 재발견
SK바이오팜	신약 후보 물질 발굴(AI 플랫폼)	자체 AI 플랫폼 '허블 플러스' 활용, 방사성 의약품 및 TPD 신약 후보 물질 연구 개발
대웅제약	비만/당뇨 신약 개발(AI 표적 물질 발굴)	8억 종 분자 모델 DB 및 AI 표적 물질 발굴 시스템 구축, 비만 · 당뇨 난제 해결
JW중외제약	신약 후보 물질 발굴(AI 플랫폼)	자체 AI 플랫폼 '제이웨이브'로 암, 탈모, 아토피 피부염 등 10여 개 혁신 신약 후보 물질 발굴
카이아 헬스 (Kaia Health)	디지털 치료제(재활)	AI 기반 동작 분석으로 만성 요통 재활에 맞춤형 교정 피드백 제공
호주 과학자들	신규 단백질 설계(항생제)	AI로 항생제 내성 박테리아 사멸 생물학적 단백질 단 몇 초 만에 생성

(5) 의료 혁신 사례

① 아이비엠 왓슨 헬스(IBM Watson Health) 사례

아이비엠 왓슨 헬스(IBM Watson Health)는 AI를 활용하여 방대한 의료 데이터를

분석하고, 암 치료, 유전자 연구, 환자 관리 등 다양한 분야에서 혁신적인 솔루션을 제공한다. 왓슨 포 온콜로지(Watson for Oncology)는 암 환자 치료에 대한 맞춤형 권장 사항을 제공한다. 따라서 의료진이 환자에게 최적의 치료 계획을 세우는 데 도움을 주며, 진단과 치료의 정확성을 높인다. 이는 치료 효율성을 향상시키고, 환자의 치료 결과를 개선한다.

② 템퍼스(Tempus) 사례

데이터의 『생애주기(수집 · 생산 → 저장 · 관리 → 가공 · 유통 → 분석 · 활용)』 과정에서 템퍼스(Tempus)는 AI와 빅데이터를 활용하여 정밀의료를 제공하는 기업이다. 환자의 유전자 정보, 임상 데이터 등을 분석하여 개인 맞춤형 치료 방안을 제시한다. 즉 환자에게 가장 효과적인 치료 방법을 제공하여 치료 결과를 향상시키고, 불필요한 치료를 줄인다. Tempus는 암, 심장병 등 다양한 질병의 치료에 적용되고 있다.

③ 버터플라이 네트워크(Butterfly Network) 사례

버터플라이 네트워크(Butterfly Network)는 AI 기반의 휴대용 초음파 기기를 개발하여 의료진이 언제 어디서나 초음파 검사를 수행할 수 있게 한다. 디지털 의료 디바이스는 AI를 통해 실시간으로 이미지를 분석하고, 진단을 지원한다. 즉 의료 접근성을 크게 향상시키며, 특히 의료 인프라가 부족한 지역에서 진단의 정확성을 높인다. 조기 진단과 신속한 치료를 가능하게 하여 치료 비용을 절감한다.

④ AI를 이용한 뇌 노화 늦출 약물 발굴 사례: 데이터의 '생애주기' 과정

중국 저장대와 베이징 셰허의학원, 인민해방군 종합병원, 이스라엘 하이파대 공동 연구진은 2025년 3월 국제 학술지 '사이언스 어드밴시스(Science Advances)'에 다른 사람보다 뇌가 더 빨리 늙는 데 관여하는 유전자 7개를 확인하고, 이를 억제할 약물도 13가지 찾았다고 공개했다. 나이가 들면 누구나 뇌 기능이 떨어지지만 뇌의 노화 속도는 사람마다 다르다. 나이보다 뇌 기능이 더 빨리 늙는 사람도 있다. 연구진은 이를 '뇌 나이 차이(BAG · Brain Age Gap)'라는 개념으로 설명했다. BAG 값이 클수록 뇌가 실제 나이보다 더 빨리 늙고 있다는 의미다. 지금까지 BAG가 왜 발생하는지, 어떤 유전적 요인이 영향을 미치는지는 명확히 밝혀지지 않았다. 연구진은 AI를 활용해 뇌 노화의 원인을 찾고, 이를 늦출 방법을 연구했다. 연구진은 영국 바이오뱅크(UK Biobank)

에 있는 3만1,520명의 뇌 자기공명영상(MRI) 데이터를 AI 모델에 학습시켜 뇌 나이를 예측했다. 분석 결과, 치매와 우울증, 조현병 등 뇌 질환이 있는 사람들은 평균적으로 더 높은 BAG 값을 보였다. 이들은 건강한 사람보다 뇌가 더 빨리 늙은 셈이다. 다만 연구진은 뇌 질환이 뇌 노화를 가속하는 원인인지 혹은 뇌 노화가 질병 발생에 영향을 미치는지 등 인과관계는 확인되지 않았다고 설명했다.

연구진은 유전자 분석을 통해 BAG와 관련한 유전자 9개도 발견했다. 기존 연구에서 보고된 유전자 외에도 TP53, NKX2-2 등의 유전자가 뇌 노화와 연관이 있는 것으로 확인됐다. 또한 연구진은 BAG 값이 큰 사람일수록 지능과 관련된 유전자 변이를 가질 가능성이 높다는 점도 밝혀냈다. 뇌가 실제 나이보다 빨리 늙는 사람이 유전적으로 낮은 인지 기능을 가질 가능성이 크다는 것이다. 아울러 뇌 노화를 늦출 가능성이 있는 7개의 핵심 유전자(MAPT, TNFSF12, GZMB, SIRPB1, GNLY, NMB, C1RL)도 추가로 발견했다. 연구진은 이 유전자들이 염증 조절과 신경세포 보호, 면역 반응 등에 관여한다고 설명했다. 연구진은 이를 바탕으로 기존에 승인된 약물 중 뇌 노화 치료제로 활용할 가능성이 있는 13가지 약물을 찾아냈다. 라파마이신, 다사티닙, 메트프로민과 같은 약물로, 이미 다른 질병 치료에 사용되고 있어 안전성이 입증됐다. 그만큼 더 빨리 치료제로 개발될 수 있다. 이번 연구는 뇌 노화가 단순한 시간의 흐름이 아닌 유전자와 환경 등 복합적 요인의 영향을 받고 있음을 시사한다. 이번 연구는 유럽계 백인을 대상으로 진행됐으며, 발견된 유전자들이 노화 과정에서 어떻게 작용하는지 밝히기 위해 추가 연구가 필요하다고 설명했다.[83]

(6) 비즈니스 혁신과 가치 창출 사례

데이터의 『생애주기(수집 · 생산 → 저장 · 관리 → 가공 · 유통 → 분석 · 활용)』 과정에서 AI 헬스케어는 의료 분야에서 혁신을 선도하고 경제적 가치를 창출하고 있다. 의료 혁신의 구체적인 사례를 통해 AI 헬스케어가 경제적 가치를 제공하고 있다.

① 의료 이미지 분석: 구글 헬스(Google Health) / 딥마인드(DeepMind) 사례

구글 헬스(Google Health)와 딥마인드(DeepMind)는 AI를 사용하여 안과 질환, 유방암, 폐 질환 등 다양한 질병을 조기에 진단할 수 있는 의료 이미지 분석 도구를 개발했

83 Science Advances(2025), DOI : https://doi.org/10.1126/sciadv.adr3757

다. 예를 들어, 데이터의 『생애주기(수집 · 생산 → 저장 · 관리 → 가공 · 유통 → 분석 · 활용)』 과정에서 AI 시스템이 안과 이미지를 분석하여 당뇨성 망막병증과 같은 안과 질환을 높은 정확도로 진단할 수 있다. 즉 조기 진단을 통해 질병이 악화되기 전에 치료를 시작할 수 있으며, 환자의 삶의 질을 향상시키고 장기적인 의료 비용을 절감할 수 있다.

② 전자건강기록(EHR) 관리: 에픽시스템즈(Epic Systems)와 아이비엠 왓슨 헬스(IBM Watson Health)

에픽시스템즈(Epic Systems)는 아이비엠 왓슨 헬스(IBM Watson Health)의 AI 기술을 통합하여 전자건강기록(Electronic Health Record, EHR) 데이터를 분석하고, 환자의 건강 상태를 예측하며, 맞춤형 치료 계획을 제시한다. 즉 데이터의 『생애주기(수집 · 생산 → 저장 · 관리 → 가공 · 유통 → 분석 · 활용)』 과정에서 의료진이 환자의 전체적인 건강 상태를 쉽게 파악할 수 있으며, 적시에 적절한 치료를 제공하여 진료 효율성을 높이고 의료 비용을 절감할 수 있다.

③ AI 기반 환자 모니터링: 커런트 헬스(Current Health)

커런트 헬스(Current Health)는 웨어러블 기기를 통해 환자의 생체 신호를 실시간으로 모니터링하고, AI를 사용하여 이상 징후를 조기에 감지한다. 데이터의 『생애주기(수집 · 생산 → 저장 · 관리 → 가공 · 유통 → 분석 · 활용)』 과정에서 만성질환 환자나 고위험군 환자의 상태를 지속적으로 모니터링하는 데 유용하다. 환자의 상태를 실시간으로 파악하여 조기에 치료를 시작할 수 있어 응급 상황을 줄이고, 입원율과 재입원율을 낮추어 의료 비용을 절감한다.

④ 의료 로봇과 자동화: 인튜이티브 서지컬(Intuitive Surgical)의 다빈치 수술 로봇(da Vinci Surgical System)

인튜이티브 서지컬(Intuitive Surgical)의 다빈치 수술 로봇(da Vinci Surgical System)은 AI 기술을 활용하여 정밀하고 최소 침습적인 수술을 가능하게 한다. 수술 중 실시간으로 데이터를 분석하여 수술의 정확성과 안전성을 높인다. 즉 수술 성공률을 높이고 회복 시간을 단축시켜 입원 기간을 줄일 수 있으며, 환자의 의료 비용 절감과 병원의 운영 효율성 향상에 기여한다.

⑤ AI 기반 치료 계획 수립: 아이비엠 왓슨 포 온콜로지(IBM Watson for Oncology)

아이비엠 왓슨 포 온콜로지(IBM Watson for Oncology)는 방대한 양의 의료 데이터를 분석하여 환자의 유전자 프로파일과 병력을 기반으로 맞춤형 암 치료 계획을 제공한다. 의료진이 최적의 치료 방안을 선택할 수 있도록 돕고, 환자의 치료 성공률을 높인다. IBM Watson for Oncology는 불필요한 치료를 줄이고, 치료 비용을 절감한다.

⑥ 정밀의학과 유전체 분석: 템퍼스(Tempus)

템퍼스(Tempus)는 AI를 사용하여 환자의 유전자 데이터를 분석하고, 맞춤형 치료 계획을 제시한다. 특히 암 환자에게 맞춤형 치료를 제공하는 데 주력하고 있다. 즉 개인화된 치료를 통해 치료 효과를 극대화하고, 불필요한 치료를 줄임으로써 의료 비용을 절감할 수 있다. 또한, 치료의 성공률을 높여 환자의 생존율을 향상시키고 있다. 템퍼스의 AI 플랫폼은 환자 개별 분자 및 임상 정보를 종합 분석해 최적화된 맞춤 치료 전략, 치료 반응 예측, 임상시험 매칭, 지속적 환자 관리까지 의료진과 환자 모두에게 "데이터 기반 맞춤 의료"의 실질적 혁신을 제공하고 있다. 암을 포함한 복합 질환 환자 치료의 성과와 예후를 크게 개선한 혁신을 구현하고 있다.

⑦ AI 기반 약물 발견: 아톰와이즈(Atomwise)

아톰와이즈(Atomwise)는 딥러닝 기술을 사용하여 단백질-약물 상호작용을 분석하고 신약 후보 물질을 발견하는 플랫폼을 제공한다. 데이터의 『생애주기(수집 · 생산 → 저장 · 관리 → 가공 · 유통 → 분석 · 활용)』 과정에서 수백만 개의 화합물을 스크리닝하여 잠재적인 약물을 신속히 찾아낸다. 즉 신약 개발 시간을 단축시키고, 개발 비용을 크게 절감할 수 있다. 새로운 치료제가 더 빨리 시장에 출시될 수 있도록 도와 환자에게 신속히 제공될 수 있게 한다.

⑧ 눔(Noom): 인공지능 기반 건강관리 코칭 서비스

눔(Noom)은 인공지능 기반의 건강관리 휴먼 코칭 서비스를 제공하는 모바일 헬스케어 기업이다. 체중 감량과 행동 변화 등 사람들이 스스로 건강관리를 할 수 있도록 디지털 서비스를 제공한다. 건강관리 코칭 앱 Noom은 전 세계 누적 이용자 수가 5,000만 명에 달하고 있다. 눔(Noom)은 사용자의 식습관, 운동 습관, 심리 상태 등을 분석하여 개인 맞춤형 코칭을 제공한다. 인공지능과 코칭 전문가의 협력을 통해 효과적인

건강관리를 지원하는 것이 특징이다.[84]

AI 헬스케어가 헬스케어 데이터의 『생애주기(수집 · 생산 → 저장 · 관리 → 가공 · 유통 → 분석 · 활용)』 과정에서 의료 혁신을 통해 경제적 효율성을 높이고, 의료서비스의 질을 개선하며, 전체 의료 시스템에 긍정적인 영향을 미치고 있다. AI 기술은 진단, 치료, 환자 관리 등 다양한 분야에서 의료 혁신을 이끌며, 환자와 의료진 모두에게 큰 혜택을 제공한다.

(7) 바이오헬스 혁신 촉진

AI 헬스케어는 바이오헬스 분야에서도 중요한 혁신을 이끌어내고 있다. 바이오헬스 혁신 사례들은 신약 개발, 정밀의학, 유전자 분석, 의료 데이터 관리 등 다양한 분야에서 경제적 가치를 창출하고 있다. 특히 AI 헬스케어는 양자 기술혁신과 함께 바이오헬스 산업혁신을 추진하고 있다.

① 신약 개발: 엑센티아(Exscientia)

엑센티아(Exscientia)는 AI를 사용하여 신약 후보 물질을 설계하고 개발하는 기업이다. 데이터의 『생애주기(수집 · 생산 → 저장 · 관리 → 가공 · 유통 → 분석 · 활용)』 과정에서 AI 플랫폼을 통해 화합물 설계를 자동화하고, 약물 발견 과정의 속도를 높인다. 신약 개발에 소요되는 시간과 비용을 크게 줄일 수 있으며, 더 많은 약물 후보를 빠르게 평가할 수 있다. Exscientia는 인간 임상 시험에 도달한 AI 설계 약물을 개발한 첫 번째 회사로 알려져 있다.

② 정밀의학: 파운데이션 메디슨(Foundation Medicine)

파운데이션 메디슨(Foundation Medicine)은 암 환자의 유전자 프로파일을 분석하여 맞춤형 치료 옵션을 제시한다. 데이터의 『생애주기(수집 · 생산 → 저장 · 관리 →

---

84 한국인이 세운 美 헬스케어 유니콘 '눔(Boom)', 2025년 1월 3일 접속,
https://biz.chosun.com/it-science/bio-science/2021/06/14/7L46CVGDLNB5LODR2QEYC-AO5F4/
반토막난 '눔(Noom)', 그래도 살아남는다, 2025년 1월 3일 접속,
https://news.mt.co.kr/mtview.php?no=2023101906125882123
눔-브랜드 스토리, 2025년 1월 3일 접속, https://www.ko-noom.com/about-us

가공 · 유통 → 분석 · 활용)』 과정에서 AI를 통해 유전자 변이를 신속하게 분석하고, 최신 연구 데이터를 통합하여 개인화된 치료 방안을 제공한다. 즉 정밀의학을 통해 환자 맞춤형 치료가 가능해지며, 치료의 성공률을 높이고 불필요한 치료를 줄임으로써 비용 절감과 치료 효과를 극대화할 수 있다.

③ 유전자 분석: 23andMe

23andMe는 개인 유전자 분석 서비스를 제공하는 기업으로, AI를 사용하여 유전자 데이터를 분석하고 건강 관련 정보를 제공한다. 개인의 유전적 특성을 바탕으로 질병 위험성을 예측하고 맞춤형 건강관리 계획을 제안한다. 즉 데이터의 『생애주기(수집 · 생산 → 저장 · 관리 → 가공 · 유통 → 분석 · 활용)』 과정에서 소비자들이 자신의 유전자 정보를 통해 건강 위험 요인을 사전에 파악하고, 예방적 조치를 취할 수 있어 건강관리의 효율성을 높인다. 이는 질병 예방과 조기 치료를 통해 의료 비용을 절감할 수 있다.

④ 의료 데이터 관리: 템퍼스(Tempus)

템퍼스(Tempus)는 방대한 임상 및 유전 데이터를 수집하고 분석하여 맞춤형 치료 계획을 제공하는 기업이다. 데이터의 『생애주기(수집 · 생산 → 저장 · 관리 → 가공 · 유통 → 분석 · 활용)』 과정에서 AI를 통해 다양한 데이터를 통합하고 분석하여 암 환자에게 최적의 치료 방안을 제시한다. 즉 의료진이 환자 데이터를 기반으로 더 정확한 진단과 치료 결정을 내릴 수 있게 하여 치료 결과를 개선하고 비용을 절감할 수 있다. 또한, 데이터 분석을 통해 새로운 치료법과 연구 기회를 발견할 수 있다.

⑤ 약물 재창출: 힐엑스(Healx)

힐엑스(Healx)는 AI를 사용하여 기존 약물의 새로운 용도를 발견하는 기업이다. 희귀 질환 치료제를 찾기 위해 AI를 사용하여 기존 약물과 질병 데이터 간의 상호작용을 분석한다. 즉 데이터의 『생애주기(수집 · 생산 → 저장 · 관리 → 가공 · 유통 → 분석 · 활용)』 과정에서 기존 약물을 재창출함으로써 신약 개발 비용과 시간을 줄일 수 있으며, 희귀 질환 환자들에게 새로운 치료 옵션을 더 빨리 제공할 수 있다. 특히 비용이 많이 드는 희귀 질환 치료제 개발에서 중요한 역할을 한다.

⑥ AI 기반 바이오마커 발견: 그레일(Grail)

그레일(Grail)은 AI를 활용하여 혈액 검사로 암을 조기에 진단할 수 있는 바이오마커를 발견하는 기업이다. AI 알고리즘을 사용하여 혈액 샘플에서 암 관련 유전적 변화를 감지한다. 즉, 데이터의 『생애주기(수집 · 생산 → 저장 · 관리 → 가공 · 유통 → 분석 · 활용)』 과정에서 암을 조기에 발견하여 치료할 수 있게 함으로써 생존율을 높이고, 치료 비용을 절감할 수 있다. 조기 발견을 통해 환자들의 삶의 질을 크게 향상시킬 수 있다.

⑦ 디지털 병리학: 페이지 AI(Paige.AI)

페이지 AI(Paige.AI)는 디지털 병리학 분야에서 AI를 사용하여 병리학 이미지를 분석하고 진단을 지원한다. AI 알고리즘을 통해 병리학 이미지를 신속하게 분석하여 암과 같은 질병을 진단한다. 즉 데이터의 『생애주기(수집 · 생산 → 저장 · 관리 → 가공 · 유통 → 분석 · 활용)』 과정에서 병리학자의 진단 속도와 정확성을 높여 진단 과정의 효율성을 극대화한다. 병리학자의 부담을 줄이고, 조기 진단을 통해 치료 결과를 개선한다.

데이터의 『생애주기(수집 · 생산 → 저장 · 관리 → 가공 · 유통 → 분석 · 활용)』 과정에서 AI가 바이오헬스 분야에서 어떻게 혁신을 이끌고 있는지를 잘 보여주며, 경제적 효율성을 높이고 의료산업의 발전을 촉진하는 데 중요한 역할을 하고 있음을 설명한다. AI 기술은 신약 개발, 정밀의학, 유전자 분석 등 다양한 분야에서 의료 혁신을 가능하게 하여 환자와 의료시스템 모두에게 큰 혜택을 제공하고 있다.

(8) 바이오제약 혁신

AI 헬스케어는 바이오제약 산업에서 중요한 혁신을 이끌어내고 있으며, 이는 신약 개발 과정의 효율성을 높이고 비용을 절감하는 데 큰 역할을 하고 있다. AI 헬스케어는 연구개발 비용 절감, 시장 출시 시간 단축, 의료서비스 효율화, 환자 치료 결과 개선을 가능하게 한다. 구체적 효과로는 AI를 활용하여 신약 후보 물질을 더 빠르고 효율적으로 발견하고 검증함으로써 연구개발 비용을 절감한다. AI는 신약 개발 과정을 가속화하여 신약의 시장 출시 시간을 단축시킨다. 새로운 치료제가 더 빨리 환자에게 도달할 수 있게 한다. AI 기반 솔루션은 의료진의 업무 효율성을 높이고, 진단과 치료의 정확성을 개선하여 의료서비스의 전반적인 효율성을 높인다. 데이터의 『생애주기(수집 · 생산 → 저장 · 관리 → 가공 · 유통 → 분석 · 활용)』 과정에서 AI는 맞춤형 치료 계획을 제공하여 환자의 치료 결과를 향상시키고, 불필요한 의료 비용을 감소시킨다. 특히 AI 헬스케어와 양자기술은 생명 과학 및 바이오제약 분야에서 새로운 혁신을 이끌어낼 잠재력을 가지고 있다. IBM(2022) 연구에 따르면, AI 헬스케어와 양자기술 혁신은 신약 개발 주기를 크게 단축하고, 더 정확한 질병예측모델을 제공할 수 있다고 분석했다.[85]

① 신약 후보 물질 발견 및 최적화: Exscientia

엑센티아(Exscientia)는 AI를 사용하여 신약 후보 물질을 설계하고 최적화하는 바이오제약 회사이다. 데이터의 『생애주기(수집 · 생산 → 저장 · 관리 → 가공 · 유통 → 분석 · 활용)』 과정에서 AI 알고리즘을 통해 화합물의 잠재적 효과를 예측하고, 가장 유망한 후보 물질을 식별한다. 즉 신약 개발의 초기 단계에서 시간과 비용을 크게 절감할 수 있으며, Exscientia는 기존의 방법보다 빠르게 신약 후보를 발굴하여 임상 시험 단계로 진입시켰다. 예를 들어, Exscientia는 AI가 설계한 첫 번째 약물을 임상 시험에 진입시키는 데 성공했다.

② 임상 시험 최적화: Tempus

템퍼스(Tempus)는 방대한 양의 임상 데이터를 분석하여 환자 맞춤형 치료 방안을 제공하는 동시에 임상 시험을 최적화한다. 데이터의 『생애주기(수집 · 생산 → 저장 · 관리 → 가공 · 유통 → 분석 · 활용)』 과정에서 AI를 통해 적합한 임상 시험 참가자를 더 신속하게 식별하고 모집한다. 임상 시험의 효율성을 높이고, 시험 성공률을 증가시켜 신약 개발의 전반적인 비용을 절감할 수 있다. 임상 시험 기간을 단축시키고, 신약이 더 빨리 시장에 출시될 수 있도록 지원한다.

③ 약물 재창출: Insilico Medicine

인실리코 메디슨(Insilico Medicine)은 AI를 사용하여 기존 약물의 새로운 치료 용도를 발견한다. 이를 통해 기존에 승인된 약물이 다른 질병에도 효과가 있는지 분석하고, 새로운 치료 옵션을 제시한다. 즉 데이터의 『생애주기(수집 · 생산 → 저장 · 관리 → 가공 · 유통 → 분석 · 활용)』 과정에서 기존 약물의 재창출을 통해 신약 개발의 리스크와 비용을 줄일 수 있다. 예를 들어, Insilico Medicine은 COVID-19 치료에 사용할 수 있는 기존 약물을 식별하는 데 AI를 활용했다.

85 IBM research, Quantum Computing in Drug Discovery and Healthcare, 2022.

④ 개인 맞춤형 의약품: Foundation Medicine

파운데이션 메디슨(Foundation Medicine)은 AI를 활용하여 암 환자의 유전자 프로파일을 분석하고, 맞춤형 치료 옵션을 제공한다. 데이터의 『생애주기(수집 · 생산 → 저장 · 관리 → 가공 · 유통 → 분석 · 활용)』 과정에서 AI는 환자의 유전적 특성을 바탕으로 최적의 치료법을 제시한다. 즉 환자 개개인에게 맞춤형 치료를 제공함으로써 치료 효과를 극대화하고 불필요한 치료를 줄인다. 환자의 치료 비용을 줄이고, 치료 성공률을 높인다.

⑤ AI 기반 데이터 분석: BenevolentAI

베네볼런트AI(BenevolentAI)는 AI를 사용하여 방대한 생물학적 데이터를 분석하고, 신약 후보를 발견하는 플랫폼을 제공한다. 데이터의 『생애주기(수집 · 생산 → 저장 · 관리 → 가공 · 유통 → 분석 · 활용)』 과정에서 AI는 연구 논문, 임상 데이터, 유전자 정보를 통합 분석하여 새로운 치료 목표와 약물 후보를 식별한다. 즉 신약 개발의 초기 단계에서 후보 물질을 더 빠르게 식별하고, 데이터 기반 의사결정을 통해 개발 성공률을 높일 수 있다. 연구개발 비용을 절감하고, 신약이 시장에 더 빨리 도달할 수 있도록 지원한다.

⑥ 디지털 병리학: Paige.AI

페이지 AI(Paige.AI)는 AI를 사용하여 병리학 이미지를 분석하고 암 진단을 지원한다. 데이터의 『생애주기(수집 · 생산 → 저장 · 관리 → 가공 · 유통 → 분석 · 활용)』 과정에서 AI 알고리즘을 통해 병리학 이미지를 신속하고 정확하게 분석하여, 암의 유형과 진행 정도를 평가한다. 병리학자의 진단 속도와 정확성을 높여 진단 과정의 효율성을 극대화한다. 조기 진단과 적시 치료를 가능하게 하여 환자의 생존율을 높이고, 의료 비용을 절감한다.

⑦ AI 기반 바이오마커 발견: Grail

그레일(Grail)은 AI를 활용하여 혈액 검사로 암을 조기에 진단할 수 있는 바이오마커를 발견한다. 데이터의 『생애주기(수집 · 생산 → 저장 · 관리 → 가공 · 유통 → 분석 · 활용)』 과정에서 AI 알고리즘을 통해 혈액 샘플에서 암 관련 유전적 변화를 감지한다. 암을 조기에 발견하여 치료할 수 있게 함으로써 생존율을 높이고, 치료 비용을 절감할 수 있다. 조기 발견을 통해 환자들의 삶의 질을 크게 향상시킬 수 있다.

AI가 바이오제약 분야에서 혁신을 이끌고 있으며, 경제적 효율성을 높이고 의료 산업의 발전을 촉진하는 데 중요한 역할을 하고 있음을 설명한다. 데이터의 『생애주기(수집 · 생산 → 저장 · 관리 → 가공 · 유통 → 분석 · 활용)』 과정에서 AI 기술은 신약 개발, 정밀의학, 유전자 분석 등 다양한 분야에서 의료 혁신을 가능하게 하여 환자와 의료 시스템 모두에게 큰 혜택을 제공한다.

(9) 병원 혁신

병원 혁신은 AI 헬스케어의 매우 중요한 부분이고, 헬스케어 관련 디지털 데이털 데이터와 AI기반 미래병원 운영 시스템이 구축되고 있다. 데이터의 『생애주기(수집 · 생산 → 저장 · 관리 → 가공 · 유통 → 분석 · 활용)』 과정에서 AI 기술은 병원 내에서 다양한 영역에서 혁신적인 변화를 선도하고 있으며, AI 헬스케어를 통해 의료서비스의 질을 향상시키고 비용을 절감할 수 있다. 구체적으로 헬스케어를 위한 AIaaS(AI-as-a-Service, 클라우드 기반 서비스형 AI)는 병원이 클라우드 기반으로 AI 솔루션을 이용할 수 있게 한다. AI 기반 가상 진료도 유망한 비즈니스 분야이다. 또한 AI 챗봇과 원격 모니터링 도구를 통해서는 지속적인 환자 관리가 가능해진다. 이외에도 AI가 환자 모집, 모니터링 및 데이터 분석 등의 작업을 개선해 임상을 보다 효율적으로 만드는 분산형 임상 시험이나, 기업이 AI 기반으로 개인화된 웰빙 프로그램, 정밀의학 솔루션을 제공하는 것도 AI를 통한 의료 분야의 주요 비즈니스 모델이 될 것이다. 다음은 AI 헬스케어가 병원 혁신을 선도한 성공적인 사례들이다.

① 의료 영상 이미지 분석: 바이드라 프라우저(Viz.ai)

바이드라 프라우저는 뇌졸중 환자를 위한 AI 기반 의료 영상 분석 플랫폼이다. 의료 영상 이미지 분석 솔루션은 뇌졸중 이미지를 실시간으로 분석하여 의료진에게 뇌졸중 환자를 신속하게 식별하고 조치를 취할 수 있는 기회를 제공한다. 뇌졸중 환자의 조기 발견과 신속한 치료는 생존율을 높이고 장애 발생 가능성을 줄인다. 이는 병원의 응급실 서비스 효율성을 향상시키고, 환자의 치료 결과를 개선한다.

② 환자 진단 및 치료 계획: 아이비엠 왓슨 포 온콜로지(IBM Watson for Oncology)

아이비엠 왓슨 포 온콜로지(IBM Watson for Oncology)는 데이터의 『생애주기(수집 · 생산 → 저장 · 관리 → 가공 · 유통 → 분석 · 활용)』 과정에서 AI를 사용하여 암환자의 진단과 치료 계획을 지원하는 플랫폼이다. IBM Watson for Oncology 솔루션은 의료진에게 환자에게 최적화된 치료 옵션을 제시하는 데 도움을 준다. 즉 의료진이 환자에게 최적의 치료 계획을 빠르게 결정할 수 있으며, 환자의 치료 결과를 개선하고 치료 기간을 단축한다.

③ 임상 의사결정 지원: 아터리스(Arterys)

아터리스(Arterys)는 데이터의 『생애주기(수집 · 생산 → 저장 · 관리 → 가공 · 유통 → 분석 · 활용)』 과정에서 AI를 사용하여 의료 영상 데이터를 분석하여 의사의 임상 의사결정을 지원하는 솔루션을 제공한다. 의사는 빠르고 정확한 진단을 내릴 수 있다. 의사의 임상 의사결정을 지원함으로써 환자의 치료 효과를 개선하고, 오진을 줄일 수 있다. 병원의 의료서비스 품질을 향상한다.

④ 환자 관리 및 모니터링: 아바모(Avaamo)

아바모(Avaamo)는 의료기록 및 환자 관리를 위한 AI 기반 가상 비서 솔루션을 제공한다. 환자 관리 및 모니터링 솔루션은 의료진과 환자 간의 의사소통을 강화하고, 환자의 건강상태를 실시간으로 모니터링하고 있다. 의사와 환자 간의 원활한 의사 소통을 통해 의료서비스의 효율성을 높이고 환자 만족도를 높인다. 또한, 실시간으로 환자의 건강상태를 모니터링하여 조기 경고를 제공함으로써 합병증 발생 가능성을 감소한다.

⑤ 병원 운영 및 자원 관리: GE Healthcare의 Command Center Solution

GE 헬스케어(GE Healthcare)는 AI를 활용하여 병원의 운영 및 자원 관리를 최적화하는 Command Center Solution을 제공한다. 데이터의 『생애주기(수집 · 생산 → 저장 · 관리 → 가공 · 유통 → 분석 · 활용)』 과정에서, 병원 운영 및 자원 관리 솔루션은 병원 내 데이터를 실시간으로 모니터링하고 예측 분석을 통해 병원의 운영을 최적화한다. 즉 병원의 운영 효율성을 높이고 환자 대기시간을 줄여 환자 만족도를 향상시킨다. 또한, 자원을 효율적으로 사용함으로써 병원의 비용을 절감할 수 있다.

데이터의 『생애주기(수집 · 생산 → 저장 · 관리 → 가공 · 유통 → 분석 · 활용)』 과정에서 AI 기술이 병원 내에서 어떻게 혁신을 선도하고 있는지를 설명한다. AI 기술은 의료서비스의 품질을 향상시키고, 환자 치료 결과를 개선하며, 병원의 운영 효율성을 높이는 데 중요한 역할을 한다. 결국 환자와 의료 직원 모두에게 긍정적인 영향을 준다.

(10) 글로벌 병원들의 혁신 사례

글로벌 주요 병원들이 AI 헬스케어를 적극적으로 채택하여 혁신을 선도하고 있는 사례가 많이 있다. 주요 병원들의 AI 헬스케어 혁신 사례를 살펴보겠다.

① 메이요 클리닉(Mayo Clinic): AI를 활용한 진단 및 치료 지원

메이요 클리닉(Mayo Clinic)은 데이터의 『생애주기(수집 · 생산 → 저장 · 관리 → 가공 · 유통 → 분석 · 활용)』 과정에서 AI 기술을 활용하여 환자의 의료 데이터를 분석하고 진단을 지원하는 솔루션을 개발하고 있다. 의료진은 환자에게 최적화된 치료 계획을 수립하고 실시간으로 의료서비스를 제공할 수 있다.

② 클리블랜드 클리닉(Cleveland Clinic): AI를 활용한 의료 영상 분석

클리블랜드 클리닉(Cleveland Clinic)은 데이터의 『생애주기(수집 · 생산 → 저장 · 관리 → 가공 · 유통 → 분석 · 활용)』 과정에서 AI를 사용하여 의료 영상 데이터를 분석하여 질병을 식별하고 예방의료와 헬스케어 서비스를 예측하는 솔루션을 개발하고 있다. 의료진은 빠르고 정확한 진단을 내릴 수 있으며, 환자의 치료 결과를 개선할 수 있다.

③ 매사추세츠 병원(Massachusetts General Hospital): AI를 활용한 임상 의사결정 지원

매사추세츠 병원(Massachusetts General Hospital)은 데이터의 『생애주기(수집 · 생산 → 저장 · 관리 → 가공 · 유통 → 분석 · 활용)』 과정에서 AI를 사용하여 임상 의사 결정을 지원하는 다양한 솔루션을 개발하고 있다. 의료진은 환자의 의료기록을 분석하고 최적의 치료 계획을 수립할 수 있다.

④ 로보틱스 슈퍼병원(Robotics Surgical Super Hospitals): 로봇 수술 시스템

로보틱스 슈퍼병원(Robotics Surgical Super Hospitals)은 AI를 활용한 로봇 수술 시스템을 도입하여 정밀한 수술을 실시할 수 있다. 의료진은 수술 중에 더 정확하고 안전한 수술을 수행할 수 있으며, 환자는 수술 후 회복 기간이 짧아진다.

⑤ 인텔리전스 의료 인스티튜트(Intelligence Medical Institute): AI를 활용한 진단 및 치료 지원

인텔리전스 의료 인스티튜트(Intelligence Medical Institute)는 AI를 사용하여 환자의 의료 데이터를 분석하고 진단을 지원하는 솔루션을 제공한다. 의료진은 환자에게 최적화된 치료를 제공할 수 있으며, 의료서비스의 효율성을 향상한다.

글로벌 주요 병원들의 AI 헬스케어 혁신 사례는 전 세계적으로 의료 혁신을 선도하고 있음을 설명한다. 데이터의 『생애주기(수집 · 생산 → 저장 · 관리 → 가공 · 유통 → 분석 · 활용)』 과정에서 AI 기술은 의료서비스의 품질을 향상시키고 환자 치료 결과를 개선하는 데 중요한 역할을 한다. AI 헬스케어 혁신은 전 세계적으로 의료산업에 긍정적인 영향을 미치고 있으며, 의료서비스의 효율성을 높이고 비용을 절감하는 것도 가능하다.

구체적으로 2025년 미국의 6개 병원 시스템(Health System)[86]이 AI를 원활하게 도입하기 위해 직원 초기 참여 유도, 단계별 시범 운영, AI 인식 개선 등의 전략을 수립했다. 첫째, 펜실베이니아(Pennsylvania)의 의료 · 연구기관인 제퍼슨 헬스(Jefferson Health)는 옵트인(Opt-in)[87] 방식으로 의료 문서 자동화를 시작하여 자발적인 참여 등을 강조했다. 둘째, 캘리포니아(California) 대학병원 네트워크인 UCLA 헬스(UCLA Health)는 혁신 부서를 중심으로 단계적 시범 운영과 전문가 그룹 참여 기반 AI 도입 확산을 추진했다. 셋째, 오하이오(Ohio) 종합병원 네트워크인 숨마 헬스(Summa Health)는 대화형 AI[88]는 쉽게 받아들여지지만, 생성형 AI[89]는 예측 불확실성 등의 위험성이 있어 보다 엄격한 검토 및 관리가 필요하다고 판단하고 있다. 넷째, 플로리다(Florida) 국가종합암센테인 모피트 암센터(Moffitt Cancer Center)는 초기 AI 도입자가 동료를 교육 · 지원하며 신뢰를 기반으로 확산 전략을 추진한다. 다섯째, 애리조나(Arizona) 비영리 의료시스템인 TMC 헬스(TMC Health)는 AI 도입 목적을 명확히 설명하고, 역할별 교육을 통해 AI 사용 부담을 최소화하고 있다. 마지막으로 사우스캐롤라이나주(South Carolina) 의료시스템인 로퍼 세인트 프랜시스 헬스케어(Roper St.

86 여러 병원, 진료소, 연구, 행정 조직을 하나의 운영 체계로 통합해 의료 제공과 경영을 총괄하는 대규모 의료 네트워크

87 사용자가 사전에 명시적으로 동의해야만 정보 수집, 마케팅 활동 등을 할 수 있도록 하는 동의 방식

88 미리 설정된 규칙과 시나리오에 따라 사용자의 질문에 일관된 방식으로 응답하는 AI

89 방대한 데이터를 학습해 새 문장·이미지 등 새로운 콘텐츠를 직접 만들어 내는 AI

Francis Healthcare)는 AI 기반 무인 결제 시스템을 도입하면서 AI 인식 개선을 추진하고 있다. 이와 같은 모든 사례는 병원 시스템의 AI 도입 과정에서, 신뢰 형성, 변화관리, 기존 업무 프로세스 통합이 중요하다는 것을 공통적으로 강조하고 있다.[90]

6) AI 헬스케어 로봇

AI 헬스케어 로봇은 의료 분야에서 환자 치료, 지원, 관리 및 수술 등의 다양한 역할을 수행하며 혁신을 선도하고 있다. 특히 로봇과 AI를 접목하는 피지컬(Physical) AI 분야는 헬스케어 로봇 AI가 완성되면, 사람과 같은 공간에서 생활하고 상호작용을 한다는 점에서 매우 많은 발전 잠재력을 보여주고 있다.[91] 첫째, AI 헬스케어 로봇은 정밀의료 및 맞춤형 치료를 가능하게 하고 있다. 정밀의료는 환자의 유전 정보, 생활 습관, 환경적 요인을 고려하여 개인 맞춤형 치료를 제공하는 접근 방식이다. AI 헬스케어 로봇은 이러한 정밀의료의 발전에 기여하고 있다. The Lancet Digital Health(2024) 연구에 따르면, AI는 유전자 분석을 통해 질병의 위험을 예측하고, 맞춤형 치료 계획을 제안하는 데 유용하다. 예를 들어, 아이비엠 왓슨 포 지노믹스(IBM Watson for Genomics)는 유전자 데이터를 분석하여 개인 맞춤형 암 치료를 지원한다. 데이터의 『생애주기(수집 · 생산 → 저장 · 관리 → 가공 · 유통 → 분석 · 활용)』 과정에서 향후 AI는 유전자 기반의 맞춤형 치료와 예방을 더욱 정교화하여, 개인의 건강상태에 최적화된 치료를 제공할 것으로 예상된다. AI의 발전에 따라, 더 많은 유전자 및 생체 데이터를 분석할 수 있는 능력이 향상될 것이다.

둘째, AI 헬스케어 로봇은 강화된 원격 모니터링 및 원격진료를 가능하게 한다. Telemedicine and e-Health(2023)에 의하면, 원격 모니터링과 원격진료 기술은 COVID-19 팬데믹 이후 빠르게 발전하였다. 데이터의 『생애주기(수집 · 생산 → 저장 · 관리 → 가공 · 유통 → 분석 · 활용)』 과정에서 AI는 원격 모니터링 시스템에서 중요한

---

90 [Becker's Hospital Review, 2025.09.06.

91 '피지컬 AI(Physical AI)'는 AI가 디지털 영역을 넘어 실제 물리적 세계에서 작동하고 상호작용하는 기술을 의미한다. 현재 우리에게 익숙한 언어모델기반(예: LLM)의 ChatGPT와 같은 AI는 주로 디지털환경에서 데이터 분석과 추론이 중심이라면, 피지컬 AI는 센서·카메라 등을 통해 현실 세계를 지각(Perception)하고 상황을 이해(Cognition)하며, 이를 바탕으로 로봇이나 기계의 몸체를 제어해 물리적 행동(Action)까지 수행하는 지능형시스템이다. 피지컬 AI는 다양한 기계·하드웨어(예: 스마트제조장비, 의료기기, 자율주행차 등)에 적용될 수 있지만, 휴머노이드 로봇의 적용이 우선시 되는 이유는 센서·액추에이터 통합으로 인지·판단·행동이 구현 가능해 가장 적합한 플랫폼이기 때문이다. 특히 'CES 2026'에서는 현대자동차 자회사인 보스턴 다이내믹스 기업이 제작한 '아틀란스'가 '피지컬 AI 로봇혁신상'을 수상했는데, 제조공장에서 노동자같이 작동하는 휴머노이드 로봇이다.

역할을 하며, 환자의 건강 데이터를 실시간으로 수집하고 분석한다. 예를 들어, '프로펠러 헬스(Propeller Health)'와 같은 시스템은 호흡기 질환 환자의 상태를 모니터링하고, AI를 통해 맞춤형 건강 조언을 제공한다. 원격 모니터링 기술은 더욱 정교해질 것이며, AI 기반의 예측 분석이 통합되어 환자의 건강상태를 조기에 예측하고, 즉각적인 대응을 가능하게 할 것이다. 이는 특히 만성질환 관리에서 중요한 역할을 할 것이다.

셋째, AI 헬스케어 로봇은 정신 건강관리와 감정 인식를 가능하게 한다. Journal of Affective Disorders(2023)에 의하면, AI 기반의 정신 건강관리 기술은 감정 인식과 대화형 AI를 통해 환자의 심리적 상태를 지원한다. 예를 들어, '워봇(Woebot)'과 같은 챗봇은 사용자의 감정을 분석하고, 개인화된 상담을 제공한다. 데이터의『생애주기(수집 · 생산 → 저장 · 관리 → 가공 · 유통 → 분석 · 활용)』과정에서 AI 기술은 사용자와의 상호작용을 통해 감정적 지원을 제공하고 있다. AI는 감정 인식 기술의 정밀도를 높여, 더 효과적인 심리 치료와 정서적 지원을 제공할 것이다. 향후에는 AI가 감정적 신호를 실시간으로 분석하고, 더 깊은 심리적 통찰을 제공할 수 있을 것이다.

구체적인 사례로 현대적인 AI 상담 앱의 시초격인 미국의 '워봇'은 스탠퍼드대 연구진이 개발에 참여해 2017년 출시됐다. 일반적인 대화 치료법인 인지 행동 치료(CBT) 원리를 AI 챗봇에 최초로 적용한 사례로 알려져 있다. 이스라엘의 '프리딕틱스'는 AI 기반으로 상담자의 유전 병력, 심리적인 요인 등을 분석해 항우울제를 추천해준다. 사용자의 음성과 행동 패턴을 분석해 정신 건강 관리법을 제안하는 영국의 림빅 액세스는 2023년 영국 정부에서 의료기기 인증을 받았다. AI 챗봇으로는 최초 사례다. 최근 AI 기반의 심리 상담 관련 애플리케이션(앱)이 급증하는 추세다. 시장조사 업체 글로벌 인포메이션(GII)에 따르면, 정신 건강 분야 AI 시장 규모는 지난해 15억 달러(약 2조 1,400억 원)에

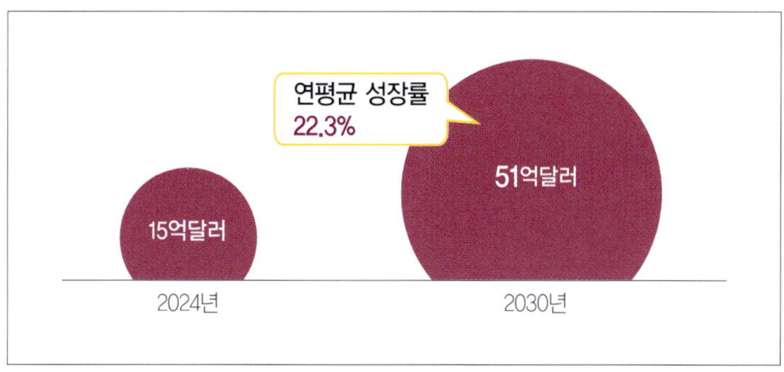

[그림 3-16] 정신 건강 분야 AI 세계시장 규모 및 전망

자료: 글로벌인포메이션(GII)

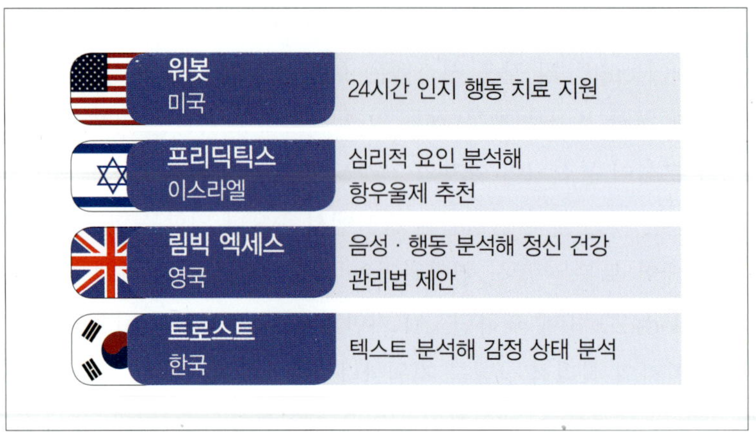

[그림 3-17] 주요 기업의 정신 건강관리 서비스들

서 2030년 51억 달러까지 연평균 성장률 22.3%로 오를 전망이다. 일부 시장조사기관은 100억 달러 이상으로 커진다는 전망을 내놓고 있다.[92] 전문가들은 챗GPT를 비롯한 생성형 AI가 사용자와 정서적 유대감을 강하게 형성하도록 설계됐다는 점에서 경각심을 가져야 한다고 설명한다. 자신도 모르게 AI의 가스라이팅(gaslighting · 심리를 조작해 지배하는 일)에 빠질 위험이 크다는 것이다. AI 챗봇이 사용자 의견에 무조건적으로 동조하거나, 과도하게 아첨하며 비위를 맞추는 것을 '시코펀시 편향(sycophancy bias)'이라고도 한다. 미국심리학회 등은 AI 챗봇 상담의 부작용을 막는 안전망을 비롯해 규제 방안이 필요하다고 주장하고 있다.

넷째, 재활 로봇 및 물리 치료 로봇이 구현되고 있다. Journal of NeuroEngineering and Rehabilitation(2022)에 의하면, 재활 로봇 기술은 물리 치료와 재활에서 큰 발전을 이루었다. 예를 들어, '로코맷(Lokomat)'과 같은 로봇 보행 치료 시스템은 AI를 통해 환자의 운동 데이터를 분석하고, 맞춤형 치료를 제공한다. 최신 기술은 로봇의 움직임을 더욱 정밀하게 조정할 수 있도록 발전하고 있다. 데이터의 『생애주기(수집 · 생산 → 저장 · 관리 → 가공 · 유통 → 분석 · 활용)』 과정에서 AI는 재활 로봇의 학습 능력을 향상시켜, 환자 개개인의 치료 요구에 맞춘 더 정교한 재활 계획을 제공할 것이다. 미래에는 로봇이

92 2025년 2월 뉴욕타임스에 따르면 미국심리학회의 아서 에번스 회장은 최근 발표에서 "AI 챗봇이 사용자의 심리를 유도해 주변인을 해칠 위험성이 있다"고 경고했다. 최근 미국에서는 14세 소년이 AI 챗봇과 대화 후 스스로 목숨을 끊은 사건이 일어났다. 자폐증을 앓고 있는 17세 청소년이 AI 챗봇과 대화한 이후 부모에게 적대적으로 돌변한 경우도 있었다. 면허를 소지한 심리치료사라고 주장한 AI 챗봇에 악영향을 받은 사례들이다. 이에 부모들은 해당 AI 챗봇을 개발한 기업 '캐릭터.AI'(Character.AI)를 상대로 소송을 제기했다.

더 높은 수준의 자율성과 적응력을 갖추어, 복잡한 재활 과정을 지원할 것으로 예상된다.

다섯째, AI 헬스케어 로봇은 AI 기반의 약물 관리 및 복약 지원을 하고 있다. American Journal of Health-System Pharmacy(2023)에 의하면, AI는 약물 관리 시스템에서 중요한 역할을 하고 있으며, 복약 알림, 약물 상호작용 분석 등을 통해 약물 치료의 정확성을 높이고 있다. 예를 들어, '메드마인더(MedMinder)'는 AI를 통해 환자의 복약 일정을 관리하고, 알림을 제공하여 약물 복용 오류를 줄이고 있다. AI 기반 약물 관리 시스템은 약물의 복잡한 상호작용을 실시간으로 분석하고, 개인 맞춤형 복약 계획을 제공하는 방향으로 발전할 것이다. 데이터의 『생애주기(수집 · 생산 → 저장 · 관리 → 가공 · 유통 → 분석 · 활용)』 과정에서 향후에는 AI가 약물의 효과와 부작용을 예측하고, 이를 기반으로 최적의 복약 전략을 제안할 수 있을 것이다.

여섯째, 지속적으로 로봇 공학 분야의 발전이 진행되고 있다. IEEE Transactions on Robotics(2024)에 의하면, 로봇 공학 기술은 의료 로봇의 정밀도와 효율성을 크게 향상시키고 있다. 최신 로봇 기술은 더 높은 정밀도와 유연성을 제공하며, 복잡한 수술이나 치료 과정을 지원한다. 예를 들어, '다빈치 수술 시스템(da Vinci Surgical System)'은 정밀한 수술을 가능하게 하며, AI를 활용하여 수술 과정의 정밀도를 높이고 있다. 로봇 공학 기술은 더욱 소형화되고, 정밀도가 높아질 것으로 예상된다. 데이터의 『생애주기(수집 · 생산 → 저장 · 관리 → 가공 · 유통 → 분석 · 활용)』 과정에서 AI와 로봇의 융합은 미래의 수술 및 치료 과정에서 혁신적인 변화들을 가져올 것이며, 더 많은 의료 분야에서 로봇 기술이 적용될 것이다.

따라서 AI 헬스케어 로봇은 의료서비스의 효율성을 높이고, 환자 치료의 질을 향상시키며, 의료진의 업무 부담을 줄이는 데 중요한 역할을 하고 있다. 특히, 수술 로봇은 정밀한 외과 수술을 가능하게 하며, 간호 로봇은 의료진의 반복적인 업무를 대신 수행하여 의료진이 더 중요한 작업에 집중할 수 있도록 돕고 있다. 정서적 지원 로봇은 환자들의 정서적 안정을 돕고, 자폐 아동을 위한 로봇은 교육과 치료를 지원한다. 향후 AI와 로봇 기술의 발전에 따라, 더 다양한 헬스케어 로봇이 개발되고, 더 많은 의료 분야에 적용될 것이다. 데이터의 『생애주기(수집 · 생산 → 저장 · 관리 → 가공 · 유통 → 분석 · 활용)』 과정에서 AI 헬스케어 로봇은 의료서비스의 접근성과 질을 크게 향상시킬 것으로 기대된다. 반면에 인공지능(AI)의 발전이 인류에게 양날의 검일까? 최근 청소년이 챗(Chat)-GPT 같은 AI 도구에 대한 학습 의존도가 커질수록 창의력과 사고력이 떨어질 수 있다는 경고음이 나왔는데, 의학계에서도 진단 보조용으로 AI를 많이 사용하면 의사의 숙련도를 저하할 수 있다는 연구결과가 나왔다. 모리 유이치(Yuichi Mori) 노르웨이 오슬로대학병원 교수 연구진은 “AI 보조 대장 내시경을 활용하면 의료진의 숙련도가 20% 떨어질 수 있다”고 지난 2025년 8월 12일 의학 학술지 ‘랜싯 소화기학 · 간질환’에 발표했다.[93]

(1) 주요 AI 헬스케어 로봇 및 사례

① 다빈치 수술 로봇(da Vinci Surgical System)

다빈치 수술 로봇(da Vinci Surgical System)은 정밀한 외과 수술을 수행할 수 있도록 설계된 로봇 시스템이다. 고정밀 수술의 경우, 로봇 팔이 외과 의사의 손동작을 모방하며, 매우 정밀한 절개와 봉합이 가능하다. 3D 고해상도 비전 시스템으로, 수술 부위를 3D로 고해상도 영상을 통해 실시간으로 확인할 수 있다. 수천 건의 복강경 수술, 심장 수술, 비뇨기과 및 산부인과 수술에서 성공적으로 사용되어 수술의 정확성과 환자의 회복 속도를 향상시켰다.

② 목시(Moxi)

딜리전트 로보틱스(Diligent Robotics)의 목시(Moxi)는 병원 환경에서 간호사와 의료진을 지원하는 헬스케어 로봇이다. 주요 특징으로 물품 전달과 간호사 보조 등이 가능하다. 의약품, 실험실 샘플, 장비 등을 병원 내에서 자동으로 전달한다. 또한 간호사의 반복적인 작업을 대신 수행하여, 간호사가 환자 케어에 더 집중할 수 있도록 지원한다. 여러 병원에서 Moxi를 도입하여 의료진의 업무 부담을 줄이고, 의료서비스의 효율성을 향상시켰다.

③ 페퍼(Pepper)

페퍼는 소프트뱅크 로보틱스가 개발한 감정 인식 로봇으로, 환자와 상호작용하며 정서적 지원을 제공한다. 주요 특징은 감정 인식과 정보 제공 및 엔터테인먼트 등을 서

93 대장 내시경 검사는 대장 점막에 생긴 혹인 용종을 찾는다. 선종(adenomas)은 그중 대장암이 될 가능성이 큰 것을 말한다. 말하자면 선종은 대장암 전단계이다. 연구진은 AI 도입 이후 의사들의 선종 발견율 변화를 조사했다. 이번 연구에는 폴란드 내시경 센터 네 곳에서 2000건 이상의 시술 경험을 가진 내시경 전문의 19명이 참여했다. 각 센터는 2021년 말 AI 보조 도구를 도입했고, 이후 시행되는 대장 내시경 검사마다 AI 사용 여부를 무작위로 배정해 검사를 진행했다. 연구진은 AI 도입 전후 3개월을 비교해 평가했다. The Lancet Gastroenterology & Hepatology(2025), DOI: https://doi.org/10.1016/S2468-1253(25)00133-53-5.

비스한다. 얼굴 표정과 음성을 분석하여 사용자의 감정을 인식하고 대응한다. 환자에게 건강정보 제공, 대화, 게임 등을 통해 정서적 안정을 지원한다. 병원과 요양원에서 페퍼를 도입하여 환자들에게 정서적 지지와 정보를 제공하며, 환자 만족도를 높였다.

④ 토미봇(TomiBot)

토미봇(TomiBot)은 자폐 스펙트럼 장애(ASD)를 가진 아동을 위한 교육 및 치료 로봇이다. 토미봇의 주요 특징은 사회적 상호작용 교육과 맞춤형 학습 프로그램 등이 있다. 자폐 아동이 사회적 상호작용을 연습하고 배울 수 있도록 지원하고, 개별 아동의 필요에 맞춘 학습 및 치료 프로그램을 제공한다. 여러 교육 및 치료 센터에서 토미봇을 사용하여 자폐 아동의 사회적 기술 발달을 지원하고 있다.

⑤ 베어(Bear)

베어(Bear)는 재난 구조 및 긴급 상황에서 사용되는 로봇으로, 환자를 구조하고 운반하는 데 사용된다. 베어의 주요 특징은 강력한 파워와 불안정한 환경 적응 등이다. 무거운 물체나 환자를 쉽게 들어 올릴 수 있는 강력한 파워를 가지며, 험난한 지형이나 붕괴된 건물 등에서 작동할 수 있는 능력을 보유한다. 자연 재해나 사고 현장에서 베어를 사용하여 신속하게 환자를 구조하고 안전한 장소로 이동시키는 데 성공적이었다.

(2) AI 헬스케어 로봇 관련 주요 기업들의 사례

AI 헬스케어 로봇 분야에서 주요 기업들은 다양한 혁신적인 성과를 거두며 의료서비스를 혁신하고 있다. 데이터의 『생애주기(수집 · 생산 → 저장 · 관리 → 가공 · 유통 → 분석 · 활용)』 과정에서 AI 헬스케어 로봇은 수술의 정밀도를 높이고, 환자 치료와 관리의 효율성을 향상시키며, 정서적 지원을 제공하는 데 중요한 역할을 하고 있다. 인튜이티브 서지컬(Intuitive Surgical), 스트라이커(Stryker), 소프트뱅크 로보틱스(SoftBank Robotics), 보스턴 다이내믹스(Boston Dynamics), 쿠카로보틱스(KUKA Robotics), 로보케어(Robocare) 등 주요 기업들은 다양한 분야에서 AI 헬스케어 로봇을 활용하여 혁신적인 성과를 이루어내고 있다. 이러한 로봇 기술의 발전은 앞으로도 의료서비스의 질을 더욱 향상시킬 것으로 기대된다.

① 인튜이티브 서지컬(Intuitive Surgical)

주요 제품으로 다빈치 수술 로봇(da Vinci Surgical System)이 있다. 다빈치 수술 로봇은 외과 수술의 정밀도를 높이기 위해 설계된 로봇 시스템이다. 다빈치 수술 로봇 시스템은 외과 의사의 손동작을 모방하여 로봇 팔이 수술을 수행한다. 주요 성과로는 정밀 수술과 임상 연구 등에서 나나타고 있다. 다빈치 로봇은 고해상도 3D 비전 시스템을 제공하며, 미세한 수술 작업을 가능하게 한다. 이를 통해 수술의 정확성이 향상되고, 회복 시간이 단축되었다. 임상 연구에 따르면 다빈치 로봇을 사용한 수술은 전통적인 방법보다 더 적은 출혈, 통증 및 합병증을 동반한다. 특히 비뇨기과, 산부인과, 일반 외과 수술에서 높은 성공률을 보이고 있다. 2023년까지 전 세계 6,000개 이상의 병원에서 사용되고 있으며, 매년 수십만 건의 수술이 이루어지고 있다.

② 스트라이커(Stryker Corporation)

주요 제품으로 Mako Robotic-Arm Assisted Surgery가 있다. Mako 로봇은 정형외과 수술에 사용되는 로봇 시스템으로, 특히 관절 치환 수술에서 정밀도를 높이기 위해 설계되었다. 주요 성과는 정밀도 향상과 임상 연구 등에서 설명된다. Mako 로봇은 CT 스캔을 기반으로 수술 계획을 세우고, 로봇 팔이 정확한 위치에 임플란트를 배치한다. 이는 수술의 정확성을 높이고, 환자의 회복 시간을 단축시킨다. 임상 연구에 따르면 Mako 로봇을 사용한 관절 치환 수술은 전통적인 방법보다 더 나은 임상 결과를 보이며, 수술 후 통증 감소와 기능 회복에 긍정적인 영향을 미친다.

③ 소프트뱅크 로보틱스(SoftBank Robotics)

주요 제품은 페퍼(Pepper) 로봇 서비스이다. 페퍼(Pepper)는 소프트뱅크 로보틱스(SoftBank Robotics)가 개발한 사회적 로봇으로, 감정 인식 및 상호작용 기능을 갖추고 있다. Pepper 로봇은 정서적 지원과 정보 제공 등이 가능하다. 페퍼(Pepper)는 얼굴 표정과 음성을 분석하여 환자의 감정을 인식하고, 이에 적절히 반응한다. 이는 특히 노인 요양원이나 병원에서 환자들에게 정서적 지지를 제공하는 데 도움을 준다. 또한 환자들에게 건강정보 제공, 대화, 오락 등을 통해 정서적 안정감을 제공하며, 병원이나 요양원에서의 환자 만족도를 제고시키고 있다. 일본, 미국, 유럽 등 여러 나라에서 다양한 응용 프로그램에 사용되고 있다.

④ 보스턴 다이내믹스(Boston Dynamics)

보스턴 다이내믹스(Boston Dynamics)는 현대자동차가 2020년 M&A한 기업이며, 세계 최고의 지능형 로봇기술을 보유한 기업이다. Boston Dynamics의 Spot 등 다양한 로봇이 있다. Spot은 이동식 로봇으로, 다양한 센서와 카메라를 장착하여 환경을 탐색하고 데이터를 수집할 수 있다. 보스턴 다이내믹스(Boston Dynamics)의 Spot은 원격 검사와 긴급 상황 대응, 배달 및 물류 지원이 가능하다. Spot은 병원 내에서 원격으로 환경을 검사하고 데이터를 수집할 수 있는 능력을 가지고 있어, 의료진이 감염 위험 없이 환경을 점검할 수 있다. 긴급 상황에서 환자의 상태를 모니터링하고, 필요한 경우 응급 처치를 지원하는 데 사용될 수 있다. 병원 내에서 의약품이나 장비를 자동으로 배달하는 데 활용되어 의료서비스의 효율성을 높이고 있다.

⑤ 쿠카로보틱스(KUKA Robotics)

쿠카로보틱스(KUKA Robotics)의 주요 제품으로 LBR Med가 있다. LBR Med는 의료 환경에서 사용할 수 있는 협동 로봇이다. KUKA Robotics는 수술 및 재활 치료에 사용된다. KUKA Robotics의 LBR Med는 협동 로봇 지원과 연구 및 임상 응용 지원이 가능하다. LBR Med는 의료진과 협력하여 수술이나 재활 치료를 지원한다. KUKA Robotics는 정밀한 움직임과 상호작용을 통해 환자의 재활 과정에서 중요한 역할을 한다. 또한 로봇은 물리 치료 및 재활 치료에서 활용되며, 환자의 운동 기능 회복을 돕는 데 기여하고 있다.

⑥ 로보케어(Robocare)

로보케어(Robocare)의 주요 제품으로 Tobi 로봇이 있다. Tobi는 노인 및 장애인을 돕기 위해 설계된 로봇으로, 다양한 기능을 갖추고 있다. 로보케어(Robocare)의 Tobi 로봇은 일상 지원과 정서적 상호작용을 지원한다. Tobi는 음식 배달, 약물 관리, 그리고 대화 등 다양한 일상적인 지원을 제공하여 노인과 장애인들의 자립적인 생활을 지원한다. Tobi는 대화와 감정 인식 기능을 통해 사용자와 정서적으로 상호작용하며, 정신적 안정감을 제공한다.

7) 사회적 및 경제적 발전과 기대 효과

데이터의 『생애주기(수집 · 생산 → 저장 · 관리 → 가공 · 유통 → 분석 · 활용)』 과정에서 AI 헬스케어는 사회적 및 경제적 측면에서 광범위한 영향을 미치고 있다.

(1) 사회적 영향과 사례

① 의료 접근성 향상: 바빌론 헬스(Babylon Health)

바빌론 헬스(Babylon Health)는 AI 기반 원격진료 서비스를 통해 전 세계 수백만 명의 환자에게 의료서비스를 제공한다. 사용자는 모바일 앱을 통해 AI와 상담을 하고 필요시 의사와의 원격진료를 예약할 수 있다. 원격 지역이나 의료 인프라가 부족한 지역에서도 의료서비스에 접근할 수 있게 되어 의료 불균형을 해소하는 데 기여한다. 특히 의료진이 부족한 개발도상국에서 큰 효과를 발휘한다.

② 조기 진단 및 예방: 구글 헬스(Google Health) / 딥마인드(DeepMind)

구글 헬스(Google Health)와 딥마인드(DeepMind)는 AI를 사용하여 안과 질환, 유방암, 폐 질환 등 다양한 질병을 조기에 진단할 수 있는 의료 이미지 분석 도구를 개발했다. 조기 진단을 통해 질병의 진행을 늦추고 예방 조치를 취할 수 있어 환자의 삶의 질을 높인다. 궁극적으로 데이터의 『생애주기(수집 · 생산 → 저장 · 관리 → 가공 · 유통 → 분석 · 활용)』 과정에서 AI 헬스케어 기술을 연계해, 전체 인구의 건강 수준을 향상시키고 있다.

③ 정밀의학의 확산: 파운데이션 메디슨(Foundation Medicine)

파운데이션 메디슨(Foundation Medicine)은 암 환자의 유전자 프로파일을 분석하여 맞춤형 치료 옵션을 제시한다. AI를 통해 유전자 변이를 신속하게 분석하고, 최신 연구 데이터를 통합하여 개인화된 치료 방안을 제공한다. 개인 맞춤형 치료를 통해 환자의 치료 성공률을 높이고, 불필요한 치료를 줄인다. 환자 중심의 의료서비스로 전환을 촉진하며, 환자와 가족의 삶의 질을 개선한다.

(2) 경제적 영향과 사례

① 의료 비용 절감: 인실리코 메디슨(Insilico Medicine)

인실리코 메디슨(Insilico Medicine)은 AI를 활용하여 신약 후보 물질을 발굴하고 개발하는 생명공학 기업이다. 데이터의 『생애주기(수집 · 생산 → 저장 · 관리 → 가공 · 유통 → 분석 · 활용)』 과정과 AI 알고리즘을 통해 방대한 생물학적 데이터를 분석하여 잠재적인 치료 물질을 식별하고, 이를 신속하게 검증한다. 신약 개발의 초기 단계에서 시간과 비용을 크게 절감할 수 있으며, 개발 비용을 크게 줄일 수 있다. 제약 회사와 건강보험 시스템 모두에 경제적 이점을 제공한다.

② 효율적인 임상 시험: 템퍼스(Tempus)

데이터의 『생애주기(수집 · 생산 → 저장 · 관리 → 가공 · 유통 → 분석 · 활용)』 과정에서 템퍼스(Tempus)는 방대한 양의 임상 데이터를 분석하여 환자 맞춤형 치료 방안을 제공하는 동시에 임상 시험을 최적화한다. AI를 통해 적합한 임상 시험 참가자를 더 신속하게 식별하고 모집한다. 임상 시험의 효율성을 높이고, 시험 성공률을 증가시켜 신약 개발의 전반적인 비용을 절감할 수 있다. 신약의 시장 출시 시간을 단축시키고, 제약 회사의 수익성을 높인다.

③ 의료서비스의 효율성 증가: 아이비엠 왓슨 헬스(IBM Watson Health)

아이비엠 왓슨 헬스(IBM Watson Health)는 데이터의 『생애주기(수집 · 생산 → 저장 · 관리 → 가공 · 유통 → 분석 · 활용)』 과정에서 AI를 활용하여 방대한 의료 데이터를 분석하고, 암 치료, 유전자 연구, 환자 관리 등 다양한 분야에서 혁신적인 솔루션을 제공한다. Watson for Oncology는 암 환자 치료에 대한 맞춤형 권장 사항을 제공한다. 의료진이 환자에게 최적의 치료 계획을 세우는 데 도움을 주며, 진단과 치료의 정확성을 높인다. 치료 효율성을 향상시키고, 불필요한 의료 비용을 경감한다.

④ 의약품 및 치료법 개발 가속화: 베네볼런트AI(BenevolentAI)

베네볼런트AI(BenevolentAI)는 인공지능을 사용하여 신약 후보 물질을 발견하고, 임상 시험을 최적화하는 플랫폼을 제공한다. AI를 통해 방대한 양의 생물학적 데이터를 분석하고, 새로운 치료 목표와 약물 후보를 제시한다. 신약 개발 과정의 초기 단계를 가속화하고, 임상 시험 성공률을 높일 수 있다. 신약 개발 비용을 절감하고, 제약 회사의 연구 개발 효율성을 높인다.

⑤ 의료 로봇과 자동화: 인튜이티브 서지컬(Intuitive Surgical)의 다빈치 수술 로봇(da Vinci Surgical System)

인튜이티브 서지컬(Intuitive Surgical)의 다빈치 수술 로봇(da Vinci Surgical Systems)은 AI 기술을 활용하여 정밀하고 최소 침습적인 수술을 가능하게 한다. 다빈치 수술 로봇은 수술 중 실시간으로 데이터를 분석하여 수술의 정확성과 안전성을 높인다. 수술 성공률을 높이고 회복 시간을 단축시켜 입원 기간을 줄일 수 있으며, 환자의 의료 비용 절감과 병원의 운영 효율성 향상에 기여한다.

데이터의 『생애주기(수집 · 생산 → 저장 · 관리 → 가공 · 유통 → 분석 · 활용)』 과정에서 AI 헬스케어가 사회적 및 경제적 측면에서 어떻게 긍정적인 영향을 미치고 있는지를 설명한다. AI 기술은 의료 접근성을 높이고, 조기 진단과 맞춤형 치료를 가능하게 하며, 의료 비용을 절감하고 효율성을 증대시킴으로써 환자와 의료시스템 모두에게 큰 혜택을 제공한다.

(3) AI 헬스케어 시장의 발전 잠재력과 전망

헬스케어 분야의 다양한 디지털 혁신을 통해, 글로벌 AI 헬스케어 시장은 지속적인 발전 잠재력을 보유하고 있다. 데이터의 『생애주기(수집 · 생산 → 저장 · 관리 → 가공 · 유통 → 분석 · 활용)』 과정에서 AI 헬스케어는 인공지능 기술이 의료 분야에 적용되어 진단, 치료, 예방, 관리 등을 개선하는 분야로, 현재 빠르게 성장하고 있으며 앞으로도 많은 발전이 예상된다.

첫째, 시장 성장률 및 규모를 전망하면, 2023년 글로벌 AI 헬스케어 시장 규모는 약 100억 달러에 달한다. 글로벌 AI 헬스케어 시장의 미래 성장을 예측한 마케츠앤마케츠(MarketsandMarkets)의 보고서에 따르면, AI 헬스케어 시장은 2025년까지 약 180억 달러로 성장할 것으로 보이며, 2030년까지 370억 달러에 이를 것으로 예상된다. 그랜드 뷰 리서치(Grand View Research)의 데이터에 따르면, 2030년에는 AI 헬스케어 시장 규모가 약 370억 달러에 도달할 것으로 설명한다.

둘째, 글로벌 AI 헬스케어 기술 발전과 응용 분야가 빠른 속도로 발전하고 있다. AI 기반 진단 기술의 발전 측면에서 보면, AI는 이미지 분석, 패턴 인식, 음성 인식 등을 통해 질병을 조기에 진단하고 정확도를 높인다. 예를 들어, 구글 헬스(Google Health)의 AI 알고리즘은 유방암 조기 발견에서 인간 의사와 유사한 성과를 기록했다. 맞춤형 치료 분야에서도 AI는 유전자 데이터를 분석하여 개인 맞춤형 치료 계획을 제안할 수 있다. 아이비엠 왓슨(IBM Watson)은 암 치료에서 환자의 유전자 정보를 분석하여 맞춤형 치료 옵션을 제공하는 데 활용되고 있다. 원격진료 분야에서, 원격진료와 모니터링 시스템은 AI를 통해 실시간 데이터를 분석하고 환자의 건강상태를 모니터링한다. Teladoc Health는 AI를 이용해 원격진료 서비스를 개선하고 있다.

셋째, 글로벌 AI 헬스케어는 주요 성장 동력으로 주목받고 있다. 세계적으로 고령 인구가 증가하면서 만성질환 관리와 예방에 대한 수요가 높아지고 있다. United Nations의 보고서에 따르면, 2050년까지 65세 이상의 인구가 전 세계 인구의 약 16%를 차지할 것으로 보인다. 이는 AI 헬스케어 솔루션의 필요성을 더욱 부각시키고 있다. 또한 다양한 만성질환의 증가이다. 당뇨병, 심혈관 질환 등 만성질환의 증가로 인해 지속적인 관리와 예방이 필요하다. World Health Organization(WHO)에 따르면, 만성질환은 전 세계 사망 원인의 약 71%를 차지한다. AI 기술은 이러한 질환의 조기 발견 및 관리에 기여하고 있다. 또한 데이터의 『생애주기(수집 · 생산 → 저장 · 관리 → 가공 · 유통 → 분석 · 활용)』 과정에서 AI와 연계된 의료 데이터의 폭발적 증가는 글로벌 AI 헬스케어 시장 발전을 견인하고 있다. 의료 데이터의 양이 급격히 증가하면서 이를 효과적으로 분석하고 활용할 수 있는 AI의 중요성이 커지고 있다. Health IT Analytics에 따르면, 의료 데이터는 연평균 36%의 속도로 증가하고 있다.

넷째, 2020년 이후 AI 헬스케어 분야에 대한 벤처 캐피털 및 기업의 투자가 급속히 확대 · 증가하고 있다. PitchBook에 따르면, 2023년 AI 헬스케어 스타트업에 대한 투자금은 700억 달러를 초과했다. 데이터의 『생애주기(수집 · 생산 → 저장 · 관리 → 가공 · 유통 → 분석 · 활용)』 과정에서 AI 헬스케어 시장의 성장 가능성을 반영한다. 아울러 대형 헬스케어 기업들의 AI 관련 인수합병 활동이 활발하다. 글로벌 메드테크(MedTech, Medical technolgy) 기업들은 AI 기술을 보유한 스타트업을 인수하여 기술을 통합하고 시장 점유율을 확대하고 있다.

다섯째, 글로벌 AI 헬스케어 시장에 규제 및 윤리적 고려 사항이 발생하고 있다. 데이터의 『생애주기(수집 · 생산 → 저장 · 관리 → 가공 · 유통 → 분석 · 활용)』 과정에서 AI

헬스케어 솔루션의 규제와 표준이 점차 강화되고 있다. 미국 식품의약국(Food and Drug Administration, FDA)과 유럽 의약품청(European Medicines Agency, EMA)은 AI 기반 의료기기에 대한 규제를 강화하여 안전성과 효능을 보장하고 있다. 또한 AI의 윤리적 사용과 데이터 프라이버시 문제도 중요하며, EU는 세계 최초 'AI 규제법'을 2024년 8월부터 시행하고 있다. OECD의 보고서에 따르면, AI 기술의 윤리적 사용과 데이터 보호는 시장 발전에 중요한 요소로 작용하고 있다.

[표 3-42] AI 헬스케어 시장 전망 : 2025-2035년

년도	시장 규모(단위: 억달러)
2025	180
2026	220
2027	260
2028	280
2030	370
2035	600

자료: 1) MarketsandMarkets
2) Frost & Sullivan
3) Grand View Research
4) Research and Markets
5) Allied Market Research
6) Berg Insight

데이터의 『생애주기(수집 · 생산 → 저장 · 관리 → 가공 · 유통 → 분석 · 활용)』 과정에서 AI 헬스케어 시장은 기술혁신, 인구 구조 변화, 만성질환 증가, 투자 확대 등의 요인으로 인해 급격히 성장하고 있다. 향후 10~15년 동안 AI 헬스케어 시장은 계속해서 확장될 것이며, 기술 발전과 규제, 윤리적 고려 사항이 중요한 역할을 할 것이다. 마켓츠앤마켓츠(MarketsandMarkets), 그랜드 뷰 리서치(Grand View Research), 프로스트 앤 셀리번(Frost & Sullivan), 피치북(PitchBook), 리서치앤마켓(Research and Markets), 얼라이드 마켓 리서치(Allied Market Research), 버그 인사이트(Berg Insight) 등 다양한 자료들은 글로벌 AI 헬스케어 시장의 잠재력과 성장 전망을 잘 보여주고 있다. 특히 Allied Market Research의 전망에 따르면, 2030년까지 글로벌 AI 헬스케어 시장이 약 370억 달러로 성장할 것으로 전망한다. AI 기술의 성숙과 함께 다양한 헬스케어 응용 프로그램의 확산이 주요 원인이다. 또한 Berg Insight의 장기 예측에 따르면, 2035년에는 AI 헬스

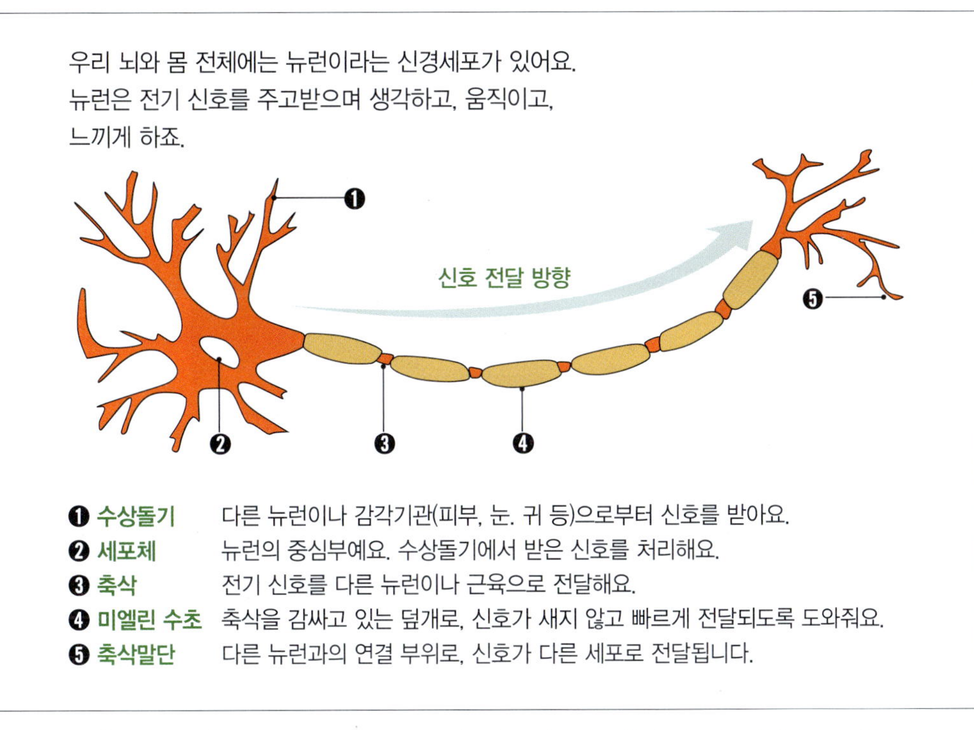

[그림 3-18] BCI(Brain-Computer Interface)기술: 전기 신호가 전달되는 과정

케어 시장이 약 600억 달러에 이를 것으로 예상된다. 이러한 예측은 AI 기술의 혁신, 헬스케어 접근성 증가, 데이터 기반의 개인 맞춤형 치료의 확산 등을 반영하고 있다.

여섯째, 뇌의 전기 신호를 분석해 말을 하거나 사물을 조종할 수 있게 해주는 기술을 '뇌 · 컴퓨터 인터페이스(Brain-Computer Interface, BCI)'라고 하는데 현실에서 구현되었다. 뇌와 컴퓨터를 연결하는 뇌-컴퓨터 인터페이스(BCI) 기술이 발전하면서 마비 환자가 생각만으로 컴퓨터 화면의 커서를 움직이거나 로봇 팔다리를 움직이는 시대가 열리고 있다. 하지만 현재의 BCI 기술은 뇌와 기계가 소통할 수 있는 연결 통로를 늘리기 어려워 사용자의 의도를 정확하게 구현하는 데 한계가 있었다. 미국의 BCI 스타트업이 이런 한계를 극복할 새로운 방법을 제시했다. 미국 BCI 업체인 사이언스 코퍼레이션(Science Corporation)은 금속 전극을 뇌에 삽입하는 방식 대신 신경세포(뉴런)를 이용해 더 많은 통신 채널을 확보하면서도 뇌 손상을 최소화하는 방식을 개발하고 있다고 밝혔다. 이 회사는 일론 머스크가 세운 BCI 업체 뉴럴링크(Neuralink)의 공동 설립자가 설립했다. 연구결과는 2024년 11월 논문사전공개 사이트 '바이오아카이브(bioRxiv)'에 공개됐다.

구체적인 사례로, 2025년 4월 미국 버클리 캘리포니아대(UC버클리)와 샌프란시스코

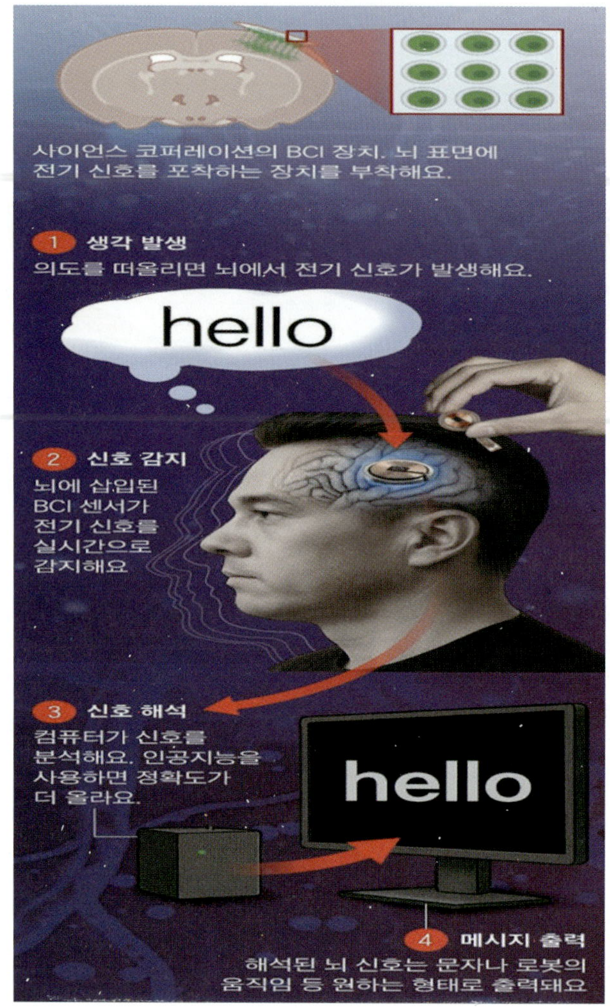

[그림 3-19] BCI 기술 작동 과정

자료: 뉴럴링크 · 사이언스 코퍼레이션

캘리포니아대(UCSF) 공동 연구팀은 뇌의 신호를 읽어낸 뒤 외부 기기를 제어하는 BCI 기술에 AI를 접목해 음성으로 변환하는 장치를 개발했다고 국제 학술지 '네이처 신경과학'에 발표했다. 뇌졸중으로 말을 못 하게 된 환자가 뇌에 전극을 심는 '뇌 · 컴퓨터 인터페이스(BCI)' 기술로 약 20년 만에 말문을 열었다. 말하려는 단어 등은 뇌 신경세포 신호로 읽어내고, 인공지능(AI)을 활용해 환자의 목소리로 발화(發話)하는 방식이다. 생각을 말로 표현하기까지 시간을 대폭 줄여 실시간에 가까운 의사소통이 가능할 전망이다.[94]

---

94 UC버클리 연구팀은 "알렉사, 시리 등 음성 비서와 비슷하게 BCI 장치에 빠른 음성 해석 능력을 부여한 것"

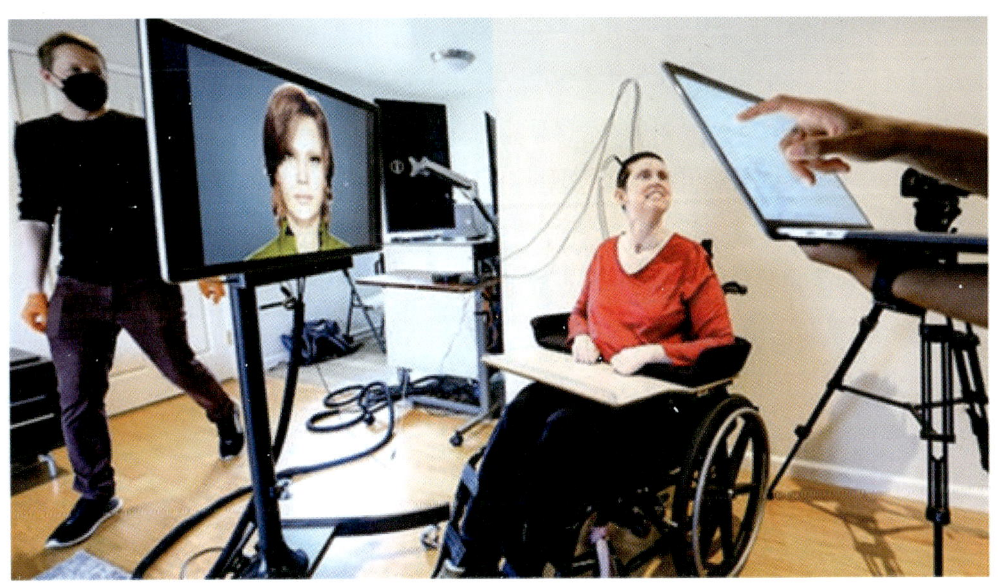

[그림 3-20] 뇌-컴퓨터 인터페이스(BCI) 기술혁신 사례

주: 미국 샌프란시스코 캘리포니아대(UCSF)와 버클리대 캘리포니아대(UC Berkely) 공동 연구진이 언어 능력을 상실한 마비 환자의 생각을 음성으로 번역하는 뇌 컴퓨터 인터페이스(BCI) 장치를 개발했다. 사진은 지난 2023년 실험 장면. 연구진은 당시 수초 단위의 음성 변환 지연 시간을 2025년 밀리초(ms) 수준으로 단축했다(노아 베르거, Noah Berger).

BCI 기술은 빠르게 상용화되고 있다. 일론 머스크 테슬라 최고경영자(CEO)의 BCI 스타트업 뉴럴링크는 지금까지 환자 3명에게 BCI 기기 '텔레파시'를 이식했다. 2024년 1월 첫 이식을 받은 신체 마비 환자 놀런드 아르보(30)는 수술 2개월 뒤 휠체어에 앉아 손발은 그대로 둔 채 노트북의 마우스 커서를 조작해 체스 게임을 하는 데 성공했다. 이 밖에도 미국 기업 싱크론은 호주에서 4명, 미국에서 10명에게 BCI 장치를 이식해 임상 시험을 진행하고 있다.

2025년 7월 24일 블룸버그 통신에 따르면, 뉴럴링크는 최근 투자자들에게 제시한 보고서에서 2031년까지 연간 2만명에게 뇌-컴퓨터 인터페이스(BCI) 칩을 이식해 연간 10억 달러 이상의 매출을 기록할 것이라고 전망했다. 이를 위해 5개의 대형 클리닉을 운영하고, 최소 세 가지 종류의 BCI 칩을 출시한다는 계획이다. 이 가운데 '텔레파시' 칩은 이미 알려진 것처럼 뇌와 컴퓨터 등 기기와의 통신을 가능하게 하는 것이며, '블라인드사이트'는 시각 장애인의 시력 회복을 목표로 한다. 또 '딥'은 떨림과 파킨슨병 치료를 위한

이라고 했다. 에드워드 창 UCSF 교수는 "이 기술은 언어 마비를 겪는 사람들의 삶을 개선하는 데 엄청난 잠재력이 있다"고 했다.

버전이다.[95] 금융시장 정보업체 피치북에 따르면 뉴럴링크는 2025년 6월 초 13억 달러를 조달한 투자 유치에서 기업가치를 90억 달러(약 12조 5,000억원)로 평가받았다.

뇌에 심은 전극의 신호를 인공지능(AI)이 해독하는 뇌-컴퓨터 인터페이스(BCI) 기술이 마음속으로 하는 말을 읽어낼 수 있는 수준으로 발전하고 있다. 소리 내어 말하지 않고도 생각으로 소통하는 '텔레파시' 구현의 첫걸음이 될 수 있다는 기대가 발생하고 있다. 2025년 8월 14일 미국 스탠퍼드대 연구팀이 "말할 수 없는 환자가 머릿속으로 생각하는 단어나 문장을 실시간으로 해독할 수 있는 뇌 임플란트 기술을 최초로 시연했다"고 국제 학술지 '셀(Cell)'에 발표했다. 이전 연구에서는 말을 하려고 입술과 혀 등을 움직일 때 발생하는 뇌 신호로 의미를 파악했던 연구팀은 이번엔 마음속으로 되뇌는 '내면의 언어' 해독에 도전했다.[96]

2025년 9월 1일 미국 로스앤젤레스 캘리포니아대(UCLA) 연구진은 "마비 환자가 비침습적 AI-뇌-컴퓨터 인터페이스(BCI) 시스템을 사용해 로봇 팔과 컴퓨터 커서를 움직이는 데 성공했다"고 국제 학술지 '네이처 머신 인텔리전스(Nature Machine Intelligence)'에 발표했다. 즉, 미국 연구진이 마비 환자의 뇌파(EEG)를 해독해 생각대로 로봇 팔과 컴퓨터를 조작할 수 있는 기술을 개발했다. 기존 방식처럼 뇌에 전극을 삽입하거나 뇌 혈관에 장치를 넣지 않고도 두피에 흐르는 미세한 전류만으로 인공지능(AI)이 생각을 해독한 덕분이다.[97]

2025년 12월 8일 미국 컬럼비아 대학과 스탠퍼드 대학, 펜실베이니아 대 공동 연구팀은 칩 하나에 6만5,000개 전극을 담은 BCI 장치 '비스크(BISC)'를 개발했다고 밝히고, 그 결과를 국제 학술지 '네이처 일렉트로닉스'에 공개했다. 사람 뇌에서 발생하는 신호를

95 뉴럴링크는 이 보고서에서 2029년까지 미국 당국으로부터 '텔레파시' 버전에 대한 규제 승인을 획득할 것으로 예상했다. 이 경우 연간 2천건 수술을 시행해 최소 1억 달러의 매출을 창출할 수 있다고 전망했다. 또 2030년까지 '블라인드사이트'를 출시해 연간 1만건 수술, 5억 달러 이상의 매출을 기록할 것으로 설명했다. 뉴럴링크는 수술비를 보수적으로 잡아도 건당 5만 달러 정도로 예상했다.

96 근위축성 측삭경화증(ALS·루게릭병) 환자 3명과 뇌간 뇌졸중을 앓는 중증 마비 환자가 연구에 참여했다. 이들 중 일부는 동공을 위아래로 움직여 '예', 좌우로 움직여 '아니요'라고 반응하는 것이 유일한 의사소통 수단이었다. 연구팀은 뇌에 미세 전극을 이식한 환자들에게 머릿속으로 말하는 것을 상상하도록 하고, 이때의 신경 신호를 AI로 분석해 학습시켰다. 이렇게 훈련된 AI는 참가자가 마음속으로 문장을 말했을 때, 약 46~74% 정확도로 해독하는 데 성공했다. 다만 'it has the best flavor'를 'it has the best player'로 파악하는 등 내면의 언어를 완벽히 읽어내는 수준에는 아직 이르지 못했다. 이번에 연구팀은 내면 발화(發話)가 무분별하게 읽히고 유출되는 것을 막기 위해 사생활 보호용 암호도 시연했다.(조선일보, 2025.08.16.)

97 Nature Machine Intelligence(2025), DOI: www.doi.org/10.1038/s42256-025-01090-y Cell(2025), DOI:https://doi.org/10.1016/j.cell.2025.06.015

읽고 기계나 컴퓨터를 작동하는 '뇌 · 컴퓨터 인터페이스(BCI · Brain-Computer Interface)' 기술이 갈수록 고도화되고 있다. 뇌에 삽입하는 장치를 더 작고, 더 얇게 만들려는 경쟁이 치열해지고 있는 것이다.

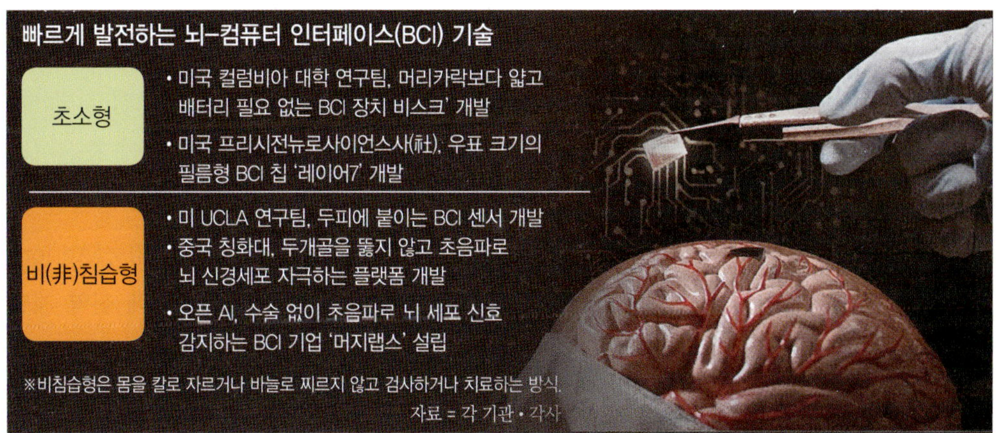

[그림 3-21] BCI 기술혁신 트렌드

BCI 상용화 시기가 다가오면서 글로벌 투자도 급증하고 있다. 미국을 중심으로 임상연구 성과가 계속 진행되어, 상용화를 기대하는 세계 투자자들의 관심이 커진 영향이다. 샘 올트먼 오픈AI 최고경영자는 비침습적 초음파 기술을 활용하는 스타트업 '머지랩스'를 설립했다. 머지랩스는 두개골을 여는 뇌 수술을 지양하고, 초음파로 뇌 세포 신호를 감지해 사람의 생각만으로 기계를 움직이는 기술을 개발한다는 목표다. 현재 2억5,000만 달러(약 3,600억원) 자금 조달을 위해 투자 유치 중이다. 일론 머스크의 BCI 기업 '뉴럴링크'는 2023년 FDA 임상 승인을 받고, 뇌성마비 환자 5명에게 칩을 이식해 증상이 나아진 사례를 공개한 바 있다. 2025년 6월에 6억5,000만 달러(약 9,500억원) 규모의 투자 유치에 성공했다. 누적 투자금은 12억 달러(약 1조7,600억원)에 달한다. 또한 제프 베조스 아마존 창업자와 빌 게이츠 마이크로소프트 창업자가 투자한 호주 BCI 스타트업 '싱크론'도 2025년 11월 2억 달러(약 2,900억원) 규모의 투자를 확보했다. 싱크론이 개발한 '스텐트로드 BCI'는 두개골을 여는 대신 목의 앞부분에 있는 경정맥을 통해 칩을 삽입할 수 있다. 미국과 호주 등지에 있는 환자 10여 명에게 이식 수술이 진행됐다. 2025년 8월엔 이식 수술을 받은 루게릭 환자가 생각하는 것만으로 아이패드를 작동시키는 모습을 영상으로 공개해 화제가 됐다.[98]

98 조선일보, 2025.12.12.

8) 비즈니스 모델과 빅테크 기업의 AI 헬스케어 혁신 사례

2026년 1월 12일 미국 샌프란시스코에서 개막한 'JP모건 헬스케어 콘퍼런스(JPMH-C)'[99]의 최대 화두는 '피지컬 AI'와 이를 구현하기 위한 빅테크와 빅파마(대형 제약사)의 융합이었다.[100] '피지컬 AI(Physical AI)'는 AI가 디지털 영역을 넘어 실제 물리적 세계에서 작동하고 상호작용하는 기술을 의미한다. 현재 우리에게 익숙한 언어모델 기반(예: LLM)의 ChatGPT와 같은 AI는 주로 디지털 환경에서 데이터 분석과 추론이 중심이라면, 피지컬 AI는 센서 · 카메라 등을 통해 현실 세계를 지각(Perception)하고 상황을 이해(Cognition)하며, 이를 바탕으로 로봇이나 기계의 몸체를 제어해 물리적 행동(Action)까지 수행하는 지능형시스템이다. AI 기업과 제약 바이오 기업이 서료 연계해 신약 개발 실험실과 시뮬레이션을 통합하는 방식으로 피지컬 AI가 신약 개발을 주도하는 시대를 열겠다고 설명한 것이다.[101] 제약사들은 신약 개발 속도와 비용을 획기적으로 줄이고, 신약 개발 성공률은 크게 높일 수 있을 것으로 기대하고 있다. 테크 기업은 바이오 산업으로 AI 생태계를 확장하는 효과를 거둘 수 있다.[102]

---

99 세계 최대 바이오 투자 행사 JP모건 헬스케어 콘퍼런스(JPMHC)가 미국 샌프란시스코에서 개최되었다. 1983년 시작돼 2026년 44회를 맞은 이 행사는 글로벌 기업이 해외 투자를 유치하고 기술 이전 등 외부 협력을 모색하는 장이다. 이번 행사에는 제약·바이오·헬스케어 기업 약 1천500곳, 참가자 8천명 이상이 방문했다. 이날 글로벌 빅파마가 던진 가장 큰 화두는 단연 AI였다. 즉, 인공지능(AI)이 제약·바이오 산업의 판도를 바꿀 것으로 주장했다. JP모건 헬스케어 투자 글로벌 공동 총괄 제러미 멜먼은 개막 연설에서 "AI는 제약·바이오 업계 전반의 패러다임을 바꿀 것"이라고 강조했다. 특히 헬스테크 분야에서 AI 활용이 확산하며 관련 투자도 증가하고 있다고 멜먼 공동 총괄은 분석했다.

100 CES 2025에서 NVIDIA CEO 젠슨 황은 '이제는 피지컬 AI 시대'라고 선언하며, NVIDIA의 관련 비즈니스 계획을 제시했다. 이와 더불어, Tesla, OpenAI 등 글로벌 빅테크도 해당 기술에 집중하고 있다. 즉, 피지컬 AI의 기술 발전과 상용화는 빠르게 가속화되고 있다. 특히 본 컨퍼런스에서 젠슨 황 엔비디아 CEO는 인공지능(AI)은 모든 산업을 변화시키고 있지만, 그중에서도 가장 큰 영향은 생명과학 분야에서 나타날 것이라고 설명했다.

101 엔비디아와 일라이 릴리는 미국 샌프란시스코에 AI 공동 연구소를 세운다고 발표했다. 5년간 10억 달러(약 1조4, 600억원)를 공동 투자한다는 계획이다. 이 연구소는 엔비디아의 차세대 AI 칩인 '베라 루빈'을 기반으로 운영된다. 엔비디아는 바이오니모(BioNeMo)라는 신약 개발 AI 플랫폼을 가지고 있는데, 이를 확장 적용해 AI 공동 연구소를 24시간 무인으로 운영한다는 계획이다. 두 회사의 결합을 피지컬 AI를 활용한 신약 개발 시대의 서막을 알리는 신호탄으로 분석한다. 그동안 일라이 릴리를 비롯한 글로벌 제약사들은 신약 후보 물질 발굴에 AI를 적극적으로 활용해 왔다. 여기서 더 나아가 시약, 세포, 동물, 미생물, DNA 등 물질을 직접 다루는 '실험실(Wet lab)'과 데이터 분석, 모델링, 시뮬레이션, 알고리즘을 개발하는 'AI 컴퓨팅 시뮬레이션' 연구실을 결합한다는 것이다. 이를 통해 AI가 설계한 신약 구조를 피지컬AI로 실험하고, 그 결과를 다시 AI가 학습하는 방식의 순환 구조를 구축해 AI가 신약 개발의 모든 과정을 주도하게 한다는 구상이다.

102 조선일보, 2026.01.14.; 연합뉴스 2026.01.13.

[표 3-43] 글로벌 바이오 제약 기업들의 AI 헬스케어 혁신 사례

바이오 업계도 인공지능(AI)이 화두	
엔비디아 · 일라이릴리(미국)	차세대 AI칩 '베라 루빈' 기반 신약개발 공동 연구소 설립
로슈(스위스)	자동화 실험실에서 신약을 AI로 설계
노바티스(스위스)	'자율실험 플랫폼' 구축해 AI가 가설 설정, 결과 해석
화이자(미국)	신약 제조 공장에 도입하는 AI 개발 중

AI 헬스케어(AI Healthcare) 산업의 비즈니스 모델은 인공지능 기술을 활용해 의료 · 건강 분야의 진단, 치료, 예측, 운영 최적화 등을 자동화 · 지능화하는 구조로, 전통 헬스케어 모델과는 달리 데이터 기반 알고리즘 수익화, SaaS 플랫폼, AI API 구독, 성과기반(Value-based) 방식이 핵심이다.

[표 3-44] AI 헬스케어 산업의 비즈니스 모델 유형

모델 유형	설명	수익 구조	대표 기업
① AI 진단 SaaS형	AI 영상/심전도/병리 진단 구독	월 구독료 or 진단 건당 과금	루닛, 뷰노, Aidoc
② API 플랫폼형	제약사 · 병원 대상 알고리즘 API	API 사용량 기반 과금	PathAI, Biofourmis
③ AI DTx형(디지털 치료제)	앱 기반 AI 치료 프로그램	보험/처방 수익, 구독	웰트, Woebot, Pear
④ AI 운영 자동화형	병원 스케줄링 · 수요예측	B2B 솔루션 수익	LeanTaaS, Qventus
⑤ AI+데이터 분석형	병원 · 제약사 대상 분석 보고	분석 컨설팅 수익	Tempus, Owkin
⑥ AI 환자상담형	챗봇 기반 24시간 상담 · 모니터링	SaaS 구독 + 보험 연계	Babylon Health, Youper

글로벌 기업들, 특히 '빅테크' 기업들은 AI 헬스케어 분야에서 혁신적인 솔루션과 서비스를 개발하고 있다. 구글(Google, Alphabet Inc.)의 딥마인드(DeepMind)는 의료 영상 분석, 질병 진단, 의료기록 관리 등 다양한 의료 분야에서 AI를 활용하는 딥마인드 헬스(DeepMind Health)를 운영하고 있다. 딥마인드 헬스(DeepMind Health)는 AI를 사용하여 의료 데이터를 분석하고 환자 진단 및 치료에 도움을 주는 다양한 솔루션을 개발하고 있다. 구글 알파폴드(AlphaFold)의 개발 성과로 2024년 노벨화학상 수상으로 이어졌다. 노벨 화학상 공동 수상자는 베이커 교수는 단백질 설계 분야의 선구자로 새로운 단백질을 만들 수 있는 AI인 '로제타폴드(RoseTTAFold)'를 개발하였고, 구글 딥마인드 허사비스 CEO와 점퍼 박사는 또 다른 단백질 구조 예측 · 설계 AI '알파폴드(AlphaFold)'

를 개발했다.

IBM은 왓슨 헬스(Watson Health)를 통해 의료 분야에서 AI 기술을 적극적으로 활용하고 있다. 왓슨 헬스(Watson Health)는 의료 영상 분석, 의료기록 분석, 암 진단 및 치료 등 다양한 의료 분야에서 AI를 활용하여 의료서비스의 품질을 향상시키고 있다. 아마존(Amazon)은 아마존 웹 서비스 헬스(Amazon Web Services(AWS) for Health)를 통해 의료 분야에서 클라우드 기반의 AI 솔루션을 제공하고 있다. 아마존 웹 서비스 헬스(AWS for Health)는 의료기관 및 연구기관에 클라우드 기반의 AI 서비스를 제공하여 의료 데이터의 저장, 분석, 관리를 지원한다. 마이크로소프트(Microsoft)는 의료 분야에서 클라우드, 인공지능 및 기타 기술을 활용하여 마이크로소프트 헬스케어(Microsoft Healthcare)를 구축하고 있다. 마이크로소프트 헬스케어(Microsoft Healthcare)는 의료 데이터의 분석, 진단 지원, 의료기록 관리 등 다양한 의료서비스를 제공한다. 애플(Apple)은 헬스킷(HealthKit) 및 리서치킷(ResearchKit)을 통해 의료 분야에서의 혁신을 이끌고 있다. 헬스킷(HealthKit)은 사용자의 건강 데이터를 수집하고 관리하는 데 사용되며, 리서치킷(ResearchKit)은 의료 연구에 참여하는 데 사용된다. 이러한 기술들은 의료 연구 및 진단에 AI를 적극적으로 활용할 수 있도록 지원한다. 따라서 빅테크 기업들은 각각의 강점을 활용하여, 데이터의『생애주기(수집 · 생산 → 저장 · 관리 → 가공 · 유통 → 분석 · 활용)』과정에서 AI 헬스케어의 혁신적인 솔루션을 개발하고 있다. 이러한 혁신은 전 세계적으로 의료서비스의 품질을 향상시키고 환자 치료 결과를 개선하는 데 기여하고 있다.[103]

그리고 글로벌 헬스케어 기업들이 AI 혁신의 신뢰성과 안전성을 보장하기 위해 강력한 거버넌스(Governance)[104]와 규제 준수 체계(Compliance Framework)[105]를 핵심 전략으로 채택하고 있다. 빠르게 진화하는 AI 환경에서 기업은 과거 거버넌스를 혁신을 늦추는 제약으로 인식했으나, 실제로는 신뢰 확보와 성공적인 규모 확장을 위한 필수 기반임이 드러나고 있다.

특히 의료 분야는 AI 진단 · 치료 도구 도입 확대로 데이터 보호와 윤리 문제가 대두되면서, 의료기관과 기업이 개인정보보호법(Health Insurance Portability and Account-

103 김용환·임희정(2024), 「AI(인공지능) 경영론」, 청람, 6월, pp. 434-441.
104 조직의 목표 달성을 위해 의사결정, 감독, 책임체계를 수립·운영하는 관리 구조
105 조직이 관련 법규, 규제, 내부정책을 체계적으로 준수하고 위험을 예방 및 관리하기 위한 표준화된 관리·운영 체계

ability Act, HIPAA)[106] 및 미국 식품의약국(FDA) 지침을 반영한 관리 체계를 구축하고 있다. 금융 · 헬스케어처럼 규제가 엄격한 산업 분야는 거버넌스가 기업의 운영 절차와 위험 관리 체계를 지원하고, 규제 준수 체계가 지속적인 데이터 검증과 감사를 통해 투명성과 책임성을 제고한다. 산업 전반에서는 AI 도입 과정에서 거버넌스와 규제 준수 체계가 위험 관리와 운영 안정성 확보에 결정적 역할을 한다는 인식이 확산되고 있다.[107]

(1) 구글(Google, Alphabet Inc.)

AI 헬스케어 혁신을 선도하고 있는 구글은 AI 헬스케어 분야에서 다양한 혁신적인 사례를 보여주고 있다. 2024년과 2025년 연속으로 노벨상을 수상한 구글이 2020년 단백질 구조 분석을 위한 알파폴드(AlphaFold)를 개발하고 공개하면서, 다양한 헬스케어 기업들이 발생하면서 디지털 헬스케어 시장이 급성장하고 있다. 구글의 AI 기술은 의료 영상 분석, 질병 진단, 의료기록 관리 등 다양한 의료분야에서 적용되고 있다. 특히 양자기술을 선도하는 구글은 2024년 12월 최신 양자칩 '윌로우(Willow)'를 국제학술지 네이처를 통해 발표하면서, 구글의 중장기 발전 비즈니스 모델로 AI 헬스케어 혁신을 집중하면서 성장하고 있다.[108]

구체적으로 구글의 헬스케어 전략은 인공지능(AI), 첨단 데이터 분석, 강력한 클라우드 인프라 등 핵심 기술 역량을 기반으로 하는 포괄적이고 다각적인 접근 방식을 추진하고 있다. "모든 사람이 어디서든 더 오래, 더 건강한 삶을 살 수 있도록 돕는다"는 사명 아래, 구글의 헬스케어 사업은 소비자 건강, 헬스케어 조직을 위한 기업 솔루션, 장기 과학 연구 등 광범위한 영역을 아우르고 있다. 이러한 전략은 사용자의 현재 위치에서 지원을 제공하고, 최첨단 AI 역량을 발전시키며, 헬스케어 조직을 변화시키고, 번성하는 헬스케어 생태계를 조성하는 네 가지 핵심 축을 중심으로 구축되고 있다. 글로벌 헬스케

106 미국에서 개인의 의료 정보를 보호하고, 보안을 보장하기 위해 의료 데이터의 안전한 전송·처리를 규정한 개인정보보호법

107 CIO, 2025.09.15.;Forbes, 2025.09.18.

108 2024년 12월 9일 구글은 자체 개발한 최신 양자 칩 '윌로우(Willow)'를 공개하며, 기존 슈퍼컴퓨터로는 10의 24제곱 년(10셉틸리언 년)이 걸리는 문제를 단 5분 만에 해결하는 데 성공했다고 공개했다. 윌로우 칩은 105개의 큐비트를 탑재하고 있으며, 큐비트 수가 증가할수록 오류율이 감소하는 혁신적인 구조를 갖추고 있다. 또한, 실시간 오류 수정 기술을 통해 양자 컴퓨터의 안정성을 크게 향상시켰다. 이러한 기술 발전은 양자컴퓨팅의 상용화를 앞당길 것으로 기대되며, 의료, 금융, 물류, 환경 등 다양한 산업 분야에서 혁신을 가져올 잠재력을 지니고 있다. 구글은 이러한 도전을 극복하기 위해 지속적으로 연구를 이어가며, 양자 컴퓨터가 가져올 미래의 가능성을 현실화하려 하고 있다.

어 기업인 핏빗(Fitbit) 인수와 같은 전략적 인수, 베릴리(Verily), 칼리코(Calico), 딥마인드(DeepMind)와 같은 전문 자회사 운영, 선도적인 헬스케어 기관과의 광범위한 파트너십을 통해 구글은 디지털 헬스 혁명의 핵심 동력으로 자리매김하고 있다. 특히, 건강 데이터의 민감성을 인지하고 신뢰 구축의 중요성을 강조하며, 개인 정보 보호 및 윤리적인 AI 개발에 대한 강력한 의지를 표명하는 것이 구글 헬스케어 전략의 기본적인 특징이라 할수 있다. AI와 데이터는 구글 헬스케어 전략의 기술적 프레임을 형성하며, 진단, 신약 개발, 맞춤형 치료 및 운영 효율성 전반에 걸쳐 혁신을 주도한다. Google Cloud는 이러한 발전을 가능하게 하는 기반 플랫폼 역할을 하고 있다.

구체적으로 클라우드 플랫폼인 구글 클라우드(Google Cloud)가 2025년 10월 의료기관의 AI 도구 및 에이전트[109] 신규 활용 사례를 공개했다. 첫째, 미국 뉴저지(New Jersey)주의 종합 의료시스템인 해켄색 메리디언 헬스(Hackensack Meridian Health)는 전자건강기록(EHR)과의 통합을 통해 구글 AI를 활용하고 있다. 둘째, 12개의 전문과가 전자건강기록 전문 기업인 에픽 시스템즈(Epic Systems) 시스템 내에서 구글 제미나이(Google Gemini)[110] 기반 생성형 AI 기능을 직접 활용하고 있다. 셋째, 전문의 및 진료 인력의 전자건강기록 관련 근무시간을 5~20% 단축하고, AI가 검사 결과를 분석해 핵심 내용을 자동으로 정리하는 기능을 구축하고 있다. 넷째, 신생아 중환자실 간호사를 위한 AI 에이전트를 배포하여 업무 상황이나 경험 수준에 관계없이 누구나 필요한 지식을 바로 얻을 수 있도록 지원하고 있다. 다섯째, 캘리포니아(California)주의 헬스테크 기업인 칼라 헬스(Cala Health)는 구글 클라우드로 AI 어시스턴트를 개발해 유방암 검진 적격성 판단과 일정 조정을 자동화하고 있다. 따라서 해당 AI 도구들은 의료기관이 투자 수익률을 확보하고, 의료서비스가 제공, 접근, 개선되는 방식을 재편할 수 있다고 설명하고 있다.[111]

① 딥마인드 헬스(DeepMind Health)

구글(Google)의 딥마인드(DeepMind)는 의료 분야에서 AI를 적극적으로 활용하고 있다. 딥마인드 헬스(DeepMind Health)는 의료 영상 분석, 질병 진단, 의료기록 관리

109 사용자의 명령이나 목표를 이해하고, 스스로 판단·행동하여 작업을 수행하는 자율 AI 시스템

110 텍스트·이미지 등 다양한 형태의 정보를 동시에 이해하고 생성할 수 있는 구글의 생성형 AI 모델

111 구글 클라우드의 의료 및 생명과학 부문 책임자들은 의료 분야 주요 활용 영역으로 ❶ 기술 지원(53%) ❷ 보안 및 사이버 보안(49%) ❸ 생산성·연구(46%) ❹ 환자 경험 개선(44%)을 꼽았음. [Healthcare IT News, 2025.10,16.;Google Cloud presscorner, 2025.10.16.]

등 다양한 의료 분야에서 AI를 활용하여 혁신적인 솔루션을 개발하고 있다. 구체적으로 딥마인드(DeepMind)는 AI를 사용하여 안과 질환의 조기 진단을 위한 의료 영상 분석 솔루션을 개발하고 있고, 영국의료 데이터 분석을 기반으로 서비스가 진행되고 있다. 이 솔루션은 AI가 안과 영상을 분석하여 안질환을 식별하고 의료진에게 정확한 진단을 제공하고 있다.

② 구글 헬스(Google Health)

구글의 헬스케어 부문인 구글 헬스(Google Health)는 의료 분야에서의 혁신을 이끌고 있다. Google Health는 의료기록 관리, 질병 예방 및 관리, 의료 연구 등 다양한 의료 분야에서 AI를 활용하여 혁신적인 서비스를 제공하고 있다. 의료 영상 분석 측면에서, 구글의 제미니(Gemini) API 기반 "의료 AI 어시스턴트" 앱은 X선, 피부 등 의료 이미지를 분석하여 잠재적인 질환 및 권장 사항을 제안할 수 있다. 구글 헬스(Google Health)는 수십만 개의 의료 이미지를 기반으로 AI 모델을 훈련하여 폐렴 및 유방암과 같은 질병을 감지하는 데 활용하고 있다.

의료 분야에 특화된 연구 모델인 메드-제미니(Med-Gemini) 제품군은 복잡한 의료 정보를 종합하고 실제 환경에 적용함으로써 방사선과, 피부과, 병리학 등 다양한 분야의 연구자, 개발자 및 전문가를 지원할 잠재력을 가지고 있다. 메드-제미니 모델은 건강보험 이전 및 책임법(HIPAA)을 준수하며 의료 질문 및 답변, 의료 문서 요약 작업에 특화되어 있다.

Google Health는 의료기록을 클라우드 기반으로 관리하고 AI를 사용하여 의료기록을 분석하는 서비스를 제공한다. 이를 통해 환자의 의료기록을 보다 효율적으로 관리하고 의료진에게 필요한 정보를 신속하게 제공하고 있다. 또한 구글은 전 세계적인 의사 부족 문제를 완화하고 현대적인 영상 및 진단 도구에 대한 접근성을 개선하여 시기적절하고 정확한 진단을 제공하기 위해 AI 모델을 적극적으로 연구하고 테스트하고 있다.

③ 베릴리생명과학(Verily Life Sciences)

구글의 자회사인 베릴리생명과학(Verily Life Sciences)은 의료 분야에서의 혁신을 추구하고 있다. 베릴리의 사명은 데이터와 AI의 힘을 통해 인간 건강을 심오하게 개선하고, "모든 사람이 매일 정밀 건강을 누릴 수 있도록" 하는 것이다. 베릴리는 주로 데이터와 분석 도구, 개입, 연구를 통해 헬스케어를 개선하는 데 중점을 두고 있다. 베릴리는 실험실, EHR, 의사 기록, 유전체학 등 이질적이고 사일로화된 비정형 헬스케어 데이터를 FHIR, OMOP, USDM과 같은 산업 표준에 맞춰 자체 데이터 모델로 통합하여 데이터를 "AI 준비 상태"로 만듦으로써 데이터 문제를 해결하는 것을 목표로 한다. Verily는 AI를 사용하여 질병의 조기 진단, 치료 방법의 발견, 건강관리 등 다양한 의료 분야에서 혁신적인 솔루션을 개발하고 있다. 예를 들어, Verily는 AI를 사용하여 만성 질환을 관리하는 솔루션을 개발하고 있다. 이 솔루션은 환자의 건강 데이터를 모니터링하고 AI가 환자의 건강상태를 분석하여 의료진에게 알림을 제공하는 데 사용된다.

④ 알파폴드(AlphaFold)

2024년 노벨화학상을 수상한 구글 딥마인드의 알파폴드(AlphaFold)는 단백질 구조 예측 문제를 해결하기 위해 딥러닝 기술을 활용한 혁신적인 AI 시스템이다. 단백질은 생명체의 중요한 구성 요소로, 그 기능은 입체적인 3D 구조에 따라 결정된다. 이 구조를 정확히 아는 것은 생물학과 의학 분야에서 매우 중요한 문제이다. 하지만 기존의 실험적 방법으로는 단백질 구조를 규명하는 데 시간이 많이 소요되고 비용도 많이 발생했다. 알파폴드(AlphaFold)는 이 문제를 해결하기 위해 개발된 혁신적인 도구이다.

알파폴드(AlphaFold)는 생명과학과 의학 연구에 다양하게 활용되고 있다. 특히 단백질 구조 예측이 새로운 약물 개발, 질병 이해, 단백질 디자인, 그리고 바이오테크놀로지 분야에서 매우 중요하기 때문에, 알파폴드(AlphaFold)의 기술은 다양한 응용 분야에서 활용되고 있다. 예를 들어, 단백질 구조를 이해함으로써 약물 타깃을 정확히 식별할 수 있으며, 효소와 같은 생물학적 분자의 기능을 예측할 수 있다. 또한 딥마인드는 알파폴드(AlphaFold)를 사용하여 전 세계적으로 20만 개 이상의 단백질 구조를 예측하고 이를 공개 데이터베이스로 제공하고 있다. 이 데이터베이스는 전 세계 연구자들이 자유롭게 사용할 수 있으며, 단백질 구조에 대한 연구를 더욱 가속화하고 있다. 이 DB는 특히 코로나19 팬데믹 중에 바이러스 단백질 구조를 신속하게 예측하는데도 중요한 역할을 했다. 구글 딥마인드는 알파폴드를 오픈소스로 공개했다. 연구자들은 이를 통해 자신들의 연구에 맞게 커스터마이즈하고, AI 기반 단백질 연구를 가속화할 수 있다. 알파폴드(ALphaFold)의 공개는 과학 공동체에 큰 혜택을 주고 있으며, 많은 연구자들이 이를 통해 새로운 단백질 연구를 수행하고 있다.

생명과학, 의학 및 신약 개발에 지대한 영향을 미치고 있으며, 특히 빠르고 정확한 구조 예측 덕분에 전 세계적으로 생물학적 연구의 패러다임을 바꾸고 있다. 또한 구글 알파폴드(AlphaFold)는 헬스케어 산업의 다양한 분야에서 혁신적인 변화를 이끌고 있다. 신약 개발 가속화, 희귀 질환 연구, 정밀의학의 발전, 백신 개발 지원 등 알파폴드는 의료 연구와 치료에 필수적인 도구로 자리잡고 있으며, 미래의 헬스케어 발전에 핵심적인 역할을 할 것이다.

알파폴드, 알파미센스[112], 알파게놈[113], 딥베리언트[114], 멀티오믹스 스위트[115]와 같은 도구는 단순히 기존 프로세스를 최적화하는 것을 넘어, 단백질 접힘과 같은 오랜 문제를 해결하거나 대규모 변이 영향 예측과 같은 새로운 유형의 분석을 가능하게 함으로써 생물학 연구 수행 방식을 근본적으로 변화시키고 있다. 이는 질병 메커니즘에 대한 근본적인 이해를 가속화하며, 이러한 접근 방식은 구글(딥마인드 및 Google Cloud를 통해)을 기초 과학 발견의 선두에 서게 하며, 이는 신약 개발, 맞춤형 치료 및 복잡한 질병 이해에 대한 장기적인 영향을 미치고 있다. 헬스케어를 단순히 "디지털화"하는 것을 넘어 생물학 연구 자체를 적극적으로 "재설계"하려는 움직임을 구현하고 있다.

구글은 AI를 헬스케어 분야에 적극적으로 도입하여 의료서비스의 품질을 향상시키고 환자 치료 결과를 개선하는 데 기여하였고, 알파폴드(AlphaFold)의 연구개발 성과는 2024년 노벨상 수상으로 구현되었다. 이러한 혁신은 의료 분야에 새로운 기회를 제공하고 전 세계적으로 의료서비스의 효율성을 높이는 데 도움을 지원하면서, 중장기적 발전 방향을 위하여 구글은 AI 헬스케어 모델을 강조하고 있다.[116]

⑤ 핏빗(Fitbit)의 AI 기반 맞춤형 치료 및 예측 분석: 치료 맞춤화 및 조기 위험 감지

AI는 환자의 고유한 건강 프로필, 의료기록 및 생활 습관 요소를 기반으로 치료법을

---

112 알파미센스(AlphaMissense)는 알파폴드2를 기반으로 단백질의 미센스 돌연변이를 '병인 가능성 높음', '양성 가능성 높음', '불확실'로 분류하여 질병의 원인을 파악하고 기능적으로 중요한 단백질 영역을 강조하는 데 도움을 주고 있다.

113 알파게놈(AlphaGenome)은 딥마인드의 새로운 AI 도구로, 인간 DNA 서열의 단일 변이 또는 돌연변이가 유전자 조절 생물학적 과정에 미치는 영향을 예측하며, 최대 100만 개의 DNA 염기를 개별 염기 해상도로 분석한다. 이는 포괄적인 다중 모드 예측과 효율적인 변이 점수화를 제공하여 질병 원인을 정확히 파악하고 기능적 영향을 해석하는 데 도움을 주고 있다.

114 딥베리언트(DeepVariant)는 딥러닝 기반의 오픈소스 변이 호출기로, 차세대 DNA 시퀀싱 데이터에서 유전적 변이를 식별하여 유방암 위험과 같은 유전 질환의 유전체 분석 정확도를 향상시킨다. 이는 전통적인 방법보다 높은 정확도와 확장성을 제공한다.

115 Google Cloud의 멀티오믹스 스위트(Multiomics Suite)는 제약 및 생명공학 기업을 지원하기 위해 유전체 데이터를 통찰력으로 변환하는 것을 제공한다.

116 김용환·임희정(2024), 「AI(인공지능) 경영론」, 청람, 6월, pp. 324-334.

맞춤화할 수 있다. AI 기반 예측 분석은 잠재적인 건강 위험 및 결과를 예측하여 사전 예방적 개입 및 질병 조기 감지를 가능하게 한다. "의료 AI 어시스턴트" 앱은 맞춤형 통찰력, 증상 분석(잠재적 진단, 주의 사항, 약물 제안), 맞춤형 질병 정보를 제공한다. Google Cloud의 핏빗용 디바이스 커넥트(Device Connect for Fitbit)는 핏빗 데이터를 다른 임상 데이터와 통합하여 환자에 대한 보다 전체적인 시각을 제공하고 맞춤형 치료를 지원하는 것을 목표로 한다.[117] 즉, 예측 분석, 조기 감지 및 맞춤형 치료에 대한 강조는 질병을 반응적으로 치료하는 것에서 예방적으로 치료하는 것으로의 전략적 전환을 시사하고 있다. 소비자 웨어러블(핏빗)이 기업 플랫폼(Google Cloud)으로 데이터를 제공하는 방식은 이러한 지속적인 모니터링 및 맞춤형 개입을 가능하게 한다. 이는 진행성 또는 만성 질환 치료와 관련된 비용을 절감함으로써 헬스케어 분야에서 상당한 비용 절감으로 이어질 수 있다. 또한 웰빙 및 예방 의료에 대한 광범위한 산업 동향과 일치하여 구글이 전체 환자 여정에서 가치를 포착할 수 있도록 하고 있다.

⑥ 칼리코 랩스(Calico Labs): 노화 생물학에 대한 장기 연구

구글 칼리코(California Life Company)는 유기체가 노화하는 속도를 결정하는 근본적인 생물학을 이해하고, 이 지식을 활용하여 사람들이 더 오래, 더 건강한 삶을 살 수 있도록 돕는 개입을 발견하고 개발하는 데 중점을 두고 있다. 칼리코 랩스는 전통적인 생명공학 회사나 학술 기관과는 다른 장기적인 연구 노력으로, 고급 컴퓨팅과 AI를 활용하여 방대한 데이터 세트를 이해하고 실험실 프로세스를 자동화한다. 주요 프로젝트로는 유전학, 식단, 건강 및 수명에 대한 연구 협력, 노화 관련 질병(예: 소실성 백질 질환 치료제 Fosigotifator)에 대한 화합물 개발, 노화 관련 신경 퇴행에 대한 협력 확대 등이 있다.

노화라는 복잡한 생물학적 과정에 대한 칼리코의 단일한 지향점은 구글이 매우 장기적이고 고위험/고수익의 과학적 노력에 투자하려는 의지를 보여주고 있다. 미래의 메가트렌드인 수명 연장에 대한 전략적 베팅으로, 돌파구가 전례 없는 가치를 창출할 수 있다. 이러한 "문샷" 접근 방식은 구글의 헬스케어 포트폴리오를 현실적인 시장 적용

---

117 Google Cloud의 헬스케어 전환 역할은 안전한 데이터 관리 및 AI/ML 역량으로 이어지고 있다. Google Cloud for Healthcare and Life Sciences (HCLS)는 데이터 기반 혁신을 강화하고, 환자 및 간병인 경험을 변화시키며, 운영 효율성을 가능하게 하는 것을 목표로 한다. Google Cloud의 제품은 단순한 개별 도구가 아니라, 헬스케어 내 방대하고 복잡하며 고도로 규제되는 데이터를 관리, 분석 및 보호하도록 설계된 포괄적인 생태계를 형성하고 있다.

과 활용을 넘어 다각화하고 있다. 성공한다면 칼리코의 발견은 완전히 새로운 범주의 치료법과 예방 조치로 이어져 생명 과학 분야의 최첨단에서 알파벳의 위치를 공고히 하고 잠재적으로 새로운 시장을 창출할 수 있다.

(2) 아마존(Amazon)

아마존(Amazon)은 AI 헬스케어 분야에서도 혁신을 추구하고 있으며, 이를 통해 의료 서비스의 품질을 향상시키고 환자 치료 결과를 개선하는 데 기여하고 있다. 아마존이 헬스케어 분야에 깊은 관심을 보이는 것은 기업의 성장 동력을 다각화하려는 전략적 경영으로 해석된다. 전자상거래와 AWS(클라우드) 사업이 상당한 성숙기에 접어들면서, 아마존은 지속적인 기업 가치 성장을 위해 새로운 수익원을 발굴해야 하는 필요성에 직면했다. 2018년 6월 온라인 약국 '필팩'을 10억 달러(1조 2천억 원)에 인수한 것은 이러한 아마존의 헬스케어 시장 진출 의지를 명확히 보여주는 변화였다. 아마존이 헬스케어를 장기적인 기업 성장을 위한 핵심적인 새로운 수익 파이프라인으로 보고 있음을 의미한다.

아마존은 기존 전자상거래 시장에서 비효율적인 유통 구조를 혁신하여 성공을 거둔 경험을 가지고 있다. 이러한 경험은 미국 의료 시스템의 고질적인 비효율성을 자사의 핵심 역량인 온라인 플랫폼, 물류 인프라, 고객 중심 서비스 등으로 해결하여 경쟁 우위를 확보하려는 전략으로 이어지고 있다. 미국의 의료서비스가 너무나 파편화되어 있다는 문제 인식은 아마존이 단순히 시장에 진입하는 것을 넘어, 기존 시스템의 문제점을 해결함으로써 새로운 가치를 창출하고 시장을 재편하려는 의도를 드러내고 있다.

아마존은 기존 핵심 역량을 헬스케어 분야로 확장하며 독특한 시너지를 창출하고 있다. 물류 인프라는 의약품 및 의료기기 배송에서 압도적인 우위를 제공하고, AWS는 방대한 의료 데이터의 안전한 저장, 처리, 분석 및 AI/ML 적용을 가능하게 한다. 알렉사는 고객의 일상생활 속으로 헬스케어 서비스를 자연스럽게 통합한다. 이러한 기술적 기반은 아마존이 방대한 양의 건강 데이터를 처리하고, 이를 바탕으로 개인 맞춤형 치료, 예측 분석, 그리고 전반적인 환자 경험 개선을 위한 서비스를 구현하는 데 필수적인 역할을 한다. 아마존의 헬스케어 전략은 단순한 의료서비스 제공을 넘어, 데이터 기반의 정밀하고 개인화된 헬스케어 시스템을 구축하려는 아마존의 장기적인 비전을 뒷받침하고 있다.

① 필팩(PillPack) 인수(2018)와 아마존 파머시(Amazon Pharmacy) 출범(2020)

아마존은 2018년 6월 온라인 약국 필팩을 약 10억 달러(1조 2천억 원)에 인수하며 의약품 유통 시장에 진입했다. 필팩은 만성 질환 환자를 위해 처방약을 1회 복용량으로 소분하여 가정으로 배송하는 서비스를 미국 49개 주에서 제공하며, 안정적인 수익 모델을 가지고 있었다. 필팩 인수 2년 후, 아마존은 2020년 11월 '아마존 파머시'를 공식 출범시켰다. 아마존 파머시 서비스는 고객이 웹사이트나 모바일 앱을 통해 건강정보를 등록하고 의사의 처방전을 전송하면 해당 처방약을 집으로 배송받을 수 있도록 하여, 처방약 구매 과정을 일반 물품 구매처럼 간편하게 만드는 것을 목표로 한다. 아마존 파머시는 당뇨병 치료제, 알레르기성 피부질환제, 두통약, 피임약 등 가장 일반적인 처방 약품을 취급하며, 프라임 멤버십 회원은 2일 이내 무료 배송 및 일반의약품 최대 80%, 브랜드 처방약 최대 40% 할인 혜택을 받을 수 있다. 2023년에는 프라임 회원을 대상으로 월 5달러의 고정 요금으로 일부 제네릭 의약품을 저렴하게 구독할 수 있는 RxPass 서비스를 출시하며 약국 사업을 더욱 확장했다. 또한 2023년 원메디컬(One Medical)을 인수했다. 원메디컬은 미국 전역에 180개 이상의 실제 진료 시설을 운영하며, 24시간 연중무휴 가상 진료, 앱 내 처방전 발행, 직접 방문 예약 등의 편리한 서비스를 제공하다.

아마존은 과거 버크셔 해서웨이, JP모건 체이스와 함께 2019년 직원들의 의료비 절감을 목표로 비영리 의료 단체 '헤이븐(Haven)' 벤처를 설립했으나, 2021년 별다른 성과 없이 해산했다. 이 벤처는 의료비용, 데이터 활용, 직원 퇴사 등 다양한 장애물에 부딪혔다. 이러한 아마존의 움직임은 내부 비용 절감에 초점을 맞춘 방어적 전략(헤이븐)에서 벗어나, 적극적인 시장 파괴 전략으로 전환했음을 보여주고 있다. 수십억 달러를 투자하여 필팩과 원메디컬을 인수한 후, 아마존 파머시나 RxPass와 같은 직접적인 소비자 서비스를 출시한 것은 이러한 전략적 전환의 명확한 증거이다. 아마존이 내부 비용 절감보다 훨씬 큰 외부 시장 기회를 인식하고 있으며, 자사의 독점적인 역량(물류, 기술)을 활용하여 더 넓은 소비자 기반에 가치를 제공하려는 의도를 반영하고 있다. 헤이븐의 실패는 아마존이 헬스케어 시장에서 직접적인 서비스 제공과 규모 확장을 위해서는 기존 인프라를 활용한 인수합병이 더 효과적임을 깨달았음을 시사하고 있다.

또한, 필팩 인수(약국/의약품 배송)와 원메디컬 인수(1차 진료/클리닉 네트워크)는 헬스케어 가치 사슬 내에서 핵심적인 두 영역을 수직 통합하려는 아마존의 의도를 명확히 보여주고 있다. 이러한 수직 통합은 아마존이 처방약 조제부터 1차 진료 접근성까지 환자 경험을 통합하고 간소화하려는 목표를 가지고 있음을 나타내고 있다. 이를 통해 아마존은 의료서비스의 파편화를 줄이고, 효율성을 높이며, 잠재적으로 더 경쟁력 있는 가격을 제공하여 기존 의료 제공자 및 보험사에 도전할 수 있다. 헬스케어 비용 절감과도 연결되는 아마존의 핵심 전략 방향이다.

② 아마존 웹 서비스 헬스(Amazon Web Services(AWS) for Health)

아마존 웹 서비스(AWS)는 미국뿐만 아니라 글로벌 세계 1위 클라우드 경쟁력을 보유하고 있다. 따라서 아마존 웹 서비스(AWS)는 의료분야에서 클라우드 기반의 AI 솔루션을 제공하고 있다. 아마존 웹 서비스 헬스(AWS for Health)는 의료기관 및 연구기관에 클라우드 기반의 AI 서비스를 제공하여 의료데이터의 저장, 분석, 관리를 지원한다. AWS를 통해 의료기관은 안전하고 신속하게 대규모 의료데이터를 처리하고 AI 알고리즘을 적용하여 진단, 예방, 치료 등 다양한 의료서비스를 제공할 수 있다. 구체적으로 AWS는 다음과 같은 헬스케어 특화 서비스를 제공하고 있다.

㉠ AWS **헬스 스크라이브**(AWS HealthScribe): 환자와 임상의 간의 대화를 분석하여 임상 노트를 자동으로 생성한다. 이는 의료진의 문서화 부담을 줄이고 환자 진료에 더 집중할 수 있도록 지원한다.

㉡ AWS **헬스레이크**(AWS HealthLake): 페타바이트 규모의 의료 데이터를 안전하게 저장, 변환, 쿼리 및 분석할 수 있도록 지원하는 건강보험 이전 및 책임법(HIPAA) 적격 서비스이다. 국제전송기술표준(Fast Healthcare Interoperability Resources, FHIR) 표준을 준수하여 의료서비스의 상호 운용성을 가속화하고 임상 애플리케이션을 최적화하며 진료 품질 개선 및 국민 건강관리에 기여한다. 실제 러쉬 대학교 메디컬 센터(Rush University Medical Center)는 헬스레이크(HealthLake)를 사용하여 COVID-19 대응을 개선했고, Greenway Health는 EHR 시스템을 HealthLake로 마이그레이션하여 성능 향상과 비용 절감 효과를 보았다.

㉢ AWS **헬스이미징**(AWS HealthImaging): 페타바이트 규모의 의료 이미지를 클라우드에 저장, 변환 및 분석할 수 있도록 지원한다.

㉣ AWS **헬스오믹스**(AWS HealthOmics): 유전체학, 전사체학 및 기타 오믹스 데이터를 통찰력으로 변환한다.

㉤ **아마존 컴프리핸드 메디컬**(Amazon Comprehend Medical): 비정형 의료 텍스트에서 약물, 처치, 진단과 같은 의료 데이터를 파악하고 추출하는 건강보험 이전 및 책임법(HIPAA) 적격 자연어 처리(NLP) 서비스이다. 보험 청구 처리 가속화, 모집

단 의료 개선, 의약품 부작용 모니터링, 임상 시험 환자 선택 등에 활용될 수 있다.

[표 3-45] AWS 헬스케어 주요 서비스

서비스명	주요 기능	활용 분야
AWS HealthScribe	의사-환자 대화 자동 기록 및 임상 노트 생성	임상 문서화 효율성 개선, 의료진 번아웃 감소
AWS HealthLake	페타바이트 규모 의료 데이터 저장, 변환, 분석(FHIR 기반)	의료 상호 운용성 가속화, 임상 애플리케이션 최적화, 진료 품질 개선, 국민 건강관리
AWS HealthImaging	대규모 의료 이미지 저장, 변환, 분석	의료 영상 데이터 관리 및 활용
AWS HealthOmics	유전체, 전사체 등 오믹스 데이터 분석	정밀의학, 신약 개발 가속화
Amazon Comprehend Medical	비정형 의료 텍스트에서 의료 정보 추출 및 분석(NLP)	보험 청구 처리, 의약품 부작용 모니터링, 임상 연구

③ 아마존 컴프리핸드 메디컬(Amazon Comprehend Medical)

아마존은 의료데이터를 분석하기 위한 AI 서비스인 아마존 컴프리핸드 메디컬(Amazon Comprehend Medical)을 제공하고 있다. 이 서비스는 의료기록을 분석하고 의학적 용어를 이해하여 의료진에게 유용한 정보를 추출하는 데 사용한다. Amazon Comprehend Medical을 사용하면 의료기록을 자동으로 분류하고 진단 코드를 생성할 수 있으며, 의료진은 환자의 건강상태를 더 빠르게 이해할 수 있다.

④ 아마존 파머시(Amazon Pharmacy) 및 알엑스패스(RxPass)

아마존 파머시(Amazon Pharmacy)는 온라인 처방약 판매 및 집 배송 서비스를 제공하며, 고객은 웹사이트나 모바일 앱을 통해 건강정보 등록 및 처방전 전송이 가능하다. 당뇨병 치료제, 알레르기성 피부질환제, 두통약, 피임약 등 가장 일반적인 처방 약품을 취급한다. 특히 프라임 멤버십 회원은 2일 이내 무료 배송 및 일반의약품 최대 80%, 브랜드 처방약 최대 40% 할인 혜택을 받을 수 있다. 이는 코로나19 팬데믹으로 인해 증가한 비대면 온라인 약국 서비스 이용을 가속화하는 기폭제가 될 것으로 전망된다. RxPass는 프라임 회원을 위한 월 5달러의 제네릭 의약품 구독 서비스로, 약물 복용 순응도를 높이는 데 기여할 수 있다.

⑤ 원메디컬(One Medical) 및 아마존 클리닉(Amazon Clinic)

원메디컬(One Medical)은 만성 질환 및 정신 건강 문제에 대한 24시간 연중무휴 가상 진료, 원격 방문 옵션, 인앱 처방전 발행 및 직접 방문 예약을 포함한 편리한 헬스케어 서비스를 제공한다. 미국 전역에 150개 이상의 실제 사무실을 운영하며 대면 진료를 제공하여 온-오프라인 통합 서비스를 제공한다. 프라임 회원은 원메디컬 연회비 할인 혜택을 받는다(첫해 144달러, 이후 199달러 또는 월 9달러). 아마존 클리닉은 미국 전역에서 메시지 기반 또는 화상 통화 방식의 원격 진료를 제공하며, 여드름, 감기 등 30개 이상의 경미한 질환을 대상으로 한다. 진료비는 메시지 29달러, 화상 49달러부터 시작한다.

아마존은 충성도 높은 소비자 멤버십인 아마존 회원을 보유하고 있고 클라우드 서비스 분야 세계 1위 기업이다. 아마존은 매우 양호한 데이터의『생애주기(수집 · 생산 → 저장 · 관리 → 가공 · 유통 → 분석 · 활용)』과정에서 다양한 비즈니스 콘텐츠와 서비스가 가능하다. 데이터기반 비즈니스 모델을 보유한 아마존은 AI를 헬스케어 분야에 적극적으로 도입하여 의료서비스의 품질을 향상시키고 환자 치료 결과를 개선하는 데 기여하고 있다. 아마존의 헬스케어 전략에서 차별화 요소는 고객 중심 접근 방식과 강력한 프라임 멤버십 생태계와의 긴밀한 연계이다. 아마존은 전자상거래에서 쌓아온 고객 만족 경험을 헬스케어 분야에도 그대로 적용하려 한다. 아마존이 보유한 글로벌한 멤버십 생태계를 연계한 AI 헬스케어 혁신은 전 세계적으로 의료서비스의 효율성을 높이고 건강한 삶을 지원하는 데 도움을 주고 있다. 즉, 중장기적 발전 방향을 위하여 아마존은 AI 헬스케어 모델을 강조하고 있다.

(3) 아이비엠(IBM)

아이비엠(IBM)은 의료분야에서 AI를 활용한 혁신적인 솔루션을 개발하여 의료서비스의 품질을 향상하고 환자 치료 결과를 개선하고 있다. 특히 아이비엠(IBM)은 양자컴퓨팅의 상용화와 실용화를 앞당기며, 다양한 산업 분야에서 혁신을 주도하고 있다. 특히 2024년 12월 IBM은 1,121개의 큐비트를 탑재한 초전도 방식의 양자 컴퓨터 칩 '콘도르(Condor)'를 발표했다. '콘도르(Condor)'는 이전 모델인 433큐비트 칩 '오스프리(Osprey)'보다 두 배 이상 향상된 규모로, 큐비트 밀도 또한 50% 증가시켰다. 새로운 양자 하드웨어 및 소프트웨어 기술 발표와 관련하여, 2024년 11월 IBM은 'IBM 퀀텀 헤론(IBM Quantum Heron)' 프로세서를 공개했다. 'IBM 퀀텀 헤론(IBM Quantum Heron)' 프로세서는 복잡한 양자 회로를 최대 5,000개의 2큐비트 게이트 연산까지 정확하게 실행할 수 있으며, 재료, 화학, 생명과학 등 다양한 분야의 과학적 문제 해결에 활용될 전망이다.

① 아이비엠 왓슨 헬스(IBM Watson Health)

아이비엠 왓슨 헬스(IBM Watson Health)는 의료분야에서의 혁신을 이끌고 있다. 왓슨 헬스(Watson Health)는 의료기록 분석, 질병 진단 및 치료, 의료 연구 등 다양한 의료 분야에서 AI를 활용하여 의료서비스의 품질을 향상시키고 있다. 예를 들어, 왓슨 헬스(Watson Health)는 암 진단 및 치료를 위한 AI 기반 플랫폼을 개발하고 있다. 왓슨 헬스(Watson Health) 플랫폼은 의료영상 분석과 유전자 분석을 통해 암을 조기에 발견하고 최적의 치료 방법을 제공하는 데 사용된다.

② 아이비엠 왓슨 포 온콜로지(IBM Watson for Oncology)

아이비엠 왓슨 포 온콜로지(IBM Watson for Oncology)는 암 환자의 진단과 치료를 지원하기 위한 AI 기반 플랫폼이다. 이 플랫폼은 의료기록을 분석하여 의사에게 환자에게 맞춤형 치료 계획을 제공하는 데 사용된다. 왓슨 포 온콜로지(Watson for Oncology)는 의료진에게 환자의 의료기록을 분석하여 암 치료에 관한 최신 연구결과를 제공하고, 환자에게 최적의 치료 계획을 제안하는 데 도움을 준다. 대한민국도 아이비엠 왓슨 포 온콜로지(IBM Watson for Oncology)를 도입하여 활용하고 있다.

③ 아이비엠 메디컬 시브(IBM Medical Sieve)

아이비엠 메디컬 시브(IBM Medical Sieve)는 의료영상 분석을 위한 AI 기반 솔루션이다. 이 솔루션은 의료영상을 분석하여 질병을 식별하고 의료진에게 정확한 진단을 제공하는 데 사용된다. Medical Sieve는 의료영상 데이터를 기반으로 한 인공 신경망을 사용하여 정확한 질병 진단을 제공하고, 의료진의 의사결정을 지원한다.

아이비엠(IBM)의 AI 헬스케어 혁신 사례들은 의료 분야에 새로운 기회를 제공하고 전 세계적으로 의료서비스의 품질을 향상시키는 데 기여하고 있다. 아이비엠(IBM)의 AI 기술은 의료진에게 보다 정확한 진단과 치료를 제공하고 환자의 치료 결과를 개선하는 데 도움을 준다. 대한민국도 많은 의료기관 등에서 아이비엠 왓슨 포 온콜로지(IBM Watson for Oncology)를 도입하여 활용하고 있다.

(4) 마이크로소프트(Microsoft)

마이크로소프트(Microsoft)는 의료 분야에서의 혁신을 위해 다양한 AI 솔루션과 플랫폼을 개발하고 있다. 이를 통해 의료서비스의 품질을 향상시키고 환자 치료 결과를 개선하고 있다.

① 마이크로소프트 헬스케어 봇(Microsoft Healthcare Bot)

마이크로소프트 헬스케어 봇(Microsoft Healthcare Bot)은 의료 분야에서 AI 기술을 활용한 가상 의사 서비스를 제공하는 플랫폼이다. 이 플랫폼은 환자의 증상을 분석하고 의료 조언을 제공하는 데 사용된다. 헬스케어 봇(Healthcare Bot)은 의료기관이나 의료 기업이 자체적으로 가상 의사 서비스를 구축하고 운영할 수 있도록 지원하며, 환자들에게 24시간 의료서비스를 제공한다.

② 마이크로소프트 지노믹스(Microsoft Genomics)

마이크로소프트 지노믹스(Microsoft Genomics)는 유전체 분석을 위한 클라우드 기반 플랫폼이다. 이 플랫폼은 대량의 유전체 데이터를 분석하여 유전체 변이를 식별하고 질병의 원인을 밝히는 데 사용된다. Genomics는 의료 연구기관이나 생명과학 기업이 대규모 유전체 분석을 수행할 수 있도록 지원하며, 개인화 의학과 질병 예방에 기여하고 있다.

③ 마이크로소프트 애저 헬스(Microsoft Azure for Health)

Microsoft Azure는 세계 클라우드 시장에서 아마존 다음으로 경쟁력을 보유하고 있다. 마이크로소프트 애저(Microsoft Azure)는 의료 분야에서 클라우드 기반의 AI 솔루션을 제공하는 플랫폼이다. 애저 헬스(Azure for Health)는 의료기관이 의료 데이터의 『생애주기(수집 · 생산 → 저장 · 관리 → 가공 · 유통 → 분석 · 활용)』 과정에서 다양하게 지원한다. 애저 헬스(Azure for Health)는 의료기관이 대규모 의료 데이터를 안전하게 관리하고 AI를 활용하여 의료서비스를 개선한다.

④ 마이크로소프트 이너아이(Microsoft InnerEye)

마이크로소프트 이너아이(Microsoft InnerEye)는 의료영상 분석을 위한 AI 기반 솔루션이다. 이 솔루션은 의료영상을 분석하여 종양이나 병변을 식별하고 치료 계획을 수립하는 데 사용된다. InnerEye는 의료진이 의료영상 데이터를 자동으로 분석하고 진단을 제공한다.

마이크로소프트(Microsoft)의 AI 기술은 의료 분야에 새로운 기회를 제공하고 전 세계적으로 의료서비스의 품질을 향상시키는 데 기여하고 있다. 마이크로소프트(Microsoft)의 AI 솔루션과 플랫폼은 의료기관과 의료 연구기관이 의료 데이터를 효과적으로 관리하고 의료서비스를 개선한다.

(5) 애플(Apple)

애플(Apple)은 AI 헬스케어 분야에서도 혁신적인 솔루션과 서비스를 개발하여 의료 현장에 새로운 가치를 제공하고 있다. Apple의 헬스케어 전략은 "혁신적인 하드웨어, 소프트웨어 및 서비스를 통해 고객에게 최고의 사용자 경험을 제공한다"는 애플의 전반적인 사명에 깊이 뿌리내리고 있다. 통합된 생태계(Apple Watch, iPhone, iPad, AirPods, Vision Pro)를 통해 예방적 관리, 웰니스, 만성 질환 관리에 중점을 두어 개인이 일상적인 건강을 관리하고 개선할 수 있도록 지원하는 건강 비전으로 이어진다. 또한 유비쿼터스 기기 활용, 강력한 개발자 생태계(ResearchKit, CareKit, HealthKit) 조성, 헬스케어 기관과의 전략적 파트너십 구축, 사용자 프라이버시 및 데이터 보안에 대한 변함없는 약속 유지가 포함되고 있다.

Apple은 스스로를 직접적인 헬스케어 제공자가 아닌, 건강 모니터링, 데이터 통합, 환자 참여의 핵심적인 조력자로 자리매김했다. Apple Watch는 이러한 전략의 중심에 있으며, FDA 승인을 받은 기능과 웰니스 지향적인 기능들이 지속적으로 추가되고 있다. 향후 Apple의 전략 접근은 개인 맞춤형 건강 코칭을 위한 AI 통합, 비침습적 혈당 모니터링, 고급 생체 신호 추적 등 더욱 심층적인 분야로 확장될 것임을 시사하며, 이는 더 능동적이고 잠재적으로 진단적인 역량으로의 전환을 나타내고 있다. 규제 복잡성과 특허 분쟁에 직면하고 있지만 Apple의 강력한 브랜드, 사용자 신뢰, 광범위한 생태계는 헬스케어 시장에 다른 방식으로 진입하는 Google 및 Amazon과 같은 다른 글로벌 테크기업에 비해 차별화를 제공하고 있다.

① 애플 헬스 앱(Apple Health App)과 헬스킷(HealthKit)

애플 헬스 앱(Apple Health App)과 헬스킷(HealthKit)은 사용자의 건강 데이터를 수집, 관리 및 분석하는 데 사용된다. 사용자는 하루 동안의 활동, 수면, 식습관 등 다양한 건강 지표를 추적하고 모니터링할 수 있다. 또한 헬스킷(HealthKit)은 의료기관과 의료 장치와의 연동을 통해 환자의 건강 데이터를 자동으로 수집하고 의료진이 환자의 건강상태를 모니터링하고 관리한다.

Apple의 헬스케어 전략의 핵심 요소인 애플에 대한 세계 최고의 사용자 경험이다. Apple은 건강 기능을 포함한 모든 제품을 사용자 친화적으로 설계하여 복잡한 건강 데이터를 접근 가능하고 실행 가능한 방식으로 제공한다. 이는 Health 앱과 Apple Watch 기능의 직관적인 인터페이스에서 분명히 드러나고 있다.

② 리서치킷(ResearchKit)

리서치킷(ResearchKit)은 의료 연구에 참여하는 데 사용되는 오픈 소스 프레임워크이다. 리서치킷(ResearchKit)을 통해 의료 연구자는 iPhone을 사용하여 대규모 연구에 참여하는 환자들을 모집하고 의료 데이터를 수집할 수 있다. 리서치킷(ResearchKit)은 환자의 의료 데이터를 쉽게 수집하고 분석하여 의학적 연구에 활용하도록 지원한다.

③ 애플워치(Apple Watch)와 헬스 모니터링(Health Monitoring) 기능

애플워치(Apple Watch)는 데이터의 『생애주기(수집 · 생산 → 저장 · 관리 → 가공 · 유통 → 분석 · 활용)』 과정에서 다양한 건강 모니터링 기능을 제공한다. Apple Watch는 "사용자 건강을 위한 지능형 관리자"로 자리매김하며, 고품질 데이터와 의미 있는 통찰력을 제공하고 있다. 강력한 센서 기술을 활용하여 획기적인 기능을 제공한다. 이를 통해 사용자는 심박수, 운동량, 수면 패턴 등의 건강 지표를 실시간으로 모니터링할 수 있다. 또한 애플워치(Apple Watch)는 응급 상황 시 응급 연락망에 연결하고 심장 리듬 이상을 감지하여 사용자에게 경고를 보내는 등의 생명을 구하는 기능도 제공한다.

④ 심전도(ECG)와 심박수 모니터링(Heart Rate Monitoring, HRM)

최근 애플(Apple)은 애플워치 시리즈 4(Apple Watch Series 4) 및 그 이후 모델에서 심전도(Electrocardiogram, ECG) 기능을 제공한다. 사용자는 심장 건강을 모니터링하고 심박수 이상을 감지할 수 있다. 또한 애플워치(Apple Watch)는 심박수를 지속적으로 모니터링하여 불규칙한 심장 리듬을 감지하고 사용자에게 알림을 보내는 등의 기능을 제공한다.

글로벌 모바일 시장을 선도하는 애플은 아이폰과 아이워치 등을 기반으로 데이터의

『생애주기(수집 · 생산 → 저장 · 관리 → 가공 · 유통 → 분석 · 활용)』 과정에서 다양한 콘테츠 서비스를 제공고 있다. 애플의 AI 헬스케어(AI Healthcare) 혁신은 사용자의 건강을 모니터링하고 의료 연구를 진행하는 데 도움을 줄 뿐만 아니라, 의료 현장에서의 생명을 구하는 데 기여하고 있다. 애플은 사용자 중심의 AI 기반 건강 서비스를 제공하여 사용자가 건강한 삶을 살 수 있도록 지원하고 있다.[118]

⑤ iPhone 및 Health 앱: 중앙 집중식 건강 허브

iPhone의 Health 앱은 Apple 기기 및 타사 앱/기기에서 수집된 150가지 이상의 건강 데이터를 위한 중앙의 안전한 저장소 역할을 한다. 사용자와 데이터, 그리고 의료 제공자와 환자 간의 장벽을 허물고 있다.

㉠ **건강 기록**: 환자가 미국, 영국, 캐나다의 참여 의료기관으로부터 예방 접종, 실험실 결과, 약물, 활력 징후와 같은 의료 데이터를 Health 앱에서 직접 액세스할 수 있도록 한다. 이는 의미 있는 데이터를 통해 의사와 환자 관계를 강화하는 것을 목표로 한다.

㉡ **약물 앱**: 사용자가 약물, 비타민, 보충제를 추적하고, 미리 알림을 설정하고, 잠재적인 상호작용을 확인할 수 있도록 지원한다.

㉢ **웰니스 기능**: 활동 추적(활동 링, 운동 앱), 피트니스(Fitness+), 정신 건강 평가와 같은 다양한 웰니스 측면을 통합한다.

⑥ 확장되는 건강 생태계: AirPods 및 Apple Vision Pro

㉠ AirPods: 보청기 기능을 수행할 수 있으며, 기본 청력 건강을 위한 청력 테스트(AirPods Pro 2와 함께)를 제공한다. 또한 환경 소음 감소 및 개인 맞춤형 볼륨 기능을 제공한다.

㉡ Vision Pro: 호흡기 건강 모니터링과 같은 건강 추적 기능을 통해 건강 기기로 부상하고 있다. 항불안, 명상, 인지 건강 기능, 그리고 수술 계획 및 연구를 위한 잠재력에 대한 개념이 포함된다.

⑦ 장기적인 비전: 비침습적 혈당 모니터링 및 AI 코칭

Apple의 미래 로드맵에는 예방 건강 및 만성 질환 관리를 목표로 하는 야심 찬 프로

118 김용환·임희정(2024), 「AI(인공지능) 경영론」, 청람, 6월, pp. 334-342.

젝트가 포함되어 있다.

㉠ **비침습적 혈당 모니터링**: Apple은 비침습적 혈당 모니터링을 위해 단파 적외선 흡수 분광법을 탐구하는 데 상당한 투자를 했으며, 다양한 피부색과 혈액형에 작동하고 빈번한 교체가 필요 없는 센서를 목표로 한다. 이 프로젝트는 데이터를 처리하고 당뇨병 발병을 예측하기 위해 AI에 크게 의존하지만, 시장 출시는 아직 수년이 걸릴 것으로 예상되고 있다.

㉡ **혈압 센서**: Apple은 Apple Watch에 혈압 센서를 도입할 계획이며, 초기에는 추세 정보를 제공하고 사용자에게 정확한 측정을 위해 의사와 상담하도록 권장할 것이다.

㉢ **가상 건강 코치**: Apple은 사용자 데이터를 기반으로 식습관, 수면, 운동에 대한 조언을 제공하기 위해 AI를 활용하는 유료 가상 건강 코칭 서비스를 구상하고 있다. 카메라 기반 운동 자세 교정에 대한 개념도 포함된다.

㉣ **수면 무호흡증 감지**: Apple Watch는 수면 패턴을 사용하여 수면 무호흡증을 감지하는 기능을 제공한다.

㉤ **기존 기능 강화**: 시계의 체온계를 확장하여 발열을 감지하고 혈중 산소 데이터를 해석하는 등 더 많은 건강 데이터 해석에 대한 규제 승인을 얻기 위한 노력이 진행 중이다.

(6) 엔비디아(NVIDIA)

① AI 컴퓨팅 플랫폼의 표준

AI 시대를 선도하는 엔비디아(NVIDIA)는 2025년 7월 기업 시장가격 총액 4억불을 역사상 처음으로 기록한 세계 최대 규모 기업이다. 엔비디아(NVIDIA)는 AI 인프라와 의료AI 연구 생태계의 중심축으로 평가되고 있다. 의료 AI 연구 및 상용화에서 가장 널리 쓰이는 GPU 및 AI 연산 플랫폼(예: NVIDIA Clara)을 제공하고 있다. 고성능 컴퓨팅 자원이 의료영상 처리, 신약 개발, 데이터 분석에 필수적이기 때문이다.

② 의료 생태계 조성

병원, 의료기사, 헬스케어 스타트업, 여러 제약사와의 광범위한 협력망을 구축하고 있다. 수천 개 병원과 AI 솔루션 기업이 엔비디아의 플랫폼에서 의료AI를 실제 임상 환경에 적용 중이다.

③ 연구개발 속도 및 혁신

AI 기반의 의료영상 진단, 신약 탐색, 유전체 해독 등에서 딥러닝 연구를 선도하고 있다. 의료AI용 SDK, 개발툴 제공 등 개발자와 연구자 중심의 혁신적 플랫폼 지원을 운용하고 있다. 다양한 AI 의료 적용 사례로는 이미징(CT, MRI 등), 병리 분석, 방사선 치료, 환자 모니터링, 예측분석 등 다양한 분야에서 상용화된 솔루션을 지원하고 있다.

(7) GE 헬스케어(GE Healthcare)

① 의료영상 분야의 글로벌 강자

GE 헬스케어(GE Healthcare)는 실제 임상 환경에서의 AI 혁신 리더로 활약하며, 기술 혁신, 산업 표준, 글로벌 영향력에서 모두 '글로벌 의료AI 선두주자'로 평가받고 있다. 세계 최대 규모의 의료영상(CT, MRI, 초음파 등) 기업 중 하나로, AI기반 영상 진단의 실질적 임상적용을 가장 빠르게 확대 중이다.

② AI 솔루션의 통합 · 자동화

환자 모니터링, 영상 해석, 워크플로우(workflow) 자동화 등에서 AI 도입이 활발하게 진행되고 있다. "AI 기반 전문가 도우미" 등 임상 워크플로우(workflow) 전체를 혁신하는 자동화 플랫폼을 제공한다.

③ 임상 신뢰성과 광범위한 인허가

다수 영상의학 분야에서 미국 식품의약국(FDA) 등 각국 인허가를 확보한 AI 솔루션을 실제 의료현장에 적용하고 있다. 방대한 임상데이터와 노하우 기반의 신뢰도 높은 결과를 도출하고 있다.

④ 글로벌 네트워크 및 시장점유율

전 세계 수만 개 병원, 기관에 제품 · 솔루션을 공급, 진단 및 치료 환경 전반에 실질적 영향력을 미치고 있다.

(8) 세라 케어(Cera Care): AI 기반 재택 건강관리의 선두주자

① 디지털 · AI 중심 재택 의료

유럽에서 디지털 헬스케어 서비스를 제공하는 최대기업(Europe's largest digital-first home healthcare provider)으로, 병원 중심의 의료서비스를 '집으로' 전환하는 선도 기업이다. 30만 명의 전문가 네트워크가 환자를 직접 방문하여 데이터를 실시간으로 수집 및 분석과 활용하고 있다. 세라 케어(Cera Care)는 AI와 데이터를 바탕으로 가정에서 환자를 조기에 관리 · 예방하는 디지털 홈케어(Digital Home Care) 혁신을 선도하고 있다.

② AI 기반 예측 · 조기개입 시스템과 병원 이송 · 입원율 획기적 감소

수집된 건강 데이터를 AI와 머신러닝으로 실시간 분석, 환자 상태 악화 징후를 30배 빠르게 감지하고, 병원 이송 필요성을 일주일 전 80%까지 예측하고 있다. 이를 통해 불필요한 입원을 사전에 차단할 수 있다. Cera가 분석한 평가 결과, Cera의 AI 시스템 도입 시 병원 입원율이 최대 70%까지 감소하며, 환자 낙상도 20% 줄어드는 등 사회 · 경제적 효과가 나타나고 있다.

③ 글로벌 최대 가정 의료 데이터셋과 혁신 서비스

월 2백만 회의 방문 기록으로 업계 최대 수준 데이터셋을 구축하고 있다. 이를 토대로 AI 기반 낙상예방, 조기질병 경고, 약물관리 등 고도화된 맞춤형 케어서비스를 실현하고 있다.

④ 확장성, 운영효율, 정책연계

영국 NHS와 유럽 지방정부와의 견고한 파트너십으로 공공의료 시스템 부담을 경감시키며, 디지털 기반 확장성이 높아 유럽 전역에서 빠르게 성장 중이다.

(9) 에이아이닥(Aidoc): 임상 영상의학 AI 플랫폼 리더

① 광범위한 영상 진단 AI 포트폴리오

30여 개 이상의 임상 경로를 지원하고 17개의 미국 식품의약국(FDA) 승인을 획득한

영상의학 AI 알고리즘을 보유, 뇌출혈, 폐색전증, 심혈관 질환 등 주요 질병의 신속한 진단과 분류에 특화되어 있다. 에이아이닥(Aidoc)은 임상 영상 진단의 AI 혁신 주도와 실제 병원 내 워크플로우 통합, 후속 환자관리까지 아우르는 엔터프라이즈 플랫폼에서 독보적 경쟁력이 있다.

② 실시간 · 자동화된 워크플로우 통합

aiOS™(의료분야에서 사용되는 인공지능 플랫폼)를 기반으로 24시간 자동 분석과 실시간 경고 기능을 제공하며, 병원 EMR 등 기존 IT 인프라와 완벽 연동되어 의료진 업무 효율을 대폭 개선하고 있다.

③ 환자 관리 및 후속 조치 혁신

AI가 모든 영상에서 중요 이상 소견을 자동 탐지하여, 신속한 후속 진료 연계 및 환자 관리까지 완결형 솔루션을 제공한다. 이를 통해 follow-up이 필요한 환자들을 해당 전문의와 자동 매칭, 적정 치료 전환율을 높이고 있다.

④ 임상 신뢰성 · 글로벌 확장성과 차세대 임상 AI 개발 리더십

1,200개 이상 의료기관에 도입, 100건 이상의 임상 연구로 검증된 신뢰성과 ROI(투자 대비 효과)를 입증했다. 의료 현장에 즉각적 가치와 혁신성을 지속적으로 제공하고 있다. CARE1™(Clinical AI Reasoning Engine, Version 1) 등 차세대 멀티모달 AI 엔진 개발을 선도, 기존 AI 솔루션을 넘어서는 정확도와 확장성을 바탕으로 임상 AI의 새로운 표준을 제시하고 있다.

(10) 클리어리(Cleerly): AI로 심혈관 질환 진단 솔루션 발견

클리어리(Cleerly)는 비침습적 CT 영상(CCTA)을 기반으로 인공지능(AI)을 활용해 관상동맥질환(CAD)을 정밀하게 분석 · 예측하는 헬스테크 기업이다. 현재 목표는 심장마비 없는 세계를 만드는 것이다. 15년 이상 동안 전 세계 40,000명 이상의 환자로부터 수집된 1천만 개 이상의 CCTA 영상 학습 기반 Cleerly AI-QCT 분석 플랫폼을 제공한다.[119] CREDENCE, PACIFIC 등 대규모 임상 시험 결과 클리어리(Cleerly) 분석은 침습

119 CCTA 영상으로부터 3D 관상동맥 모델을 생성, 동맥 내강과 벽을 식별하고 협착(stenosis) 및 플라크(plaque)를 정량화하여 분석한다. Cleerly ISCHEMIA™는 FFR(관류 압력 지수)을 예측하는 AI 알고리즘으

적 분획혈류예비력(Fractional Flow Reserve, FFR) 검사의 정확도와 동일 수준 또는 더 높은 성능을 보여주며, 향후 주요 심혈관 부작용 사건(Major Adverse Cardiovascular Event, MACE) 예측에서도 유의미한 성과를 달성했다. 특히 PACIFIC 연구에서 Cleerly® ISCHEMIA™는 비침습적 검사 중 유일하게 주요 심혈관 부작용 사건(MACE) 예측력을 입증했다. 구체적인 CONFIRM2 연구(3,500명, 11개국, 약 50% 여성 참여)에 의하면, Cleerly AI-QCT 기반 분석은 여성에게서 주요 심혈관 부작용 사건(MACE) 위험을 높은 예측력으로 감지함으로써 전통적 위험점수 대비 여성 심혈관 질환의 정밀 예측에 기여함을 보여주었다.[120]

클리어리(Cleerly)는 비침습적 CT 기반 AI 분석을 활용해 관상동맥질환의 조기 진단 · 예측 · 치료 결정을 지원하는 혁신적인 정밀 심혈관 영상 플랫폼이다. 특히 여성 심혈관 질환의 예측 정밀도 향상, 보험 및 임상 적용 확대, 그리고 환자 개인 맞춤형 치료 전략 강화에 중점을 두고 있다.

로, 관상동맥의 허혈 가능성을 추정한다.

120 ACC. 2025 학술대회(2025년 3월, 시카고)에서 위 연구결과 발표됨

참고 문헌

KIAT(2025), "글로벌 100대 혁신 클러스터", 「정책브리프 2025-10」.

KOTRA(2025), 「미국 AI의료·헬스케어 시장 동향과 기업진출 전략」.

NIPA(2025), 「AI 글로벌 주간동향」, 각호.

과학기술사업화진흥원(2025), 「바이오의약품 제조·품질 관련 기술시장 동향 및 시사점」.

과학기술정보통신부, 한국과학기술기획평가원(2020), "정밀의료 기술의 미래".

관계부처합동(2016), "4차 산업혁명에 대응한 지식정보사회 중장기 종합대책".

관계부처합동(2019), "바이오헬스산업 혁신전략 2019".

관계부처합동(2020), "혁신성장 BIG3 산업 집중육성 추진계획", 혁신성장전략회의 20-5, 12월 3일.

관계부처합동(2021), "첨단재생의료·첨단바이오의약품 기본계획 - 첨단재생바이오 2025 발전전략".

관계부처합동(2023), "바이오헬스 신시장 창출전략 2023".

국가생명공학정책연구센터(BioIN)(2023), "디지털 바이오, 유전체 시퀀싱 및 데이터의 의미", BioINwatch.

국가생명공학정책연구센터, 「BioINglobal」. 각호.

국가신약개발사업단(2025), 「신약모달리티 개발동향 분석-TPD(Targeted Protein Degradation)」.

국민건강보험공단(2023), 「2022 건강보험 주요 통계」.

국회미래연구원(2021), "사회경제시스템 전환과 복지국가 유형별 대응체제 비교", 12월.

김강립 외(2012), 「보건산업론」, 수문사.

김용환(2000), 「홍릉벤처밸리Ⅱ@코리아벤처밸리」, KIST.

김용환(2002), 「홍릉벤처밸리 장기발전 전략 방안」, 과학기술부.

김용환(2003), 「동북아 시대의 코리아벤처밸리」, 한국기술벤처재단.

김용환(2004), "홍릉벤처밸리", 『서울의 지역혁신체계』, 서울지역혁신연구회, 7월.

김용환(2024), 「양자 산업경제와 AI」, KIST.

김용환(2025), "양자산업 시장 분석 모델", 『2025년 혁신클러스터학회 춘계학술대회』.

김용환(2025), 「양자 헬스케어 산업」, KIST.

김용환·임희정(2021), 「AI(인공지능) 시대의 데이터 경제학」, 청람출판사.

김용환·임희정(2024), 「AI(인공지능) 경영론」, 청람출판사, 6월.

박창욱(2025), 「글로벌 바이오제약 산업 전망 」, BRIC View 2025-T16.
보건복지부(2022), "2021 보건복지백서", 11월.
보건복지부(2023), "2022 보건복지백서", 11월.
보건복지부(2023), "2023년 보건복지부 업무보고", 1월.
보건복지부(2024), "2023 보건복지백서", 8월.
보건복지부(2024), "2024년 보건복지부 업무보고", 3월.
보건복지부(2025), "2024 보건복지백서", 8월.
보건복지부(2025), "2025년 보건복지부 업무보고", 1월.
보건복지부·재생의료진흥재단(2024), "첨단재생의료 통합 심포지엄(2024 RMAF Annual Symposium)(10.28~10.29)", 대한상공회의소
보건복지부 · 한국보건사회연구원(2024), "OECD Health Statistics 2024(소책자)".
산업자원부(2007), 「한국산업클러스터백서」.
산업표준심의회(2021), "KS바이오산업 분류코드 KS J 1009:2021", 2차 개정, 12월 29일.
삼일PwC경영연구원(2026), 「기술이 감성을 만나는 곳」, CES 2026".
삼정(KPMG)경제연구원(2025), 「AI 에이전트 혁신: 산업을 바꾸는 현재와 미래 전망」.
삼정(KPMG)경제연구원(2026), 「CES 2026으로 본 미래 산업 트렌드」.
삼정KPMG 경제연구원(2024), "AI로 촉발된 헬스케어 산업의 대전환", 「SAMJOUNG INSIGHT」, Vol.89.
식품의약품안전평가원(2023), "유전자치료제 비임상시험 평가 가이드라인", 8월.
야마시타 야스유키(2020), 「의료 AI 입문(양형규 옮김)」, 양병원출판부, 11월.
약학정보원(2025), "AI를 활용한 개인 맞춤형 약료서비스", 팜리뷰, 6월.
엄영진 · 김용환(2025), "헬스케어 경제학", 계축문화사, 2월 5일.
연구개발특구진흥재단(2020), "재생의료 시장".
임희정(2024), 「K-Culture 확산통한 지역경제 활성화 방안 연구」.
임희정(2024), 「경기도 인구구조 변화와 일자리 정책 방안 연구」.
재생의료진흥재단(2024), "첨단재생의료 기술사업화를 위한 세미나(11.20)", 재생의료진흥재단 회의실, 비대면 ZOOM 병행.
최윤섭(2018), 「의료 인공지능」, 클라우드나인, 6월.
한국경제인협회(2025), "신산업 제안 시리즈 ⑥ - 바이오의약품 CDMO", 4월 3일.
한국기계연구원(2023), "바이오장비 산업동향 및 시사점", 6월.
한국무역협회 국제무역통상연구원(2024), "글로벌 웰니스 산업 성장과 우리나라 수출 유망분야 분석", TRADE FOCS 30호,
한국무역협회 국제무역통상연구원(IIT)(2022), "주요국의 실버시장 현황과 우리기업에의 시

사전", 7월 5일.
한국바이오협회 바이오경제연구센터(2025), 「AI기반 신약개발 산업화 전략」.
한국바이오협회 바이오경제연구센터(2025), 「ISSUE Briefing」. 각호.
한국바이오협회 바이오경제연구센터(2025), 「파운드리AI 활용 활성화를 위한 정책 제안」.
한국바이오협회 바이오경제연구센터(2026), 「ISSUE Briefing」. 각호.
한국보건산업진흥원(2023), "국내외 바이오메디컬 클러스터 현황 및 해외진출 유형 개발", 보건산업브리프 Vol.382, 1월.
한국보건산업진흥원(2023), "보스턴 바이오 클러스터와 산학연병 협력 사례", 보건산업브리프 Vol.400, 12월.
한국보건산업진흥원(2024), "2023 보건산업 통계집", 12월.
한국보건산업진흥원(2024), "2023 보건산업백서", 10월 31일.
한국보건산업진흥원(2024), "2024 글로벌 보건산업 시장규모(2018~2029)", 4월 30일.
한국보건산업진흥원(2024), 「글로벌 보건산업 동향」, vol.535, 11월 25일.
한국보건산업진흥원(2025), 「2024 바이오헬스 산업백서」.
한국보건산업진흥원(2025), 「바이오헬스산업브리프」. 각호.
한국보건산업진흥원(2026), 「NEXT PHARMA KOREA」. Vol. 1.
한국산업기술진흥원(2025), 「글로벌 100대 혁신 클러스터」, Kiat산업기술정책 브리프, 2025-10호.
한국생명공학연구원(2025), 「2025년 해외 바이오 정책 동향」, BioINpro, vol. 158.
헬스코리아뉴스(2025), "올해 미국 제약업계 치열한 경쟁 예고 … 10개 약물 특허권 상실", 3월 19일.

AARP(2022), "Global Longevity Economy Outlook-China".
AARP(2022), "Global Longevity Economy Outlook-Germany".
AARP(2022), "Global Longevity Economy Outlook-Japan".
AARP(2022), "Global Longevity Economy Outlook-Kingdom".
AARP(2022), "Global Longevity Economy Outlook-United States".
AARP(2022), Global Longevity Economy Outlook-Finland.
AARP(2023), "The Age-Friendly Guidebook", AARP Network of Age-Friendly States and Communities.
Alcimed(2025), Biopharma patent cliff survival strategy: 3 critical moves.
Alexander V. Giczy et al.(2021), "Identifying Artificial Intelligence(AI) Invention: A Novel AI Patent Dataset", The Journal of Technology Transfer, 47: 476-505.

Allied Market Research(2022), "Healthcare Market: Global Opportunity Analysis and Industry Forecast, 2021-2030".

Allied Market Research(2023), "Artificial Intelligence in Healthcare Market by Component, Technology, and Application: Global Opportunity Analysis and Industry Forecast, 2023-2032".

AstraZeneca(2022), "AstraZeneca's Full-Year 2021 Results".

Automation(2025), Physical AI Will Reshape the World.

BCG(2022), Synthetic Biology Is About to Disrupt Your Industry.

Biotechnology Innovation Organization(BIO)(2021), "Biotech Clusters: Regional Innovation Hubs in the U.S. and Globally".

Boschma, R. A., & Frenken, K.(2006). "Why is it so hard to believe in global knowledge spillovers?". , 85(3): 403-422.

Boston Consulting Group(2024), "New Drug Modalities 2024", September.

Boston Consulting Group(2025), "Biopharma Trends 2025: Focusing on Innovation amid Complexity", January.

CB Insights(2023), "Healthcare AI Market Report: Investment Trends and Key Players".

Centers for Medicare & Medicaid Services(CMS)(2022), "Medicare and Medicaid Basics".

Centers for Medicare & Medicaid Services(CMS)(2023), "National Health Expenditure Accounts".

China Internet Network Information Center(CNNIC)(2023), "The Development of Digital Health in China 2023".

Chinese State Council(2016), "Healthy China 2030 Plan", State Council of China.

CIO(2025), AI is here. Physical AI is coming fast.

Citeline(2025). Pharma R&D Annual Review 2025. January.

Cooke, P.(2004). "Regional knowledge assets and national innovation systems: Strategic for knowledge-based economies". , 28(7/8): 705-722.

CRISPR Therapeutics(2021), "Our Pipeline: Hemoglobinopathies".

Deloitte(2021), "2021 Global Life Sciences Outlook: Possibility is Now Reality, Sustaining Forward Momentum".

Drug Discovery & Development(2025), 2024's blockbusters: Top 50 drugs by sales.

DrugPatentWach(2025), The End of Exclusivity: Navigating the Drug Patent Cliff for

Competitive Advantage.
European Biotechnolgoy Magazine(2025), EMA set to simplify biosimilar approval.
European Biotechnology(2025), EU committee approves New Plant Breeding (NGT) techniques.
European Commission(2020), "Pharmaceutical Strategy for Europe".
European Commission(2021), "EU4Health Programme 2021-2027".
European Commission(2021), "Horizon Europe: The EU Research and Innovation Programme (2021-2027)".
European Commission(2022), "EU Clinical Trials Regulation: Key Facts".
European Commission(2025), EU's rules on New Genomic Techniques, Factsheet.
European Commission(2025), Questions and answers on the European Biotech Act.
European Innovation Council(EIC)(2023), "EIC Accelerator: Funding & Tenders".
European Medicines Agency(EMA)(2021), "Medical Devices: New Regulations".
Evaluate(2026) Preview: Navigating Pharma's Critical Year 2026.
FDA(2023), "Digital Health Innovation Action Plan".
Federal Ministry of Health(BMG)(2022), "Gesundheitsbericht 2022".
FiercePharma(2026), Daiichi Sankyo tallies $1.9B in planned Enhertu manufacturing investments: Nikkei.
FiercePharma(2026), Novo's Wegovy pill makes US debut, with starter dose launching at $149 per month for cash-paying patients.
Forbes(2023), "The Business Impact of Artificial Intelligence in Healthcare".
Fortune Business Insights(2025), Biosimilar Market Size.
Freeman, C.(1987). . London: Pinter.
Frost & Sullivan(2024), "Global Healthcare Market Report 2024"
Fundamental Research(2024), Role of Artificial Intelligence in Revolutionizing Drug Discovery.
Gartner(2023), "Top 10 Strategic Technology Trends in Healthcare for 2023".
Global Market Insights(2023), "Mobile Health (mHealth) Market Size, Share & Trends Analysis Report, 2023-2030".
Grand View Research(2022), "Biopharmaceuticals Market Size, Share & Trends Analysis Report By Product (Monoclonal Antibodies, Recombinant Proteins, Vaccines), By Application, By Region, And Segment Forecasts, 2022 - 2030".
Grand View Research(2024), "Healthcare Market Size, Share & Trends Analysis

Report By Service, By Region, And Segment Forecasts, 2024 - 2030".

Granovetter, M.(1973). "The strength of weak ties". , 78(6): 1360-1380.

Health Affairs(2023), "Regulatory Trends and Challenges for Artificial Intelligence in Healthcare".

IBM research(2022), Quantum computing in Drug discovery and Healthcare.

IFR(2025), TOP5 Global Robotics Trends 2025.

ILC(2022), "Nearly half of Japanese workers could be aged 50+ by 2035", 14 July 2022.

In Vivo(2025). Outlook 2025: Key Trends & Insights.

Indian Ministry of Science & Technology(2021), "National Biotechnology Development Strategy 2021-2025".

Intelligent Pharmacy(2025), AI-driven insights into the microbiota: Figuring out the mysterious world of the gut.

IQVIA Institute for Human Data Science(2025). Global Trends in R&D 2025: Progress in recapturing momentum in biopharma innovation. March.

Japan Agency for Medical Research and Development(AMED)(2022), "AMED Annual Report".

Japan Health Policy NOW(2021), "Health Care Delivery in Japan: Challenges and Innovations".

Japanese Ministry of Economy(2019), Trade and Industry (METI), "Society 5.0: Co-creating the Future".

Johnson & Johnson(2022), "2021 Annual Report".

Journal of Medical Internet Research(JMIR)(2023), "Privacy and Security in Digital Health: Emerging Challenges".

Journal of Medical Internet Research(JMIR)(2023), "Real-world Applications of AI in Healthcare".

Journal of Preventive Medicine and Public Health(2022), "Trends in Preventive Health Care".

Korean Ministry of Health and Welfare(MOHW)(2020), "K-Biohealth Strategy".

Lundvall, B.-Å. (Ed.).(1992). . London: Pinter.

Manufacturing Dive(2025), Physical AI is the convergence of robotics and intelligence.

Market Research Future(2024), "Healthcare Market Research Report - Forecast to

2030".
Marketsandmarkets(2019), "Regenerative Medicine Market".
MarketsandMarkets(2024), Artifical Intelligence in Drug Discovery Market : Growth, Size, Share, and Trends.
MarketsandMarkets(2025), Biopharmaceutical Contract Manufacturing Market-Forecast to 2030.
MarketsandMarkets(2025), Biosimilars Market-Forecast to 2035.
Marshall, A.(1890). . London: Macmillan.
MassBio(2021), "Life Sciences in Massachusetts: 2021 Industry Snapshot".
MassBio(2021), "Massachusetts Life Sciences Cluster: A Blueprint for Continued Leadership".
McKinsey & Company(2019), "Digital Health: A New Growth Driver in Healthcare".
McKinsey & Company(2021), "Telehealth: A Quarter-Trillion-Dollar Post-COVID-19 Reality?".
McKinsey & Company(2021), "The Future of Biopharma: Looking Ahead to 2030," McKinsey & Company.
McKinsey & Company(2023), "Telehealth: A new era in healthcare".
McKinsey & Company(2025), "Will embodied AI create robotic coworkers?" .
McKinsey & Company(2025), 「Powering the Remanufacturing Renaissance with AI」, March 21.
McKinsey & Company(2025), 「Seizing the Agentic AI Advantage」
McKinsey & Company(2025), 「The Next Innovation Revolution-powered by AI」
McKinsey & Company(2025), 「What to expect in US healthcare in 2025 and beyond」
McKinsey & Company(2025), Humanoid robots: Crossing the chasm from concept to commercial reality.
McKinsey(2023), A vision for medical affairs 2030: Five priorities for patient impact.
McKinsey(2023), Medtech Pulse: Thriving in the next decade.
McKinsey(2024), "Driving innovation with generative AI", March 25.
McKinsey(2024), Generative AI in the pharmaceutical industry: Moving from hype to reality.
McKinsey(2024), Here to stay: An attractive future for medical aesthetics.
McKinsey(2024), Quantum Technology.
Medicen Paris Region(2021), "Medicen Paris Region: Driving Innovation in

Healthcare", Medicen.

Medium(2025), AI statistics in 2025 and beyond.

Ministry of Health, Labour and Welfare(MHLW)(2022), "Annual Report on Health and Welfare".

National Health Commission of the People's Republic of China(NHC)(2022), "China Health Statistical Yearbook 2022".

National Health Service(NHS)(2019), "NHS Long Term Plan".

National Institutes of Health(NIH)(2001), "Biomarkers Definitions Working Group," National Institutes of Health.

National Institutes of Health(NIH)(2020), "Digital Health: A Framework for Healthcare Transformation".

National Institutes of Health(NIH)(2021), "Biomarkers Definitions Working Group".

National Institutes of Health(NIH)(2023), "About NIH".

Nature Medicine(2023), "Artificial Intelligence in Healthcare: Opportunities and Challenges".

Nature Reviews Drug Discovery(2023), "Advances in AI for Drug Discovery and Development".

Nature Reviews Drug Discovery(2026), 2025 FDA approvals.

NHS Digital(2022), "NHS Digital Annual Report and Accounts".

Novartis(2022), "Annual Review 2021".

Novo Nordisk(2025), Novo Nordisk's Wegovy® pill, the first and only oral GLP-1 for weight loss in adults, now broadly available across America.

NVIDIA(2025), NVIDIA Research Shapes Physical AI.

OECD(2020), "Digital Health: A Framework for the Use of Technology in Health Systems," OECD Health Working Papers.

OECD(2020), "Health Systems Review: Japan".

OECD(2021), "Pharmaceutical Pricing Policies in a Global Market", OECD Publishing.

OECD(2025), Science, Technology and Industry Working Papers.

OECD(2025), Synthetic Biology in Focus-Policy Issues and Opportunities in Engineering Life.

Office of the National Coordinator for Health Information Technology(ONC)(2020), "Federal Health IT Strategic Plan: 2020-2025".

Om, Young Jin(1997), "Health Insurance in the Republic of Korea", World Health

50th Year, September 1997, WHO.

Osaka Bio Headquarters(2022), “Osaka's Strengths in Life Sciences”.

Personalized Medicine Coalition(2014), “The Case for Personalized Medicine,”.

Personalized Medicine Coalition(2024), “The Case for Personalized Medicine,”.

PETERSON INSTITUTE FOR INTERNATIONAL ECONOMICS(2026), Europe's new biotech rules could buttress global food security.

Pew Research Center(2022), “Health Care in America: What Does the Public Think?”.

Pfizer(2022), “Pfizer Reports Fourth-Quarter and Full-Year 2021 Results”.

PhRMA(2020), “2020 Biopharmaceutical Research Industry Profile,” Pharmaceutical Research and Manufacturers of America.

Plug and Play(2025), Physical AI Is Here, & It's Al ready Changing the World.

Porter, M. E. (2000). “Locations, clusters, and company strategy”. In : pp. 253-274. Oxford: Oxford University Press.

Porter, M. E.(1990). . New York: Free Press.

Porter, M. E.(1998). . Boston: Harvard Business School Press.

Roche(2022), “Annual Report 2021”.

Sanofi(2022), “Sanofi's 2021 Full-Year Results”.

Science Advances(2025), “Genetically supported targets and drug repurposing for brain aging: A systematic study in the UK Biobank”. DOI: https://doi.org/10.1126/sciadv.adr3757

Statista(2022), “Global Digital Health Market Size 2019-2025”.

Sustainability Directory(2025), How Effective Is Current Policy In Supporting Bio-Based Material Development?.

SynBioBeta(2024), New AI Tool Tracks Your Location Using Microbiome Data from Bacteria.

SynBioBeta(2025), Investment Trends in Synthetic Biology: 2024-4Q.

TechNavio(2020), Global Regenerative Medicine Market 2020-2024.

The Business Insights(2025), Biosimilar Market Size.

Towards Healthcare(2025), Physical AI Market Forecast Advancing Robotics and Patient Care 2025.

U.S. Bureau of Labor. Statistics (BLS), “Employment Projections - 2024-2034”, August 28.

U.S. Congress(2016), “21st Century Cures Act”.

U.S. Congress(2022), "Inflation Reduction Act of 2022".
U.S. Department of Health & Human Services(HHS)(2023), "Health Insurance Coverage in the United States: 2022".
U.S. Food and Drug Administration(FDA)(2017), "FDA Approves First Gene Therapy for Cancer".
U.S. Food and Drug Administration(FDA)(2020), "Drug Approval Process".
U.S. Food and Drug Administration(FDA)(2021), "Overview of FDA's Expanded Access Program".
U.S. Small Business Administration(SBA)(2023), "SBIR/STTR Program Overview".
UK BioIndustry Association(BIA)(2022), "The Golden Triangle: UK's Life Sciences Super Cluster", BIA.
United Nations(2019), "World Population Ageing 2019: Highlights," Department of Economic and Social Affairs, Population Division.
United Nations(2020), "World Population Ageing 2020: Highlights," Department of Economic and Social Affairs, Population Division.
University of Oxford(2020), "The Burgeoning Silver Economy", 15 Jan 2020.
Wellcome Trust(2021), "The Role of Health Research in Improving Public Health".
World Bank(2019), "Universal Health Coverage: The Path Forward".
World Bank(2021), "China Health Insurance Coverage and Access: Progress and Challenges".
World Economic Forum(2025), Physical AI is changing manufacturing-here's what the era of intelligent robotics looks like.
World Health Organization(WHO)(2016), "Global Strategy on Human Resources for Health: Workforce 2030".
World Health Organization(WHO)(2019), "Global Vaccine Action Plan 2021-2030 - Monitoring, Evaluation & Accountability", Secretariat Annual Report 2019.
World Health Organization(WHO)(2021), "COVID-19 Vaccines: Key Facts".
World Health Organization(WHO)(2021), "Global Spending on Health: Weathering the Storm".
World Health Organization(WHO)(2021), "Global Vaccine Action Plan 2021-2030".
World Health Organization(WHO)(2021), "WHO-Listed COVID-19 Vaccines".
World Health Organization(WHO)(2024), "Global Health Estimates", May.
Worlddata(2019), "Silver Economy Spending Power Trends In Europe", November 19.

Zhongguancun Science Park Administration Committee(2021), “Zhongguancun: The Silicon Valley of China”.

Eläketurvakeskus(2022), “Tilasto Suomen eläkkeensaajista”, 2022.12.31.
中国经济网(2023), “发展银发经济要坚持问题导向”, 9月 9日.
中国新闻网(2023), “老龄产业需求旺盛 加速释放银发经济潜力”, 9月 7日

부록

[국내 바이오헬스산업 주요 정책 요약]

구분	주요 내용	연도	소관부처
제3차 생명공학육성기본계획	바이오경제혁신전략 2025 수립, 바이오 RnD 혁신, 바이오경제 창출, 국가생태계 기반 조성	2017.9	과학기술 정보통신부
바이오헬스산업 혁신전략	혁신신약, 의료기기 세계시장 점유율 확대, 바이오헬스분야 5대 수출주력산업육성, 바이오헬스 일자리 창출	2019.5	보건 복지부
바이오산업혁신정책방향 및 핵심과제	글로벌 경쟁력 강화 위한 RnD 혁신, 바이오 분야 전문 인력 중점육성, 시장성장 촉진 위한 규제제도 선진화, 바이오생태계 조성 및 해외진출 지원, 바이오기반 기술융합 사업화 지원	2020.1	범부처
바이오헬스 혁신 규제 개선방안	신산업 연구환경 조성, 혁신 의료기기 육성, 건강관리 서비스 활성화, 이중규제 등 규제철폐	2020.1	보건복지부
혁신성장 BIG3산업 집중육성 추진계획	바이오헬스 수출 목표 달성 위한 RnD 집중지원, 전문인력 양성, 신약개발, 바이오펀드 조성, 보건의료 데이터 개방 등 규제혁파, 병원기업 간 수요연계 RnD 등 생태계 조성, 바이오공정 인력양성 바이오빅데이터 등 인프라 구축	2020.12	기획재정부
바이오헬스산업 혁신 방안	바이오헬스산업 육성 투자, 융복합산업 규제혁신, 보건의료 빅데이터 구축 등 혁신 인프라 조성, 전문인력 양성, 바이오헬스 연구개발 글로벌 협력 강화	2022.7	범부처
신성장 4.0 전략	신기술, 미래분야 개척(미래의료 핵심기술): 첨단재생의료치료제 3건 이상 개발, 국산 디지털치료기기 5개 이상 제품화 신시장, 경쟁을 넘어 초격차 확보(바이오 혁신): 100만 명 바이오 데이터 뱅크 구축, 의사과학자 등 융합인재 양성	2022.12	기획재정부
바이오헬스 신시장 창출전략	데이터 기반 의료, 건강, 돌봄 서비스 혁신, 바이오헬스산업 수출 활성화, 첨단 융복합 기술 연구개발 강화, 바이오헬스 첨단 전문인력 양성, 창업 지원 강화, 바이오헬스 디지털 전환을 위한 범정부 거버넌스, 규제혁신 등 법제도 및 인프라 구축	2023.2	보건복지부
바이오헬스 신산업 규제혁신방안	혁신적 의료기기, 필수 의약품, 디지털 헬스케어, 첨단재생의료, 첨단바이오의약품, 유전자 검사, 뇌-기계 인터페이스, 인프라 등 7대 핵심 분야 규제혁신 추진	2023.3	보건복지부
바이오헬스산업 수출 활성화 전략 방안	제약, 바이오 임상시험 지원 위한 대규모 펀드(K-바이오 백신 펀드) 조성, 블록버스터급 신약개발 지원 등 바이오헬스산업 해외수출 지원, 첨단 융합 기술 연구개발 강화, 첨단 바이오-헬스 전문가 개발, 스타트업 지원 확대, 법률 및 프레임워크 및 인프라 구축	2023.3	보건복지부

구분	주요 내용	연도	소관부처
바이오헬스 인재양성방안	대규모 생산공정 실습시설 구축, 공공시설 연계 실습제공, 산업별 전문규제과학 교육 제공, 규제과학 인재양성기반 강화, 의약품, 의료기기, 화장품 산업별 특화 교육	2023.4	보건복지부
제4차 생명공학 육성 기본계획('23-'32)	디지털 바이오강화, 규제 합리화 통한 혁신 생태계 기반 강화, 딥테크 창업 등 스케일업 촉진	2023.6	과학기술 정보통신부
바이오경제 2.0 추진방향	2030 바이오경제생산 100조 원 목표로 바이오의약품, 바이오신소재, 바이오에너지, 디지털바이오, 기반 등 추진	2023.7	산업통상 자원부
바이오헬스 1차 혁신위 개최	바이오헬스산업 혁신 위한 범정부-민간 합동 컨트롤타워 규제, 지원 통합조정, 바이오헬스산업 지원 위한 혁신연구개발 발굴, 추진전략, 의사과학자 등 핵심인재 양성전략	2023.12	보건복지부

자료: 한국보건산업진흥원(2024), "2023 보건산업백서", 10월 31일, pp.52-53.

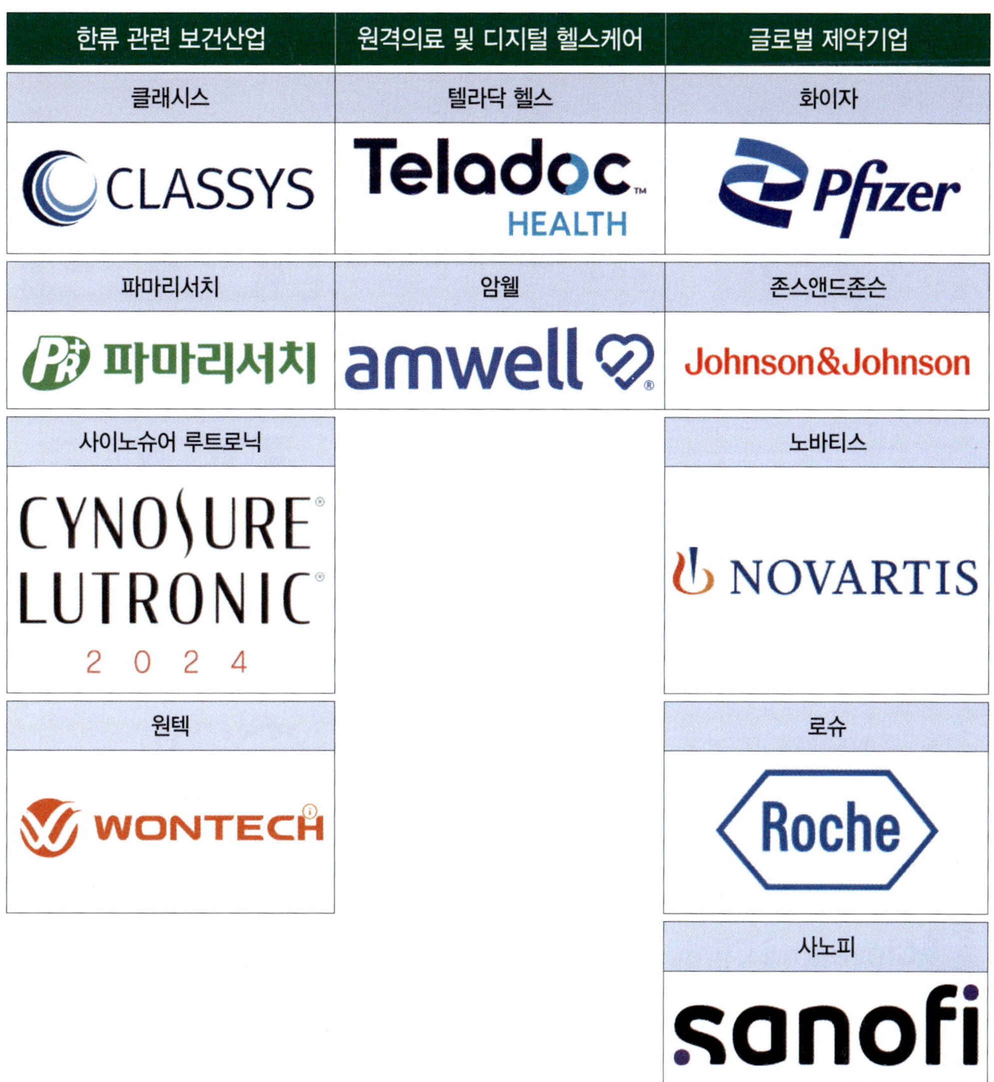

[그림 부록-1] 보건산업의 이해

미국	일본	영국
메이요	국민건강보험	국민건강서비스
MAYO CLINIC	NISSAY 日本生命	NHS
카이저 퍼머넌트	도쿄대학병원	국민건강서비스 잉글랜드
KAISER PERMANENTE	UTokyo 150 THE UNIVERSITY OF TOKYO SINCE 1877	NHS England
존스홉킨스 병원	국립암센터	그렛 오먼드 스트리트 병원
JOHNS HOPKINS MEDICINE	National Cancer Center Japan	NHS Great Ormond Street Hospital for Children NHS Foundation Trust
클리블랜드 클리닉	다케다 제약	국립보건임상연구소
Cleveland Clinic	Takeda	NICE National Institute for Health and Care Excellence
블루크로스 블루쉴드 협회	후지필름 의료시스템	유니버시티 칼리지 런던 병원
BlueCross BlueShield	FUJIFILM Value from Innovation	University College London Hospitals NHS NHS Foundation Trust
		NHS 디지털
		NHS Digital

[그림 부록-2] 주요 국가들의 보건산업(미국, 일본, 영국)

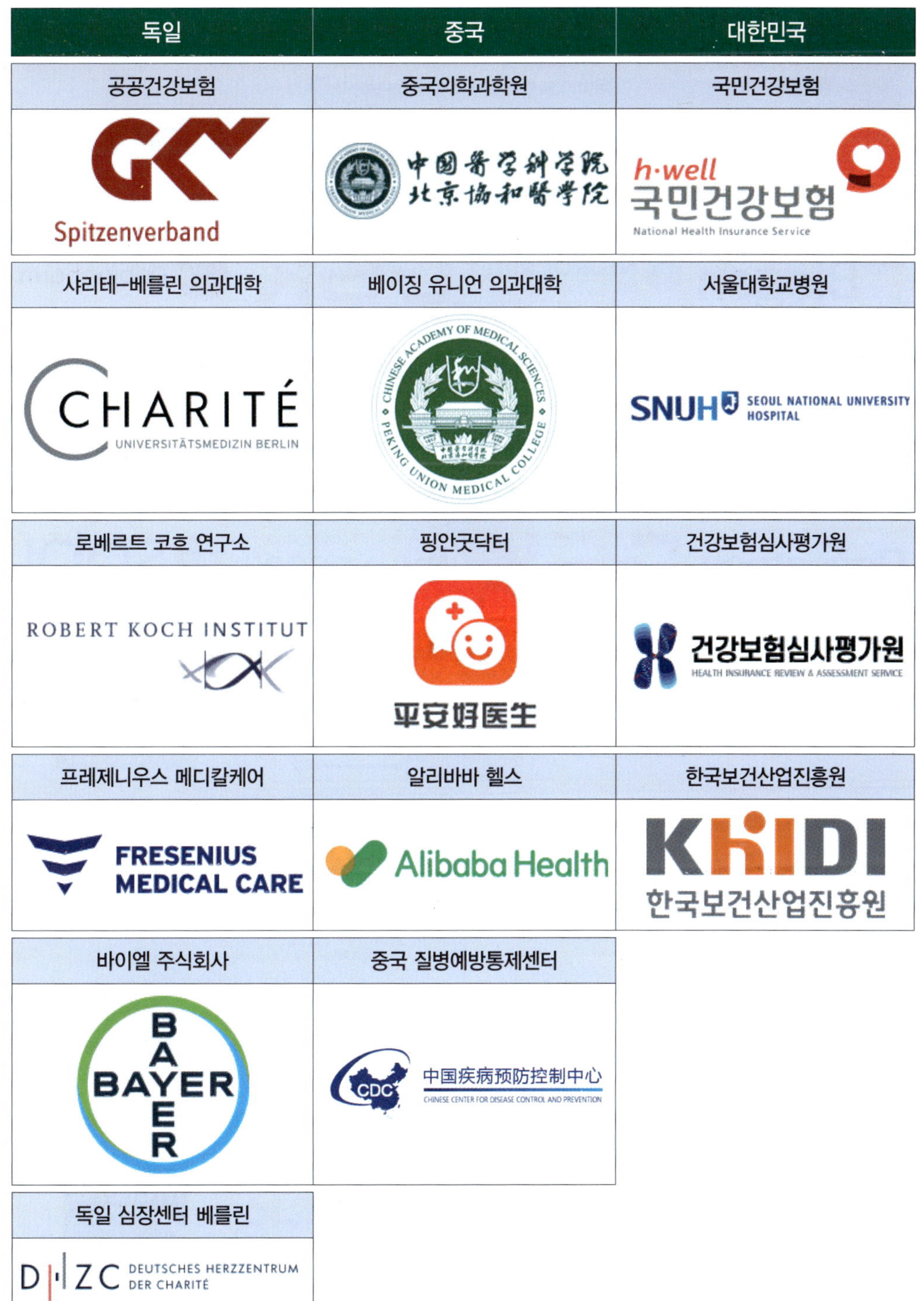

[그림 부록-3] 주요 국가들의 보건산업(독일, 중국, 대한민국)

주: 독일 공공건강보험의 로고는 없고, GKV-Spitzenverband(연방 공공건강보험 기금 연합)의 로고는 존재

미국		유럽	
모더나	일루미나	아스트라제네카	론자
moderna	illumina	AstraZeneca	LONZA
바이오젠	뉴로크린 바이오사이언스	글락소스미스클라인	데비오팜
Biogen	NEUROCRINE BIOSCIENCES	GSK	Debiopharm
알렉시오 파마슈티컬스	아이오니스 파마슈티컬스	옥스퍼드 바이오메디카	엑렉타
ALEXION	IONIS	Oxford Biomedica	Elekta
제넨텍	글락소스미스클라인	이뮤노코어	소비
Genentech	GSK	IMMUNOCORE	sobi rare strength
길리어드 사이언스	아이큐비아	로슈	바이오아틱
GILEAD	IQVIA	Roche	BIOARCTIC
베릴리 라이프 사이언스		바스프	사노피 파스퇴르
verily		BASF We create chemistry	SANOFI PASTEUR
		애브비	바이오 메리온
		abbvie	BIOMÉRIEUX
		머크(독일)	메리알
		MERCK	MERIAL
		노바티스	
		NOVARTIS	

[그림 부록-4] 미국 및 유럽 보건산업 클러스터

아시아			대한민국
노바티스	선 파마슈티컬	포선제약	삼성바이오로직스
NOVARTIS	SUN PHARMA	FOSUN PHARMA 复星医药	SAMSUNG BIOLOGICS
로슈	시플라	베이징 게놈연구소	셀트리온
Roche	Cipla	BGI	CELLTRION
글락소스미스클라인	루핀	마인드레이	롯데 바이오로직스
GSK	LUPIN	mindray healthcare within reach	LOTTE BIOLOGICS
아스타	인도 세럼연구소	텐센트 헬스케어	SK 바이오사이언스
Agency for Science, Technology and Research SINGAPORE	SERUM INSTITUTE OF INDIA PVT. LTD. Cyrus Poonawalla Group	Tencent 腾讯	SK 바이오사이언스
싱가포르 국립대학	시노팜	이노벤트 바이오로직스	한국과학기술연구원
NUS National University of Singapore	国药集团 SINOPHARM	Innovent 信达生物制药	KIST
타게다 제약	시노백	씨스톤 파마슈티컬스	
Takeda	SINOVAC	基石药业 CSTONE PHARMACEUTICALS	
아스테라스 제약	베이진	헝루이 제약	
astellas	BeOne	HENGRUI	
츄가이 제약	BeOne		
CHUGAI	BeOne		
일본 국립암센터	우시앱테크		
National Cancer Center Japan	药明康德 WuXi AppTec		
교토대학	자이랩		
京都大学 KYOTO UNIVERSITY	zai Lab 再鼎医药		

[그림 부록-5] 보건산업 클러스터(아시아, 대한민국)

인공지능, 정밀의료 병원	스마트병원 및 의료관광병원	원격의료 및 의료기기 기업
메모리얼 슬로언 케터링 암센터	메이요 클리닉	텔라닥헬스
Memorial Sloan Ketterin Cancer Center 1884	MAYO CLINIC	Teladoc HEALTH
스트라이커	앰디 앤더슨 암센터	23앤드미
stryker	THE UNIVERSITY OF TEXAS MD Anderson Cancer Center Making Cancer History®	23andMe
애플	존스홉킨스병원	애플 헬스킷
	JOHNS HOPKINS MEDICINE	
구글	아폴로 그룹	아마존 원메디컬
Google	Apollo HOSPITALS TOUCHING LIVES	amazon one medical
아이비엠	클리블랜드 클리닉	영국 국민보건서비스
IBM®	Cleveland Clinic	NHS
국민건강보험공단		메드트로닉
h·well 국민건강보험 National Health Insurance Service		Medtronic
건강보험심사평가원		아이비엠 왓슨
건강보험심사평가원 HEALTH INSURANCE REVIEW & ASSESSMENT SERVICE		IBM Watson

[그림 부록-6] 의료서비스 기업

다국적 제약사	중소형 바이오텍	대학 및 연구기관	규제기관
화이자 Pfizer	모더나 moderna	하버드 의과대학 VE RI TAS	미국 식품의약국 FDA U.S. FOOD & DRUG ADMINISTRATION
노바티스 NOVARTIS	바이오엔테크 BIONTECH	메사추세츠 공과대학 MASSACHUSETTS INSTITUTE OF TECHNOLOGY	유럽의약품청 EUROPEAN MEDICINES AGENCY SCIENCE MEDICINES HEALTH
로슈 Roche		미국 국립보건원 NATIONAL INSTITUTES OF HEALTH	한국 식품의약품안전처 식품의약품안전처
		한국과학기술연구원 Korea Institute of Science and Technology KIST 한국과학기술연구원	

유통업체 및 약국	계약연구조직	위탁개발생산	기술 제공자
씨브이에스 CVS pharmacy	아이큐비아 IQVIA	삼성바이오로직스 SAMSUNG BIOLOGICS	인실리코 메디슨 Insilico Medicine
월그린 Walgreens	랩코프 labcorp	론자 Lonza	아이비엠 왓슨 헬스 IBM Watson

[그림 부록-7] 제약산업의 생태계

주요 성과 사례		글로벌 제약기업
화이자	버텍스	화이자
Pfizer	VERTEX	Pfizer
바이오엔테크	머크	머크
BIONTECH	MERCK	MERCK
모더나	브리스톨 마이어스 스퀴브	로슈
moderna	Bristol Myers Squibb	Roche
암젬	노바티스	존스앤드존슨
Bristol Myers Squibb	NOVARTIS	Johnson&Johnson
리제네론	노보 노디스크	노바티스
REGENERON	novo nordisk	NOVARTIS

[그림 부록-8] 제약산업의 주요 성과 사례 및 글로벌 제약기업

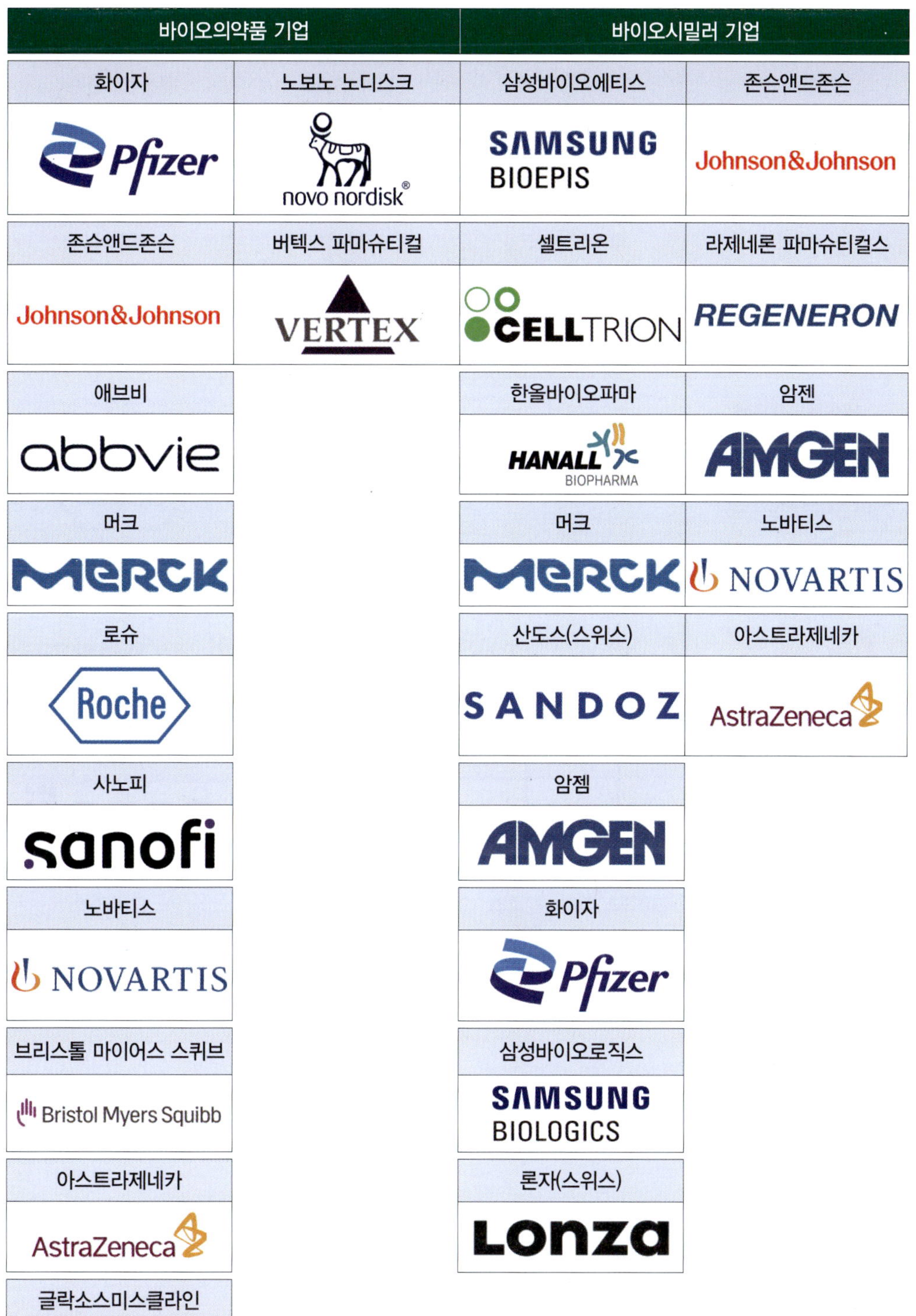

[그림 부록-9] 바이오의약품 및 바이오시밀러 기업

오가노이드 기업			글로벌 제약기업
후브레히트 연구소	화이자	텔라닥 헬스	존슨앤드존슨
HUBRECHT INSTITUTE	Pfizer	Teladoc HEALTH	Johnson&Johnson
로슈	바이오엔테크	암웰	화이자
Roche	BIONTECH	amwell	Pfizer
아스트라제네카	모더나	애플	로슈
AstraZeneca	moderna		Roche
글락소스미스클라인	노바티스	시그넷 테라퓨틱스	노바티스
GSK	NOVARTIS	SIGNET THERAPEUTICS	NOVARTIS
오가노이드사이언스	크리스퍼 테라퓨틱스	아스트라제네카	사노피
ORGANOID SCIENCES	CRISPR THERAPEUTICS	AstraZeneca	sanofi
넥스트앤바이오	버텍스 파마슈티컬스	로슈	아스트라제네카
NEXT&BIO	VERTEX	Roche	AstraZeneca
강스템바이오텍		그뤼넨탈	
KANG STEM BIOTECH		GRÜNENTHAL	
		오가노이드사이언스	
		ORGANOID SCIENCES	

[그림 부록-10] 오가노이드 기업 및 글로벌 제약기업

의료기기 기업
아이비엠
IBM
텔라닥 헬스
Teladoc HEALTH
지멘스 헬시니어스
SIEMENS Healthineers
핏빗
fitbit
뉴로페이스
NEUROPACE
필립스
PHILIPS
인튜이티브 서지컬
INTUITIVE SURGICAL
리워크 로보틱스
ReWalk Robotics
존슨앤드존슨
Johnson&Johnson
메드트로닉
Medtronic
라이프워드
LIFEWARD
스트라이커
stryker
로슈
Roche

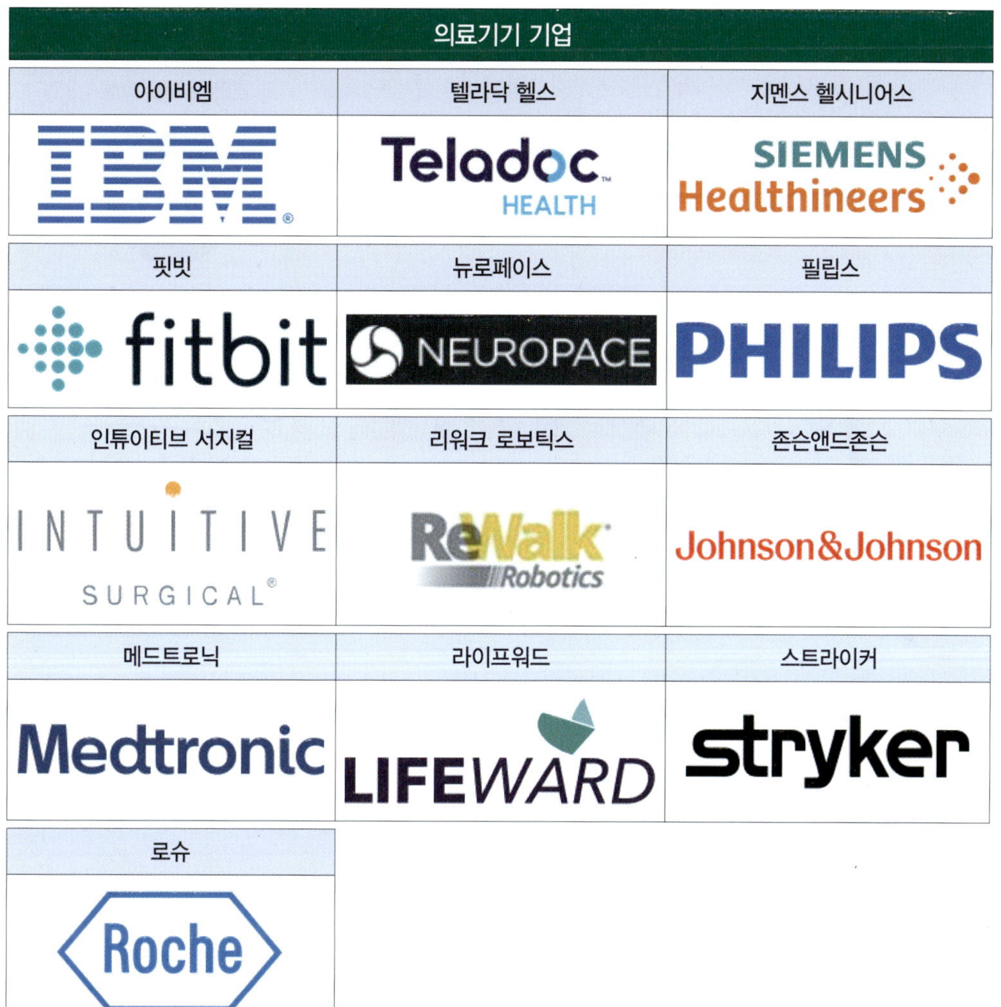

[그림 부록-11] 의료기기 기업

K–뷰티 기업	K–뷰티 · 화장품 기업	
설화수	롬앤	프록터 앤드 갬블
Sulwhasoo	rom&nd	P&G
후	마녀공장	키엘
The history of 后	ma:nyo	Kiehl's SINCE 1851
라네즈	메디큐브	이니스프리
LANEIGE	medicube	innisfree
코스알엑스	아모레퍼시픽	시세이도
COSRX	AMOREPACIFIC	SHISEIDO
달바	로레알	닥터자르트
d'Alba piedmont	L'ORÉAL PARiS	Dr.Jart+
조선미녀	에스티로더	유니레버
BEAUTY OF JOSEON	ESTĒE LAUDER COMPANIES	Unilever
스킨 1004	모엣 헤내시, 루이비통	코스맥스
SKIN1004	LVMH	COSMAX THE SCIENCE OF KOREAN BEAUTY
티르티르	네이처리퍼블릭	올리브영
TIRTIR	NATURE REPUBLIC	OLIVE YOUNG

[그림 부록–12] 화장품 산업의 기업

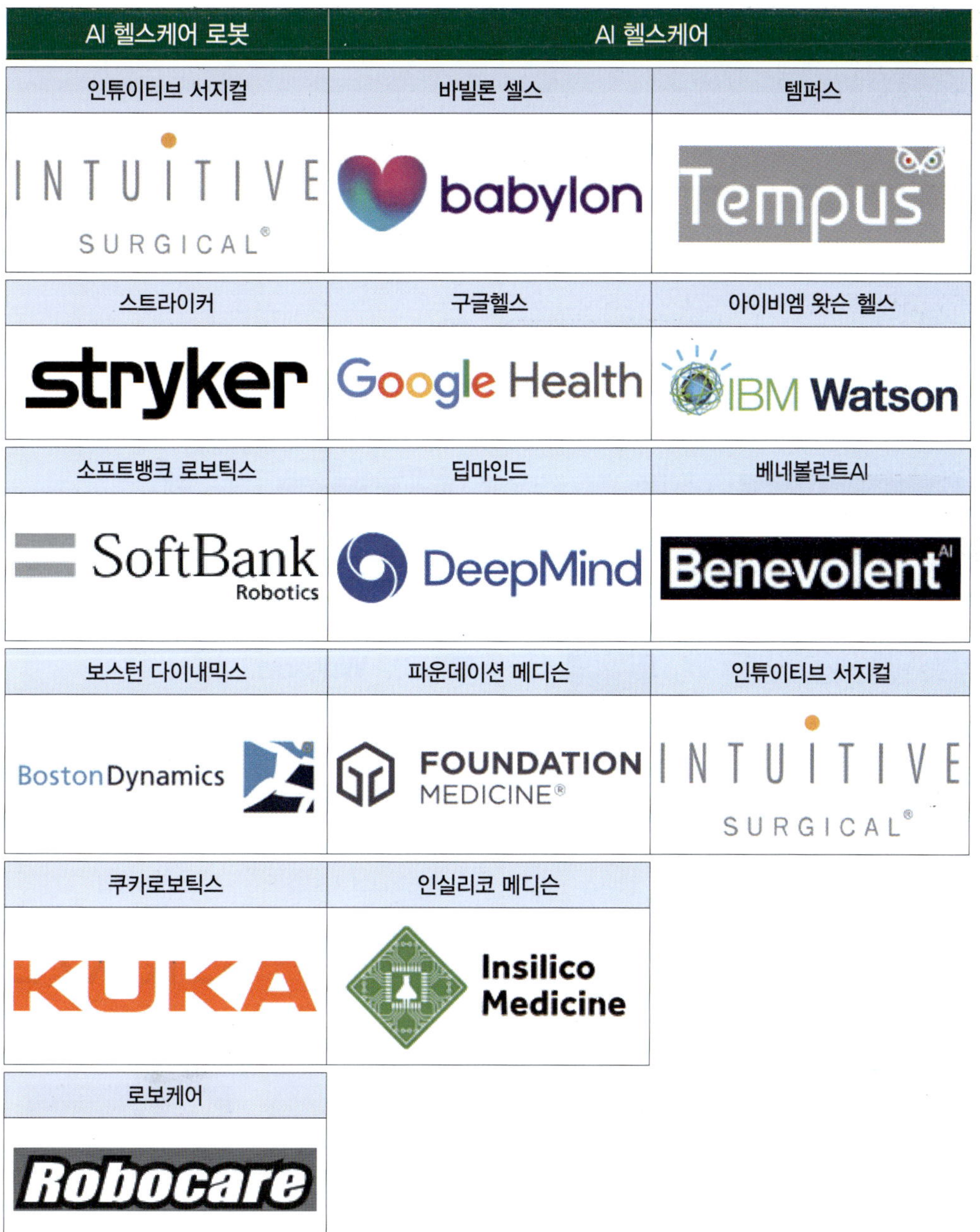

[그림 부록-13] AI 헬스케어 및 헬스케어 로봇 관련 주요 기업

신약개발 및 의료 혁신 사례		비즈니스 혁신과 가치 창출	바이오제약 및 바이오제약 혁신
인실리코 메디슨	바이오엔텍	구글 헬스/딥마인드	엑센티아
Insilico Medicine	BIONTECH	Google Health	Exscientia
아톰와이즈	베네볼런트AI	딥마인드	파운데이션 메디슨
Atomwise Better medicines faster	Benevolent AI	DeepMind	FOUNDATION MEDICINE
베네볼런트AI	SK바이오팜	에픽시스템즈	23andMe
Benevolent AI	SK 바이오팜	Epic	23andMe
모더나	카이아헬스	아이비엠와슨헬스	템퍼스
moderna	kaia	IBM Watson	Tempus
쓰리빌리언	아이비엠 왓슨 헬스	커런트 헬스	힐엑스
3billion	IBM Watson	current health	healx
루닛	템퍼스	인튜이티브 서지컬	그레일
Lunit	Tempus	INTUITIVE SURGICAL	GRAIL
LG화학	버터플라이 네트워크	템퍼스	페이지 AI
LG화학	Butterfly	Tempus	Paige
히츠AI		아톰와이즈	인실리코메디슨
HITS		Atomwise Better medicines faster	Insilico Medicine
화이자		눔	베네볼런트
Pfizer		noom	Benevolent AI

[그림 부록-14] 신약개발 및 의료 혁신, 비즈니스, 바이오헬스, 그리고 바이오제약 혁신 사례

병원 혁신		글로벌 병원 혁신	
바이드라 프라우저	아터리스	메이요 클리닉	클리블랜드 클리닉
iz.ai	Arterys	MAYO CLINIC	Cleveland Clinic
아바모	GE 헬스케어	매사추세츠 병원	
avaamo	GE HealthCare	Massachusetts General Hospital Founding Member, Mass General Brigham	

[그림 부록-15] 병원 및 글로벌 병원의 혁신

구글	아마존	아이비엠/ 마이크로소프트 등	애플
구글	아마존	아이비엠	애플
Google	amazon	IBM	
알파벳 주식회사	필팩	아이비엠 왓슨 헬스	애플 헬스 앱
Alphabe	Pill Pack by amazon pharmacy	IBM Watson	
딥마인드	아마존 파머시	마이크로소프트	애플 헬스킷
DeepMind	amazon pharmacy	Microsoft	
구글 헬스아스타	아마존 웹 서비스 헬스	마이크로소프트 지노믹스	애플 리서치킷 & 케어킷
Google Health	aws health	Microsoft Genomics	
베릴리 라이프 생명과학	아마존 컴프리핸드 메디컬	엔비디아	애플워치
verily	Amazon comprehend medical	NVIDIA	
알파폴드	아마존 퍼머시	GE 헬스케어	아이폰 및 헬스 앱
	amazon pharmacy	GE HealthCare	
핏빗	아마존 원메디컬	세라케어	AirPods 및 Apple Vision Pro
fitbit	amazon one medical	Cera+	
칼리코 랩스		에이아이닥	
Calico		aidoc	
		클리어리	
		cleerly	

[그림 부록-16] 비즈니스 모델과 빅테크 기업의 AI 헬스케어 혁신사례

찾아보기

ㅇ

B

C

D

E

F

G

H

I

J

K

L

Q

R

S

X

Z

숫자

저자 소개

김용환(金容煥, Kim, Yong Hwan)

차의과학대학교 교수
차의과학대학교 산학협력단장/연구처장/평생교육원장/빅데이터-인공지능연구소 소장
한국과학기술연구원 연구정책실장/센터장
한국기술벤처재단 사무총장/ DMC산학진흥재단 상임이사
수도권 광역경제권발전위원회 광역위원/ 국가균형발전위 위원
서울시 산학연정책위원회 위원/서울시 디지털미디어시티 실무위원회 위원
국제지역학회 회장·편집위원장/서울평양학회 회장/ 대학연구윤리학회 학술위원장·부회장
서울시 홍릉 강소특구 심의위원회 위원/ 한수원KNP 기업성장위원회 위원장
경희대학교 경제학 박사(기술경제)
e-mail: rubos118@gmail.com

김억환(金憶煥, Kim, Euk Hwan)

차의과학대학교 경영학 전공 교수/입학홍보처장
차의과학대학교 보건의료경영대학원 부원장
차의과학대학교 교수학습지원센터 센터장, 데이터경영학과 학과장
한국경영교육학회 상임이사/편집위원
한국윤리경영학회 이사
한국경영학회 이사
한국인사조직학회 이사
바이오헬스케어 인더스트리 경력: (주)버추얼엠디(서울대학교병원)/ (주)유비케어(녹십자)
영국 University of Warwick 박사(PhD in Organization and HRM, Warwick Business School)
e-mail: orghrm@gmail.com

문병우(文炳佑, Moon, Byung Woo)

차의과학대학교 교수
차의과학대학교 보건산업대학원 원장
차바이오앤디오스텍 부회장
차바이오앤디오스텍 대표이사
식품의약품안전청 차장
식품의약품안전청 의학품본부 본부장
대전지방식품의약품안전청 청장
1992년 우수공무원 표창
서울대학교 약학 학사
성균관대학교 대학원 약학 박사
e-mail: ps9781@hanmail.net

엄영진(嚴永振, Om, Young Jin)

차의과학대학교 교수
차의과학대학교 건강과학대학장(2016.3~2018.2)
2013 세계 신의료기술평가학회 조직위원장(2013)
신의료기술평가위원회 위원장(2007.6 ~ 2013.6)
보건의료발전 5개년 계획 추진위원회 공동위원장(2009)
세계보건기구(WHO) 집행이사(2001~2004)
보건복지부 사회복지정책실장/ 연금보험국장
주 제네바 대표부 보건복지관(1996~1997)
WHO 제네바 본부 건강정책국 근무(1994~1996)
제14회 행정고등고시 합격
영국 University of Wales 박사, 보건경제학 전공
e-mail: 01037683662a@gmail.com

임희정(林熙廷, Heejung Lim)

경기도일자리재단 선임연구위원
일자리연구센터 선임연구위원, 일자리지원팀장, 중장년일자리센터장, 정책연구팀장
현대경제연구원 경제동향실장·연구위원
서울평양학회 총무이사
RehabCare Group Inc.(USA) Business Consultant
기술경제경영연구원 연구위원
한국과학기술연구원 대소과학기술협력센터 연구보조원
미국 University of Utah 경제학 박사
e-mail: limhj9@gmail.com

AI 시대 보건산업론

제1판 인쇄 2026년 2월 3일
제1판 발행 2026년 2월 10일

공저자 김용환 · 김억환 · 문병우 · 엄영진 · 임희정
발행인 주영일
발행처 계축문화사

등록번호 1973. 10. 31. 제300-1973-8호
주소 서울특별시 종로구 통일로12길 16-17
우편번호 03029
전화 735-2257·738-9746
팩스 723-9025
이메일 gyechuk@hanmail.net
홈페이지 http://gyechuk.co.kr

ISBN 978-89-5629-873-3 93510 값 38,000원